泌尿器科外来マスターバイブル

編集 「臨床泌尿器科」編集委員会
大家基嗣 慶應義塾大学医学部泌尿器科学教室・教授
近藤幸尋 日本医科大学医学部泌尿器科学講座・教授
小島祥敬 福島県立医科大学医学部泌尿器科学講座・教授

医学書院

泌尿器科外来マスターバイブル		
発　行	2019 年 4 月 1 日	第 1 版第 1 刷Ⓒ
	2022 年 12 月 15 日	第 1 版第 4 刷
編　集	「臨床泌尿器科」編集委員会	
発行者	株式会社　医学書院	
	代表取締役　金原　俊	
	〒113-8719　東京都文京区本郷 1-28-23	
	電話　03-3817-5600(社内案内)	
印刷・製本	三報社印刷	

本書の複製権・翻訳権・上映権・譲渡権・貸与権・公衆送信権(送信可能化権を含む)は株式会社医学書院が保有します.

ISBN978-4-260-03877-5

本書を無断で複製する行為(複写,スキャン,デジタルデータ化など)は,「私的使用のための複製」など著作権法上の限られた例外を除き禁じられています.大学,病院,診療所,企業などにおいて,業務上使用する目的(診療,研究活動を含む)で上記の行為を行うことは,その使用範囲が内部的であっても,私的使用には該当せず,違法です.また私的使用に該当する場合であっても,代行業者等の第三者に依頼して上記の行為を行うことは違法となります.

JCOPY 〈出版者著作権管理機構　委託出版物〉
本書の無断複製は著作権法上での例外を除き禁じられています.複製される場合は,そのつど事前に,出版者著作権管理機構(電話 03-5244-5088,FAX 03-5244-5089,info@jcopy.or.jp)の許諾を得てください.

序

　本書「泌尿器科外来マスターバイブル」は,「臨床泌尿器科」誌(医学書院)の2015年増刊号として発行された「泌尿器科外来パーフェクトガイド　誰にでもすぐに使える!」を基に企画いたしました。疾患と症候・症状を組み合わせた100項目からなる同増刊号は発行直後から好評を博し,多くの方々に手に取っていただけました。臨床現場のニーズに合った企画を世に送り出せたことを,編者一同,大変嬉しく思っています。頻度が高いものから低いものまで,泌尿器科外来で遭遇する可能性のある疾患を網羅し,診療の要点を簡潔にまとめ,さらに具体的な処方例も示したことが先生方のご要望に応えたのではないかと考えています。

　2015年の増刊号発行後,わずか4年の間にも各種ガイドラインが続々改訂されるなど,泌尿器科臨床はとどまることなく進歩しています。そこで,今回,同増刊号に新規の内容を加えてブラッシュアップし,装いもあらたに書籍として発行することにしました。

　今回の書籍化にあたり,新たな試みとして「重要度ランク」と「代表的主訴・所見」を各項目の冒頭に追加しました。「重要度ランク」は,当該項目の遭遇頻度,緊急度,重要性の複合的な観点から3段階にランク付けし,その理由を簡潔に示しています。本書で取り上げた疾患のなかには,数年に一度,遭遇するかしないかというものも含まれています。若手の先生が臨床経験を積むにあたり,当該疾患の頻度が高いのか低いのか,および緊急度・重要性の目安を示すことが有用と考えました。また,「代表的主訴・所見」を示すことで,診断の確定と診療方針決定の助けになると考えます。

　近年,泌尿器癌の罹患率は上昇し,各種検診で癌疑いとされ外来を受診する患者が増えています。また,泌尿器癌の薬物療法も格段の進歩を遂げ,外来で行うことも一般的になってきました。さらには,手術治療の合併症を外来で診察する機会も増えてきています。そこで,今回あらたに「悪性腫瘍」の章に項目を追加し,全105項目を掲載しました。

　本書が外来診療の「座右の書」として常備され,泌尿器科外来に携わる先生方のバイブルとなることを願っています。

2019年2月

「臨床泌尿器科」編集委員会

大家　基嗣

近藤　幸尋

小島　祥敬

執筆者一覧 (掲載順)

上原　慎也	川崎医科大学総合医療センター泌尿器科・准教授
山村　走平	国家公務員共済組合連合会 新小倉病院泌尿器科
濱砂　良一	国家公務員共済組合連合会 新小倉病院泌尿器科・部長
西井　久枝	国立長寿医療研究センター泌尿器外科
市原　浩司	札幌中央病院泌尿器科・診療部長
髙橋　聡	札幌医科大学医学部感染制御・臨床検査医学講座・教授
桧山　佳樹	札幌医科大学医学部泌尿器科学講座
石川　清仁	藤田医科大学病院 医療の質・安全対策部・教授
吉村　耕治	静岡県立総合病院泌尿器科・部長
金丸　聰淳	神戸市立西神戸医療センター泌尿器科・部長
栗村雄一郎	こうよう泌尿器科クリニック・院長
根本　勺	はせがわ病院泌尿器科
髙橋　康一	高山泌尿器科月の浦クリニック・院長
篠原　信雄	北海道大学病院泌尿器科・教授
秋田　珠実	北海道大学病院看護部
富田　祐司	日本医科大学武蔵小杉病院泌尿器科・助教
近藤　幸尋	日本医科大学医学部泌尿器科学講座・教授
門田　晃一	あらき腎・泌尿器科クリニック・院長
谷村　正信	JA高知病院泌尿器科・診療部長
丸　晋太朗	仁楡会病院・理事長
鈴木　康之	東京都リハビリテーション病院・副院長
渡邉　豊彦	岡山大学大学院医歯薬学総合研究科泌尿器病態学・准教授
小川　輝之	信州大学医学部泌尿器科学教室・准教授
三井　貴彦	山梨大学大学院総合研究部泌尿器科学講座・教授
亀岡　浩	星総合病院泌尿器科・部長
新田　浩司	あさか野泌尿器透析クリニック・院長
小島　祥敬	福島県立医科大学医学部泌尿器科学講座・教授
片岡　政雄	福島県立医科大学医学部泌尿器科学講座・講師
野村　昌良	亀田メディカルセンター・ウロギネコロジーセンター長
常盤　紫野	亀田メディカルセンター・ウロギネ・女性排尿機能センター・医長
諸角　誠人	埼玉医科大学総合医療センター泌尿器科・准教授／結石センター長
香川　誠	埼玉医科大学総合医療センター泌尿器科・助教
平沼　俊亮	入間川病院泌尿器科
井口　太郎	大阪市立大学大学院医学研究科泌尿器病態学・講師
仲谷　達也	大阪市立大学大学院医学研究科泌尿器病態学・教授
田口　和己	名古屋市立大学大学院医学研究科 腎・泌尿器科学分野・講師
戸澤　啓一	名古屋市立大学大学院医学研究科 医療安全管理学分野・教授
安井　孝周	名古屋市立大学大学院医学研究科 腎・泌尿器科学分野・教授
竹下　英毅	埼玉医科大学総合医療センター泌尿器科・講師
杉山　博紀	埼玉医科大学総合医療センター泌尿器科・助教
沖原　宏治	京都府立医科大学附属北部医療センター泌尿器科・部長
鳴川　司	京都府立医科大学大学院泌尿器外科学
高村　俊哉	京都府立医科大学大学院泌尿器外科学
浮村　理	京都府立医科大学大学院泌尿器外科学・教授
辛島　尚	高知大学医学部泌尿器科学・准教授
蘆田　真吾	高知大学医学部泌尿器科学・講師
湯浅　健	がん研有明病院泌尿器科・化学療法担当部長
柑本　康夫	和歌山県立医科大学泌尿器科学・准教授
河合　弘二	筑波大学臨床医学系腎泌尿器外科・講師
森田　伸也	慶應義塾大学医学部泌尿器科学教室・助教
大家　基嗣	慶應義塾大学医学部泌尿器科学教室・教授
増田　均	国立がん研究センター東病院泌尿器・後腹膜腫瘍科・科長
黒田　昌男	黒田医院・院長
福本　亮	赤穂中央病院泌尿器科
福井　辰成	日本生命病院泌尿器科・部長

執筆者一覧

上田　修史	香川大学医学部泌尿器・副腎・腎移植外科・准教授
杉元　幹史	香川大学医学部泌尿器・副腎・腎移植外科・教授
鞍作　克之	大阪市立大学大学院医学研究科泌尿器病態学・講師
成瀬　光栄	医仁会 武田総合病院内分泌センター長
立木　美香	国立病院機構京都医療センター内分泌・代謝内科・医長
田上　哲也	国立病院機構京都医療センター内分泌・代謝内科・診療部長
田辺　晶代	国立国際医療研究センター糖尿病内分泌代謝科・医長
小林　　皇	札幌医科大学医学部泌尿器科学講座・講師
舛森　直哉	札幌医科大学医学部泌尿器科学講座・教授
白石　晃司	山口大学大学院医学系研究科泌尿器科学講座・准教授
慎　　　武	おおやま泌尿器科クリニック・院長
岡田　　弘	獨協医科大学埼玉医療センター・院長
小川総一郎	福島県立医科大学医学部泌尿器科学講座・講師
秦　　淳也	福島県立医科大学医学部泌尿器科学講座・助教
上平　　修	小牧市民病院泌尿器科・部長
天野　俊康	長野赤十字病院泌尿器科・部長
小松　康宏	群馬大学大学院医学系研究科医療の質・安全学講座・教授
澁谷　忠正	大分大学医学部附属病院腎臓外科・泌尿器科・助教
三股　浩光	大分大学医学部附属病院・病院長
ヒース　雪	バーミンガムクイーンエリザベス病院腎臓内科
矢澤　　聰	慶聰会矢澤クリニック・理事長
中島　洋介	川崎市立井田病院・院長
新地　祐介	国立病院機構西埼玉中央病院泌尿器科
堀口　明男	防衛医科大学校泌尿器科学講座
篠田　和伸	東邦大学医療センター大森病院腎センター・講師
近藤　恒徳	東京女子医科大学附属足立医療センター泌尿器科・教授
佐藤　裕之	東京都立小児総合医療センター泌尿器科・臓器移植科・医長
佐藤　雄一	福島県立医科大学医学部泌尿器科学講座
杉多　良文	兵庫県立こども病院泌尿器科・部長
林　祐太郎	名古屋市立大学大学院医学研究科 小児泌尿器科学分野・教授
水野健太郎	名古屋市立大学大学院医学研究科 小児泌尿器科学分野・准教授
西尾　英紀	名古屋市立大学大学院医学研究科 小児泌尿器科学分野・助教
上仁　数義	滋賀医科大学泌尿器科・講師
小林　憲市	滋賀医科大学泌尿器科・助教
河内　明宏	滋賀医科大学泌尿器科・教授
山口　孝則	元 福岡市立こども病院腎・泌尿器センター長
神沢　英幸	JA愛知厚生連海南病院泌尿器科・部長
胡口　智之	福島県立医科大学医学部泌尿器科学講座
東武　昇平	佐賀大学医学部泌尿器科学講座・准教授
野口　　満	佐賀大学医学部泌尿器科学講座・教授
秦　　聰孝	大分大学医学部腎泌尿器外科学・准教授
武藤　　智	順天堂大学大学院医学研究科泌尿器外科学・特任教授

目次

重要度：各疾患・症候について，遭遇頻度，緊急度，重要性の複合的な観点から3段階でランク付けし記載した。最も重要度の高いものを「★★★」とし，コモンなものを「★★」，それ以外を「★」とした。

尿路・性器の感染症・炎症　　　1

腎盂腎炎

急性（単純性）腎盂腎炎　重要度★★★ ……… 2
- 発熱，腰痛，全身の倦怠感を訴えている患者です。

複雑性腎盂腎炎　重要度★★ ……… 7
- 閉塞性の腎盂腎炎が疑われる患者です。

腎周囲感染症と周辺疾患

腎周囲膿瘍　重要度★★ ……… 11
- 悪寒・戦慄を伴う発熱，側腹部痛を訴えている患者です。

膿腎症　重要度★★ ……… 14
- 尿路閉塞に感染を合併した患者です。

腎膿瘍　重要度★★ ……… 17
- 発熱および腰痛を訴えている患者です。

膀胱炎

急性単純性膀胱炎　重要度★★★ ……… 21
- 頻尿および排尿痛を訴えている患者です。

複雑性膀胱炎　重要度★★ ……… 27
- 尿路結石の既往があり，軽い頻尿および下部不快感を訴えている患者です。

出血性膀胱炎　重要度★ ……… 32
- 膠原病の既往があり，血尿および排尿痛を訴えている患者です。

放射線性膀胱炎　重要度★★ ……… 36
- 放射線治療後に頻尿および排尿痛を訴えている患者です。

そのほかの疾患

尿路性器結核　重要度★ ……… 40
- 難治性の膿尿を訴えている患者です。

尿路真菌症　重要度★ ··· 44
- 基礎疾患に糖尿病があり，抗菌薬に対して抵抗性を示す患者です．

慢性前立腺炎　重要度★★ ·· 48
- 骨盤の疼痛および排尿痛を訴えている患者です．

精巣上体炎　重要度★★★ ·· 52
- 陰嚢部の発赤および腫大を訴えている患者です．

精巣炎　重要度★★ ·· 56
- 流行性耳下腺炎を合併している患者です．

亀頭包皮炎　重要度★ ·· 59
- 仮性包茎であり，なかなか完治しないと訴えている患者です．

閉塞性乾燥性亀頭炎　重要度★ ··· 61
- 排尿困難を訴えている患者です．

フルニエ壊疽　重要度★★ ·· 66
- 基礎疾患に糖尿病があり，会陰から陰嚢にかけて腫脹し，異臭を放つ患者です．

ストーマ周囲炎　重要度★★ ··· 71
- 難治性の回腸導管のストーマ周囲炎を訴えている患者です．

性感染症

淋菌性尿道炎　重要度★★ ·· 74
- 膿性の尿道分泌物を訴えている患者です．

非淋菌性尿道炎：クラミジア性尿道炎　重要度★★ ············ 78
- 尿道部の不快感を訴えている患者です．

非淋菌性尿道炎：非クラミジア性・非淋菌性尿道炎　重要度★★ ······ 81
- 軽い排尿痛を訴えている患者です．

性器ヘルペス　重要度★ ·· 84
- 外性器に痛みを伴った水疱を訴えている患者です．

尖圭コンジローマ　重要度★ ··· 88
- 亀頭部が鶏冠状の外観を呈している患者です．

寄生虫感染症

フィラリア症　重要度★ ·· 92
- 陰嚢の強い浮腫を訴えている患者です．

エキノコックス症　重要度★ ··· 96
- 北海道居住歴よりエキノコックス症が疑われる患者です．

下部尿路機能障害　　　101

前立腺肥大症① 重要度★★★ ……… 102
- 尿勢低下を強く訴えている男性患者です。

前立腺肥大症② 重要度★★★ ……… 106
- 高齢であり，尿意切迫感と尿線途絶の両方を訴えている男性患者です。

前立腺肥大症③ 重要度★★★ ……… 109
- 飲酒後に尿閉を訴えている男性患者です。

夜間頻尿 重要度★★★ ……… 112
- 夜間に4回以上トイレに行くと訴えている患者です。

過活動膀胱 重要度★★★ ……… 116
- 蓄尿障害がみられる患者です。

間質性膀胱炎 重要度★ ……… 120
- 頻尿と膀胱の痛みを訴えている患者です。

心因性頻尿 重要度★ ……… 124
- 心身症が疑われ，頻尿を強く訴えている患者です。

神経因性膀胱① 重要度★★ ……… 127
- カテーテル閉塞と症候性尿路感染を繰り返す寝たきりの患者です。

神経因性膀胱② 重要度★★ ……… 131
- 脳梗塞後に尿失禁がある患者です。

女性泌尿器疾患　　　137

腹圧性尿失禁 重要度★★★ ……… 138
- くしゃみをすると尿が漏れるという患者です。

混合性尿失禁 重要度★★ ……… 143
- 尿意切迫感に加え，くしゃみをすると尿が漏れるという患者です。

性器脱（骨盤臓器脱） 重要度★★ ……… 148
- 会陰部下垂感があると訴えている患者です。

膀胱腟瘻 重要度★★ ……… 153
- 過去に子宮全摘術を行ったことがあり，膀胱腟瘻を認め，それによる高度の尿失禁を認める患者です。

膀胱エンドメトリオーシス 重要度★ ……… 157
- 月経周期に一致して血尿がみられると訴えている患者です。

尿道カルンクル 重要度★ ··· 160
- 下着に血液が付着していると訴えている女性患者です。

尿路結石症　163

腎結石① 重要度★★★ ··· 164
- CTで腎臓にサンゴ状の結石がある患者です。

腎結石② 重要度★★★ ··· 168
- 尿路感染を繰り返す寝たきりの両側腎結石の患者です。

尿管結石 重要度★★★ ··· 172
- 側腹部痛を訴えており，血尿もみられる患者です。

膀胱結石 重要度★★ ··· 176
- 排尿痛が陰茎にまで及ぶと訴えている患者です。

尿道結石 重要度★ ·· 179
- 排尿困難および排尿痛を訴えている患者です。

悪性腫瘍　183

PSA高値 重要度★★★ ··· 184
- PSA高値で前立腺癌疑いと指摘された患者です。

腎腫瘤 重要度★★★ ··· 188
- 検診時の検査で腎細胞癌疑いと指摘された患者です。

副腎皮質癌 重要度★★ ·· 192
- 肺転移を伴う副腎皮質癌の患者です。

腎細胞癌 重要度★★★ ··· 196
- 肺，骨，肝臓に転移を有する腎細胞癌の患者です。

腎盂および尿管癌 重要度★★★ ··· 202
- 腎盂癌の術後に他臓器に転移を認める患者です。

膀胱癌 重要度★★★ ··· 206
- リンパ節の腫脹があり，術前化学療法を予定している患者です。

去勢抵抗性前立腺癌に対する薬物療法 重要度★★★ ························ 210
- 内分泌療法中に前立腺癌が再燃した患者です。

転移を有する精巣胚細胞腫瘍 重要度★★★ ·········· 215
- 他臓器に転移を認める精巣胚細胞腫の患者です。

陰茎癌 重要度★ ·········· 219
- 切除不能の陰茎癌の患者です。

術後排尿障害 重要度★★ ·········· 222
- 前立腺全摘除術後の尿失禁を訴えている患者です。

リンパ浮腫 重要度★★ ·········· 227
- 前立腺癌治療後のリンパ浮腫を訴えている患者です。

術後血尿 重要度★ ·········· 230
- 前立腺癌術後の血尿を訴えている患者です。

術後勃起障害 重要度★★ ·········· 234
- 前立腺癌術後の勃起障害を訴えている患者です。

癌性疼痛 重要度★★ ·········· 237
- モルヒネ使用後の頑固なしびれ感がみられる患者です。

内分泌疾患　　241

副腎・後腹膜の疾患

原発性アルドステロン症 重要度★★★ ·········· 242
- 原発性アルドステロン症の手術を行いましたが、血圧コントロールに難渋している患者です。

クッシング症候群の手術後の治療について 重要度★★★ ·········· 248
- クッシング症候群の手術後の患者です。

精巣機能障害

加齢男性性腺機能低下症候群（LOH症候群） 重要度★★ ·········· 252
- 性機能低下，抑うつ症状を訴えている患者です。

男性不妊症

高度乏精子症 重要度★★ ·········· 255
- 高度乏精子症と考えられる患者です。

精索静脈瘤 重要度★★ ·········· 259
- 精索静脈瘤が疑われる患者です。

閉塞性無精子症（精路閉塞） 重要度★ ... 263
- 小児期にヘルニア手術を行い，精路閉塞が強く疑われる患者です。

非閉塞性無精子症（クラインフェルター症候群） 重要度★ ... 267
- クラインフェルター症候群が疑われる患者です。

性機能障害　271

勃起障害 重要度★★ ... 272
- 勃起障害を訴えている患者です。

持続勃起症 重要度★ ... 276
- 持続勃起症の患者です。

ペロニー病 重要度★ ... 279
- 勃起時の疼痛を訴えている患者です。

射精障害 重要度★ ... 282
- 自慰および腟内射精が不能であると訴えている患者です。

血精液症 重要度★ ... 286
- 精液に血が混じると訴えている患者です。

腎不全　289

急性腎障害（薬剤性） 重要度★★ ... 290
- 造影剤投与後に尿量の減少および浮腫をきたした患者です。

急性腎不全（腎後性） 重要度★★★ ... 294
- 子宮頸癌術後に，無尿になった患者です。

慢性腎不全（慢性腎臓病） 重要度★★ ... 298
- 過去に蛋白尿を指摘されたことがあるという患者です。

尿路・性器損傷　303

腎損傷 重要度★★★ ... 304
- スキーで転倒した後に，肉眼的血尿がみられる患者です。

尿道損傷 重要度★★ ················· 307
- ハシゴから落下して会陰部を強打し,痛みを訴えている患者です。

膀胱損傷 重要度★ ················· 311
- バイク事故で骨盤を骨折し,肉眼的血尿および下腹部痛がみられる患者です。

陰茎折症 重要度★★ ················· 315
- 陰茎の疼痛および変形でパニックになっている患者です。

腎性高血圧・腎血管性病変   319

腎血管性高血圧症 重要度★ ················· 320
- 腎動脈狭窄が疑われる腎血管性高血圧症の患者です。

腎梗塞 重要度★★ ················· 324
- 疝痛様の側腹部痛および発熱がみられる患者です。

腎動脈瘤 重要度★ ················· 327
- 健診で腎動脈瘤を指摘された患者です。

腎動静脈瘻 重要度★ ················· 330
- 針生検を行った後に,腎部に拍動性腫瘤を触知する患者です。

ナットクラッカー現象 重要度★ ················· 333
- やせていて背が高く,側腹部痛を訴えている患者です。

小児泌尿器疾患   337

多嚢胞性異形成腎 重要度★★ ················· 338
- 胎児超音波検査で右腎臓に嚢胞が多発していた患児です。

先天性水腎症 重要度★★★ ················· 342
- 腹部超音波検査で水腎症が疑われたため受診した患児です。

膀胱尿管逆流 重要度★★★ ················· 347
- 有熱性尿路感染症を繰り返し,抗菌薬を内服している患児です。

尿管瘤 重要度★ ················· 351
- 水腎症の精査時に尿管瘤が指摘され受診した患児です。

異所性尿管(尿管異所開口) 重要度★ ················· 355
- いつも下着が湿っている女児です。

尿道下裂 重要度★★ ……… 359
- 外性器が男児か女児かわからない新生児です。

包茎 重要度★★ ……… 365
- 包皮を翻転すべきかどうか迷っている患児です。

アンドロゲン不応症候群 重要度★ ……… 370
- 無月経を訴えている女子高校生です。

先天性副腎過形成 重要度★ ……… 375
- 陰核の肥大がある新生児です。

停留精巣 重要度★★★ ……… 380
- 鼠径部に精巣を触知することができる生後6か月の患児です。

非触知精巣 重要度★★ ……… 384
- 右の精巣が触知できない患児です。

移動性精巣 重要度★ ……… 388
- 精巣が陰囊内と鼠径部を移動している患児です。

夜尿症 重要度★★ ……… 392
- 小学2年生ですが,まだ夜尿症が治らないという患児です。

神経因性膀胱 重要度★★ ……… 397
- 脊髄髄膜瘤に対して出生直後,脳神経外科で手術を行った患児です。

陰囊水瘤 重要度★★ ……… 400
- 近医で陰囊穿刺を行い水を抜いた患児です。

急性陰囊症 重要度★★★ ……… 404
- 6時間前から右の陰囊部の痛みを訴えている患児です。

そのほか 409

腎下垂(遊走腎) 重要度★ ……… 410
- 長時間の立位で腰背部痛が増強するという患者です。

水腎症 重要度★★★ ……… 413
- 健康診断で水腎症を指摘されて受診した患者です。

後腹膜線維症(IgG4関連疾患を含む) 重要度★★ ……… 416
- 水腎症を指摘されて受診した患者です。

血尿 重要度★★★ ……… 419
- 運動後にだけ血尿が出ると訴えている患者です。

乳び尿 重要度★ ··· 423
- 尿が白濁していると訴えている患者です。

膀胱異物 重要度★ ··· 426
- 経尿道的に挿入された膀胱異物が疑われる患者です。

索　引 ·· 431

尿路・性器の
感染症・炎症

急性（単純性）腎盂腎炎

発熱，腰痛，全身の倦怠感を訴えている患者です．

重要度ランク ★★★ 日常診療で頻回に遭遇する疾患であり，診断・治療のプロセスを十分理解する必要がある

代表的主訴・所見
- 発熱
- 腰痛
- 排尿痛，残尿感

Point
- 尿路感染症を単純性および複雑性に分けて考える．
- 原因菌の分離頻度および薬剤耐性傾向を理解し，抗菌薬を選択する．

1 診療の概要

尿路感染症の多くは，細菌の逆行性感染による尿路への非特異的炎症である．臨床経過により，急性と慢性に，基礎疾患の有無により，単純性と複雑性に分類され，それぞれ治療における考え方が異なる．

急性単純性腎盂腎炎は，尿路および全身性の基礎疾患を認めない尿路感染症であり，原因菌の尿路粘膜への付着，その後の腎実質への侵入により発症する．主として性的活動期の女性に好発するが，閉経後の年代にも多く認められる．なお，若年または中年男性で有熱性の尿路性器感染症を認める場合は，腎盂腎炎よりも急性細菌性前立腺炎を念頭に置く必要がある．

発熱，全身倦怠感などの全身症状，悪心・嘔吐などの消化器症状，腰痛，側腹部（costovertebral angle）痛などの局所症状を訴える．頻尿，排尿痛，残尿感などの膀胱炎症状を訴えることもあるが必須ではない．

検尿などで尿路感染症と診断した後に，基礎疾患の有無を確認し，単純性か複雑性かの判断を行うことが非常に重要である．単純性腎盂腎炎では原因菌が大腸菌を主とする腸内細菌科の菌であることが多く，それをターゲットとした適切な抗菌薬治療を行うことで比較的速やかに治癒することが多いが，稀に腎膿瘍などを呈し，重症化する症例も経験する．また，近年では，単純性尿路感染症においても，キノロン耐性およびESBL（extended-spectrum β-lactamase）産生大腸菌の報告が多くなされており[1]，注意が必要である．

2 診療方針

症状から尿路感染症を疑い，既定の臨床検査を行い，画像検査にて尿路基礎疾患を除外して，急性単純性腎盂腎炎の診断を行う．具体的な内容は，次項にて述べる．

治療に際しては，重症度の判定（入院治療の適応），原因菌の分離頻度および薬剤耐性傾向の理解，適切な抗菌薬の選択が重要である．

重症度の判定（入院治療の適応）

日本感染症学会・日本化学療法学会編集の『抗菌薬使用のガイドライン』[2]によれば，急性単純性腎盂腎炎において，軽度の発熱，末梢白血球増加

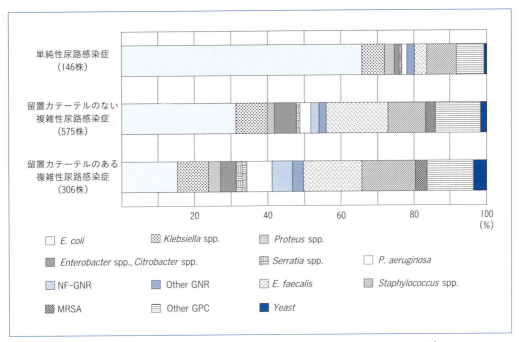

図1 尿路感染症における病態別分離菌の割合（2009〜2013年，岡山大学泌尿器科）

などを認め悪心・嘔吐のない症例は中等症までの症例，重症例は，高熱，高度の白血球増加を認め，嘔吐による脱水，敗血症の可能性がある症例としている。欧州泌尿器科学会のガイドラインでは，悪心・嘔吐を認め，経口抗菌薬の投与ができない症例を重症とし，敗血症が疑われる症例や複雑性が否定できない症例と同じく，入院治療の適応としている[3]。これらから，悪心・嘔吐により経口摂取が困難な場合や敗血症の症例，高齢者など複雑性腎盂腎炎が否定できない症例では，重症として入院治療が推奨される。もちろん，これら以外であっても入院治療が適当な症例もあり，現場の医師の判断が最優先されるのはいうまでもない。

急性単純性腎盂腎炎の原因菌

急性単純性腎盂腎炎の原因菌やその感受性に関する大規模なサーベイランスは少なく，急性単純性膀胱炎のデータが急性単純性腎盂腎炎のempiric therapyに用いられているのが現状である（図1）。

原因菌として，大腸菌が約80％を占め，さらに肺炎桿菌などのグラム陰性桿菌を多く認める[1]。特記すべきこととして，閉経前の女性では，*Staphylococcus saprophyticus*の検出頻度が増加する[1]。

大腸菌の薬剤耐性傾向

近年では，複雑性のみならず，単純性膀胱炎においても，キノロン耐性およびESBL産生大腸菌の危険性が声高に叫ばれている。Hayamiら[1]の報告によれば，急性単純性膀胱炎から分離された大腸菌のキノロン系抗菌薬に対する耐性率は約15％，また，4.7％にESBL産生を認め，経口セファロスポリンへの高度の耐性，さらにキノロン系抗菌薬への同時耐性の傾向も強く認める。

適切な抗菌薬の選択

前述した耐性菌の増加という現実は，抗菌薬の安易な使用への警鐘でもあり，抗菌薬の種類，用量，投与期間の適切な設定が重要であることを示唆している。

急性単純性腎盂腎炎では，主に大腸菌をター

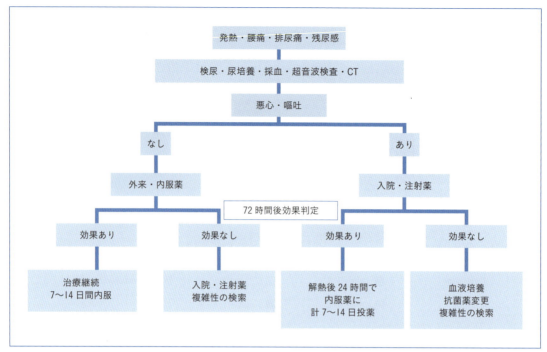

図2 急性単純性腎盂腎炎の診断・治療フローチャート

ゲットとした腎排泄型の抗菌薬を選択する。その際，過去6か月以内のキノロン系抗菌薬の投与歴がある場合や，地域での単純性膀胱炎における大腸菌のキノロン耐性率が20%以上の場合は，empiric therapy としてのキノロン系抗菌薬の投与は避ける[4]。尿培養・感受性検査の結果が判明次第，definitive therapy に切り替え，合計7～14日間の抗菌薬投与を行う。

3 対処の実際（図2）

診断

● 自他覚症状など

38℃以上の発熱，全身倦怠感，悪心・嘔吐，腰痛，側腹部（costovertebral angle）痛などを訴える場合，腎盂腎炎を疑う。逆行性感染であることから，膀胱炎症状が先行する場合が多いが，実際は必ずしも認めないとされている[5]。また，糖尿病の有無やステロイドなど免疫抑制薬服用の有無を確認する。また，膀胱尿管逆流症などの精査の必要性を判断するため，腎盂腎炎の既往を聴取する。なお，膀胱炎では一般に発熱は伴わない。

● 臨床検査

尿検査での膿尿，尿中細菌定量培養検査（感受性検査を含む）での細菌尿，血液一般・生化学検査での炎症反応を確認する。

膿尿：遠心尿での尿沈渣検鏡にて白血球≧5/HPFまたは，非遠心尿を用いたフローサイトメトリー法にて白血球≧10/μL[6]。

細菌尿：中間尿またはカテーテル尿で尿路病原性細菌がコロニーカウント≧10^5 CFU/mL[6]。必ず，抗菌薬投与前に行う。

炎症反応：末梢血白血球およびCRPの上昇，また，腎機能障害など臓器障害の検索を行う。プロカルシトニン，プレセプシンなどの炎症マーカーが，診断や治療経過の把握に参考になる場合がある。

● 画像検査

超音波検査にて、水腎症などの上部尿路の閉塞所見、結石の有無、残尿量などを検索し、尿路の基礎疾患の有無を確認する。尿路に基礎疾患を認める場合は、複雑性腎盂腎炎に分類され、急性単純性腎盂腎炎とは異なる対応が求められる。重症例や肥満症例で検査を的確に行えない場合、所見の判断に迷う場合は、妊娠の有無を確認したうえでCT検査を行う。

以上のプロセスで、基礎疾患のない、有熱性で炎症反応の上昇した尿路感染症であれば、急性単純性腎盂腎炎と診断される。

治療

経口摂取が可能な中等症までの症例では、経口抗菌薬による外来治療が可能であるが、重症例では、入院による注射薬および輸液の投与が必要である。

抗菌薬は腎排泄型が選択され、βラクタム系およびキノロン系が多く用いられる。また、アミノグリコシド系は腎組織への移行性が高く選択可能であるが、腎機能への配慮が必要である。

抗菌薬投与後3日目に、全身状態の改善、解熱傾向、末梢血白血球数およびCRP値の改善などを目安に効果判定を行い、尿培養・感受性検査の結果を踏まえながら、抗菌薬の継続または変更、入院治療や注射薬投与の必要性の判断を行う。

一般的に、1～2週間の抗菌薬投与が必要である。注射薬を選択した場合には、解熱後24時間で薬剤感受性検査を参考に経口薬に変更し、合計1～2週間の投与を行う。症状および膿尿、細菌尿の消失、末梢血白血球数の正常化にて治癒とする。

抗菌薬投与開始後3日間で改善傾向を認めない場合は、漫然と治療を継続せず、再度の尿培養、血液培養、また、複雑性腎盂腎炎の要素の有無を、CT検査などを行って検討し、抗菌薬の変更を考慮する。稀に、気腫性腎盂腎炎や腎膿瘍などの重篤な病態を示すことがあり、注意が必要である。

4 処方の実際

軽症または中等症

処方例①
クラビット® 錠（500 mg）1回1錠　1日1回　食後　7～14日間

処方例②
グレースビット® 錠（50 mg）1回2錠　1日1回　食後　7～14日間

処方例③
フロモックス® 錠（100 mg）1回1錠　1日3回　毎食後　14日間（重症例では1回150 mgまで増量可）

重症

処方例④
パンスポリン® 注　1回1～2 g　1日2～3回　点滴静注（1日4 gまで）

処方例⑤
ロセフィン® 注　1回2 g　1日1回　点滴静注（重症例では1回2 g　1日2回まで増量可）

処方例⑥
モダシン® 注　1回1 g　1日2～3回　点滴静注（1日4 gまで増量可）

処方例⑦
アミカシン硫酸塩注　1回100～200 mg　1日2回　点滴静注（1回200～400 mg　1日1回が推奨されるが添付文書上は分割投与とされている）

処方例⑧
メロペン® 注　1回500 mg　1日3回　点滴静注（重症例では1回1 g　1日3回まで増量可）

◆ 文献 ◆

1) Hayami H, Takahashi S, Ishikawa K, et al：Nationwide surveillance of bacterial pathogens from patients with acute uncomplicated cystitis conducted by the Japanese surveillance committee during 2009 and 2010：antimicrobial susceptibility of *Escherichia coli* and *Staphylococcus saprophyticus*. J Infect Chemother 19：393-403, 2013

2) 日本感染症学会・日本化学療法学会（編）：抗菌薬使用のガイドライン．協和企画，東京，2005
3) Grabe M, Bartoletti R, Bjerklund-Johansen TE, et al：Guidelines on urologica infections. European Association of Urology, Arnhem, 2013
4) 清田　浩，荒川創一，石川清仁，他：尿路・性器感染症．JAID/JSC感染症治療ガイド・ガイドライン作成委員会（編）：JAID/JSC感染症治療ガイド2014．pp203-220，日本感染症学会・日本化学療法学会，東京，2014
5) Scholes D, Hooton TM, Roberts PL, et al：Risk factors associated with acute pyelonephritis in healthy women. Ann Intern Med 142：20-27, 2005
6) 荒川創一，石川清仁，清田　浩，他：尿路感染症に関する臨床試験実施のためのガイドライン(第2版)．日化療学誌 64：479-493，2016

（上原　慎也）

複雑性腎盂腎炎

閉塞性の腎盂腎炎が疑われる患者です。

重要度ランク ★★ 基礎疾患および薬剤耐性が複雑に絡み合った結果，難治化・重症化しやすく，迅速な対応が必要である

代表的主訴・所見
- 発熱
- 腰痛
- ショック

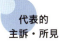
Point
- 抗菌薬の選択，ドレナージ，全身管理が治療の中核である。
- 急激な病態悪化をきたすため，対処が後手にならないように注意する。

1 診療の概要

尿路の閉塞に伴う急性腎盂腎炎（慢性腎盂腎炎の急性増悪を含む）は，閉鎖された腔での細菌増殖および急激な腎盂内圧上昇に伴う腎実質内や血管内への細菌の侵入により，容易に菌血症や敗血症をきたし，泌尿器科領域において非常に重要な病態である。

治療の基本的な考え方は，①適切な抗菌薬の選択，②ドレナージ（減圧），③全身管理の3点に集約される。

閉塞性の腎盂腎炎の病態は，通常の尿管結石に伴う腎盂腎炎のような，無菌状態の上部尿路に結石が嵌頓し，二次的に細菌感染を起こす場合と，腎瘻や尿管ステントの閉塞のような，慢性的に細菌が認められる状況下で，閉塞に伴い腎盂内圧が急上昇して発症する場合に分けられ，それぞれ分離される細菌の分布が異なるため，注意が必要である。すなわち，尿管結石に伴う腎盂腎炎の場合は，大腸菌を中心としたグラム陰性桿菌を，カテーテル閉塞に伴う腎盂腎炎の場合は，緑膿菌やMRSAなどのグラム陽性球菌を含んだ原因菌を想定し，初期の抗菌薬を選択する必要がある。

また，病態の本質が，尿路の閉塞による腎盂内圧の上昇であり，減圧を目的としたドレナージが必要な場合が多い。カテーテル留置例では，一般にカテーテルの交換で病態が改善するが，尿管結石症例のような非留置例では，腎瘻または尿管カテーテル留置が行われる。

全身管理については，特にショックに陥った症例では致死率が数％にものぼることを考慮し，躊躇なく救急・集中治療領域と連携をとり，救命を図らなければならない。

本稿では，日常頻回に遭遇する，尿路結石による尿路閉塞を伴った腎盂腎炎（以下，閉塞性の腎盂腎炎）を中心に述べる。

2 診療方針

閉塞性の腎盂腎炎は，急速に敗血症や敗血症性ショックに陥る疾患であり，滞りなく診断・治療を進めることが非常に重要であり，そのためには，抗菌薬選択のための原因菌の分布，また，ドレナージの適応などを理解しておく必要がある。

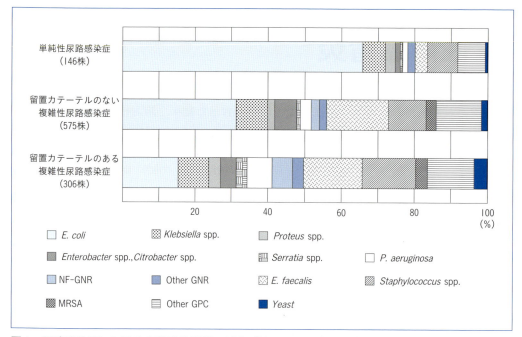

図1 尿路感染症における病態別分離菌の割合（2009〜2013年，岡山大学泌尿器科）

閉塞性の腎盂腎炎における原因菌

閉塞性の腎盂腎炎に関する多くの報告が各施設単位であり，大規模な報告はない。多くの報告では[1]，大腸菌，緑膿菌や Proteus mirabilis のグラム陰性桿菌，黄色ブドウ球菌や腸球菌などのグラム陽性球菌など幅広い分離菌の分布を認めたが，約半数を大腸菌が占めていた。尿路感染症の一般的な分離菌の分布では，単純性では大腸菌が70〜80％，カテーテル留置のない複雑性では大腸菌30〜40％でグラム陽性球菌の頻度が増加し，留置カテーテルのある複雑性では大腸菌が15〜20％と低下し，代わって緑膿菌やグラム陽性球菌が増加することから，閉塞性の腎盂腎炎では，留置カテーテルのない複雑性尿路感染症の原因菌の分離頻度を参考にできる（図1）。

● 重症化の予測因子

閉塞性の腎盂腎炎では，抗菌薬のみで軽快する症例もあれば，ドレナージや集中治療を要する症例まで多様である。重症化の予測因子があれば，不要なドレナージを回避することができる。重症化因子に関し，いくつかの検討がなされている[2]が，血小板減少，低アルブミン血症，poor performance status，糖尿病，麻痺などが挙げられている。敗血症性ショックをきたしている症例はもちろん，ショックをきたしていなくても初診時にこれらの所見を呈する症例では即座にドレナージを行い，集中治療を含めた治療を検討する。ただし，現実的には，急激に重症化をきたす症例があり，比較的軽症と考えられる症例でもドレナージを積極的に行わざるをえないのも事実である。

ドレナージは腎瘻かステントか

これまでの報告[2]からみると，ドレナージとして尿管ステントが80〜90％，腎瘻が10〜20％選択されている。敗血症の状況での腹臥位またはそれに準ずる体位はかなりの危険を伴うため，まずは尿管ステントを試み，ステントが通過しない場合に腎瘻が選択されていると思われる。また，血小板が低下している症例では，腎瘻は穿刺自体が危険を伴うことから，尿管ステント選択の頻度が高

くなっているものと推測される。

尿管ステントと腎瘻のどちらが適切かを検討した報告[3]では，白血球や体温の正常化までの期間や入院期間などに変わりなく，明らかな結論は出ていない。

理想的には，感染症がコントロールできた後の，尿路結石の治療を見据えたドレナージ法，つまり，腎近傍の大きな結石では経皮的結石破砕術（PNL）を考慮して腎瘻，その他では体外衝撃波結石破砕術（ESWL）や経尿道的結石破砕術（TUL）を考慮して尿管ステントを選択したいが，ひとまず感染症を治療することが優先であり，リスクの低い尿管ステントを実施するのが現実的である。

3 対処の実際

診断

● 自他覚症状など

急性単純性腎盂腎炎と同様に，38℃以上の発熱，全身倦怠感，悪心・嘔吐，腰痛，側腹部（costovertebral angle）痛などを訴える。また，敗血症性ショックに陥っている場合は，血圧低下や頻回の呼吸，意識低下を認める。糖尿病の有無やステロイドなど免疫抑制薬の服用の有無，ドレナージに備えて抗血小板薬や抗凝固薬の服用の有無を確認する。

● 臨床検査

尿および血液検体を用いて，検尿，尿培養・感受性検査，炎症反応の程度，播種性血管内凝固症候群や臓器障害の有無を検索する。

検尿：遠心尿での尿沈渣検鏡にて白血球≧5/HPFまたは，非遠心尿を用いたフローサイトメトリー法にて白血球≧10/μL[4]。

尿培養：中間尿またはカテーテル尿で尿路病原性細菌がコロニーカウント≧10^5 CFU/mL[4]。必ず，抗菌薬投与前に行う。

炎症反応：末梢血白血球およびCRP，プロカルシトニン，プレセプシンなどの炎症マーカーを測定する。

その他：肝腎機能や血小板数，FDP，Dダイマーなどを検索する。また，血液培養を行う。

● 画像検査

超音波検査にて，水腎症などの上部尿路の閉塞所見，結石の有無，残尿量などをスクリーニングする。閉塞所見を認めた場合，CTを行い閉塞部位や原因を検索する。また，重症の症例や腎機能の悪い症例では，胸部CTや単純撮影を行い，肺水腫やARDS（急性呼吸促迫症候群）の除外を行う。

この時点で，閉塞性の腎盂腎炎の診断が確定される。

治療

閉塞性の腎盂腎炎症例は，急激な病状変化がありうることから，原則として入院加療を行う。

ドレナージの準備を行う間に，適切な抗菌薬の投与および全身管理を行う。敗血症性ショックをきたしている場合は，救急・集中治療医と協力して治療を進める。

原因菌は幅広く分布するが，一般に大腸菌を中心としたグラム陰性桿菌を想定して抗菌薬を選択する。また，施設入所者や入院歴のある症例では，緑膿菌や球菌の分離頻度が上昇するため，症例の背景により抗菌薬の選択には配慮が必要である。empiric therapyとして，腎排泄型の第3～4世代セフェム系，カルバペネム系，βラクタマーゼ阻害剤配合ペニシリンなどが選択される。また，重篤な場合には，複数の抗菌薬の併用も考慮する[5]。複雑性尿路感染症における大腸菌のキノロン耐性率は25～30%程度とされており，empiric therapyとしてのキノロン系薬剤の選択には注意が必要である。数日後に治療効果を判定し，薬剤感受性結果に基づいて，抗菌薬の変更を行う。

Empiric therapyで感受性がある薬剤が選択されていたとしても，感受性のある，より狭域の薬

剤に変更する（de-escalation）。敗血症性ショックの場合は解熱後4～5日間投与を継続，敗血症性ショックでない場合は解熱後24時間で内服薬に変更し，合計14日間投与する．

ドレナージに関しては，重症度やリスク因子を考慮して，実施の有無やドレナージの種類を選択することとなるが，明らかな基準がない現状では，全症例に留置する，または抗菌薬で経過をみるとしても常にドレナージの準備は怠らない心がけが必要と思われる．

全身管理に関しては紙面の都合上割愛するが，日本集中治療医学会による『日本版敗血症診療ガイドライン』[6]などを参照されたい．

4 処方の実際

敗血症性ショックでない場合

処方例①
モダシン®注　1回1g　1日3回　点滴静注（1日4gまで増量可）

処方例②
ゾシン®注　1回4.5g　1日3回　点滴静注

処方例③
ロセフィン®注　1回2g　1日1回　点滴静注（重症例では1回2g　1日2回まで増量可）

敗血症性ショックの場合

処方例④
メロペン®注　1回500mg　1日3回　点滴静注（重症例では1回1g　1日3回まで増量可）

処方例⑤
チエナム®注　1回500mg　1日4回　点滴静注

◆ 文献 ◆

1) 桧山佳樹，髙橋　聡，栗村雄一郎，他：尿路結石による尿路閉塞を伴う急性腎盂腎炎症例の検討．日化療会誌 61：292-295，2013
2) Tambo M, Okegawa T, Nutahara K, et al：Predictors of septic shock in obstructive acute pyelonephritis. World J Urol 32：803-811, 2014
3) Pearle MS, Pierce HL, Nakada SY, et al：Optimal method of urgent decompression of the collecting system for obstruction and infection due to ureteral calculi. J Urol 160：1260-1264, 1998
4) 荒川創一，石川清仁，清田　浩，他：尿路感染症に関する臨床試験実施のためのガイドライン（第2版）．日化療学誌 64：479-493，2016
5) 清田　浩，荒川創一，石川清仁，他：尿路・性器感染症．JAID/JSC感染症治療ガイド・ガイドライン作成委員会（編）：JAID/JSC感染症治療ガイド 2014．pp203-220，日本感染症学会・日本化学療法学会，東京，2011
6) 日本版敗血症診療ガイドライン2016作成特別委員会（編）：日本版敗血症診療ガイドライン2016．日集中医誌 24（Supplement 2），2017

〔上原　慎也〕

腎周囲膿瘍

悪寒・戦慄を伴う発熱，側腹部痛を訴えている患者です。

重要度ランク ★★ ｜ 比較的稀であるが，致死的転帰をとることがあるため見逃してはならない疾患

代表的主訴・所見
- 発熱
- 腰痛・側腹部痛

Point
- 腎周囲膿瘍は腎の重症感染症の1つである。
- 診断には超音波検査，腹部CTが有用である。
- 腎膿瘍から波及するものが多く，膿瘍はGerota筋膜内にとどまる。
- 治療はドレナージと抗菌薬治療であり，外科的治療を躊躇してはならない。
- 初期抗菌薬は，抗菌力の強い広域スペクトラムをもつものを高用量使用し，薬剤感受性検査に従ってde-escalationする。

1 診療の概要

　腎や腎周囲の感染症は，治療の遅れや治療選択の誤りにより，菌血症，敗血症や敗血症性ショックへ移行し，生命予後に影響を与えるような重症の感染症となりうる。これらには水腎症を伴う腎盂腎炎，気腫性腎盂腎炎，腎膿瘍，腎周囲膿瘍，後腹膜膿瘍などが含まれる。急性単純性腎盂腎炎からもこの病態へ移行することは稀ではない。しかし，多くの場合には尿路になんらかの合併症を有する，または重症の糖尿病など全身の免疫状態が低下した患者に発症する。膿腎症や膿瘍を形成すると，腎盂や膿瘍内の細菌は血流に移行しやすくなる。この病態が重症化の大きな要因である。

　膿瘍が腎実質内に形成されると腎膿瘍と，腎を越えるがGerota筋膜内にとどまるものを腎周囲膿瘍と呼ぶ。腎周囲膿瘍が破裂し，Gerota筋膜を越えて腎周囲に波及したものを傍腎膿瘍と呼ぶことがあるが，これは後腹膜膿瘍とほぼ同意語である。頻度としては腎膿瘍，後腹膜膿瘍，腎周囲膿瘍の順である。本稿では比較的稀な疾患である腎周囲膿瘍を中心に，病態，診断，治療法を述べる。

　腎およびその周囲に発生する膿瘍には，3つの発生形式が考えられる。抗菌薬治療が一般的になる前は，これら膿瘍を形成する疾患のほとんどは，皮膚，特に創傷の感染症から血行性に波及したものであった。したがって，これらの膿瘍からの分離菌の大半は，ブドウ球菌を中心とするグラム陽性菌であった。当時は皮膚創傷のある患者で1～2週間後に熱発，側腹部痛を生じた場合，腎周囲の膿瘍性疾患を疑ったという。抗菌薬治療が発達した時代には，これらの感染形式は減少したが，メチシリン耐性ブドウ球菌（MRSA）が市中感染症の原因菌となった今，時に血行性による膿瘍の発生がみられる。腸腰筋などを含む全身の筋に膿瘍を形成する場合もある。2つ目の経路は，尿路感染症からの波及であり，最も頻度の高い感染形式である。そのなかでも，尿路の閉塞による発生形式が重要であり，尿路結石，尿路腫瘍，尿路外腫瘍，先天性疾患，下部尿路閉塞などの原因

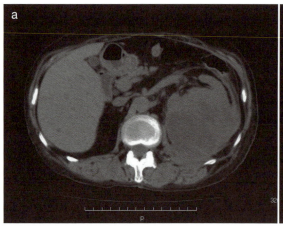 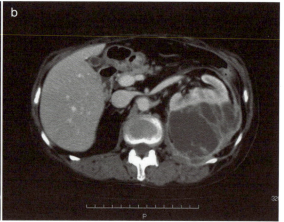

図 1　腹部 CT
66 歳, 女性。主訴:左腫瘤触知。腹部単純 CT（**図 1a**）では左腎外側, 背側に低吸収域を認めるが, 腎腫瘍, 膿瘍の判断はできなかった。腹部造影 CT（**図 1b**）では, 周囲が造影される低吸収域を腎皮質と Gerota 筋膜の間に認め, 腎は前方に圧排されていた。Gerota 筋膜の肥厚も認められた。経過：エコーガイド下に膿瘍を穿刺し, 赤褐色の膿を 350 mL 採取し, ドレナージチューブを留置した。腎周囲膿瘍と腎盂腎杯との交通を認めた。尿および膿より Klebsiella pneumoniae を分離した。パズフロキサシン 500 mg 2 回/日を 4 日間点滴静注し, レボフロキサシン 500 mg 1 回/日を 10 日間内服した。

により, 上部尿路の閉塞が起きると（つまり水腎症が起きる), 腎盂内圧が高まり腎盂内の細菌が腎実質内および血管内に侵入し膿瘍を形成する。原因菌はグラム陰性菌が多くを占め, 特に尿路結石を原因とする場合は女性が多く, 大腸菌の占める割合が高い[1]。また, 嫌気性菌も分離されることがある。3 つ目の経路は, 化膿性脊椎炎や消化管の炎症性疾患など周囲臓器からの膿瘍の波及である。化膿性脊椎炎も他部位からの血行性感染によって起こり, さらに腸腰筋膿瘍, 後腹膜膿瘍へ進展する。本感染経路からは腎周囲膿瘍が単独で発症することはないが, 後腹膜膿瘍から腎へ膿瘍が進展する場合がある。化膿性脊椎からの波及の場合, 結核性膿瘍が含まれていることを忘れてはならない。

2　診療方針

腎周囲膿瘍に特徴的な臨床症状はなく, 腎および後腹膜腔の膿瘍が生じた場合, 発熱, 悪寒, 腹痛, 側腹部痛, 腰痛, 側腹部の腫瘤触知などを訴える。炎症の波及により全身倦怠感, 体重減少などの全身症状が現れる。尿路感染症に起因する場合には, 膀胱炎症状を呈することもある。敗血症, 敗血症性ショックとなると, 意識障害や血圧低下をきたし重篤となる。

発熱に腰痛, 側腹部痛を訴える場合には, 腎や腎周囲臓器の検査は必須である。腹部の超音波検査にて発見されることは多い。膿瘍を呈する場合には, 腎および腎周囲に低エコー領域を認める。しかし, 腎膿瘍か腎周囲膿瘍か, あるいは腎腫瘍かどうかの判断には迷う場合も多い。尿路の閉塞がある場合には, 水腎症を呈する。最終的な診断には, 腹部 CT が重要である。単純 CT では腎周囲に低吸収域を認め, Gerota 筋膜を越えない。Gerota 筋膜周囲の肥厚, 周囲脂肪織の混濁もみられる。時に腎腫瘍との鑑別が困難な場合もある（**図 1a**）。膿瘍の診断には造影 CT がさらに有用であり, 低吸収域を囲むように造影される膿瘍壁を認める（**図 1b**）。腎膿瘍と腎周囲膿瘍とが連続する場合や, 腎盂, 腎杯と交通を認める場合もある。血液一般検査では, 末梢白血球数の増加, 好中球の増多のほか, CRP 陽性, 赤沈の亢進がみられるが, いずれも非特異的である。尿培養, 血液培養,

薬剤感受性検査は必須の検査である。血液培養は好気培養と嫌気培養とを2セット以上行う。尿培養，血液培養では必ずしも陽性を示すとはかぎらず，抗菌薬治療が先行すると，陰性を示す場合もある。結核菌感染も考慮し，尿の結核菌培養，核酸増幅法検査とともにインターフェロンγ遊離試験（クォンティフェロン®またはT-SPOT®）を行っておく。

3 対処の実際

膿瘍治療の原則は，抗菌薬治療とドレナージである。近年，腎や腎周囲の膿瘍に対して，抗菌薬のみによる治療成功例の報告がなされている。腎膿瘍では3 cm以下のものでは，保存的治療も考慮してよいとの報告がある。しかし，腎周囲膿瘍は，診断された時点で膿瘍が大きい場合が多いため，ドレナージは積極的に行うべきであり，決して外科的処置を躊躇してはならない[2]。エコー画像の進歩により，腎や後腹膜腔において比較的安全に膿瘍の穿刺が可能である。腎周囲膿瘍と診断された段階で，エコー下穿刺，排膿を試みてよい。膿瘍腔が大きい場合には，複数のドレナージチューブを留置し，洗浄を試みる。膿瘍内容は粘稠であるため，細径のチューブを選択する必要はない。

エコー下のドレナージが不調の場合には，開腹によるドレナージも選択肢の1つであり，感染のコントロールがつかない場合には，腎の摘出術も考慮する。膿瘍が小さい場合や，膿瘍が腎血管周囲にあり穿刺が危険な場合などは，抗菌薬による保存的治療も試みられるが，外科的処置が遅れることのないように注意する[3]。播種性血管内凝固症候群（DIC）に陥り，出血傾向や血圧低下があり，ほかに感染巣のコントロールができない場合にも，ドレナージや腎摘出は考慮される。

ドレナージの際には，必ず膿の細菌培養検査（好気，嫌気培養），薬剤感受性検査を行う。結核菌の培養，核酸増幅法検査も行っておく。

腎周囲膿瘍が重症感染症の1つであることを考慮して，抗菌力の強い広域スペクトラムをもつ抗菌薬を，高用量使用することが基本である。さらに，培養検査，薬剤感受性検査に従って，必ずde-escalationを行わなければならない。尿路感染症から波及した腎周囲膿瘍では，グラム陰性菌の分離頻度が高いため，カルバペネム系，βラクタマーゼ阻害薬配合ペニシリン系，第3，第4世代セファロスポリン系，ニューキノロン系の注射を選択する[4]。抗菌薬の効果は3〜4日後に判断し，薬剤感受性の結果を必ず参考にする。薬剤感受性検査で狭域スペクトラムの抗菌薬が有効であるにもかかわらず，初期抗菌薬が有効であるからという理由で広域スペクトラムの抗菌薬を使用し続けてはならない。全身のほかの部位に膿瘍があり血行性波及が考えられる場合には，MRSAが原因菌である可能性もあるため，抗MRSA薬を選択してもよい。

膿瘍の縮小を認め，炎症所見の改善，解熱を認めたら，ドレーン抜去を考慮する。全身状態の改善とともに，抗菌薬は薬剤感受性検査をみて内服薬に変更し，最低合計14日間の抗菌薬治療を行う。尿路の閉塞がある場合には，閉塞の原因の解除を試みる。

◆ 文献 ◆

1) Hamasuna R, Takahashi S, Nagae H, et al：Obstructive pyelonephritis as a result of urolithiasis in Japan：Diagnosis, treatment and prognosis. Int J Urol 22：294-300, 2015
2) Dellinger RP, Levy MM, Rhodes A, et al：Surviving Sepsis Campaign：international guidelines for management of severe sepsis and septic shock, 2012. Intensive Care Med 39：165-228, 2013
3) 高橋康一，松本哲朗：腎重症感染症における保存的治療の限界と外科的治療の適応について．日化療会誌 51：439-446，2003
4) JAID/JSC感染症治療ガイド・ガイドライン作成委員会（編）：JAID/JSC感染症治療ガイド2014．日本感染症学会・日本化学療法学会，東京，2014

〔山村　走平，濱砂　良一，西井　久枝〕

膿腎症

尿路閉塞に感染を合併した患者です。

重要度ランク ★★ 　不可逆的転帰の可能性がある。必ず押さえておくべき疾患

代表的主訴・所見
- 38℃を超える発熱，時にショック
- 悪寒・戦慄，悪心・嘔吐，患側の側腹部・背部痛

Point
- 膿腎症は上部尿路閉塞に感染が合併した状態であり，尿路閉塞を伴う急性腎盂腎炎の重症化である。
- 初期治療は *Escherichia coli* を標的としつつも，広範囲の細菌もカバーできる抗菌薬治療である。
- 常に尿路ドレナージの必要性を検討し，(結果として over-treatment であったとしても)積極的なドレナージ施行をためらわない。

1　診療の概要

　水腎症に感染を合併した状態を感染性水腎症といい，腎機能が障害されるような腎実質の破壊を伴う化膿性水腎症の状態を膿腎症という。上部尿路閉塞を伴い，尿路結石や悪性腫瘍による閉塞，先天性閉塞性疾患などが原因として挙げられる。また，尿路カテーテル挿入や内視鏡などの尿路操作を加えることが感染症発症の契機となりえる。

　特徴的な臨床症状として，全身状態が悪く，38℃以上の発熱，悪寒・戦慄，悪心・嘔吐，患側の側腹部痛・背部痛などを認める。通常の急性腎盂腎炎と比べると，全身状態は高度に悪化している。画像検査では造影 CT が最も有用で，尿路閉塞に伴う腎盂・腎杯の拡張，腎腫大を認め，腎実質に炎症が波及すれば，腎実質の造影効果不良，腎周囲脂肪組織の CT 値上昇を認める(図1)。原因菌は，グラム陰性桿菌が大部分を占め，そのなかでも，*E. coli* が主体となる。ほかにも，*Klebsiella pneumoniae*, *Enterobacter cloacae*, *Proteus mirabilis*, *Enterococcus faecalis* などが原因菌となる。

　血液検査では白血球数(好中球)の増加，血清 CRP 値の上昇を認め，検尿・沈渣で膿尿・細菌尿を認める。この場合，症状や画像検査により病態が明らかであれば，白血球数や血清 CRP 値などは炎症の程度の指標としてきわめて有用である。一方で，尿路が完全に閉塞している場合，重症度と検尿所見での膿尿・細菌尿の程度が相関しないこともあるため注意が必要である。膿腎症は容易に敗血症へと進行するが，それに伴い播種性血管内凝固症候群(DIC)の併発や，ショック状態での搬送も稀ではない。一般的に尿路感染症に起因する敗血症は urosepsis と呼ばれ，全敗血症の約25％とされている。

2　診療方針

　重篤化した急性複雑性腎盂腎炎に対する治療を考える。主要な標的細菌は，*E. coli* である。ただ

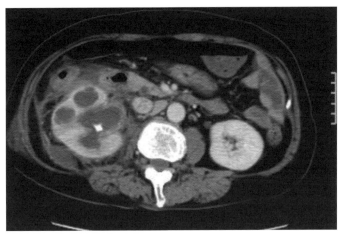

図1 50歳代の女性，右腎結石による尿路閉塞に伴う膿腎症（腹部造影CT）

し，初期治療では，*E. coli* の抗菌薬耐性化や *E. faecalis* も含めた広い範囲の細菌も標的として考慮すべきであり，empiric therapy としては広域スペクトラムの抗菌薬を経静脈的に投与する。脱水や上部尿路閉塞により血清クレアチニン値の上昇がみられることがあるが，輸液・尿路ドレナージにより改善する場合があり，投与量をいたずらに下げることなく，十分な投与量から開始する（ただし，輸液後の腎機能評価は必要である）。抗菌薬投与前に尿培養・（静脈血の）血液培養（少なくとも2セット）を提出すべきことはいうまでもない。そして，薬剤感受性試験の結果をもとにdefinitive therapy に切り替える。治療効果が得られた場合にも，感受性試験の結果に応じて，より狭域スペクトラムの抗菌薬に de-escalation することが必要である。

同時に，適切な尿路ドレナージが必要である。尿路閉塞に伴う急性腎盂腎炎は，敗血症性ショックのリスク因子であり，ドレナージを施行しない場合，死亡リスクが増大するとの報告がある[1]。その一方で，腎機能障害，疼痛，高齢，女性，performance status，血小板数，血清アルブミン値，血清 CRP 値，などの因子により，ドレナージがより有効な対象を選択できる可能性も示されている。病態が重篤であることを考慮すると，膿腎症では尿路のドレナージは積極的に施行すべきである。

尿路のドレナージ法としては，尿管ステントを経尿道的・逆行性に挿入する方法を選択するのが一般的だが，結石の嵌頓や腫瘍により閉塞が高度となり，ステント挿入が困難なこともある。また，男性は尿道操作により出血することもあるので，尿管ステントによるドレナージが困難と判断した場合には，経皮的腎瘻造設によるドレナージを選択する。経験的にはドレナージの効率は腎瘻が優っていると考えている。ただし，抗凝固薬の内服中や，DIC の状態ですでに血小板が低下しているような場合，可能な限り出血を抑えられる処置をその都度判断するしかない。現実的には，どちらのドレナージ法にも優劣はあるが，いずれも適切な治療法である。

敗血症性ショックや DIC の状態では，前述の治療とともに，昇圧薬の投与や抗 DIC 治療を行う。また，多臓器不全に移行しつつある，または多臓器不全の場合は，エンドトキシン吸着療法や，血液透析の併用を要することもある。グラム陰性桿菌が原因菌である可能性を考慮すると，病状によっては積極的に考慮すべき補助治療である。

3 対処（処置）の実際

　腎瘻に関しては，適切なドレナージルートと適切な位置にカテーテル先端を置くことがまずは重要である。その後，ドレナージの状況により，カテーテル径を太くすべきか考える。ドレナージ不良の場合には，カテーテル先端の位置の変更や，追加のドレナージも積極的に考慮する[2]。

4 処方の実際（初期治療として。感受性試験結果により変更する）[3]

ドレナージを行った膿瘍に対して

処方例①
モダシン®注　1回1g　1日3回　点滴静注

処方例②
ロセフィン®注　1回1〜2g　1日1回　点滴静注

処方例③
ゾシン®注　1回4.5g　1日3回　点滴静注

処方例④
アミカシン硫酸塩注　1回200〜400mg　1日1回　筋注・点滴静注

処方例⑤
パシル®注　1回500mg　1日2回　点滴静注

Urosepsis に対して

処方例⑥
モダシン®注　1回1g　1日3回　点滴静注

処方例⑦
メロペン®注　1回1g　1日3回　点滴静注

処方例⑧
フィニバックス®注　1回0.5g　1日3回　点滴静注

処方例⑨
シプロフロキサシン注　1回300mg　1日2回　点滴静注

　全身支持療法や抗DIC療法の詳細については割愛する。

◆ 文献 ◆

1) Borofsky MS, Walter D, Shah O, et al：Surgical decompression is associated with decreased mortality in patients with sepsis and ureteral calculi. J Urol 189：946-951, 2013
2) 髙橋　聡, 舛森直哉：泌尿器科領域におけるトラブルシューティング（第49回）ドレナージに関するトラブル回避. 泌尿器外科 27：1119-1121, 2014
3) JAID/JSC感染症治療ガイド委員会（編）：JAID/JSC感染症治療ガイド2014. ライフサイエンス, 東京, 2014

〔市原　浩司, 髙橋　聡〕

腎周囲感染症と周辺疾患   17

腎膿瘍

発熱および腰痛を訴えている患者です。

重要度ランク ★★ 比較的稀な疾患ではあるが，ドレナージの必要性を適切に判断する必要がある

代表的
主訴・所見

- 発熱
- 側背部痛
- 腎実質にリング状サインを伴う腫瘤の形成

Point

- 腎膿瘍は，腎実質に膿瘍を形成した状態であり，血行性と上行性（尿路由来）感染のいずれかによる重症感染症である。
- 初期治療としては，血行性ではグラム陽性球菌を想定し，上行性であれば *Escherichia coli* を標的としつつも広範囲の細菌もカバーできる抗菌薬治療とする。
- 常に膿瘍ドレナージの必要性を検討し，ドレナージの適応を考慮しながら，（結果として over-treatment であったとしても）積極的なドレナージ施行をためらわない。

1 診療の概要

腎膿瘍とは腎実質に感染性の膿瘍が形成された状態である。膿腎症，腎周囲膿瘍とともに重症化しやすく，抗菌薬治療とともに迅速な外科的処置の必要性を判断すべき病態である[1]。

感染経路としては血行性感染と尿路からの上行性感染があり，上行性感染が多くを占める。血行性感染の原因として皮膚感染，口腔内感染，呼吸器感染が挙げられ，尿路の上行性感染では尿路結石，神経因性膀胱，前立腺肥大症など尿流停滞や排尿障害に伴う尿路感染が原因として挙げられる。また，膀胱尿管逆流症による腎膿瘍形成も経験する。腎膿瘍を認めた場合，その原因を検索し，同時に治療することが必要となる。

高齢者，各種手術後，糖尿病，ステロイド治療中，抗癌薬投与中など，全身性の感染に対する抵抗性が減弱している患者に起こることが多い。特に，高齢者の糖尿病患者における発症をしばしば経験する[1]。

2 診療方針

症状として発熱，悪寒，側背部痛，全身倦怠感，体重減少を認める[2]。上行性感染の場合，膀胱炎症状を認める場合もある。慢性的な経過においては，症状が顕著ではない場合もあるので注意が必要である。

問診・診察にて基礎疾患の有無や原因となるような手術歴の検索，排尿障害の有無を検索する。

検査所見として白血球増多，CRP 上昇を認める。敗血症を呈し，重症化した場合は血液培養が陽性となることもある。グラム陰性菌が多い上行性感染においては，膿瘍中の細菌と尿培養が一致

する。しかし，グラム陽性菌が多い血行性感染においては，膿瘍が尿路と交通がなければ尿中に細菌が分離されることは少なく，膿瘍内の細菌と一致しない場合があるので注意が必要である。

画像診断として超音波検査，CT検査が有用とされている。超音波検査は迅速で安価な検査である。腎実質に低エコーもしくは無エコーの占拠部位を認める。これは膿瘍内の内容物による。初期では膿瘍の辺縁ははっきりしないこともあるが，時間の経過につれて腫瘤像がはっきりしてくる。ガス産生菌によるガス貯留が存在する場合，陰影を伴う高エコー像を認める。CT検査は膿瘍の範囲や程度を検索するのに有用である。また，尿管結石などの尿路系の異常も同時に検索可能である。初期段階では腎の腫大，局所的な円形の低吸収域を認める。時間の経過にて膿瘍周囲の線維組織の肥厚化を認め，慢性化すると周囲への炎症の波及の結果，隣接する組織の破壊像，Gerota筋膜の肥厚化，腎周囲組織の濃度上昇が認められる。造影CTでは，膿瘍壁の血流増加に伴い輪郭がはっきりしたリング状サインを認める。MRIも診断に有用とする報告もあり，T1強調画像で低信号を示し，T2強調画像では低信号の壁を有する高信号腫瘤を認める。また，拡散強調画像では高信号を呈するとされている[3]。

治療は抗菌薬治療および外科的ドレナージ術が基本となる。内容液の吸引だけでも有効な場合があるが，基本的には持続ドレナージがよいとされている。外科的ドレナージでは，小さな膿瘍に対して，結果としてドレナージが不要であった症例も経験する。ドレナージの適応としては，3 cm以上の膿瘍，抗菌薬治療に反応が悪い症例，感染抵抗性の減弱した症例とされている[2]。しかし，全身状態や原因菌によっては，急激に重症化する可能性があり，ドレナージをしないで，抗菌薬投与のみとした場合には，注意深い観察が必要である。さらには，ドレナージを施行した場合においても腎摘除術が必要となったとする報告[4]もあり，やはり注意深い観察が必要となる。

重症化の可能性があるため，抗菌薬は予測される原因菌をカバーできる広域なものを選択する必要がある。血行性の感染が考えられる場合は，前述のように原因菌にグラム陽性菌が疑われるので，グラム陽性菌に強いセフェム系，ペニシリン系，カルバペネム系などが考えられる。MRSAが疑われる場合には，バンコマイシン，テイコプラニン，アルベカシンなどの抗MRSA薬の使用を考慮する。上行性の感染が考えられる場合は，グラム陰性菌の関与が疑われるのでurosepsisに準じて第3～4世代セフェム系，カルバペネム系，アミノグリコシド系，注射用キノロン系薬が考えられる[1,2]。その後，尿培養，血液培養，穿刺液の塗抹・培養結果によって原因菌の同定ができた場合，薬剤耐性菌の出現を防ぐために感受性試験に従って狭域の抗菌薬への変更（de-escalation）を行うことが必要である。抗菌薬は合計14日程度（状況によってはそれ以上）の投与が望まれる。ただし，*Escherichia coli*が原因である場合には，キノロン系をはじめとする各抗菌薬に耐性である可能性を念頭に置く。

3 対処の実際

当科にて経験した腎膿瘍の症例を提示する。症例は40歳代，女性。既往歴は子宮内膜症の手術歴あり。某年7月に発熱，背部痛を認め，近医の内科で急性腎盂腎炎の診断にて抗菌薬投与によって軽快，退院となる。同年11月に再度背部痛を認め，前医泌尿器科を受診したが，検査にて炎症所見を認めず，経過観察となった。翌年1月に背部痛を主訴に再診され，CTにて膿瘍形成を疑う所見を認めたため，当院紹介となった。

当院でのCT検査では，左腎上極に21 mm大の境界明瞭な単房性腫瘤を認めた。充実成分は認めなかった（図1）。MRIでCTと同部位にT1強調画像で低～等信号，T2強調画像で高信号，拡散強調画像で著明な高信号を認め（図2），腎膿瘍と診断した。

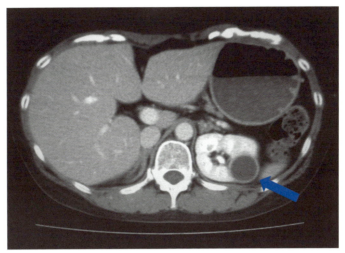

図1 CT
左腎上極に21 mm大の境界明瞭な膿瘍（矢印）を認めた。充実成分は認めなかった。

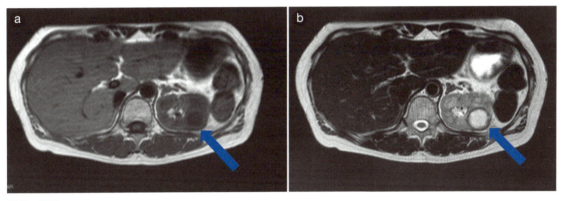

図2 MRI
左上極にT1強調画像（a）で低〜等信号（矢印），T2強調画像（b）で高信号（矢印）の膿瘍を認めた。

　エコーガイド下では肋骨との位置関係から穿刺は困難と判断し，CTガイド下での穿刺とした。18 G穿刺針にて膿瘍を穿刺したところで排膿を認め，8.5 Fr pig tailカテーテルを留置した。予防抗菌薬は術中から術後にセフメタゾール投与とした。術後13日目にカテーテルを抜去し退院となった。穿刺液の培養にてE. coliを認めた。同年4月に症状の改善を認め，CTを施行し，明らかな再発がないことを確認した（図3）。

　本症例において膿瘍形成時には発熱を認めず，背部痛のみを認めていた。これは慢性的な経過をたどっていたためと考えられる。慢性化していることから穿刺の方針となったことは妥当であると考えられる。また，尿培養は施行されなかったが，原因菌がE. coliであったことから上行性感染と考えられる。結石や排尿障害などは認めず，急性腎盂腎炎の関与が予測される。

4　処方の実際

　初期治療として。感受性試験結果により変更する[5]。

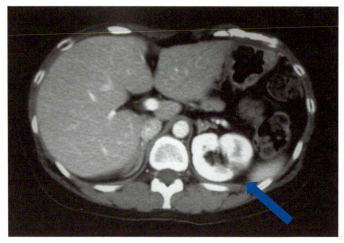

図3　CT
ドレナージ施行3か月後のCTにて再発を認めず。

血行性感染が考えられる場合

処方例①
ゾシン®注　1回4.5g　1日3回　点滴静注

上行性感染が考えられる場合

処方例②
モダシン®注　1回1g　1日3回　点滴静注

処方例③
ロセフィン®注　1回1〜2g　1日1〜2回　点滴静注

処方例④
パシル®注　1回500mg　1日2回　点滴静注

血行性・上行性共通

処方例⑤
ゾシン®注　1回4.5g　1日3回　点滴静注

処方例⑥
メロペン®注　1回1g　1日3回　点滴静注

処方例⑦
フィニバックス®注　1回0.5g　1日3回　点滴静注

◆　文献　◆

1) 松本哲朗：膿腎症，腎膿瘍，腎周囲膿瘍．泌尿器外科 21：441-446，2008
2) Shaeffer AJ, Matulewicz RS, Klumpp DJ：Kidney infection. In：Campbell-Walsh Urology, 11th ed. edited by Wein AJ, Kavoussi LR, Partin AW, et al. Elsevier, Netherlands, 2016
3) 扇谷芳光，廣瀬正典，後閑武彦：【Ⅴ．腹部】泌尿器疾患（4）―腎膿瘍．臨床画像 27：194-195，2011
4) 上原央久，髙橋　聡，武居史泰，他：尿路と交通した感染性腎囊胞の1例．泌尿器外科21：1537-1539，2008
5) 山本新吾，石川清仁，速見浩士，他：JAID/JSC感染症治療ガイドライン2015―尿路感染症・男性性器感染症．日化療会誌64：1-30，2016

〔桧山　佳樹，髙橋　聡〕

急性単純性膀胱炎

頻尿および排尿痛を訴えている患者です。

重要度ランク ★★★ | 外来診療で頻繁に遭遇する最も一般的な尿路感染症。対処法は確実に抑えておくべき疾患

代表的主訴・所見

- 排尿痛，頻尿，残尿感
- 下腹部痛
- 尿混濁
- 高熱をきたさない

Point

- 急性単純性膀胱炎の抗菌薬治療では，閉経前の女性では経口キノロン薬を第一選択薬とするが，グラム陰性菌が明らかに分離される場合には経口セフェム系薬または経口βラクタマーゼ阻害薬配合ペニシリン系薬を使用する。
- 閉経後の女性では経口セフェム系薬または経口βラクタマーゼ阻害薬配合ペニシリン系薬を第一選択薬とする。
- ESBL産生菌では経口のホスホマイシンまたはファロペネムが有効な場合がある。

1 診療の概要

頻尿および排尿痛は，尿路感染症の主たる症状である。しかし，尿路感染症以外にも同様の症状を示す疾患は多い。男性では前立腺肥大症や尿道狭窄などの下部尿路の閉塞をきたす疾患では頻尿を訴え，さらに排尿困難を排尿痛として訴えることは多い。特に尿閉時には溢流性に尿が漏れ，患者は頻尿や排尿痛を訴える。急性細菌性前立腺炎では，急性膀胱炎と同様に，頻尿や排尿痛を訴える。慢性前立腺炎の患者では，頻尿や排尿痛のほか多くの不定愁訴を訴える。性感染症としての男性尿道炎の患者も同様な症状を訴える。また，尿道留置カテーテルの抜去後や，膀胱癌患者に対するBCGの膀胱内注入の後に頻尿，排尿痛を訴えることがある。間質性膀胱炎の場合，頻尿や下腹部痛，排尿痛を訴える。女性では子宮頸管炎に尿道炎を併発すると，同様な症状を訴える。女性の性器ヘルペスでは強い排尿痛，排尿困難を伴うことがある。細菌性腟症や性器カンジダ症においても，排尿痛を訴えることがある。

若い女性が頻尿，排尿痛を主訴に来院した場合には，まず急性単純性膀胱炎を疑う。膀胱炎は膀胱粘膜に炎症を生じ，膀胱刺激症状をきたす疾患の総称であり，主に細菌または真菌による感染性の膀胱炎のことである。膀胱炎は基礎疾患の有無（尿路の基礎疾患や全身の免疫低下に伴うもの）により，複雑性膀胱炎と単純性膀胱炎に分類され，病勢により急性と慢性とに分類される。急性単純性膀胱炎とは，感染症の原因となるような基礎疾患が見い出せない症例で，急性に経過する膀胱炎である。症状は排尿痛，頻尿，尿意切迫感といった膀胱刺激症状であり，時に肉眼的血尿を呈することがある。閉経後の女性では，下腹部痛，下腹部不快感や排尿時の違和感などの軽微な症状を呈することも多い。膿尿，細菌尿は診断上，必須の

検査所見である。高熱をきたすことはないが，時に微熱を呈することがある。

急性単純性膀胱炎において，細菌の尿路への主たる侵入経路は外尿道口である。女性の外尿道口は肛門に近く，さらに外陰部は湿潤し，月経もあり細菌が増殖しやすい状態である。また，女性の尿道は2〜3 cmと短く，外尿道口周囲の細菌は尿路へ侵入しやすい。特に性交渉により外尿道口周囲の細菌は膀胱内に逆流する。しかし，単純に尿路へ細菌が侵入しても，必ず膀胱炎を発症するとはかぎらない。免疫が正常で，排尿状態が正常であるなら，侵入した細菌は容易に排出される。膀胱炎発症には，さらに侵入する細菌量と侵入した細菌の尿路粘膜への付着力が関与しているといわれている。尿路粘膜への付着能力の高い *Escherichia coli* を腸管に有する女性は，繰り返し膀胱炎になりやすい。また排尿を我慢する傾向のある女性は，膀胱内で細菌が増殖する時間が長くなり，膀胱炎を起こしやすいとされる。急性単純性膀胱炎は主に女性の疾患であり，特に性的活動期にある女性に多い。ただし，閉経後の女性においても急性単純性膀胱炎はよく見られる病態である。閉経後の女性においても，性交渉との関連がみられるが，そのほかに軽度の尿道狭窄，少量の残尿や尿失禁など，明らかな基礎疾患とは考えられないような病態が関与してくることもあり，これらも単純性膀胱炎に含める。閉経前と閉経後の女性の急性単純性膀胱炎では，分離菌の分布に差があることから，本邦のガイドラインでは急性単純性膀胱炎の治療を，閉経前と閉経後の女性に区別して解説している[1]。時に乳幼児では男児で急性単純性膀胱炎が起こることがあるが，これは包茎が原因である。

2　診療方針

尿路感染症の診断は，症状とともに膿尿の有無，細菌尿の有無により判断する。診断で重要なのは，採尿法による尿所見が異なることを理解することである。尿の汚染は，膀胱穿刺尿，カテーテル採尿，中間尿，全尿の順に少ない。膀胱炎が疑われる場合には，カテーテル採尿が原則であるが，多忙な外来診療ですべての症例にカテーテル採尿を行うのは現実的ではない。一般に中間尿での採尿法が用いられるが，中間尿では，尿は外陰部の細菌や細胞が混じていることを理解する必要がある。

膿尿の診断は，遠心尿（中間尿 10 mL を 1,500回転で 10 分間遠心し，その沈渣を顕微鏡下で観察）で白血球が 5 個/HPF，または無遠心尿（自動分析器または区画のついた計算版を用いる）で 10 個/μL 以上，テストテープを用いた定性検査で診断する。現在では自動分析機により判定している医療施設が多い。細菌尿の診断には定量培養法が勧められる。培養検査，薬剤感受性検査は急性単純性膀胱炎では必須ではないが，再発性，難治性の膀胱炎で重要である。今後，薬剤耐性菌が増加すると，その重要性はさらに増すものと考えられている。細菌尿は培養法のほか，顕微鏡下で細菌が観察されるほか，自動分析機においても細菌の有無が検出可能である。近年，球菌，桿菌の区別できる新しい自動分析機が開発されている。テストテープ法によっても細菌の有無の確認ができるものがある。尿路感染症における細菌尿の診断は，ガイドラインや文献において解釈の違いがみられる[2]。尿中より 10^5 CFU（colony forming units）/mL 以上の単一のグラム陰性桿菌が検出された場合，尿路感染症の原因菌と考えて問題はない。しかし，急性単純性膀胱炎患者の 30〜50%では，検出される細菌が 10^3〜10^5 CFU/mL 以内である。このため 10^3 CFU/mL 以上の細菌が認められ，強い膀胱刺激症状などを認める場合，治療対象となる膀胱炎と考える。菌種ではグラム陰性桿菌またはグラム陽性菌では *Staphylococcus saprophyticus*, *Enterococcus faecalis* や *Streptococcus agalactiae* が単一で分離された場合は，原因菌とする。しかし，*Corynebacterium* 属やグラム陰性菌が優位でない複数菌が検出された場合，外陰部

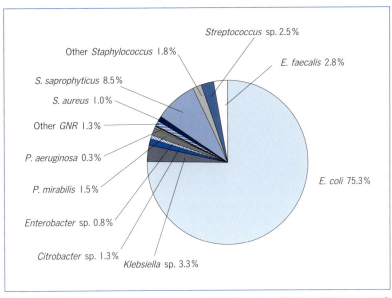

図1 急性単純性膀胱炎患者の尿からの分離菌の分布(2009〜2010, n：400)
〔Hayami H, et al：J Infect Chemother 19：393-403, 2013 より引用改変〕

からの汚染などを考慮する必要がある．初診時に培養の結果はわからないため，膿尿があり，強い膀胱刺激症状がある症例では，empiric に治療を開始する．

急性単純性膀胱炎治療の基本は，抗菌薬治療である．原因菌の約80〜85%をグラム陰性桿菌が占める[3,4]（図1）．E. coli が約70%を占め，そのほかにグラム陰性菌では Proteus 属，Klebsiella 属などが分離される．グラム陽性菌は約15〜20%に検出され，S. saprophyticus，E. faecalis，S. agalactiae などの Streptococcus 属などが分離される．急性単純性膀胱炎では，最も高頻度に分離される E. coli を対象に治療を行ってきた．もともと E. coli はほとんどの抗菌薬に高い感受性を示してきたが，本邦では経口セフェム系薬，ST 合剤や経口のβラクタマーゼ阻害薬配合ペニシリン系薬に対しても E. coli の10%を超す株は耐性である[3,4]．ペニシリン系薬はβラクタマーゼ阻害薬が配合されていない単体では，E. coli の感受性は低い．経口キノロン系薬に対しては10%程度が耐性であったが，その耐性率は徐々に増加している．E. coli の約5%にみられる extended spectrum β-lactamase（ESBL）産生菌は，ペニシリン系薬，経口セフェム系薬に耐性である．さらに ESBL 産生菌の70%は同時に経口キノロン系薬にも耐性である．ESBL 産生菌に対しては経口のホスホマイシンやファロペネム，注射薬のアミノグリコシド系薬の感受性が高い[3,5]．このほか Proteus 属などのグラム陰性菌も同様に耐性化の傾向にあるが，本邦で分離される Klebsiella pneumoniae の耐性率は海外の報告と比較すると低い．

一方，グラム陽性菌では S. agalactiae は経口セフェム系薬と経口キノロン系薬には感受性が高いものの，S. saprophyticus と E. faecalis の経口セフェム系薬の感受性は非常に低く，経口キノロン系薬やほかのペニシリン系薬が有効である[3,4]．つまり，グラム陰性菌とグラム陽性菌が治療開始時に判明していれば，両者に対する治療法は明確に異なってくる．

3 対処の実際

症状，尿検査を行い急性膀胱炎と診断した場合，抗菌薬治療を開始する．同時に，できるかぎ

表 1　急性単純性膀胱炎患者から分離された E. coli の MIC 分布

抗菌薬	MIC (μg/mL)											感受性率 (%)
	≦0.5	1	2	4	8	16	32	64	128	≧256	MIC$_{50}$	MIC$_{90}$	
セファクロル（ケフラール®）	123	113	32	6	3	2	3	4		14	1	4	92.0
セフポドキシム（バナン®）	273	3	2	5	3		1	5	3	6	0.25	0.5	92.4
セフカペン（フロモックス®）	277	6	3		2	3	8	1	1		0.25	0.5	95.0
セフジニル（セフゾン®）	275	4	1	6			3	7	5		0.125	0.5	92.7
シプロフロキサシン（シプロキサン®）	263	1		3	4	18	10	1	1		≦0.06	8	87.7
レボフロキサシン（クラビット®）	255	9		5	21	10	1				≦0.06	8	87.7
ファロペネム（ファロム®）	255	43	3								0.5	1	—
ホスホマイシン（ホスミシン®）	214	55	18	3	5	3	3				0.5	2	100
ST合剤（バクタ®）	261	2	1		1	36					0.063	≧16	87.7

(Hayami H, et al : J Infect Chemother 19 : 393-403, 2013 より引用改変)

り尿の培養検査を提出する。経口キノロン系薬では3日間，経口セフェム系薬では5～7日間の治療を原則とする[1]。内服終了後，数日後に来院させ，再度症状と膿尿の有無の確認をする。症状の改善があれば，膿尿の残存があっても経過観察してよい。症状の改善がない場合は，抗菌薬の変更が必要である。抗菌薬治療を3日間行い，症状の改善がない場合には，早めに受診させ，抗菌薬の変更を考慮するとともに，基礎疾患の有無を確認することが必要である。特に，治療開始しても発熱をきたすような症例は，耐性菌による腎盂腎炎を発症している可能性が高いため，採血などの全身検査とともに注射薬による治療も考慮する。

　2016年に発行されたJAID/JSCガイドラインでは，推奨治療薬に大きな変更があった[1]。これまで急性単純性膀胱炎では閉経前，閉経後にかかわらず経口キノロン系薬を第一選択薬としていた。しかし，E. coliを中心とするグラム陰性菌でキノロン耐性株およびESBL産生菌が年々増加する傾向にあり，今後はキノロン系薬の使用は抑制していくべきと考えている。3学会（日本感染症学会，日本化学療法学会，日本臨床微生物学会）の合同サーベイランス報告では，閉経前の若い女性の急性単純性膀胱炎では，S. saprophyticusなどのグラム陽性菌の分離頻度が17％と比較的高く，分離されるE. coliは経口βラクタマーゼ阻害薬配合ペニシリン系薬，経口セフェム系薬，経口キノロン系薬にいずれも90％以上の感受性が認められる（表1）[3]。したがって，治療歴のない閉経前女性では経口キノロン系薬を第一選択薬としてもよい。ただし，明らかにグラム陰性菌の分離が確認されている症例ではキノロン系薬の使用を控え，経口セフェム系薬，または経口βラクタマーゼ阻害薬配合ペニシリン系薬の使用を推奨する。一方，閉経後の女性の急性単純性膀胱炎では，グラム陽性菌の分離率が低く（約9％），E. coliのキノロン耐性率が18％と高いため[3]，第一選択薬は経口セフェム系薬，または経口βラクタマーゼ阻害薬配合ペニシリン系薬となる。

　ESBL産生菌に対する治療の基本は，βラクタマーゼ阻害薬配合ペニシリン系薬またはカルバペネム系薬の注射薬である。しかし，上述したようにホスホマイシンやファロペネムはある程度有効であることが示されているため[5,6]，ESBL産生菌

が分離された場合の第二選択薬となりうる。ただし，難治性の場合には急性単純性膀胱炎であっても注射薬による治療が必要となる。

4 処方例[1]

閉経前女性

● **第一選択薬**

処方例①
クラビット®錠（500 mg）1回1錠　1日1回　食後　3日間

処方例②
シプロキサン®錠（200 mg）1回1錠　1日2〜3回　食後　3日間

処方例③
オゼックス®錠（150 mg）1回1錠　1日3回　食後　3日間

● **グラム陰性菌が分離される場合**

処方例④
ケフラール®カプセル（250 mg）1回1カプセル　1日3回　食後　7日間

処方例⑤
オーグメンチン®配合錠（250 RS）1回1錠　1日3回　食後　7日間

処方例⑥
セフゾン®カプセル（100 mg）1回1カプセル　1日3回　食後　5〜7日間

処方例⑦
フロモックス®錠（100 mg）1回1錠　1日3回　食後　5〜7日間

処方例⑧
バナン®錠（100 mg）1回1錠　1日2回　食後　5〜7日間

● **ESBL 産生菌の場合**

処方例⑨
ホスミシン®錠（500 mg）1回2錠　1日3回　食後　2日間

処方例⑩
ファロム®錠（200 mg）1回1錠　1日3回　食後　7日間

閉経後（高齢者）女性

● **第一選択薬**

処方例⑪
ケフラール®カプセル（250 mg）1回1カプセル　1日3回　食後　7日間

処方例⑫
オーグメンチン®配合錠（250 RS）1回1錠　1日3回　食後　7日間

処方例⑬
セフゾン®カプセル（100 mg）1回1カプセル　1日3回　食後　5〜7日間

処方例⑭
フロモックス®錠（100 mg）1回1錠　1日3回　食後　5〜7日間

処方例⑮
バナン®錠（100 mg）1回1錠　1日2回　食後　5〜7日間

● **グラム陽性菌が分離される場合**

処方例⑯
クラビット®錠（500 mg）1回1錠　1日1回　食後　3日間

処方例⑰
シプロキサン®錠（200 mg）1回1錠　1日2〜3回　食後　3日間

処方例⑱
オゼックス®錠（150 mg）1回1錠　1日3回　食後　3日間

● **ESBL 産生菌の場合**

処方例⑲
ホスミシン®錠（500 mg）1回2錠　1日3回　食後　2日間

処方例⑳
ファロム®錠（200 mg）1回1錠　1日3回　食後　7日間

◆ 文献 ◆

1) 山本新吾, 石川清仁, 速見浩士, 他：JAID/JSC 感染症治療ガイドライン 2015―尿路感染症・男性性器感染症. 日化療会誌 64：1-30, 2016
2) Colgan R, Hyner S, Chu S：Diagnosis of uncomplicated urinary tract infections. in Naber KG, Scheffer AJ, Heyns CF, et al (eds)：Urogenital Infection Edition 2010. pp151-159, Spain, Grafos, 2010
3) Hayami H, Takahashi S, Ishikawa K, et al：Nationwide surveillance of bacterial pathogens from patients with acute uncomplicated cystitis conducted by the Japanese surveillance committee during 2009 and 2010：antimicrobial susceptibility of *Escherichia coli* and *Staphylococcus saprophyticus*. J Infect Chemother 19：393-403, 2013
4) Matsumoto T, Hamasuna R, Ishikawa K, et al：Sensitivities of major causative organisms isolated from patients with acute uncomplicated cystitis against various antibacterial agents：results of subanalysis based on the presence of menopause. J Infect Chemother 18：597-607, 2012
5) Hamasuna R, Tanaka K, Hayami H, et al：Treatment of acute uncomplicated cystitis with faropenem for 3 days versus 7 days：multicentre, randomized, open-label, controlled trial. J Antimicrob Chemother 69：1675-1680, 2014
6) Matsumoto T, Muratani T, Nakahama C, et al：Clinical effects of 2 days of treatment by fosfomycin calcium for acute uncomplicated cystitis in women. J Infect Chemother 17：80-86, 2011

〔濵砂　良一，山村　走平〕

複雑性膀胱炎

尿路結石の既往があり，軽い頻尿および下部不快感を訴えている患者です。

重要度ランク ★★ | 外来診療で一般的に遭遇する。原因微生物の薬剤耐性傾向や第一選択薬の最新情報を確認しておくべき疾患

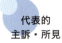

代表的主訴・所見
- 急性増悪時には排尿痛，頻尿，残尿感，尿混濁
- 発熱はない

Point
- 前立腺肥大症など尿路や糖尿病など全身性に基礎疾患を有する症例では，膀胱炎を発症しやすい。
- 臨床症状は急性単純性膀胱炎に比し軽微であるが，難治性で再発・再燃を繰り返すという特徴がある。
- 治療に関しては，基礎疾患の正確な把握と適切な尿路管理が重要であり，抗菌薬投与はむしろ補助的となる。

1 診療の概要

基礎疾患

2011年に日本感染症学会・日本化学療法学会・日本臨床微生物学会の3学会合同で42医療施設を対象に2回目の複雑性尿路感染症に関する全国規模のサーベイランスが行われた[1]。その結果から得られた菌種別複雑性尿路感染症の基礎疾患を表Iに示す。神経因性膀胱，前立腺肥大症，膀胱癌の順に頻度が高く，それ以外には尿路結石，前立腺癌，尿路狭窄，膀胱尿管逆流などがある。世代別には，小児では尿路の先天異常が多く，高齢者では尿路の悪性腫瘍や神経因性膀胱などが多い。

また，基礎疾患には解剖学的・機能的な尿路異常のみならず，糖尿病，ステロイド・抗癌薬投与中など，全身性感染防御能の低下状態も含まれる。

推定される原因微生物

複雑性膀胱炎の原因菌は多岐にわたり，培養検査を行わないかぎり推定困難である。

グラム陽性菌のなかでは*Enterococcus*属が多くを占め，*Staphylococcus*属も分離される。グラム陰性菌では*Escherichia coli*をはじめ*Klebsiella*属，*Citrobacter*属，*Enterobacter*属，*Serratia*属，*Proteus*属などの腸内細菌，および*Pseudomonas aeruginosa*などのブドウ糖非発酵菌も分離される。

複雑性膀胱炎の特徴として，過去の抗菌薬投与歴より各種抗菌薬に耐性を示す菌が分離される頻度が高く，キノロン系薬耐性菌，基質特異性拡張型β-ラクタマーゼ（extended-spectrum β-lactamase：ESBL）産生菌，メタロβ-ラクタマーゼ（metallo β-lactamase：MBL）産生菌，MRSAなどの存在に注意が必要である。

図Iには菌種別のESBLおよびMBL産生菌の分離頻度を示す。いずれの菌種でも単純性膀胱炎由来株[2]と比して高率に分離されている。また，

表1 複雑性尿路感染症の基礎疾患

	MRSA	E. faecalis	E. coli	K. oxytoca	K. pneumoniae	P. mirabilis	S. marcescens	P. aeruginosa	計
神経因性膀胱	22	46	186	23	71	27	13	30	418
前立腺肥大症	16	72	65	15	34	10	8	29	249
膀胱癌	6	35	41	1	10	5	1	9	108
前立腺癌	3	25	22	2	5	1	4	7	69
尿管結石	5	14	29		4	7	2	4	65
腎結石	3	10	22	1	6	7	1	10	60
水腎症	5	13	24	3	3	2	1	4	55
尿管狭窄	5	14	12	1	4	2		8	46
膀胱結石	2	5	2		1	2		2	14
膀胱憩室		1	5		5				11
尿道狭窄		3	1	1	2			2	9
間質性膀胱炎		2	1		1	1		1	7
膀胱尿管逆流		2	1		2			1	6
間欠的自己導尿中		1	1	2	1				5
その他・不明	3	12	30		10	8	4	11	78
計	70	255	442	50	159	72	34	118	1,200

〔Ishikawa K, et al：J Infect Chemother 21：623-633, 2015 より抜粋〕

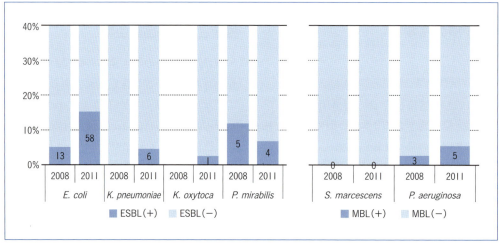

図1 複雑性尿路感染症より分離されたESBL・MBL産生株
〔Ishikawa K, et al：J Infect Chemother 21：623-633, 2015，および Hayami H, et al：J Infect Chemother 19：393-403, 2013 より抜粋〕

2008年に行われた第1回サーベイランス結果[3]と比較しても，耐性化が進んでいることがわかる。また，2011年に分離されたE. coliは，シタフロキサシン（STFX）以外のキノロン系薬に対し，30%以上が耐性株となっていた。

複雑性膀胱炎の特徴

基礎疾患が存在するかぎり，難治性であり，再発・再燃を繰り返す傾向がある。通常は無症候性に経過するが，尿路閉塞や菌交代が生ずると症候性尿路感染症となる。

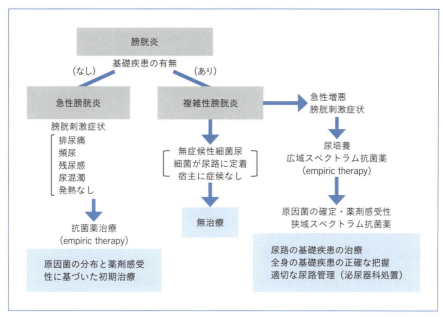

図2 膀胱炎の診断と治療

2 診療方針

複雑性膀胱炎の診断法

図2に診断と治療のアルゴリズムを示す。発熱や腰背部痛などの腎盂腎炎症状がなく，膿尿，細菌尿を証明されれば膀胱炎であり，前述した基礎疾患が存在することが確認できれば複雑性膀胱炎と診断される。無症候性細菌尿の場合は細菌が尿路に定着しているだけで感染や急性炎症を伴わないため原則無治療となる。典型的な急性増悪時には，排尿痛，頻尿，残尿感などが出現するが，それ以外は軽度の頻尿，下部不快感などを緩徐に自覚する程度である。抗菌薬投与前の尿培養は必須となるが，複雑性膀胱炎と診断がついた時点で過去の原因微生物検出歴も参考に empiric therapy（経験的治療）を開始する。無症候時に監視培養で得られた菌種は，急性増悪時の原因菌とは一致しないこともしばしばあるので注意する。原因微生物が確定し，薬剤感受性試験の結果が判明したら狭域スペクトラムの抗菌薬に de-escalation すべきである。

しかしながら，複雑性膀胱炎の治療において重要なことは，尿路基礎疾患の治療，全身性基礎疾患の正確な把握，泌尿器科処置を含む適切な尿路管理であり，抗菌薬治療はむしろ補助的治療と考えるべきである。

基礎疾患の診断法

初診時に比較的軽微で緩徐に進行する症状を訴える症例，急性膀胱炎に対する治療を施しても改善しない難治症例，既往歴に複数回の尿路感染症がある再発症例，さらに尿から *E. coli* 以外の原因微生物や耐性菌が分離された症例では，積極的に基礎疾患の存在を疑うべきである。診断法はそれぞれの基礎疾患により異なるが，尿路以外の基礎疾患についても注意を払う必要がある。

3 対処の実際

基礎疾患に対する治療

例題は尿路結石の既往がある症例なので，まずは結石の有無を診断する。尿検査で潜血反応や結

石由来の結晶成分の有無を確認する。さらに画像診断としてKUB，X線陰性結石の場合には単純CTや超音波検査などを行う。同時に尿路閉塞による水腎症の有無も調べておく。さらに，BUN，クレアチニン，尿酸値など血清生化学検査，尿培養検査を追加する。水腎症を伴う結石が存在した場合には，必要に応じて尿管ステントなどでドレナージを行う。結石に対しては，感染がある程度コントロールできた時点で治療を開始する。結石成分が判明したら，積極的に予防策についても検討する必要がある。

Empiric therapy：推奨される治療薬

新経口セファロスポリン系薬や経口キノロン系薬など抗菌スペクトルが広く抗菌力に優れている薬剤を選択し，薬剤感受性の判明後はその結果に基づき，狭域スペクトルの薬剤にde-escalationすることが必要である。難治性感染症においては，入院加療とし，注射薬選択も考慮する。抗菌薬の選択に関しては，各施設や地域における薬剤感受性パターンを認識し，適切な薬剤選択を行わなければならない。通常7～14日間の治療期間が必要となるが，症例によっては21日間の投与も必要となる。

4 処方の実際

第一選択薬

処方例①
クラビット®錠（500 mg）1回1錠　1日1回　食後　7～14日間

処方例②
シプロキサン®錠（200 mg）1回1錠　1日2～3回　7～14日間

処方例③
オゼックス®錠（150 mg）1回1錠　1日2回　7～14日間

処方例④
グレースビット®錠（50 mg）1回2錠　1日1回　7～14日間

処方例⑤
オーグメンチン®配合錠（250RS）1回1錠　1日3回　7～14日間

処方例⑥
ユナシン®錠（375 mg）1回1錠　1日3回　7～14日間

第二選択薬

処方例⑦
セフゾン®カプセル（100 mg）1回1カプセル　1日3回　7～14日間

処方例⑧
バナン®錠（100 mg）1回2錠　1日2回　7～14日間

処方例⑨
フロモックス®錠（100 mg）1回1錠　1日3回　7～14日間

難治症例

処方例⑩
メロペン®注（0.5 g）1回IV　1日2回　点滴静注

処方例⑪
フィニバックス®注（0.25 g）1回IV　1日2回　点滴静注

処方例⑫
チエナム®注（0.5 g）1回IV　1日2回　点滴静注

処方例⑬
ファーストシン®注（1.0 g）1回IV　1日2回　点滴静注

処方例⑭
ゾシン®注（4.5 g）1回IV　1日2～3回　点滴静注

◆ 文献 ◆

1) Ishikawa K, Hamasuna R, Uehara S, et al：Japanese nationwide surveillance in 2011 of antibacterial susceptibility patterns of clinical isolates from complicated urinary tract infection cases. J Infect Chemother 21：623-633, 2015

2) Hayami H, Takahashi S, Ishikawa K, et al : Nationwide surveillance of bacterial pathogens from patients with acute uncomplicated cystitis conducted by the Japanese surveillance committee during 2009 and 2010 : antimicrobial susceptibility of *Escherichia coli* and *Staphylococcus saprophyticus*. J Infect Chemother 19 : 393-403, 2013

3) Ishikawa K, Matsumoto T, Yasuda M, et al : The nationwide study of bacterial pathogens associated with urinary tract infections conducted by the Japanese Society of Chemotherapy. J Infect Chemother 17 : 126-138, 2011

〔石川　清仁〕

出血性膀胱炎

膠原病の既往があり，血尿および排尿痛を訴えている患者です．

重要度ランク ★ | 重症例は比較的稀な疾患ではあるが，癌や外傷などの鑑別診断に必要となる

代表的主訴・所見
- 肉眼的血尿
- 排尿痛
- 尿意切迫感

Point
- 出血性膀胱炎とは，肉眼的血尿を主訴とした膿尿や細菌尿を伴わない膀胱炎の総称である．
- 原因はウイルス性や薬剤性，アレルギー性，放射線性など多岐にわたる．
- 治療法は止血薬の投与と生理食塩液による膀胱持続灌流となる．
- 重症例にはミョウバンや硝酸銀の膀胱内注入，ホルマリン固定，動脈塞栓術を行うこともある．

1 診療の概要

出血性膀胱炎の定義

出血性膀胱炎に関する明確な定義や広く合意の得られている診断基準はないが，出血性膀胱炎とは肉眼的血尿を主訴とし，膿尿や細菌尿が存在しない膀胱炎の総称である．急性細菌性膀胱炎と比較して難治性であり，重症感が強く，出血は遷延することが多い．

出血性膀胱炎の原因

出血性膀胱炎の原因を**表1**に示す[1]．薬剤性では，免疫抑制薬や抗癌薬として使用されるシクロホスファミド，その誘導体であるイホスファミドなどがよく知られているが，ほかの薬剤でも起こりうる．本症は一般的に用量・濃度・接触時間依存性に起こるが，低用量の内服でも長期にわたれば遅発性に起こることがある．ウイルス性では，小児に罹患したアデノウイルスで高頻度にみられる．患者側のリスク因子として，抗癌化学療法中の患者，移植後の患者，骨盤部に放射線照射を受けた患者を高リスクとするが，これに加えて**表1**に列記した補足事項に留意する必要がある．移植患者では免疫システムの再構築に要する時間的問題が存在し，その点からもきわめて難治性となることが多い．

鑑別が必要な疾患

鑑別が必要な疾患を**表2**に示す．それぞれの疾患の鑑別方法は，詳細な問診や身体所見の観察を行い，併せて薬剤投与歴，放射線治療歴を確認する．諸検査として，尿培養，尿細胞診，蓄尿下での超音波検査，腹部CT，MRI，膀胱鏡などが必要となる．

表1 出血性膀胱炎の原因

一般的原因	特異的原因	補足事項
医薬品	蛋白同化ステロイド シクロホスファミド（エンドキサン®） イホスファミド（イホマイド®） その他のアルキル化薬 免疫抑制薬 トラニラスト（リザベン®）	高齢者 抗凝固薬使用 出血性素因（肝硬変・血小板数低下など） 慢性尿路感染症 神経因性膀胱 糖尿病の合併
疾患	癌 アミロイドーシス 関節リウマチ	長期の副腎皮質ステロイド薬使用 抗癌薬の累積投与量，投与期間 尿路結石・水腎症など
ウイルス	アデノウイルス BKウイルス サイトメガロウイルス 単純疱疹ウイルス A型インフルエンザ JCウイルス パポバウイルス	
毒素	染料 殺虫剤 テレビン油	
放射線治療		

表2 鑑別が必要な疾患

1. 移植患者におけるウイルス性膀胱炎
2. 放射線性膀胱炎
3. 急性細菌性膀胱炎・慢性膀胱炎の急性増悪
4. 尿路結石
5. 泌尿器科悪性腫瘍
6. 婦人科・消化器系悪性腫瘍の膀胱浸潤
7. 悪性リンパ腫・白血病の膀胱浸潤
8. 間質性・アレルギー性膀胱炎
9. 原疾患（悪性腫瘍）増悪によるDIC

2 診療方針

出血性膀胱炎の診断手順を図1に示す。

自覚症状

肉眼的血尿，排尿痛，残尿感，頻尿および尿意切迫感などの膀胱刺激症状は必発である。男性では膀胱収縮により亀頭部に放散痛を感じることもある。軽症では顕微鏡的血尿，中等症では肉眼的血尿と時に排尿時に凝血塊の排出がみられる。重症では膀胱内の凝血塊により膀胱タンポナーデ・尿閉の状態となり，膀胱痛を生じ，時に腎後性腎不全の状態となる。

身体的所見

膀胱タンポナーデの状態では下腹部痛と膨隆を認める。出血の程度が強く，貧血が進行するときには輸血が必要になることもある。

検査所見

尿検査所見として尿潜血を認める。尿細菌培養は陰性，尿沈渣では薬剤による化学的作用のため尿路上皮細胞の変性を認めることがある。血尿の程度が強いと血液検査でヘモグロビン・ヘマトクリット値の低下を認め，腎後性腎不全を合併したときには生化学検査でBUN，クレアチニン値の上昇を認める。小児に好発するアデノウイルスによる膀胱炎は11型が多いが，ウイルスの同定までを行うことは稀である。

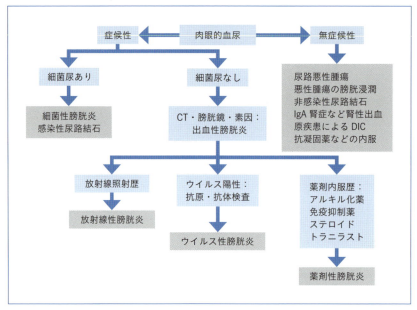

図1 出血性膀胱炎の診断手順

画像検査所見

腹部超音波検査やCTでは全周性に膀胱壁の不整・肥厚の所見を呈し，出血の程度が強い場合は膀胱内に凝血塊が確認されることもある。排泄性尿路造影では膀胱壁の不整，萎縮膀胱，水腎・水尿管を示すことがある。膀胱鏡は確定診断において重要な検査であり，膀胱粘膜の発赤，浮腫，びらん，潰瘍，血管の怒張と蛇行および粘膜からのびまん性の出血などの所見がある。

細胞診，病理検査所見

確定診断のための病理組織検査は，通常は行わないが，悪性腫瘍との鑑別が困難である場合は行うことがある。尿細胞診では細胞径の増大，球形〜紡錘形細胞または変形細胞，細胞核の増大，クロマチンの濃縮や構造の不整，核崩壊，細胞質内の空胞変性など多彩な像を呈する。

3 対処の実際

出血性膀胱炎の程度を軽度，中等度，重度の3つのグループに分けている報告もある[2]。①軽度の出血はヘマトクリットの低下がないもので，生理食塩液による膀胱持続灌流や硝酸銀，ミョウバンの膀胱内注入でコントロールされる。②中等度の出血は数日でヘマトクリットが減少し，6単位以下の輸血を必要とするもので，血塊により尿路が閉塞することもある。治療はまず，血塊を除去し，膀胱の持続灌流で再度血塊による閉塞が起きないようにする。ミョウバン，硝酸銀の膀胱内注入を行う。プロスタグランジンの膀胱内注入も考慮する。③重度の出血は生理食塩液の灌流や膀胱内注入に反応せず，6単位以上の輸血を必要とするもので，ホルマリンの膀胱内注入による固定を考慮する。膀胱を支配する動脈塞栓術も考慮されることがある。

膀胱持続灌流

膀胱内の凝血塊を洗浄し除去する。多孔式の尿道カテーテルを留置し，生理食塩液で持続灌流する。出血が持続する場合は，麻酔下に膀胱鏡を挿入して，直視下に凝血塊を取り除きつつ，出血点を止血するよう努める。

硝酸銀

硝酸銀は，0.5～1%の溶解液を10～20分間膀胱内に注入する．複数回の注入が必要なこともある．硝酸銀が腎杯まで逆流し，尿路閉塞をきたして腎不全になった症例も報告されており，現在本邦では使用できないか，主に海外で行われている治療法である．

ミョウバン

ミョウバンは簡単かつ安全に無麻酔で膀胱粘膜の焼灼が可能とされる．1%のミョウバン水で膀胱持続灌流，あるいは400 gのカリウムミョウバンを4 Lの滅菌水に溶解し，この溶液300 mLに3 Lの生理食塩液を加え灌流液とする．ミョウバンは膀胱刺激症状が少なく，膀胱粘膜には吸収されず，膀胱粘膜上皮に障害を与えない．

プロスタグランジン

プロスタグランジン E_2 0.75 mgを200 mLの生理食塩液に溶解して膀胱内に注入し，4時間経過観察する．治療は肉眼的血尿が止まるまで毎日行うが，多くの患者は24時間以内に血尿が軽快するとされている．

ホルマリン

ホルマリンによる止血は重篤な副作用を生じる可能性が高く，難治性の膀胱出血に限定して使用される．37%ホルムアルデヒド溶解液を滅菌水で1～10%に希釈し，50 mLを4～10分間膀胱内に注入する．体位を反Trendelenburg体位にして尿管への逆流を防ぐ．膀胱内注入は疼痛が強く麻酔が必要となる．さらにホルマリンは膀胱粘膜，膀胱壁を固定するため，高率に萎縮膀胱となる．対処法として，徐々にホルマリンの濃度を上げて接触時間を延ばすことで萎縮膀胱の程度が軽くなる可能性が指摘されている．

高圧酸素療法

高圧酸素療法は，一般に放射線性膀胱炎に行われる．気圧は徐々に2～2.5気圧まで上昇させ，1セッション90分から2時間で，30～60セッションまで予定する．

動脈塞栓術

前立腺や膀胱から出血している際は動脈塞栓術が有効である．内腸骨動脈の分枝を選択的に塞栓することで止血される．

外科治療

出血により生命に危機が及んでいる際の最終手段である．回腸膀胱形成術，膀胱全摘出術および尿路変向術，あるいは尿路変向術単独（回腸導管造設，両側腎瘻造設，尿管皮膚瘻術など），内腸骨動脈の結紮などから選択する．

4　処方の実際

処方例

アドナ®錠（30 mg）1回1錠　1日3回＋トランサミン®錠（250 mg）1回1～2錠　1日3～4回

◆ 文献 ◆

1) 厚生労働省：重篤副作用疾患別対応マニュアル―出血性膀胱炎．pp1-31, 2011
2) De Vries CR and Freiha FS：Hemorrhagic cystitis：a review. J Urol 143：1-9, 1990

〔石川　清仁〕

放射線性膀胱炎

放射線治療後に頻尿および排尿痛を訴えている患者です。

| 重要度ランク ★★ | 前立腺癌に対する放射線治療は一般的な治療法であり，それに伴う合併症として認識すべき疾患 |

代表的主訴・所見
- 頻尿，排尿痛，排尿困難
- 肉眼的血尿
- 発熱はきたさない

Point
- 放射線治療後，急性期の症状の多くは時間経過とともに改善する。
- 前立腺への照射後の場合，α_1アドレナリン受容体遮断薬が有効である。
- その他の治療法の有効性についてはほとんどエビデンスがない

1 診療の概要

泌尿器科で遭遇する放射線治療による下部尿路症状（LUTS）は，前立腺癌に対する照射で経験されることが多いため，本稿では基本的にこういった症例に焦点を当てる。前立腺癌の放射線治療は，大きく分けると外照射と組織内照射に分かれ，どちらの方法であっても毒性としてのLUTS増悪がありえる。放射線毒性については，一般的には照射中～照射後90日目までに生じる急性毒性と，それ以降に生じる晩期毒性に分けることができる。放射線照射によるLUTS増悪について，機序的な詳細については把握されていない。正常組織の障害は，サイトカインカスケードの惹起とそれに伴うコラーゲン沈着や動脈障害の関与が考えられている。前立腺への照射は，膀胱組織における血管内皮炎や上皮障害を起こし，二次的に膀胱上皮細胞の腫大，多核化，空胞化，増殖などを引き起こす。膀胱上皮の増殖は出血，フィブリン沈着，類線維性の血管変化などと関連し，組織の線維化は血管新生や組織への酸素供給を妨げる。LUTSの発生，あるいは増悪については筋原性および神経性機能障害がともに関与しており，末梢神経障害による交感系および副交感系刺激のアンバランスが過活動膀胱などを引き起こすと推察されている[1]。

一般的には，放射線治療によるLUTSの増悪は急性期に一過性に生じ，治療後3か月目以降は自然に改善され，1年目にはほぼ治療前と同等レベルに回復する。急性毒性によるLUTS増悪の頻度は施設によって異なるものの，特に外照射においては照射方法の違い〔つまり通常の3次元原体照射（3D-CRT）と強度変調照射（IMRT）の比較，IMRTのなかの通常分割照射と少分割照射の比較，など〕による発生頻度の差は認められない。

本症例では，頻度から判断すると治療後早期の症状である可能性が高いが，頻度は稀ではあるものの慢性期の症状である可能性もある。その場合，放射線が誘因となった慢性骨盤痛症候群（CPPS）に準じた対処も念頭に置く必要がある。

2 診療方針

放射線照射に起因するLUTS発症については非

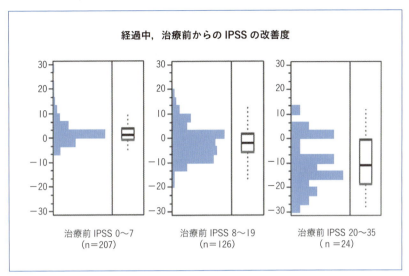

図1　前立腺への外照射後 IPSS の変化（観察期間　中央値 44 か月）
〔Malik R, et al：Int J Radiat Oncol Biol Phys 80：1080-1086, 2011 より作成〕

常に一般的な事象であるにもかかわらず，対処方法についてのエビデンスは驚くほど少ない。そのため，基本的には経験則に頼らざるをえないのが現状である。その前に，実臨床においてチェックすべき検査，ポイントを列挙する。

膿尿の有無

膿尿により膀胱に炎症をきたしているのかどうかを判定する。そして膿尿を認めた場合，尿培養にて尿路感染があるかどうかを確認する。細菌感染がある場合は通常の急性膀胱炎に対するのと同様に抗菌薬投与を考慮する。細菌感染が認められない場合は，非ステロイド性抗炎症薬（NSAIDs）などの投与も念頭に置くが，先述，後述のとおり CPPS（特に NIH カテゴリーⅢA）に対する加療についても考慮する。

前立腺体積の大小，残尿の多寡

一般的には，放射線治療前に国際前立腺症状スコア（IPSS）の高値などで代表される LUTS が強い患者は，3〜5 年経過した段階では治療前より LUTS が改善される傾向にあるとの報告がある（図1）[2]が，これらの患者においては尿路の急性毒性はむしろ強いとされている。この研究では言及されていないものの，男性において IPSS 高値というのは前立腺肥大症との関連が示唆されるため，この結果から想像されることは，治療前の前立腺体積が大きい場合は急性期の炎症や浮腫による下部尿路閉塞の増悪が LUTS の増悪とつながるものの，慢性期に移行した段階では放射線による前立腺組織そのものの増殖抑制なども加わって LUTS が改善されるのではないか，ということである。

このような想像の是非にかかわらず，急性期の LUTS 増悪では，下部尿路閉塞の増悪に起因しているかどうかを判定するうえで，前立腺体積の大小や残尿の多寡が重要である。下部尿路閉塞が原因となっている場合は，やはり閉塞を解除する目的での投薬などが選択されることになる。

CPPS との関連での対応

小線源放射線治療を契機として CPPS を発症した症例が報告されているが，外照射においても同様に慢性期に疼痛を伴う状況が生じることは稀ではない。その場合はやはり CPPS に準じた対処方法を考慮すべきであろう。具体的には，まず内服

薬として α_1 アドレナリン受容体遮断薬（A1B），5α還元酵素阻害薬（5ARI），抗コリン薬，抗うつ薬，抗不安薬，セルニチンポーレンエキス，ガバペンチンなどが考えられる。その他の対処方法としては骨盤理学療法，カウンセリングなどを挙げることができる。

3 対処の実際

まず，急性期毒性として頻尿，および排尿痛が出現している場合であるが，当然のことながらその重症度により方針は異なる。軽症，あるいは中等症と考えられても本人の治療介入への抵抗がある場合などは，時間経過とともに自然軽快する場合が多いことを説明して，しばらく経過観察をする。

頻尿，尿意切迫感，夜間頻尿といったいわゆる蓄尿症状についてほぼ唯一のエビデンスがある薬剤は選択的A1Bで，NSAIDsとのRCTで有意に改善率が高かったことが報告されている[3]。このことから，投薬を開始する際にはA1Bを第一選択薬と考えるべきである。A1B以外にはほとんどエビデンスがないが，実際には抗コリン薬を使用することも多いであろうし，最近では β_3 作動薬を投与することもあるであろう。先述のRCTでA1Bに劣るという結果ではあったものの，疼痛がある場合にはNSAIDsの使用は特に責められることではないであろう。

薬物療法以外で，例えば通常のLUTSなどではほぼ必ず記載のある行動療法や生活指導といった保存的治療法についてはどうであろうか。活動的な日常生活を送る患者のほうがLUTSが良好であるという横断的観察研究があるものの，この結果からは活動的であるからLUTSが改善するのか，LUTSが良好だから活動的な日常が送れるのかについては不明である。有酸素運動がLUTSに影響を与えるかについて検証した研究では，LUTSの改善が認められなかったと報告しており，現時点ではこの種の治療法を勧めるだけの根拠は認められない。

また，本稿では前立腺への照射を前提として話を進めてきたが，例えば子宮頸癌などに対する放射線治療が原因となり重度の放射線膀胱障害をきたした場合，高圧酸素療法などの処置を行うことがある。しかし，この治療法が前立腺癌への照射により生じたLUTSに効果があるかどうかはやはり不明である。

4 処方の実際

α_1 アドレナリン受容体遮断薬

処方例①
ハルナール® D錠（0.2 mg）1回1錠　1日1回　食後

処方例②
フリバス® OD錠（75 mg）1回1錠　1日1回　食後

処方例③
ユリーフ® OD錠（4 mg）1回1錠　1日2回　食後

抗コリン薬

処方例④
バップフォー®錠（10 mg）1回2錠　1日1回　食後

処方例⑤
ベシケア® OD錠（5 mg）1回1錠　1日1回　食後

処方例⑥
トビエース®錠（4 mg）1回1錠　1日1回　食後

処方例⑦
ステーブラ® OD錠，またはウリトス® OD錠（0.1 mg）1回1錠　1日2回　食後

処方例⑧
ネオキシ®テープ（73.5 mg）1回1枚　1日1回

5α還元酵素阻害薬

処方例⑨
アボルブ®カプセル（0.5 mg）1回1カプセル　1日1回　食後

抗菌薬

処方例⑩
クラビット®錠（500 mg）1回1錠　1日1回　食後

セルニチンポーレンエキス

処方例⑪
セルニルトン®錠（63 mg）1回2錠　1日3回　食後

◆ 文献 ◆

1) Crawford ED and Kavanagh BD : The role of alpha-blockers in the management of lower urinary tract symptoms in prostate cancer patients treated with radiation therapy. Am J Clin Oncol 29 : 517-523, 2006
2) Malik R, Jani AB and Liauw SL : External beam radiotherapy for prostate cancer : urinary outcomes for men with high international prostate symptom scores (IPSS). Int J Radiat Oncol Biol Phys 80 : 1080-1086, 2011
3) Zelefsky MJ, Ginor RX, Fuks Z, et al : Efficacy of selective alpha-1 blocker therapy in the treatment of acute urinary symptoms during radiotherapy for localized prostate cancer. Int J Radiat Oncol Biol Phys 45 : 567-570, 1999

〔吉村　耕治〕

尿路性器結核

難治性の膿尿を訴えている患者です。

重要度ランク 非常に稀だが念頭に置いておくべき疾患

代表的主訴・所見
- 抗菌薬で改善しない尿路感染
- 酸性無菌性膿尿

- 結核菌の同定と薬剤感受性検査は耐性菌のチェックに必須である。
- 画像診断により尿路閉塞の有無を検索し，ドレナージまたは手術の必要性を検討する。
- 抗結核薬は3剤以上を併用し，副作用の早期発見と確実な服薬で治療完遂をめざす。
- BCG膀胱内注入療法後の膀胱炎は公費負担の対象外である。

1 診療の概要

尿路感染症として抗菌薬で治療開始しても症状が持続したり，膿尿が改善しない難治性無菌性膿尿の場合には，結核菌感染を疑って検査を進める必要がある。特にレボフロキサシンは結核菌に抗菌力があり，一時的に症状が改善することがあるため，漫然とニューキノロン系抗菌薬を投与しないように注意が必要である。典型的な結核性膿尿は米のとぎ汁様である。

尿路性器結核によくみられる症状は，蓄尿症状（50.5％），血尿（35.6％），腰痛（34.4％），発熱や全身倦怠（21.9％），無症状（6.4％）である。片側の無機能腎は26.9％，腎不全は7.4％，萎縮膀胱は8.6％にみられ，精巣上体腫瘤は48.9％であったと報告されている[1]。

日本の結核罹患率は2017年に13.3（人口10万対）で，多くの欧米先進国の2〜4倍以上のレベルであり，WHOからは中蔓延国と認定されている。2017年の日本における新規結核登録患者は16,789人で，尿路性器結核は72人と肺外結核の1.9％を占めると報告されている[2]。

結核の感染様式は，多くは飛沫核感染（空気感染）である。すなわち，排菌者から空気中に喀出された結核菌を含む飛沫は速やかに水分が蒸発し，結核菌だけの飛沫核となり，長時間空中に浮遊する。これを肺内に吸入することにより感染が成立する。結核菌は肺の病巣からリンパ節を通り，リンパ管から静脈角に至り，血流に入り，全身に播種され肺外結核が続発する[3]。こうして血行性に結核菌が腎実質へ移行し，乾酪肉芽を形成し，腎結核となる。腎実質内での組織破壊が進むと尿路に結核菌が播種し，尿管，膀胱結核となる。尿路では腎杯拡張，尿管狭窄，萎縮膀胱など器質的変化をきたし，尿路閉塞により腎盂腎炎や敗血症（urosepsis）に至ることもある。腎結核が発病するまで数年から数十年潜伏するため，肺初感染巣は治癒していることが多い。

男性器結核は尿路結核に合併することが多いが，血行性に精巣上体に結核菌が到達し，管内性

そのほかの疾患　41

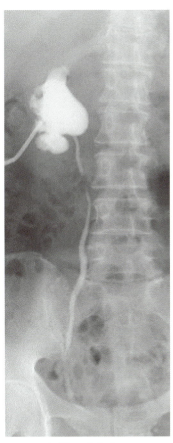

図1　順行性尿路造影
腎盂腎杯の拡張，腎盂尿管移行部狭窄，尿管狭窄を認める。

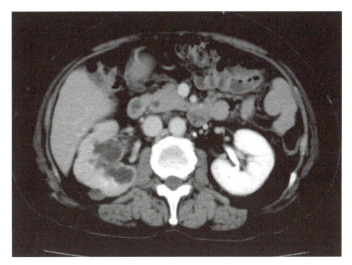

図2　CT
腎実質内の空洞，腎杯拡張を認める

に精管，前立腺，精巣，精囊に病巣が拡がるとされている。最近では膀胱癌の治療としてBCGの膀胱内注入が広く行われているが，これによりBCGによる膀胱結核，前立腺結核，腎結核などが起こることがある。

2　診療方針

　尿路結核の診断には結核菌（*Mycobacterium tuberculosis*）の証明が必要である。まず尿の塗抹検鏡（抗酸菌染色），抗酸菌培養を行うが，塗抹検査では菌数が少ないと検出されないため，尿中結核菌の検出が困難な場合は検査前1週間すべての薬を中止し早朝尿を3～5日間連続で行う。疑いが濃厚な場合は結核菌核酸増幅検査を追加する。培養検査では結果が出るのに6～8週間要するため，抗酸菌が検出された場合にも核酸同定検査を行い結核菌を証明する。また耐性菌のチェックのため薬剤感受性検査は必須である。

　尿路造影やCTなど画像診断では，腎の石灰化，腎盂腎杯の虫食い像・拡張変形，腎盂尿管移行部狭窄，尿管狭窄などの特徴的所見があり（図1，図2），腎盂や融合した空洞内に膿などが充満し，さらに濃縮・石灰化した状態を漆喰腎と呼ぶ。膀胱鏡所見は定型的病変として周囲淡紅色の粟粒大円形の結核結節や，辺縁が深くえぐれた結核潰瘍などがある。しかし，発赤，浮腫状粘膜や壁肥厚などの非定型的病変や無所見のことも多いと報告されている[4]。

　尿路性器結核の治療では化学療法は肺結核の治療に準じて行うが，54.9%に外科手術，27.2%にドレナージ手術がなされている[1]。標準治療を行うことができれば再発率は1～2%とされており，適切な治療で治癒がめざせる。結核の治療でめざすべきは，病気の治癒と感染性の消失だけでなく，将来の再発および薬剤耐性結核を出現させないことであり，治療の原則は，①治療開始時は感受性薬剤を3剤以上併用する，②治療中は患者が確実

に薬剤を服用することを確認する，③副作用を早期に発見し適切な処置を行う，となる[3]。

3 対処の実際

抗菌力が強く初回治療に標準的に用いるべき一次抗結核薬と，抗菌力が劣るが一次薬が使用できない場合に用いる二次抗結核薬がある。

一次抗結核薬

処方例①
イソニアジド（INH）1回 5 mg/kg（最大量 300 mg） 1日1回

処方例②
リファンピシン（RFP）1回 10 mg/kg（最大量 600 mg） 1日1回

処方例③
（RFPが使用できない場合に使用）リファブチン（RBT）1回 5 mg/kg（最大量 300 mg） 1日1回。

処方例④
ピラジナミド（PZA）1回 25 mg/kg（最大量 1,500 mg） 1日1回

処方例⑤
（最初の2か月のみ）エタンブトール（EB）1回 20 mg/kg（最大量 1,000 mg） 1日1回

処方例⑥
エタンブトール（EB）1回 15 mg/kg（最大量 750 mg） 1日1回

処方例⑦
ストレプトマイシン（SM）1回 15 mg/kg（最大量 750 mg） 1日1回 最初の2か月は連日筋注可

処方例⑧
ストレプトマイシン（SM）1回 15 mg/kg（最大量 1,000 mg） 1日1回 週2～3回筋注

二次抗結核薬

処方例⑨
カナマイシン（KM）1回 15 mg/kg（最大量 750 mg） 1日1回 最初の2か月は連日筋注可

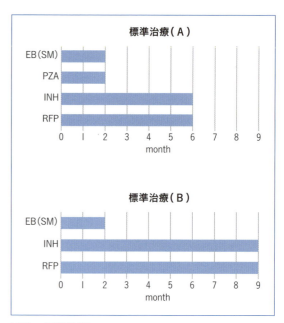

図3 標準治療
〔日本結核病学会（編）：結核診療ガイド，南江堂，東京，2018より改変〕

処方例⑩
カナマイシン（KM）1回 15 mg/kg（最大量 1,000 mg） 1日1回 週2～3回筋注

処方例⑪
エンビオマイシン（EVM）1回 20 mg/kg（最大量 1,000 mg） 1日1回 最初の2か月は連日，その後は週2～3回筋注

処方例⑫
エチオナミド（TH）1回 10 mg/kg（最大量 600 mg） 1日1回

処方例⑬
サイクロセリン（CS）1回 250 mg 1日2回

処方例⑭
パラアミノサリチル酸（PAS）1回 4 g 1日2～3回

処方例⑮
レボフロキサシン（LVFX）1回 500 mg 1日1回

4 処方の実際

結核医療の基準では2つの方法がある（**図3**）。
○標準治療（A）：初期2か月間 INH，RFP，PZA

に EB または SM を加えた4剤。以後の4か月間 INH と RFP を使用する。
○標準治療（B）：PZA が使用できない場合に使用する。初期2か月間 INH, RFP, EB または SM の3剤。以後の7か月間 INH と RFP を使用する。

　重症結核（粟粒結核，中枢神経系，広汎空洞型など），結核再発，塵肺，糖尿病，HIV 感染，ステロイド治療など免疫低下をきたす合併症がある場合は維持療法を3か月延長する。多剤耐性菌結核には新薬デラマニド（DLM），ベダキリン（BDQ）が使用できるが，使用の際には専門家に相談すべきである[3]。

5 届出義務

　結核は，感染症法による「2類感染症」に分類され，医師は結核の患者などを診断したときは，直ちに最寄りの保健所に届け出なければならない（感染症法第12条）。結核患者を診断した医師による届出は，これを怠った場合の罰則（50万円以下の罰金）付きの義務規定となっている。

　厚生労働省が示した届出基準（平成19年6月7日，結核感染症課長通知）では

①**患者（確定例）**：結核の臨床的特徴を有し，症状や診察所見などから結核が疑われ，かつ，喀痰や胃液，気管支肺胞洗浄液などの各種検体を用いた病原体検査や画像診断などの結果に基づき「結核」と診断した場合は結核患者（確定例）として届出を行う。患者の診断根拠としては，病原体（結核菌群）または病原体遺伝子の検出を第一とする。これらが検出されない場合は，問診結果（結核患者との接触歴など），画像所見の特徴，および結核感染に関する検査〔インターフェロンγ遊離試験（IGRA）など〕の結果を基に，医師が結核と診断するに足る判断がなされる場合に限り届出を行う。

②**無症状病原体保有者**：結核の臨床症状を呈していないが，IGRA またはツベルクリン反応検査の結果から「潜在性結核感染症」と診断され，かつ，抗結核薬（通常は INH 単剤）による治療が必要と判断された場合は，結核の無症状病原体保有者として届出を行う。

　結核のワクチン菌種である BCG 菌（*M. bovis*, BCG）は，届出基準にいう結核菌群に含まれない。膀胱癌に対する BCG 注入療法の副作用症状が強く抗結核薬による治療が必要と判断された患者であっても，これらを結核患者として取り扱うことはできない[3]。

◆ 文献 ◆

1) Figueiredo AA, Lucon AM, Falci Jr R, et al：Epidemiology of urogenital tuberculosis worldwide. Int J Urol 15：827-832, 2008
2) 結核予防会疫学情報センター：結核の統計．http://www.jata.or.jp/rit/ekigaku/toukei（2019年2月閲覧）
3) 日本結核病学会（編）：結核診療ガイド．南江堂，東京，2018
4) 玉田博志，鵜浦有弘，金井秀明，他：尿路性器結核 17例の臨床的検討．泌尿紀要 44：77-80, 1998

〔金丸　聰淳〕

尿路真菌症

基礎疾患に糖尿病があり，抗菌薬に対して抵抗性を示す患者です。

重要度ランク 　宿主の状態によっては重症化しやすく，致死的になる可能性がある

代表的主訴・所見
- 抗菌薬不応性の発熱
- 尿路カテーテル留置中

Point
- 無症候性真菌尿は好中球減少時と尿路手術時以外は治療しない。
- 複雑性尿路感染症と同様に，基礎疾患の治療が重要である。
- 尿路カテーテルは抜去または交換する。
- カンジダは菌種により抗真菌薬感受性が異なるため尿培養が必須である。

1 診療の概要

　典型的には易感染宿主への広域抗菌薬の使用によって尿路真菌症が発症する。尿から真菌が検出された場合，コロナイゼーション（定着）と感染症との鑑別が必要である。通常，定着であれば治療対象にしない。多くは尿路カテーテル留置状態であったり，抗菌薬の投与後にみられる無症候性真菌尿である。治療対象は好中球減少時や尿路の侵襲的処置・手術時，発熱・疼痛などの症状がある場合，カンジダ血症・播種性カンジダ症の合併時に限られる。

　原因菌はカンジダ属がほとんどで，そのなかでも特に *Candida albicans*, *C. glabrata*, *C. tropicalis* がそれぞれ55％，26％，18％を占めたとの報告がある[1]。したがって，本稿はカンジダ性の尿路真菌感染症を想定して稿を進める。また，抗真菌薬の使用方法は『深在性真菌症の診断・治療ガイドライン2014』の「外科系・救急・集中治療領域」[2]を参照している。

　尿路の真菌感染は上部尿路では腎が主体で，下部尿路では膀胱である。腎への感染経路は通常血行性感染であり，一般に消化管または血管内カテーテルに由来する。尿路結石や泌尿生殖器腫瘍などの器質的疾患や神経因性膀胱などの排尿機能障害，腎瘻カテーテル留置，尿路変向後，腎移植後，尿管ステント留置患者では上行性感染も生じる。

　膀胱への感染経路は上行性感染であり，下部尿路閉塞や神経因性膀胱による慢性複雑性尿路感染患者や尿道カテーテル留置患者などが想定される。

　診断確定には尿培養が必須である。また，腎盂腎炎など発熱を伴う場合は血液培養も2セット以上採取してから治療開始する。カンジダ属でも菌種によって抗真菌薬の感受性が異なるため，血清学的検査や塗抹の顕微鏡所見だけでは不十分である。

2 診療方針

　診断は尿所見，尿培養，血清診断を用いる。尿所見では血尿，膿尿がみられるほか，酵母様真菌を認める。時に真菌球（fungus ball）の浮遊もみられることがある（図1）。培養では複数の細菌と

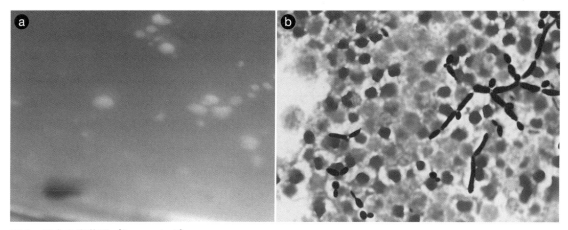

図1 尿中の真菌球（fungus ball）
a：肉眼所見，b：塗抹。

表1 侵襲性カンジダ症のリスク因子

抗菌薬投与	好中球減少（＜500/mm³）
ステロイド薬，	手術（消化器）
免疫抑制薬投与	腎不全/透析
高齢	低栄養
化学療法	ICU入室
悪性腫瘍	原疾患の重篤性
カンジダの定着	重症急性膵炎
制酸薬投与	糖尿病
中心静脈カテーテル	移植
完全静脈栄養	

〔深在性真菌症のガイドライン作成委員会（編）：深在性真菌症の診断・治療ガイドライン2014，外科系・救急・集中治療領域．p160，協和企画，東京，2014〕

同時に検出されることも多い。β-D-グルカンの上昇は侵襲性カンジダ症を疑う所見であり，発熱がない症例でも侵襲性カンジダ症のリスク因子（表1）[2]を考慮して治療の要否を検討する。

治療方針は複雑性尿路感染症とほぼ同じと考えてよい。

すなわち，無症候性で好中球減少時など全身状態悪化のリスクや尿路の侵襲的処置を行わない場合は尿路カテーテル留置例ではカテーテル抜去または交換と抗菌薬の使用中止のみで経過観察する。

治療対象の場合，全身性合併症に対する治療は重要で，特に糖尿病は血糖コントロールを厳密に行う必要がある。必要に応じてインスリン治療を一時的に導入する。その他，低栄養状態や脱水などの補正も重要である。尿路カテーテルなど体内異物は極力抜去し，導尿または自己導尿に変更するか治療前には新品と交換しておく。

また，血液培養でカンジダが検出された場合，20％前後に眼病変を合併するため，眼科受診が必要である[2]。

下部尿路感染

尿道カテーテル留置や抗菌薬投与後に生じることが多い。通常無症候性だが，頻尿，尿意切迫，排尿痛，下腹部痛，血尿など膀胱炎症状がみられたり，気尿，気腫性膀胱炎の場合は治療を開始する。

最低限腎・膀胱の超音波検査は行い，結石，腫瘍，前立腺肥大，水腎症の有無など器質的疾患の検索はしておく。

上部尿路感染

血行性感染から腎盂腎炎を生じる場合と，尿路変向後や膀胱尿管逆流あるいは腎瘻カテーテルや尿管ステントを介した上行性感染の場合がある。特に，尿路閉塞を伴うものは腎膿瘍や腎周囲膿瘍を形成して重症化する可能性が高く，緊急ドレナージが必要である。診断は発熱，腰背部痛，CVA叩打痛などの臨床症状に加えて尿所見，尿

表2 カンジダ属の抗真菌薬感受性

	(F-)FLCZ	VRCZ	MCFG	AMPH-B L-AMB	5-FC
C. albicans	S	S	S	S	S
C. tropicalis	S	S	S	S	S
C. parapsilosis	S	S	I	S	S
C. glabrata	R	S	S	I	S
C. krusei	R	S	S	I	S

S：感性，I：中等度耐性，R：耐性。
〔深在性真菌症のガイドライン作成委員会（編）：深在性真菌症の診断・治療ガイドライン2014, 外科系・救急・集中治療領域，協和企画，東京，2014 より改変〕

表3 腎機能障害時の用量調節

薬剤名	C_{Cr} (mL/min)	使用量
FLCZ	≧50	通常量
	11〜50	半量
	透析	透析後に通常量
(F-)FLCZ	>50	通常量
	≦50	半量
	透析	透析後に通常量
5-FC	>40	25 mg/kg, 1日4回（6時間毎）
	20〜40	25 mg/kg, 1日2回（12時間毎）
	10〜20	25 mg/kg, 1日1回（24時間毎）
	<10	25 mg/kg, 2日1回（48時間毎）

〔深在性真菌症のガイドライン作成委員会（編）：深在性真菌症の診断・治療ガイドライン2014, 外科系・救急・集中治療領域，協和企画，東京，2014 より作成〕

培養，血液培養，血清診断および超音波検査，CTなどの画像診断が有用である．特に腎盂尿に真菌球を認めた場合は尿管閉塞をきたし，重症化したケースが報告されているので外科的処置が必要となる[3]．

3 対処の実際

カンジダ属は菌種により抗真菌薬の感受性が異なるため，尿培養による菌種の同定が必須である．カンジダ属の抗真菌薬感受性を表2に示す．カンジダ血症においては C. albicans や C. parapsilosis では（ホス）フルコナゾール〔(F-)FLCZ〕，C. glabrata や C. tropicalis ではキャンディン系，C. krusei ではキャンディン系やアムホテリシンBリポソーム（L-AMB）が第一選択薬である．また，薬物動態的には尿中移行のよいものは（F-）FLCZ とフルシトシン（5-FC）があり，キャンディン系，ボリコナゾール（VRCZ）や L-AMBは尿中移行がほとんどないが，ミカファンギン（MCFG）はカンジダ尿路感染で有効例が報告されている[4]．

好中球減少時やショック状態など培養結果が待てない場合は，経験的治療として重症例ではキャンディン系または L-AMB，中等症では（F-）FLCZ で開始し，菌種が同定され次第変更する．

副作用は（F-）FLCZ，アムホテリシンB（AMPH-B），L-AMB，5-FC は腎機能障害があり，腎機能低下時には用量調節が必要である（**表3**）．

膀胱炎

基本的には抗菌薬投与は中止し，尿道カテーテル留置例では抜去する．

重曹など尿のアルカリ化により自然消失が期待できるとの報告がある[5]．

● 内服

処方例①
FLCZ（ジフルカン®）1回50〜100 mg　1日1回　7〜14日間

処方例②
5-FC（アンコチル®）1回25 mg/kg　1日4回　7〜14日間

● 膀胱内注入

　膀胱内の尿を排除し，AMPH-B（ファンギゾン®）15〜20 mg（力価）を注射用水100 mLに溶解し，1日1〜2回尿道カテーテルを通して直接注入する．注入後薬剤は1時間以上（できれば2〜3時間）膀胱内に止めておく．

腎盂腎炎

　局所のコントロールが必須である．尿路閉塞に対して，尿管カテーテル留置または腎瘻造設を行う．真菌球を認める症例では真菌球による尿管閉塞やカテーテル閉塞のリスクがあり，ダブルJカテーテルは勧められない．閉塞時に洗浄できるようにシングルJカテーテルか腎瘻がよいと思われる．腎膿瘍や腎周囲膿瘍を認める場合はドレナージを試みる．投与期間は，カンジダ血症を伴う場合は感染に起因する徴候や症状が改善し，血液培養，尿培養が陰性化した後，少なくとも2週間は必要である．

● 菌種不明時

＜第一選択＞

処方例③
FLCZ（ジフルカン®）1回400 mg　1日1回　静注（10 mL/分以下の速度で投与）

処方例④
F-FLCZ（プロジフ®）1回400 mg　1日1回　静注（loading dose 1回800 mg　1日1回　2日間）(10 mL/分以下の速度で投与）

処方例⑤
MCFG（ファンガード®）1回100〜150 mg　1日1回　点滴静注

＜敗血症性ショック＞

処方例⑥
L-AMB（アムビゾーム®）1回2.5 mg/kg　1日1回　点滴静注

＜第二選択＞

処方例⑦
VRCZ（ブイフェンド®）1回4 mg/kg (loading dose 初日のみ1回6 mg/kg)　1日2回　点滴静注

● 菌種判明時

＜*C. albicans, C. tropicalis, C. parapsilosis*＞

処方例⑧
FLCZ（ジフルカン®）1回400 mg　1日1回　静注（10 mL/分以下の速度で投与）

処方例⑨
F-FLCZ（プロジフ®）1回400 mg　1日1回　静注（loading dose 1回800 mg　1日1回　2日間）(10 mL/分以下の速度で投与）

＜*C. glabrata, C. krusei*＞

処方例⑩
AMPH-B（ファンギゾン®）1回0.5〜1 mg/kg　1日1回　点滴静注

処方例⑪
L-AMB（アムビゾーム®）1回2.5 mg/kg　1日1回　点滴静注
上記いずれかに＋/－　5-FC（アンコチル®）1回25 mg/kg　1日4回

◆ 文献 ◆

1) 内田　幹，深澤裕美，遠藤　武，他：各種検査材料からのカンジダ属分離状況と抗真菌薬感受性について．日臨微生物誌 16：74-80，2006
2) 深在性真菌症のガイドライン作成委員会（編）：深在性真菌症の診断・治療ガイドライン 2014，外科系・救急・集中治療領域，協和企画，東京，pp22-25，pp101-109，pp158-172，2014
3) Niall FD, Lisa GS, Elizabeth M, et al：Ureteric obstruction due to fungus-ball in a chronically immunosuppressed patient. Can Urol Assoc J 7：E355-E358, 2013
4) 野田久美子，篠原　徹，横山敏範，他：*Candida* 尿路感染症に micafungin が有効であった2症例．TDM研究 28：114-118，2011
5) 竹内秀雄，新井　豊，神波照夫，他：真菌性尿路感染症の臨床的考察．泌尿紀要 29：1273-1277，1983

〔金丸　聰淳〕

慢性前立腺炎

骨盤の疼痛および排尿痛を訴えている患者です。

重要度ランク 外来診療でしばしば遭遇する。致命的な疾患ではないが、難治性のこともある

代表的主訴・所見
- 頻尿，残尿感
- 陰部痛，射精痛

Point
- 前立腺炎のカテゴリー分類には4杯分尿法やpre and post massage test（PPMT）を用いる。
- UPOINTはカテゴリーⅢの前立腺炎における各症状に対する治療法の分類である。
- 慢性前立腺炎には標準的治療が存在しないため，個々の患者に合わせて治療法を検討する。

1 診療の概要

慢性前立腺炎は，骨盤周囲の疼痛，排尿時および射精時の疼痛や不快感，それに頻尿や尿意切迫感などを主症状とする症候群である。NIH分類[1]の4つのカテゴリーのうち，カテゴリーⅡの慢性細菌性前立腺炎（chronic bacterial prostatitis：CBP），カテゴリーⅢの慢性前立腺炎/慢性骨盤痛症候群（chronic prostatitis/chronic pelvic pain syndrome：CP/CPPS）の両者を含有する疾患である（表1）。カテゴリーⅠに分類される急性細菌性前立腺炎は，排尿困難や排尿痛とともに発熱や悪寒を伴い，症状から慢性前立腺炎との鑑別は容易である。また，カテゴリーⅣの無症候性炎症性前立腺炎は，前立腺生検や前立腺摘除術などで得られた前立腺組織に症状とは無関係に炎症細胞を認めるものであり，慢性前立腺炎とは区別される。

カテゴリーⅡ，Ⅲに分類されるCBP，CP/CPPSは発熱を伴うことはなく，主症状は頻尿，残尿感，排尿痛などの排尿症状や会陰部，陰茎や陰嚢の疼痛，下腹部痛，射精痛などであり，またこれらの症状が併存していることもある。NIH分類ではカテゴリーⅢをさらに炎症性（ⅢA）と非炎症性（ⅢB）に分類しているが，日常診療においては大きな差はなく，本稿ではCBP，CP/CPPSを慢性前立腺炎として解説する。

慢性前立腺炎の診断にはMeares & Stameyの4杯分尿法（4 glass test）[2]が用いられていた。これは初尿10 mL（VB1），中間尿（VB2）の鏡検を行い，その後前立腺マッサージによって尿道口より排出される前立腺圧出液（EPS），マッサージ後に再度排尿した初尿10 mL（VB3）の鏡検を行う方法である。これらの検体について培養検査も含めて行うが，実際の外来では検体数も多く敬遠されていた。よって，近年ではNickelが提唱するpre and post massage test（PPMT）[3]が用いられていることが多い。

これは，前立腺マッサージ前の中間尿（pre-M）と前立腺マッサージ後の初尿（post-M）をそれぞれの4杯分尿法のVB2，VB3として鏡検や培養検

表1 慢性前立腺炎のNIH分類

カテゴリー分類	(pre-M) 中間尿		post-M	
	白血球	細菌	白血球	細菌
カテゴリーⅡ 慢性細菌性前立腺炎	−	−	＋	＋
カテゴリーⅢ 慢性前立腺炎/慢性骨盤痛症候群				
カテゴリーⅢA 炎症性	−	−	＋	−
カテゴリーⅢB 非炎症性	−	−	−	−

査を行い，カテゴリー分類を行う方法である．検体数も少ないため4杯分尿法より行いやすい．カテゴリーⅡ，Ⅲの前立腺炎ではいずれもpre-Mにて膿尿や細菌尿を認めず，post-Mでの白血球や細菌の有無により分類を行っている（**表1**）．

2 診療方針

慢性前立腺炎には確定診断を行う検査が存在しないため除外診断が重要であるが，骨盤痛や排尿痛の症状のみで慢性前立腺炎の診断を行うと他疾患の存在を見逃す恐れがある．十分な診察と検査にて他疾患を除外した後に慢性前立腺炎の診断を行う必要がある．

排尿痛が主訴の場合や，尿道より膿排出がある場合には尿道炎の精査が必要である．また50歳以上の症例で頻尿や残尿感，尿意切迫感などの下部尿路症状を主体とする症例では前立腺肥大症や前立腺癌の疑いについて精査する必要がある．

飲酒やストレス，長時間の座位などは慢性前立腺炎の症状を悪化させる因子であるため，嗜好品，生活スタイルなども確認する．また前立腺炎患者はこれまで症状の増悪を繰り返し，いくつかの医療機関を経て来院していることもあるので，これまでの治療歴も聴取する．

直腸診では前立腺肥大の程度や前立腺癌の可能性について検索する．ただし排尿痛や排尿困難に発熱を伴っている場合は，カテゴリーⅠの急性細菌性前立腺炎も疑われるため，直腸診は控える．

中間尿での尿検査にて，顕微鏡的血尿や膿尿の有無を確認する．血尿があれば，下部尿管結石や膀胱結石などの尿路結石，膀胱癌や下部尿管癌，前立腺癌などの悪性疾患の可能性も考える必要があり，KUBやCT，超音波検査なども行う．膿尿や細菌尿を認めれば尿路感染症を疑い，尿路感染症の治療を行う．

これらにて他疾患の可能性が除外され慢性前立腺炎を疑う場合は，PPMTにて検体中の細菌，白血球の有無を確認し，カテゴリー分類を行う．

3 対処の実際

カテゴリーⅡでは抗菌薬による治療を行う．前立腺への移行がよい経口抗菌薬であるキノロン系抗菌薬，ST合剤，テトラサイクリン系抗菌薬，マクロライド系抗菌薬などを用いる．投与期間は4～6週間程度とする．ただ，実際には抗菌薬のみで症状が改善する症例は少なく，カテゴリーⅢの$α_1$遮断薬などの治療薬を併用する場合が多い．

カテゴリーⅢでの標準的治療は存在しない．$α_1$遮断薬，抗菌薬，鎮痛薬，植物製剤，漢方薬などの薬剤を単剤またはいくつか組み合わせて使用することが一般的であるが，このほかにも，抗コリン薬，5α還元酵素阻害薬，抗てんかん薬，筋弛緩薬，三環系抗うつ薬などを用いる場合もある．また前立腺マッサージも有効であるとされている．

カテゴリーⅢの病因は不明で症状そのものを指しているにすぎず，近年はこれらの症状に対して対症的な治療を行う方法（UPOINT）[4,5]が提唱されている．UPOINTはカテゴリーⅢの前立腺炎の症状を，Urinary（尿路症状），Psychosocial（精神的・社会的要因），Organ specific（臓器特異的

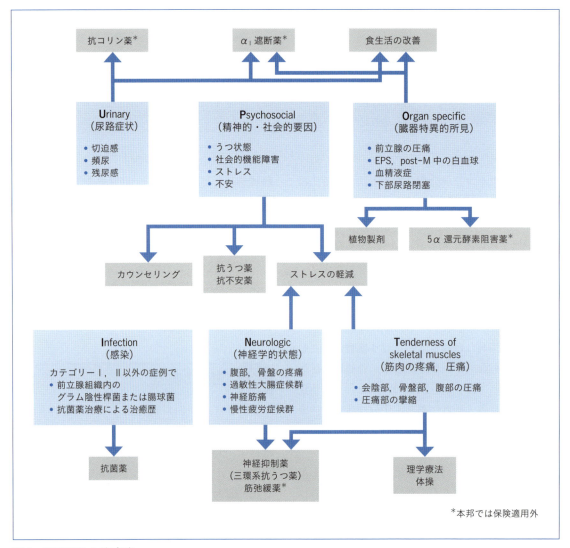

図 1　UPOINT と治療法
〔Shoskes DA, et al：World J Urol 31：755-760, 2013 および Nickel JC：Prostatitis and related conditions, orchitis, and epididymitis. In：Campbell-Walsh Urology, 10th ed. edited by Wein AJ, et al. Saunders Elsevier, Philadelphia, pp327-356, 2012 より作成〕

所見)，Infection（感染），Neurologic（神経学的状態），Tenderness of skeletal muscles（筋肉の疼痛，圧痛）に分け，それぞれの症状に対する治療法が分類されている（**図 1**)[4,5]。UPOINT 自体は明確な定義ではないものの，これらの症状に沿って治療法を組み合わせることで慢性前立腺炎の症状を軽減できる可能性がある。

4　処方の実際

カテゴリーⅡ

処方例①
クラビット®錠（500 mg）1回1錠　1日1回　朝食後

処方例②
オゼックス®錠（150 mg）1回1錠　1日3回　毎食後

処方例③

シプロキサン®錠（200 mg）1回1錠　1日3回　毎食後

カテゴリーⅢ

● α₁遮断薬

処方例④

ハルナール®D錠（0.2 mg）1回1錠　1日1回　朝食後*

処方例⑤

フリバス®錠（50 mg）1回1錠　1日1回　朝食後*

処方例⑥

ユリーフ®錠（4 mg）1回1錠　1日2回　朝・夕食後*

● 抗菌薬

処方例⑦

クラビット®錠（500 mg）1回1錠　1日1回　朝食後

処方例⑧

オゼックス®錠（150 mg）1回1錠　1日3回　毎食後

処方例⑨

シプロキサン®錠（200 mg）1回1錠　1日3回　毎食後

● NSAIDs

処方例⑩

セレコックス®錠（200 mg）1回1錠　1日2回　朝・夕食後*

処方例⑪

ロキソニン®錠（60 mg）1回1錠　1日3回　毎食後*

● 植物製剤

処方例⑫

セルニルトン®錠（63 mg）1回2錠　1日3回　毎食後

● 漢方薬

処方例⑬

ツムラ猪苓湯エキス顆粒（2.5 g）1回1包　1日3回　毎食前

（*保険適用外）

◆ 文献 ◆

1) Nickel JC, Nyberg LM and Hennenfent M：Research guidelines for chronic prostatitis：consensus report from the first National Institutes of Health International Prostatitis Collaborative Network. Urology 54：229-233, 1999
2) Meares EM and Stamey TA：Bacteriologic localization patterns in bacterial prostatitis and urethritis. Invest Urol 5：492-518, 1968
3) Nickel JC：The Pre and Post Massage Test (PPMT)：a simple screen for prostatitis. Tech Urol 3：38-43, 1997
4) Shoskes DA and Nickel JC：Classification and treatment of men with chronic prostatitis/chronic pelvic pain syndrome using the UPOINT system. World J Urol 31：755-760, 2013
5) Nickel JC：Prostatitis and related conditions, orchitis, and epididymitis. In Wein AJ, Kavoussi LR, Novick AC, et al. (eds)：Campbell-Walsh Urology, 10th ed. Saunders Elsevier, Philadelphia, pp327-356, 2012

〔栗村　雄一郎〕

精巣上体炎

陰嚢部の発赤および腫大を訴えている患者です。

重要度ランク ★★★ | 頻度は少ない疾患だが，不可逆的転帰や敗血症へ進展する可能性もある

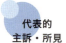
代表的主訴・所見
- 陰嚢内容の腫大，疼痛

Point
- 陰嚢の腫大，疼痛を有する患者では，精索捻転症を含めた急性陰嚢症の鑑別診断が必要である。
- 青年期では，クラミジアや淋菌など性感染症としての精巣上体炎が多い。
- 細菌性の急性精巣上体炎では，グラム陰性菌をカバーする抗菌薬を投与する。

1 診療の概要

陰嚢または陰嚢内容の腫大をきたす疾患はさまざまなものが存在するが，陰嚢内容の腫大に疼痛を伴う急性陰嚢症には精索捻転症など緊急手術が必要な疾患も含まれるため，その鑑別診断は重要である。急性陰嚢症には精索捻転症，精巣付属器捻転症，ムンプス精巣炎などがあるが，急性精巣上体炎も頻度の高い疾患の1つであり，成人の急性陰嚢症では最も多い[1,2]。

急性精巣上体炎では，炎症により患側の精巣上体が腫大する。発症初期は精巣上体と精巣が区別できるが，炎症が進行すると両者が一塊となり陰嚢内の大きな腫瘤となる。触診では精巣上体の疼痛を認めるが，精管に沿って炎症が広がると下腹部や鼠径部に疼痛が放散する場合もある。多くは発熱を認め，頻尿や排尿困難，尿意切迫感などの下部尿路症状を伴うこともある。

急性精巣上体炎の原因微生物はさまざまであるが[2,3]（表1），10代後半から40代の青壮年期の患者では性感染症としての急性精巣上体炎が多いため，クラミジア（*Chlamydia trachomatis*）や淋菌

表1 急性精巣上体炎の原因微生物と原因疾患

性活動期 35歳未満	クラミジア 淋菌
35歳以上	大腸菌群
小児	エンテロウイルス アデノウイルス ムンプスウイルス 大腸菌
慢性感染	結核菌
免疫不全患者	サイトメガロウイルス クリプトコッカス 緑膿菌 肺炎桿菌
非感染性	サルコイドーシス Behçet病 アミオダロン 突発性 多発性動脈炎

（Srinath H : Aust Fam Physician 42 : 790-792, 2013 および Nickel JC : Prostatitis and related conditions, orchitis, and epididymitis. In Wein AJ, et al. (eds) : Campbell-Walsh Urology, 10th ed. Saunders Elsevier, Philadelphia, pp327-356, 2012 より作成）

（*Neisseria gonorrhoeae*）が考えられ，これらによる尿道炎に続いて発症する。一方，小児や高齢者などの患者では大腸菌などのグラム陰性菌が原因菌であることが多い。これらの微生物が尿道から精管を経由し精巣上体へ到達するが，長期に感染

表2 急性陰嚢症の鑑別点

	急性精巣上体炎	精索捻転症	精巣付属器捻転	ムンプス精巣炎
好発年齢	青年期	新生児期，思春期	学童期，思春期	思春期以降
発症	やや急激	突然	突然	やや急激
疼痛の程度	強い	大変強い	強い	強い
発熱	ときにあり	なし	なし	ときにあり
尿道分泌物	尿道炎の併発時にあり	なし	なし	なし
耳下腺の腫大	なし	なし	なし	一般にあり
触診所見	精巣周囲の精巣上体部の腫大と圧痛	精索の肥厚と圧痛	小豆から大豆大の圧痛性疼痛	精巣そのものの腫大
エコー所見	精巣上体の血流増加	精巣の血流消失	精巣の正常な血流	精巣内に低エコー領域とhypervascular領域

〔Trojian TH, et al：Am Fam Physician 79：583-587, 2009，Srinath H：Aust Fam Physician 42：790-792, 2013 および日本性感染症学会ガイドライン委員会：性感染症診断・治療ガイドライン 2016．日本性感染症学会誌 27（Suppl.），2016 より作成〕

が持続している場合や免疫不全患者では結核菌による結核性精巣上体炎も考えられる。結核性の精巣上体炎では，精管を上行する通常の急性精巣上体炎と異なり血行性感染にて発症し，結核の既往があることが多い。

急性精巣上体炎の多くは感染性の疾患であるが，非感染性の精巣上体炎も存在する。サルコイドーシスやBehçet病などの膠原病に伴うものや，アミオダロンなどの抗不整脈薬に起因するものもある。

2 診療方針

陰嚢の疼痛や腫大を主訴とする急性陰嚢症の患者では，精索捻転症などの他疾患との鑑別が重要である[1,2,4]（**表2**）。急性精巣上体炎以外の急性陰嚢症の解説は別項に譲るが，精索捻転症は早急に捻転の解除が必要な疾患であり，泌尿器科医にとっては決して見逃してはいけない疾患である。

急性精巣上体炎は青年期に多く，炎症の進行とともに疼痛が出現するのに対して，精索捻転症は新生児期や思春期に多く，発症も突然である。陰嚢内腫瘤の鑑別には超音波検査が感度，特異度ともに高い検査であり[5]，カラードップラー法の超音波検査にて，急性精巣上体炎では精巣上体の血流が増加するのに対し，精索捻転症では精巣の血流が消失している。超音波検査は簡便で低侵襲であるため，急性陰嚢症の患者には行うべき検査である。また挙睾筋反射は急性精巣上体炎では維持されているが，精索捻転症では消失している。尿検体の鏡検において，急性精巣上体炎では膿尿や細菌尿を認める一方で，精索捻転症では膿尿は通常認めないなどの鑑別点がある。

急性精巣上体炎患者が青壮年であったり尿道分泌物を認めたりする場合は，性感染症の可能性についても考えなければならない。クラミジア性の精巣上体炎では，疼痛や精巣上体の腫大が軽度で症状自体が軽く，発熱も認めない場合もある。陰嚢内容の腫大のみを主訴に外来を受診する症例も存在するため，診察時には注意が必要である。

3 対処の実際

急性精巣上体炎の患者では，まず中間尿検体による鏡検を行い膿尿や細菌尿の有無を確認するが，性感染症を疑う場合は初尿検体の鏡検も重要である。クラミジアによる急性精巣上体炎では膿尿が軽度もしくは陰性である場合もある。診察では精巣上体の腫大の程度や疼痛の広がり，尿道口からの排膿の有無，陰嚢に膿瘍や瘻孔がないかを観察する。血液検査では白血球，C反応性蛋白（C-reactive protein：CRP）が高値となるが，発症初

期やクラミジア性の急性精巣上体炎では軽度のこともある。

問診や検査所見により性感染症としての急性精巣上体炎の診断となれば，原因微生物としてクラミジアや淋菌が考えられるため，尿道分泌物または初尿検体での核酸増幅法（polymerase chain reaction：PCR）検査を行う。性感染症が否定的であれば尿検体の培養検査を行う。急性精巣上体炎の多くはグラム陰性菌が原因菌であり，抗菌薬はこれをカバーするものを使用する。通常は外来通院での経口抗菌薬による治療が可能であるが，膿瘍の存在や敗血症が疑われる症例，経口摂取が困難なほど全身状態が悪化している症例や外来治療中に症状が悪化した症例は入院での治療を行う。抗菌薬以外の治療として，安静臥床や陰嚢の挙上，陰嚢局所の冷却も疼痛を軽減できる。

『JAID/JSC 感染症治療ガイド 2014』では，軽症例ではクラミジア感染が多いことから，軽症から中等症の非重症の病態（平熱～微熱，精巣上体の腫大が限局）では，キノロン系抗菌薬やテトラサイクリン系抗菌薬の使用が推奨されている。重症の病態（38℃以上の発熱，腫大・疼痛が高度）では第3・4世代セファロスポリン系薬やβラクタマーゼ阻害薬配合ペニシリン系抗菌薬が中心となり，症状寛解後に経口抗菌薬へ切り替える。原因微生物がクラミジアや淋菌と判明していればそれぞれの尿道炎治療に準じて，また結核性の急性精巣上体炎では結核感染症治療に準じて抗菌薬投与を行う。抗菌薬による治療は empiric therapy で3日間治療を行い，無効であれば尿培養・薬剤感受性成績の結果によって definitive therapy へ切り替える。非重症例，重症例とも治療期間は合計で 14～21 日間とする。

4 処方の実際

JAID/JSC 感染症治療ガイド 2014 による。

非重症（軽症～中等症）例

● **第一選択**

処方例①
クラビット®錠（500 mg）1回1錠　1日1回　朝食後

処方例②
オゼックス®錠（150 mg）1回1錠　1日3回　毎食後

処方例③
グレースビット®錠（50 mg）1回2錠　1日2回　朝・夕食後＊

● **第二選択**

処方例④
ミノマイシン®カプセル（100 mg）1回1カプセル　1日2回　朝・夕食後

処方例⑤
メイアクト MS®錠（100 mg）1回1錠　1日3回　毎食後＊

重症例

● **第一選択**

処方例⑥
ロセフィン®注　1回1～2 g　1日1～2回　点滴静注

処方例⑦
ファーストシン®注　1回1 g　1日2～3回　点滴静注＊

● **第二選択**

処方例⑧
ユナシン®-S 注　1回1.5 g　1日2～3回　点滴静注＊

（＊保険適用外）

◆ 文献 ◆

1) Trojian TH, Lishnak TS and Heiman D：Epididymitis and orchitis：an overview. Am Fam Physician 79：583-587, 2009
2) Srinath H：Acute scrotal pain. Aust Fam Physician 42：790-792, 2013

3) Nickel JC : Prostatitis and related conditions, orchitis, and epididymitis. In Wein AJ, Kavoussi LR, Novick AC, et al. (eds) : Campbell-Walsh Urology, 10th ed. Saunders Elsevier, Philadelphia, pp327-356, 2012
4) 日本性感染症学会ガイドライン委員会:性感染症診断・治療ガイドライン2016. 日本性感染症会誌27 (Suppl.), 2016
5) Rizvi SA, Ahmad I, Siddiqui MA, et al : Role of color Doppler ultrasonography in evaluation of scrotal swellings : pattern of disease in 120 patients with review of literature. Urol J 8 : 60-65, 2011

〔栗村　雄一郎〕

精巣炎

流行性耳下腺炎を合併している患者です。

重要度ランク ★★ | 稀な疾患ではあるが，周期的なアウトブレイクがあり，妊孕能への影響もある

- 患側精巣の腫脹や疼痛
- 高熱，悪心・嘔吐および頭痛など多彩な全身症状の合併

- 流行性耳下腺炎（mumps：以下，ムンプス）は，ムンプスウイルスの感染によって起こる耳下腺を中心とした全身性の伝染性疾患であり，一般的には「おたふくかぜ」と呼ばれている[1]。泌尿器科領域では，ムンプス精巣炎が問題となる。
- 本邦では，MMR ワクチン接種後の無菌性髄膜炎が社会的な問題となり，先進国では唯一，1993 年以降，ワクチン接種が任意となっている。そのため，アウトブレイクは 3～5 年周期で発生しており，国立感染症研究所から最終のアウトブレイクは 2015～2016 年と報告されている。
- 遭遇する機会は比較的稀だと考えるが，学校伝染病であり，妊孕能への影響がある点などからも，認識しておくべき疾患である。

1 診療の概要

ムンプスウイルスの自然宿主はヒトだけである。感染経路としては，唾液を介した飛沫感染が主であるが，尿を介した接触感染も認められる。約 30％は不顕性感染例とされているが，年齢が高くなるにつれ顕性発症率が高くなる。ムンプスは 16～18 日の潜伏期間を経て，髄膜炎，脳炎および乳腺炎など耳下腺以外の臓器にも多彩な病態を引き起こす。泌尿器科領域で問題となる精巣炎の対象は，10 歳以下では非常に稀であり，15～40％に合併するとされる思春期以降の症例が大半である。精巣炎の発症は，耳下腺腫脹から 7 日前後が大半であるが，約 30％は耳下腺炎の合併を認めない症例であり，注意が必要である。症状としては，腫脹や疼痛などの局所症状以外に，高熱，悪心・嘔吐および頭痛など全身症状の遷延を認める症例も少なくない。患側部位は片側性が多いが，15～30％の症例が両側性とされている。

2 診療方針

理学的所見として，精巣の圧痛および熱感はもちろんのこと，85％に精巣上体炎が合併することに注意が必要である。画像診断では，超音波検査にて患側精巣および精巣上体の腫脹およびドップラー検査での血流増加を認めるが，ほかの感染性疾患と比較して特異的な所見が存在するわけではない。細菌感染などとの鑑別において参考となる所見としては，①尿沈渣にて白血球の出現が軽度であることおよび，②採血検査においてほかのウイルス疾患同様にCRPの上昇と比較して，白血球数は基準値内または軽度上昇のみであるという 2 点である[2]。確定診断は，ウイルスの証明が必要

表 1　急性耳下腺腫脹例におけるムンプス抗体の特徴と診断

既往歴	ワクチン歴	IgM 抗体	IgG 抗体 抗体価	IgG 抗体 avidity*	診断
なし	なし	+〜++	+	弱い	ムンプス初感染
なし	なし	−〜+	+++	強い	ムンプス再感染
なし	なし	−	−/+	強い	ムンプス以外の原因
なし	あり	+〜++	+	弱い	一次性ワクチン不全#
なし	あり	−〜+	+++	強い	二次性ワクチン不全$
なし	あり	−	+	強い	ムンプス以外の原因
あり	なし	−	+	強い	ムンプス以外の原因
あり	なし	−〜+	+++	強い	ムンプス再感染

*IgG 抗体結合力検査であり, 鑑別診断に有用とされるが保険適用外である。
#一次性ワクチン不全：ワクチン接種後に有効な免疫が誘導されなかったためムンプスに罹患すること。
$二次性ワクチン不全：ワクチン接種後の免疫の減衰により自然ムンプスに罹患すること。

〔庵原俊昭：臨床とウイルス 36：50-54, 2008 より引用改変〕

となるが, ウイルス RNA を証明する RT-PCR 法は保険適用外である。したがって, ムンプスウイルス抗体を証明する IgM および IgG 血清抗体検査が施行されるのが実情である。抗体価の結果の解釈であるが, ムンプスはワクチンによる免疫獲得能の多様性などにより苦慮することも少なくない[3]。表 1 にその解釈を記すが, 自信がもてない場合は積極的に小児科医や感染症専門医などにコンサルトすることなど, 柔軟な対応が必要と考える。

3　対処の実際

残念ながら特異的な抗ウイルス薬の開発はなされておらず, 治療としては対症療法のみである。まずは, 局所の冷罨および安静を勧める。薬物治療としては, 非ステロイド性消炎鎮痛薬の投与を中心に, 細菌感染が否定できないと判断した場合は抗菌薬の併用を行う。感染症疾患に対して抗炎症目的に使用されることのあるステロイド薬は, ステロイド薬そのものによるテストステロン抑制作用→LH-FSH の上昇が, ムンプス精巣炎後の精巣萎縮を助長することが指摘されており勧められない[2,4]。

急性期の対応として, 周囲への感染予防としての説明を忘れてはならない[1]。ムンプスは, 学校保健安全法第 2 類の学校伝染病であり, 登校禁止期間に関しては「耳下腺の腫脹が消失するまで」とされている。受診時, 耳下腺腫脹が残存している場合, 学生では出席停止の対象であることを説明する必要がある。また, 成人患者の場合もこれに準じて休業期間とすることをお勧めする。

亜急性期の経過および特有な合併症についての説明も重要である。亜急性期に入り腫脹が改善しても, 約 20％の症例で 2 週間以上の疼痛の遷延化が報告されている。その後は, 約 30〜50％に患側の精巣萎縮が認められる。また, 妊孕能への影響としては, 片側例では 10％ほどに, 両側例では 30％以上に不妊へ移行する可能性があることを伝えておく必要がある。妊孕能への影響として, 精液検査の希望がある場合は罹患から 3 か月ほどは精子奇形の出現が指摘されており[2], 罹患後 6 か月程経過してから施行することを勧める。

4　処方の実際

非ステロイド性消炎鎮痛薬

処方例①
ロキソニン®錠（60 mg）1 回 1 錠　1 日 3 回　食後

処方例②
ボルタレン®錠（25 mg）1 回 1 錠　1 日 3 回　食後,

またはボルタレン® SR カプセル（37.5 mg）1回1カプセル　1日2回　食後

細菌感染が否定できない場合の抗菌薬

処方例③
フロモックス®錠（100 mg）1回1錠　1日3回　食後

処方例④
バナン®錠（100 mg）1回1錠　1日2回　食後

◆ 文献 ◆

1) 岸辺　幹, 原渕保明：感染症の病態と診断・治療（I）―流行性耳下腺炎. 医学と薬学 65：612-617, 2011
2) Davis NF, McGuire BB, Mahon JA, et al：The increasing of mumps orchitis：a comprehensive review. BJU International 105：1060-1065, 2010
3) 庵原俊昭：終生免疫の神話―おたふくかぜの再感染と Vaccine Failure の臨床. 臨床とウイルス 36：50-54, 2008
4) Casella R, Leibundgut B, Lehmann K, et al：Mumps orchitis：report of a mini-epidemic. J Urol 158：2158-2161, 1997

〔根本　勺〕

そのほかの疾患

亀頭包皮炎

仮性包茎であり、なかなか完治しないと訴えている患者です。

重要度ランク ★ | 糖尿病患者での併発など日常診療でも遭遇する疾患

代表的主訴・所見
- 亀頭包皮の発赤、びらんおよび浮腫
- 化膿連鎖球菌感染の場合は排膿を認める症例が多い

Point
- 仮性包茎という概念は、本邦で慣習的に使用されている表現であり、海外ではそのような分類を用いていない。
- 成人の亀頭包皮炎は、小児症例とはその誘因を異にしていることが少なくない。
- 糖尿病などの全身性疾患の一症状として出現していることもあり、難治例の場合は、皮膚科医および内科医などとの連携など柔軟な対応が必要と考える。

1 診療の概要

亀頭包皮炎の誘因としては、一般的に細菌性、真菌性およびウイルス性などの感染性疾患が多いとされているが、筆者の調べえたかぎり、本邦における疫学は不明である。近年の特徴としては、口腔性交がその誘因とされる化膿連鎖球菌による亀頭包皮炎の増加が指摘されている[1,2]。難治例の場合、感染性疾患以外に、接触性アレルギーおよび定期的内服薬を誘因として起こる場合もある[3]。また、糖尿病の場合は、実に30％に及ぶ症例で亀頭包皮炎の合併がみられたとの報告があり、注意が必要である[4]。近年、新たな糖尿病治療薬である renal sodium-glucose co-transporter 2（SGLT2）阻害薬による性器感染症の増加が懸念されているが、感染症の定義が曖昧で、本邦では結論が出ていない[5,6]。

2 診療方針

局所の診察により、発赤、びらんおよび浮腫の程度をしっかり把握し、病歴を十分に聴取することが重要である。特に、排膿を認めている場合は、化膿連鎖球菌感染を考慮し、風俗産業への往来および口腔性交の有無を確認しておくべきである。

3 対処の実際

発赤のみでびらん、浮腫や排膿を伴わない場合は、患者が包茎を気にするあまり局部を石鹸などで洗いすぎている場合も少なくなく、過剰な処置は必要ないことを指導する。発赤や浮腫を中心とし排膿を伴わない難治例では、真菌性および接触性などのアレルギー性などを考慮する。特に、糖尿病患者では真菌感染が高率である[5,6]。抗真菌薬の外用が第一選択薬であるが、それでも改善のない場合は皮膚科医との連携を考慮すべきである。化膿連鎖球菌の場合、外用薬は無効なことが多いので、内服の抗菌薬投与を積極的に考慮すべきである。

さらに、寛解再燃を長期間繰り返すよう症例では、閉塞性乾燥性亀頭炎（balanitis xerotica obliterans：BXO）となり，高齢者では排尿にも影響をきたす場合があるので注意が必要である（詳細は，61ページを参照）。糖尿病を合併した難治例の場合は，包茎そのものの手術療法による尿路感染の発症の軽減効果なども考慮し[7]，積極的に環状切除を施行すべきと考えている。

4 処方の実際

発赤のみで感染が否定的な場合

石鹸をつけて強く洗うことはせず，軽くお湯で洗い流す程度の処置を指導する。

真菌感染が疑われた場合

処方例①
アスタット®軟膏（1％） 1日1回 塗布

処方例②
メンタックス®クリーム（1％） 1日1回 塗布

処方例③
ラミシール®クリーム（1％） 1日1回 塗布

化膿連鎖球菌の場合

● ペニシリン系抗菌薬

処方例④
ビクシリン®カプセル（250 mg）1回1カプセル 1日4回 7日間，またはサワシリン®カプセル（250 mg）1回1カプセル 1日3回 食後 7日間

● ペニシリン系抗菌薬無効例

処方例⑤
バクタ®配合錠 1回2錠 1日2回 7日間，またはダラシン®カプセル（150 mg）1回1カプセル 1日4回 7日間

◆ 文献 ◆

1) 若月 晶：化膿連鎖球菌による成人の亀頭包皮炎47例の検討．泌尿紀要 51：737-740, 2005
2) Hasegawa T, Hata N, Matsui H, et al：Characterisation of clinically isolated *Streptococcus pyogenes* from balanoposthitis patients, with special emphasis on emm89 isolates. J Med Microbiol 66：511-516, 2017
3) Buechner SA：Common skin disorders of the penis. BJU Int 90：498-506, 2002
4) Köhn FM, Pflieger-Bruss S and Schill WB：Penile skin diseases. Andrologia 31：3-11, 1999
5) Kalra S and Chawla A：Diabetes and balanoposthitis. J Pak Med Assoc 66：1039-1041, 2016
6) 桧山佳樹，市原浩司，髙橋聡，他：糖尿病患者の尿糖排泄増加と尿中微生物の増殖．日化療会誌 64：726-729, 2016
7) Morris BJ：Why circumcision is a biomedical imperative for the 21 (st) centuries. Bioessays 29：1147-1158, 2007

〔根本 勺〕

閉塞性乾燥性亀頭炎

排尿困難を訴えている患者です。

重要度ランク ★ | 外来診療で一般的に遭遇する。対処法，最新情報を再確認すべき疾患。男性包皮，陰茎部に発生する硬化性苔癬であり，単純な真性包茎の認識だけでは管理が不十分である

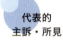
代表的主訴・所見
- 排尿困難，尿線の乱れ
- 包皮の肥厚，癒着，白色変化を伴う包茎病変

Point
- 閉塞性乾燥性亀頭炎は包皮の癒着，肥厚により高度の包茎病変を呈する。
- 多くに種々の程度の尿道狭窄を合併する。
- 主な治療は局所ステロイドの塗布と，包茎に対する環状切除，尿道狭窄に対する尿道切開術や尿道形成術である。
- 再発のリスクが高く，注意深いフォローアップが必要である。

1 診療の概要

閉塞性乾燥性亀頭炎（balanitis xerotica obliterans：BXO）は，男性の亀頭，包皮に生じたリンパ球主体の慢性炎症性皮膚病変で，1928年にStühmer[1]が尿道狭窄を伴った，包茎術後の残存包皮に発生した例を最初に報告した。陰部の皮膚病変として硬化性苔癬（lichen sclerosus：LS）は，男性より高い頻度で女性にも生じるが，男性陰部に生じたLS病変はBXOとして記載されるのがほとんどである。

通常BXOは包皮，亀頭に病変を生じるが（57％），通常は肛門周囲には生じない。また狭窄病変として外尿道口（4％）や尿道（20％）にまで浸潤する[2]。

症状は瘙痒症，疼痛，灼熱感，包皮翻転不能，包皮の硬化，排尿困難，尿勢低下などである。初期段階では亀頭部や包皮に限局した灰白色の色調変化がみられ，やがて皮膚の弾性は消失して，包皮は翻転不能となり，肥厚して性交時に亀裂が生じ，性交困難にもなる。

Kizerら[3]の調査では，発生頻度はBrooke Army Medical Center 153,432人中108人，0.07％の発生率であった。発症年齢は，福岡新水巻病院では，全例高齢者（9例，平均年齢80歳）であった（表1）が，Kizerら[3]のこの調査では，0歳から90歳まですべての年齢層に生じるが，20〜30歳は，ほかの年齢層の2倍の発生率となっていた。

まとまった症例数の報告は小児泌尿器科領域からが多いが，Yardleyら[4]によると，包皮に関する問題で受診のあった422例（平均6歳2か月，3か月〜16歳）のうち，186例（44.1％）に手術の既往（環状切除148例，包皮癒着剥離33例，包皮小帯形成術5例）があり，そのうち110例で病理学的検討が施行されたが，環状切除148例中，51例（34.5％）にBXOがみられた。全体でみると受診した症例の12.1％にBXOがみられたこととなる。

本邦でも小児泌尿器科領域において，前医での包茎術後に，高度な癒着や皮膚の萎縮が生じて，

表1 福岡新水巻病院におけるBXO症例

症例	年齢（歳）	初診日	受診理由	併存疾患	治療
1	84	2006年5月	急性前立腺炎症状	急性前立腺炎 前立腺肥大症	なし
2	91	2009年10月	頻尿	急性心筋梗塞	局所ステロイド
3	79	2010年1月	カテーテル挿入困難	多発外傷，糖尿病 腎不全，肺炎	剝離 ブジー
4	80	2010年1月	排尿困難		環状切除
5	86	2010年7月	排尿困難	前立腺癌	外尿道口切開 環状切除
6	75	2011年4月	勃起不全	膵癌，胃癌	局所ステロイド
7	77	2012年2月	排尿困難	前立腺癌	環状切除
8	75	2012年3月	腹部大動脈瘤手術時 カテーテル挿入困難	腹部大動脈瘤	背面切開 癒着剝離
9	76	2014年2月	尿失禁，排尿時痛	背面切開後状態	環状切除

（上記は2003年6月～2018年6月に福岡新水巻病院泌尿器科受診患者のうち，平均年齢80.3±5.6歳）

BXOの診断に至ることがある。

原因には自己免疫の関与や，感染，内分泌環境，環状切除後瘢痕部に発生するLS病変，高圧排尿による尿の亀頭内への流入などの局所刺激など考えられるが，いまだ確定的な原因は不明である。

2 診療の方針

BXOの特徴的な所見は，包皮の癒着，萎縮を伴う高度の包茎で，ピンホール状所見（**図1a**）があれば，それだけで排尿障害は生じうる。したがって包皮環状切除（**図1b**）は第一に挙げられる治療法である。しかし，包皮病変のみを注視せず，尿道全体に至る狭窄病変を想定して治療すべきであり，そのなかには高度の形成術を要する病態もある。

BXOと陰茎癌の因果関係は確定されていない。少なくとも女性において，LSは前癌状態（initiatorおよびpromoter）として認識されること[5]，欧州泌尿器科学会の陰茎癌診療ガイドライン[6]では，比較的高い相関を示す前癌病変（precursor lesion）としてとらえられていることを考慮すると，すべての環状切除の検体を病理診断に供する

ことは困難でも，長期にわたるBXOの罹患歴があり，環状切除をしても症状が改善しない症例では注意深いフォローアップは必要である。さらに，本疾患は再発のリスクが高いことを念頭に置いて，環状切除後であっても，萎縮や尿道狭窄，外尿道口狭窄の症状に注意しながら経過をみていく。筆者の経験した症例でも術後4年5か月以上経て，部分的に白色調のわずかな癒着再発をみる例（**図2a**）や，2年9か月で全周性の癒着再発をきたしたものがある（**図2b**）。このような再発は尿道狭窄でも同様に生じる。

3 対処の実際

包皮に限局した病変であれば，局所治療としてステロイドは有効で，慢性炎症過程を抑制し臨床的な効果も期待できる。組織学的にも改善効果があり，早期の段階では病勢の進行を遅らせることができる。英国LSのガイドライン[5]では，まず3か月間ステロイドを使用して，改善しない場合手術を検討する。包茎のある場合，包皮内面にもステロイドの塗布を綿棒など用いて行う。

筆者らが対処した症例については，**表1**に示す

そのほかの疾患　63

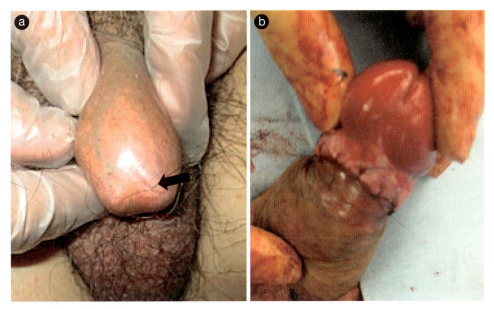

図1　症例9，76歳男性
a：術前写真。矢印は，わずかに見えるピンホール状の包皮。b：同症例の術中写真。環状切除直後（腹側面から観察）。

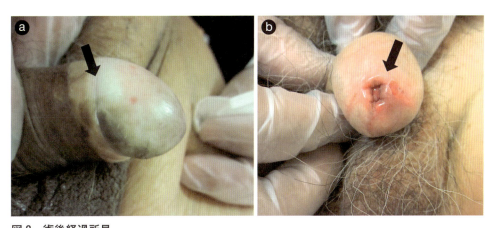

図2　術後経過所見
a：症例5，環状切除後4年5か月目の写真。冠状溝に軽度の白色調，癒着性変化が見られる（矢印）。b：症例7術後2年9か月目，全周性に再発を認めた（矢印）。この時点で排尿障害を訴えず，局所ステロイド治療を開始した。

ごとく受診のきっかけも，自覚症状のあるものから，病識がなく手術時のカテーテル挿入困難や，導尿の際に気づかれてコンサルトされることなどさまざまである。本来なら，ほとんどは手術適応があると思われるが，排尿症状などの自覚症状を伴わない例では手術にまで至らず，やむなく局所ステロイド投与を行ったが，以後受診のない症例も多かった。

手術的治療は大きく2つの病態に対して行う。勃起時や性交時痛につながる包皮翻転不能に対してと，尿道まで浸潤する狭窄病変に対してである。前者は高度の包皮の萎縮，さらに癒着性の包

茎病変として認識することがほとんどなので，前述したとおり包皮環状切除が勧められる。

手術は通常の真性包茎に準じて行うが，炎症性癒着が強い場合は比較的難渋する。術前からステロイド軟膏の塗布は試みてよい。また，最初に背面切開を行い，包皮と亀頭の間の線維性癒着を鋭的に剥離して一度翻転可能となるかみるが，癒着肥厚が強度で鋭的剥離が全周性に必要な例では，12時方向のslitに固執せず，複数のslitをおいて剥離は少しずつ行いながら翻転を行っている。

再発傾向と思われる場合，あるいは最初にステロイドを使用した後，手術時にまだ活動性病変を懸念したときには，包皮病変のみでなく尿道狭窄なども念頭に置いて，積極的なステロイド局所継続使用もためらわずに行う[5]。

尿道閉塞病変は男性では50％近くに生じるが，女性にみられたとする報告はない[2]。尿道狭窄は，内視鏡上尿道は色調に乏しく（pale）毛羽立っている（shaggy）。狭窄は球部尿道部にまで及ぶことがあるが，狭窄部はそこで終わり，病変より近位部との境界は明瞭であり，前立腺部尿道に及ぶことはない。したがって膀胱内病変の報告はない[2]。

狭窄病変に応じて，外尿道口切開や外尿道口形成術，経尿道的内尿道切開術など行う。特に舟状窩部までの狭窄で，再発難治例には拡大尿道口形成術まで行われる[2]。

重度の狭窄例では，占拠病変全体を切除するといった尿道形成術が必要なこともある。球部尿道まで狭窄が及び，同部までの尿道全体の修復が困難な症例では，尿道会陰瘻孔形成術（perineal urethrostomy）が行われることもある[2,7]。

切除包皮の病理提出の必要性については，Alyamiら[8]は，小児では臨床的にLSを想定し手術した症例の85％は，病理学的にもBXOと一致しており，費用対効果の点からも全例提出は不要と報告している。小児では陰茎扁平上皮癌の発生報告はないが[9]，年長者の場合，併存する扁平上皮癌の可能性を念頭に置くと，全例病理標本に提出すべきとする考えが妥当と判断する[5,9]。

4 処方の実際

局所ステロイドは最初に用いるべき局所治療薬である。早期の診断がつけば，ステロイド投与で疾患の進行を抑制できる可能性がある。強めのステロイド（strongest, very strongまたはsuper potent, potent）が有効である。また外尿道口狭窄にも形成術前にdilatorやカテーテル，綿棒などを用いてステロイドを使用することが勧められる[5,10]。

さらに強固な線維性癒着などを伴った症例では，術後も再発予防にステロイド軟膏の塗布も考慮する。ただし，ステロイドの種類や投与期間に関しての統一された見解はまだないが，ガイドラインでは強力ステロイドであるクロベタゾール（strongest）の1〜3か月使用を勧めている[5]。

その他，治療抵抗例には，病変内にタクロリムス軟膏使用も報告されているが[9]，まだ十分なエビデンスはなく[5]，前提として組織学的にBXOが確認され，悪性所見がないことであり，本邦では保険適用外（アトピー性皮膚炎のみ）である。

処方例①
デルモベート®クリーム（strongest） 1日数回 適量を塗布

処方例②
ジフラール®クリームまたはダイアコート®クリーム（strongest） 1日数回 適量を塗布

処方例③
アンテベート®クリーム（very strong） 1日数回 適量を塗布

◆ 文献 ◆

1) Stühmer A : Balanitis xerotica obliterans (post-operationem) und ihre Beziehungen zur "Kraurosis glandis et praeputii penis". Arch Derm Syph 156 : 613-623, 1928
2) Pugliese JM, Morey AF and Peterson AC : Lichen sclerosus : review of the literature and current recommendation for management. J Urol 178 : 2268-2276, 2007

3) Kizer WS, Prarie T and Morey AF：Balanitis xerotica obliterans：epidemiologic distribution in an equal access health care system. South Med J 96：9-11, 2003
4) Yardley IE, Cosgrove C and Lambert AW：Pediatric preputial pathology：are we circumcising enough？ Ann R Coll Surg Engl 89：62-65, 2007
5) Lewis FM, Tatnall FM, Velangi SS, et al：British Association of Dermatologists guidelines for the management of lichen sclerosus, 2018. Br J Dermatol 178：839-853, 2018
6) Hakenberg OW, Minhas ES, Necchi A, et al：EAU guidelines on penile cancer. 2018 update, http://uroweb.org/guideline/penile-cancer/（2019年2月閲覧）
7) Granieri MA, Peterson AC and Madden-Fuentes RJ：Effect of lichen sclerosis on success of urethroplasty. Urol Clin N Am 44：77-86, 2017
8) Alyami FA, Bateni ZH, Odeh R, et al：Routine histopathological examination of the foreskin after circumcision for clinically suspected lichen sclerosus in children：Is it a waste or resources？ Can Urol Assoc J 12：E231-E233, 2018
9) Celis S, Reed F, Murphy F, et al：Balanitis xerotica obliterans in children and adolescents：A literature review and clinical series. J Pediatr Urol 10：34-39, 2014
10) Potts BA, Belsante MJ and Peterson AC：Intraurethral steroids are a safe and effective treatment for stricture disease in patients with biopsy proven lichen sclerosus. J Urol 195：1790-1796, 2016

〔髙橋　康一〕

フルニエ壊疽

基礎疾患に糖尿病があり，会陰から陰嚢にかけて腫脹し，異臭を放つ患者です。

重要度ランク ★★　稀な疾患だが不可逆的転帰の可能性がある。必ず押さえておくべき疾患。安易に保存的治療を選択すると致死的となる urologic emergency。早急な診断と外科的治療が必要

代表的主訴・所見

- 会陰部，陰嚢部，肛門周囲，大腿部の発赤，腫大，疼痛，暗青色，黒色変化
- 急速進行性病変
- 発熱，敗血症性ショック

Point

- フルニエ壊疽は劇症，進行性の壊死性筋膜炎で，早急に好気性菌と嫌気性菌の複数菌感染に対する抗菌薬投与を開始する。
- 治療の主体は早期の徹底したデブリドマンであり，その後植皮術などの形成術を行う。
- 補助的治療として高圧酸素療法も施行する。

1 疾患の概要

フルニエ壊疽は会陰部，外性器部，肛門周囲に生じる感染性の壊死性筋膜炎（necrotizing fasciitis：NF）であり，1883 年に Fournier[1] が最初に報告して，その名を冠している。発症初期は蜂窩織炎（cellulitis）と鑑別が困難であるが，真皮から皮下脂肪組織に及ぶ蜂窩織炎と比べ，NF は炎症の主体はより深層で，筋肉を包んでいる筋膜上まで（浅層筋膜から深層筋膜間）に生じる。数時間の単位で急速に進行して致命的となる。

好発年齢は 50～60 歳で，ほとんどが男性例であるが，女性発症もある。基礎疾患を有する compromised host 発症例が大多数である。糖尿病や，アルコール常用，抗癌化学療法中や慢性腎不全などの免疫抑制状態が挙げられる。なお FDA（米国食品医薬品局）は 2018 年 8 月，糖尿病治療薬である sodium glucose cotransporter-2 inhibitors（SGLT2 阻害薬）投与中の患者に，通常の糖尿病治療薬より多くのフルニエ壊疽発症例を示し，同薬の添付文書と患者向け医薬情報への警告記載を要求した[2]。

本疾患の主な感染門戸は 3 経路で，①尿路感染症が尿道周囲腺に波及して生じる場合，②肛門周囲や坐骨直腸部の膿瘍が尿生殖隔膜を越えて広がっていく場合，③陰嚢や会陰部の外傷や感染で，当初は小さな膿瘍や蜂窩織炎から急速進展発症する場合である。それぞれに経尿道的操作，経尿道的手術後や，直腸粘膜生検や痔瘻手術などの肛門直腸操作後，陰嚢内手術後などの既往があることが多い。原因菌は感染経路から尿路感染症の原因菌か尿道の常在菌，下部消化管中の常在菌，陰嚢皮膚常在菌などである。

フルニエ壊疽は，外陰部以外の A 群連鎖球菌による NF に代表されるような，単一の強毒菌感染というより，大腸菌などの好気条件下でも発育で

そのほかの疾患

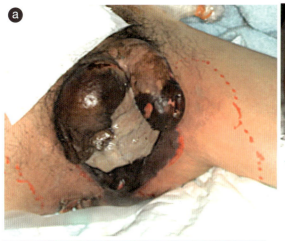
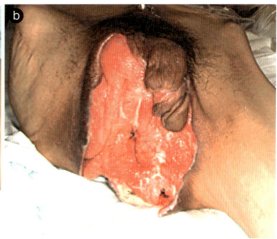
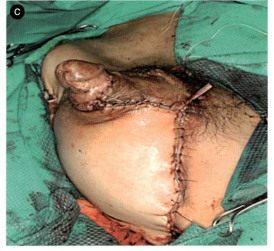

図1 フルニエ壊疽症例（59歳男性：基礎疾患　糖尿病，脊髄損傷）
a：受診時（発症4後日目）。右陰嚢部は虚血性変化で黒色に変色している。左陰嚢皮膚は壊死にて脱落し，感染性の皮下組織が露出している。陰茎基部にも脱落壊死は及び，また亀頭部を覆う包皮は黒色変化がみられる。なお本症例は糖尿病性壊疽のために，3年前に右大腿切断術を施行されている。
b：デブリドマン施行後10日目。壊死組織は除去されて，新鮮な肉芽が盛り上がっている。写真では確認しがたいが，両側精巣は肉芽組織の中にあり壊疽からは保たれている。
c：発症後40日目。デブリドマン施行後，大腿前面筋皮弁術を施行した。

きる菌とBacteroides属などの偏性嫌気性菌との複数菌感染であることが多く，比較的virulenceの低い細菌どうしの病原因子が協調的に作用する結果生じてくる。

2　診療の方針

本疾患は速やかな外科的処置をとるべきurologic emergencyとして認識し，安易に保存的治療のみを前提とした対処はとらないようにする。

まず特徴的な臨床症状に注目する。陰嚢の腫大，疼痛，発赤がみられ，高頻度に発熱を伴う。陰嚢皮膚の発赤は48～72時間で暗青色に変化してくる（図1a）。なお細菌の嫌気性代謝により発生した水素と窒素が組織内に残存し，皮下に蓄積されてプチプチという捻髪音（crepitus）や握雪感がみられる。また治療が不適切であると4～5日で壊疽が進行し，腐敗が起こり悪臭を放つようになる。この時点で悪寒，戦慄，イレウス，チアノーゼなどの敗血症症状も出現する。

臨床症状からフルニエ壊疽を疑えば，臨床検査で敗血症の重篤度を判定し，感染巣の範囲を的確に画像検査で確認する。原因菌の同定は必ず行う。複数菌感染であることが多いので，必ず嫌気性菌培養も行う。そのうえで，まずは抗菌薬のempiric therapyを開始するが，主たる治療は，デブリドマンであることを前提にして，種々の臨床検査や全身状態の管理，さらに外科的治療に追加

表1 Laboratory risk indicator for necrotizing fasciitis score

variable	value			score		
CRP (mg/dL)	<15.0		≧15.0	0		4
WBC (/μL)	<15,000	15,000〜25,000	>25,000	0	1	2
Hb (g/dL)	>13.5	11〜13.5	<11	0	1	2
Na (mEq/L)	≧135		<135	0		2
Cr (mg/dL)	≦1.6		>1.6	0		2
Glucose (mg/dL)	≦180		>180	0		1

total score	0〜5	6〜7	8〜13
risk (probability)	low (<50%)	moderate (50〜75%)	high (≧75%)

(Wong CH, et al : Crit Care Med 32 : 1535-1541, 2004 より引用)

する補助的治療の計画を練っていく。

3 対処の実際

診断，検査

捻髪音を伴わない陰嚢の発赤，腫脹では，精巣上体炎や精索捻転との鑑別が必要だが，フルニエ壊疽では精索からの血流があり，陰部，陰嚢皮膚の微小血栓による循環障害の領域からは血行支配が独立しているので，精巣や精巣上体は侵襲なく保たれていることがほとんどである。

臨床検査はフルニエ壊疽に限定されたものはないが，通常の重症感染症に準じて施行する。NFの診断には，LRINEC（laboratory risk indicator for necrotizing fasciitis）score が有用といわれている。CRP，WBC，Hb，Na，血清クレアチニン，血糖値を表1のごとくスコア化し，6点以上でNFを疑うとした[3]。さらに最近の報告[4]に，症状のスコアリング化と死亡率など予後との相関を論じるものが多い。それらには Fournier's Gangrene Severity Index（FGSI）や updated the FGSI（UFGSI），the Combined Urology and Plastics Index（CUPI）など種々あり，LRINEC との比較などを論じたものなどがあるが，本稿ではその詳細は省略する。

画像検査では，X線単純撮影で罹患部の軟部陰影に交じって空気がみられることがある。超音波検査では陰嚢皮膚や陰茎部が炎症や浮腫により肥厚する。CTは必ず施行して骨盤内の壊疽の拡大状況や侵襲臓器，発症の誘因となる病変の同定を行い，デブリドマンの範囲を決定する。

MRIも筋肉や脂肪の変性や液体貯留の範囲をみるのに有用であるが，CTほど簡便ではないので，病態の緊急性を鑑み，優先して施行すべき検査とは位置づけない。

治療

治療の主体は緊急的に施行すべきデブリドマン（図1b）である。この場合，皮下組織の十分な除去が必要である。最初の手術後には患者のモニタリングを慎重に行い，術後，全身性の炎症所見の改善がなければ，24〜48時間後には早急に病変の再評価を行い，残存する壊死組織に対して再手術を考える。このようなデブリドマン後の広範な皮膚欠損に対する再建術には分層植皮が最もよく用いられるが，ほかに筋皮弁（図1c），大網皮弁などがある。

正常部との境界が不明瞭のとき，ペンローズドレーンを皮下にトンネル状に貫通させて留置する through and through 法があるが，基本的にドレナージのみでは死亡率が極端に高くなる。

デブリドマン後の管理に，佐田ら[5]は，女性の症例で局所陰圧閉鎖療法（negative pressure wound therapy：NPWT）が有効であったと述べている。筆者は使用した経験はないが，男性例で陰囊部位に十分に adaptation 可能なら，術後の管理に一考してよいかもしれない。

なお，精巣自体は非侵襲であるので，精巣摘除は不要のことが多いが，さらに膀胱瘻造設，人工肛門は症例に応じて決定する。

抗菌薬

デブリドマンの前から注射抗菌薬による早急の empiric therapy を行う。フルニエ壊疽は前述したように，A 群連鎖球菌による typeⅡの NF というより，連鎖球菌以外の複数菌感染 typeⅠ NF であることがほとんどであるから[6]，カルバペネム系抗菌薬またはタゾバクタム・ピペラシリン配合薬にクリンダマイシンを併用する。さらに MRSA の混合感染が否定できない場合，これらにバンコマイシンを併用する。いずれも原因菌の同定がなされれば，速やかに definitive therapy に移行する[6]。ただし嫌気性菌のクリンダマイシン耐性化傾向には注意を要する。

高圧酸素療法（hyperbaric oxygen therapy：HBO）

HBO は有効であるとする報告が多い[7]。作用機序は，好中球の酸素依存性殺菌能の賦活化作用，組織の酸素濃度の増加に伴う嫌気性菌の抑制，線維芽細胞や血管新生の促進による創傷治癒機転傾向，血管攣縮に伴う局所の浮腫の軽減，抗菌薬の細胞内移行の促進などである。

その他の補助的局所治療

抗菌薬に併用して，未処理の蜂蜜（unprocessed honey）を局所に用いることで，低い pH や高浸透圧，酵素活性などが組織壊死や細菌に作用し，有効性を示唆する総説もあるが，また反対の所見もあり，今後の前向き検討が必要である[4,8]。

また分層植皮術の際に自己の多血小板血漿/トロンビンゲル（autologous platelet-rich plasma/thrombin gel）を塗布して良好な結果を得た報告もあるが[9]，本邦では保険適用の面からも使用は難しい。現時点では，手術以外の局所治療には，現実的には大きな期待はもてない。

予後

死亡率は報告者により大きく異なるが，多くは20％程度である。死亡率の関連因子で種々の報告で比較的共通するのは，年齢，肛門直腸部からの炎症，治療開始の遅れ，アルコール常用などである。特にアルコール依存症患者では糖尿病の有無や年齢，侵入経路などのほかのリスク因子より死亡関連性は高い。一方治療開始の遅れは，5日を超えるとデブリドマンから感染症状の消退に要する時間，死亡率などが悪化する。

4 処方の実際[6]

フルニエ壊疽に用いる薬剤は，循環動態に関する薬剤や，創処置に用いる薬剤など数多くあるが，以下に抗菌薬に限定してガイドラインから具体的な推奨治療薬を列記する。あくまで empiric therapy としての位置づけである。

処方例①
メロペン®注　1回1g　1日3回　点滴静注

処方例②
チエナム®注　1回1g　1日3回　点滴静注＊

処方例③
フィニバックス®注　1回1g　1日3回　点滴静注

①～③のいずれかに，

処方例④
ダラシン®S注　1回900 mg　1日3～4回（添付文書上の上限は1日2,400 mg，それを超えればインフォームド・コンセントが必要）併用

処方例⑤
ゾシン®注　1回4.5 g　1日4回　点滴静注

濃厚な医療曝露歴があり MRSA のリスクがあ

る場合，上記にバンコマイシンを併用する。

(*は保険適用外)

◆ 文献 ◆

1) Fournier JA：Gangrene foundroyante de la verge. Semaine Med 3：345-347, 1883
2) Food and Drug Administration：FDA warns about rare occurrence of a serious infection of the genital area with SGLT2 inhibitors for diabetes, https://www.fda.gov/downloads/Drugs/DrugSafety/UCM618466.pdf（2018年11月閲覧）
3) Wong CH, Khin LW, Heng KS, et al：The LRINEC (Laboratory Risk Indicator for Necrotizing Fasciitis) score：a tool for distinguishing necrotizing fasciitis from other soft tissue infections. Crit Care Med 32：1535-1541, 2004
4) Pais VM, Jr, Schwartz BF, Santra T, et al：Fournier Gangrene, https://emedicine.medscape.com/article/2028899（2019年1月閲覧）
5) 佐田　潔，宮本俊之，浅原朝彦，他：当科で経験したフルニエ壊疽の1例．整外と災外 60：592-597, 2011
6) JAID/JSC感染症治療ガイド・ガイドライン作成委員会（編）：皮膚軟部組織感染症．JAID/JSC感染症治療ガイド 2014. pp183-202, ライフサイエンス出版，東京，2014
7) 井上　治，久保田一朗，田村裕昭，他：*Clostridium*性ガス壊疽，壊死性筋膜炎，Fournier壊疽など致死性軟部感染症に対する高気圧療法（HBO）―国内外の主要な文献から．日高気圧環・潜水医会誌 45：49-66, 2010
8) Singh A, Ahmed K, Aydin A, et al：Fournier's gangrene. A clinical review. Arch Ital Urol Androl 88：157-164, 2016
9) Hersant B, SidAhmed-Mezi M, Bosc R, et al：Autologous platelet-rich plasma/thrombin gel combined split-thickness skin graft to manage postinfectious skin defects：A randomized controlled study. Adv Skin Wound Care 30：502-508, 2017

〔髙橋　康一〕

そのほかの疾患　71

ストーマ周囲炎

難治性の回腸導管のストーマ周囲炎を訴えている患者です。

重要度ランク ★★　ストーマ周囲炎自体，稀ではないが，対処法を間違えると重症化する恐れがある

代表的主訴・所見
- 皮膚からの出血，滲出液，痛み，かゆみ
- 皮膚のびらん，潰瘍

Point
- ストーマ周囲炎の重大性を十分理解し，患者の苦痛を理解する。
- ストーマ周囲炎の発症原因を十分検討し，それに合わせた対処法を実施する。
- 治療にあたってはWOC認定看護師やストーマ管理に精通したスタッフとともに，チーム医療としてストーマ周囲炎に対応する。

1 診療の概要

　局所浸潤性膀胱癌に対し，膀胱全摘除術は標準的治療とされ多くの施設で実施されている。膀胱全摘除術の実施に伴い，尿路変向術が実施されているが，そのなかで最もポピュラーなものが回腸導管造設術である。本術式は1950年代にBrickerら[1]が報告し，その後60年以上にわたり実施されてきたもので，尿路感染や腎機能障害の頻度が比較的低率で優れた尿路変向術であると認識されている。しかし，その経過中にある程度の頻度でストーマに伴う問題が出現することも知られている。この点は比較的重要な問題でありながら必ずしも十分な情報が提供されていない。Szymanskiらは，そのレビューにおいてストーマに伴う合併症が15～65％でみられると報告しているが，施設間，報告者間で大きな差がみられている[2]。その理由として，担当している医師，看護師のみならず患者自身もストーマ関連合併症を合併症として認識していない可能性があるのかもしれない。
　ストーマ関連合併症は，大きく分けてストーマとして用いている腸管および腹壁の異常に伴うものと，ストーマ周囲の皮膚に起こる問題の2つに大別される。前者の代表が，傍ストーマヘルニアやストーマの脱出・翻転であり，これらの多くは外科的修復術が必要になる。一方，後者の代表であるストーマ周囲炎は，外科的治療が行われることがなく，大部分はストーマ保護材の変更や軟膏処置などの保存的処置で対処される。そのため，多くの医師はその重大性を認識することなく，処置の多くを看護師に任せている。
　しかし，これまでの検討ではストーマ周囲炎は患者のQOLを著しく障害し，術後の患者の不満の大きな部分を占めるとされる。その点で皮膚・排泄ケア認定看護師やストーマ管理に精通したスタッフとともに，チーム医療としてストーマ周囲炎に対応する必要がある。ストーマ周囲炎の原因は，化学的障害，機械的障害，感染，免疫学的障害，疾患関連障害に大別され[2]，これらに合わせた対処法が必要である。

2 診療方針

　ストーマ周囲炎に対する診療において最も重要

なことは，これらを発生させないように予防することである。その点でわれわれ術者が心がけることは適切な位置にストーマの出口部を置き，ストーマ装具からの尿リークを含めトラブルが少ないストーマを作成することである。一般的には出口部を下腹部，腹直筋内側に置くとされているが，実際は立位，坐位でも皮膚の皺が発生せずストーマ装具が剝がれづらく，患者自身の目視でストーマ装具交換が可能な位置に出口部を作成する。さらに患者自身に適切なスキンケア，ストーマ装具交換法を指導する。

しかし，このようにしても完全にストーマ周囲炎の発生を予防することはできない。そのため，発生したとしても早期に皮膚障害を発見し，悪化させないようにすることが重要である。

これらの対処でも不十分な場合，本稿の患者のように難治性のストーマ周囲炎となる。その場合も最初に行うことは発生原因の検討である。あわせて，皮膚自体の障害程度を評価して，ストーマ装具の装着が可能か評価する。潰瘍化が進行している場合は，以前はカテーテルを回腸導管内に挿入し装具の装着を一時的に避け，皮膚の回復を待つ方針をとることがあった。しかし，近年はかえって皮膚の乾燥化が皮膚障害を悪化させることがわかり，進歩したさまざまな皮膚保護材を試して適切なものを用いることで大部分の症例は改善するとされている。ただ，頻度は少ないながら真菌による皮膚炎が原因となる場合もあり，その際は抗真菌薬パウダーを用いた処置をしたうえでストーマ装具を装着する必要もある

3 対処の実際

化学的障害

偽上皮腫性肥厚（pseudoepitheliomatous hyperplasia：PEH）がその代表であり，ストーマ周囲皮膚が灰白色を呈し，肥厚して硬く凹凸が生じる。浸軟したPEH部の皮膚は，出血しやすく，痛みを伴う場合もある。

原因は，皮膚に尿が長期間付着することによる皮膚の浸軟と，尿中に含まれるアンモニアなどの化学的刺激や，面板の剝離刺激などが複合し，慢性的に炎症を繰り返すためと考えられている[3]。

対処法は，皮膚に尿が長期間付着する原因を追求し，その原因をとり除くことである。図1の事例は，ストーマサイズよりも大きくストーマ孔を作り，装具を貼っていたことが原因と考えられた。そのため，用手形成練状皮膚保護材を凹凸のあるPEH部に貼ってから，ストーマサイズに合ったストーマ孔の装具を貼り，これまでよりも1日早い装具の交換を行った。その結果，3か月後に皮膚の凹凸が平坦化し，皮膚状態の改善を認めた（図2）。

機械的障害（潰瘍）

臨床所見は，真皮深層または皮下脂肪層まで達する組織欠損で，やがて肉芽組織に置き換えられ，治ったあとは瘢痕組織となる。痛みや滲出液を伴うことが多い。原因は，凸面嵌め込み具内蔵型装具や固定具の圧迫による血流障害，およびベルトタブなどで皮膚が損傷し潰瘍を形成することもある。対処法は，ストーマ装具や固定具の形態と潰瘍の発生部位が一致するか，坐位や前屈位で圧迫などの機械的刺激が生じていないか観察し，これらの観察項目が一致する場合には，使用しているストーマ装具や固定具の変更を検討する。

感染

代表的なものが真菌感染である。臨床所見は，発赤，丘疹，水疱，膿疱，落屑の皮膚病変が混在し，境界明瞭な紅斑，島状の紅斑，落屑のある皮膚病変を認める。ストーマ周囲皮膚が浸軟し，皮膚のpHがアルカリ性に傾いている場合に発生しやすい。真菌のうち，カンジダ菌が最も多いが，白癬菌が感染することもある。面板の剝離刺激など，一次刺激性接触性皮膚炎に続いて発生することも多いとされている[4]。対処法は，皮膚が浸軟

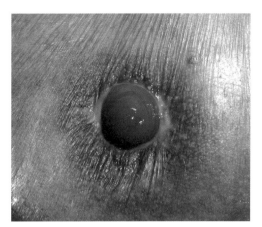
図1　偽上皮腫性肥厚

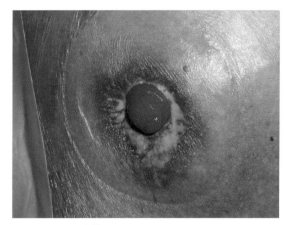
図2　肥厚の改善

する原因の排除と，十分なスキンケア，抗真菌薬の塗布を行う．

免疫学的障害

類天疱瘡が代表である．臨床所見は，浮腫性紅斑が生じ，緊満性の水疱が多発する．水疱が破れた後はびらんとなり，痛みやかゆみを伴う．原因は，血液中に表皮と真皮の境となる基底膜部に対する自己抗体ができ，それが表皮の基底膜にある自己抗原に結合して，表皮と真皮の接着が悪くなり水疱を形成する．対処法は，ステロイド治療を行いながら，皮膚に機械的刺激を加えない管理方法を検討する．

疾患関連障害

疾患関連障害としては壊疽性膿皮症がその代表である．臨床所見は，有痛性の丘疹，膿疱，あるいは結節として出現し，急速に潰瘍化する．潰瘍の辺縁は紫色で深掘れし，皮膚が綱渡りのロープ状に取り残される架橋形成がみられる．潰瘍は化膿性で，疼痛を伴う．原因は特定されておらず，感染に対する過剰な生体反応，免疫機能，特に好中球機能の変化など，いくつかの病因，病理が複合して発症すると考えられている[5]．対処法は，潰瘍部に機械的刺激を加えない局所ケアを検討する．

◆ 文献 ◆

1) Bricker EM：Functional results of small intestinal segments as bladder substitutes following pelvic evisceration：a progress report. Surgery 32：372-383, 1952
2) Szymanski KM, St-Cyr D, Alam T, et al：External stoma and peristomal complications following radical cystectomy and ileal conduit diversion：a systematic review. Ostomy Wound Manage 56：28-35, 2010
3) 穴澤貞夫：実践ストーマ・ケア．ストーマの長期管理．pp50-58, へるす出版，東京，2000
4) 日本看護協会認定看護師制度委員会：瘻孔・ドレーンのケアガイダンス．pp133-164, 日本看護協会出版会，東京，2002
5) 倉元　秋，上出良一，渡邊　成（監訳）：ストーマとストーマ周囲皮膚障害診断・治療アトラス．pp161-182, Dansac, London, 2003

〔篠原　信雄，秋田　珠実〕

淋菌性尿道炎

膿性の尿道分泌物を訴えている患者です。

  外来診療で一般的に遭遇する．対処法，最新情報を再確認しておくべき疾患

代表的主訴・所見

- 排尿痛
- 尿道分泌物（膿性）

Point

- 問診・所見・尿道分泌物のグラム染色などで淋菌性尿道炎と診断できれば，初診時に治療を開始する．
- 治療には単回投与の注射剤（表1）を用いる．
- 初診時に行った核酸増幅法検査でクラミジアの混合感染を確認できれば，クラミジアの治療も行う．

1 診療の概要

淋菌感染症は淋菌（*Neisseria gonorrhoeae*）による感染症である．淋菌は*Neisseria*属のグラム陰性双球菌である．乾燥や温度など環境の変化に弱く，炭酸ガス要求性にて一般環境下では生存できないため，性感染症としてヒトからヒトへと感染することとなる．

男性であれば尿道炎，女性では子宮頸管炎が代表的である．精巣上体炎や骨盤内炎症性疾患を引き起こし，不妊症の原因にもなりうる．

性行動の多様化に伴い，喉頭炎や直腸炎など，性器以外の感染症例も増加してきている．

近年，淋菌感染症は耐性菌の増加が問題となっている．次々とペニシリン耐性，キノロン耐性，経口セフェム耐性を獲得しており，現在の推奨注射抗菌薬に対する耐性化も報告されつつある（表2）[1]．

淋菌感染症のうち，排尿痛と尿道分泌物を症状とする症候群が淋菌性尿道炎となる．本症例では膿性の尿道分泌物を訴えており，尿道炎が考えられる．尿道炎は淋菌性，淋菌・クラミジア（*Chlamydia trachomatis*）性，非淋菌・クラミジア性，非淋菌・非クラミジア性の尿道炎に分けられる．感染部位・原因菌を診断し，それに適した治療を行っていく必要がある．

2 診療方針

性感染症としての尿道炎は淋菌性，淋菌・クラミジア性，非淋菌・クラミジア性，非淋菌・非クラミジア性尿道炎に分けられる．この鑑別を行うことは治療抗菌薬の選択に重要である．

問診・所見

潜伏期間は性交から2～7日であり，排尿痛，尿道分泌物（多量，黄白色），尿道灼熱感，外尿道口の発赤・腫脹などが特徴的である．淋菌性尿道炎患者の10～30％に咽頭感染を認める．咽頭炎を起こしている場合，咽頭痛・嗄声などの症状を呈するが，無症状のこともある．男性同性愛者やセックスワーカーの男性に多いとされている．

表1 淋菌感染症の治療に推奨される薬剤

淋菌性尿道炎および淋菌性子宮頸管炎
セフトリアキソン（ロセフィン®）注　1回1.0 g　点滴静注　単回投与
スペクチノマイシン（トロビシン®）注　1回2.0 g　筋注　単回投与

淋菌性精巣上体炎および淋菌性骨盤内炎症性疾患
セフトリアキソン（ロセフィン®）注　重症度により1回1.0 g　1日1～2回　点滴静注　1～7日間
スペクチノマイシン（トロビシン®）注　重症度により1回2.0 g　筋注　単回投与　3日後に両臀部に2.0 gずつ計4.0 g追加

淋菌性咽頭感染
セフトリアキソン（ロセフィン®）注　1回1.0 g　点滴静注　単回投与

〔日本性感染症学会：日性感染症会誌 27（Suppl.）：51-58，2016 ほかより作成〕

表2 淋菌の薬剤感受性

ベンジルペニシリン	PCG	0～10.5%
クラブラン酸・アモキシシリン	CVA/AMPC	0～6.4%
テトラサイクリン	TC	15.8～30.4%
レボフロキサシン	LVFX	7.9～27.8%
セフィキシム	CFIX	47.4～100%
セフテラムピボキシル	CFTM	57.9～63.3%
セフトリアキソン	CTRX	100%
セフォジジム	CDZM	100%
スペクチノマイシン	SPCM	100%

〔遠藤勝久，他：日化療会誌 59：308-312，2011 より作成〕

初期診断のための迅速な検査

尿沈渣・尿道分泌物の鏡検法が迅速な検査であり，白血球（膿尿）の確認を行う。可能であればグラム染色にてグラム陰性双球菌および好中球による貪食像を確認し，淋菌性か非淋菌性かを判断する。しかしながら，当日の診察時間内にグラム染色による鏡検法を実施できない場合も多い。子宮頸管，咽頭，直腸の検体ではほかの細菌が混在しており，淋菌の観察が難しいために推奨されない。

確認検査

受診前の抗菌薬内服などの影響により尿道分泌物性状が変化している場合もあり，淋菌の検出検査は診断に必要である。淋菌の検出には，核酸増幅法・分離培養法が行われる。核酸増幅法としては，SDA法（BDプローブデック™ ETクラミジア・トラコマチス ナイセリア・ゴノレア），TMA法（アプティマ™ Combo 2 クラミジア/ゴノレア），TaqMan PCR法（コバス® 4800システム CT/NG），Real time PCR法（アキュジーン® m-CT/NG），QProbe法（ジーンキューブ® ナイセリア・ゴレノア）の5種類の検査法がある。前4者は淋菌・クラミジアの同時検査が可能である。アキュジーン® m-CT/NGとジーンキューブ® ナイセリア・ゴレノア以外は咽頭検体にも用いることができる（表3）[2]。

多剤耐性の淋菌が多いため，薬剤感受性検査も同時に施行できる培養法が推奨されている。感受性の結果は治療失敗時の薬剤選択に有用である。培養にはNew York培地を用いる。ほかの菌の増殖を抑制する必要がある，咽頭や直腸の検体ではModified Thayer-Martin培地を用いる。

淋菌感染症の20～30％にクラミジア感染の合併がみられる。クラミジアの混合感染は高率であるため，クラミジア検査も同時に行うことが推奨される。培養法と核酸増幅法の併施は保険請求で査定を受けやすいが[2,3]，難治症例においては培養法を行うことが望ましい。

3　対処の実際

性感染症の感染機会から7日以内の発症，膿性

表3 淋菌検出法

淋菌検出法		特徴
グラム染色・鏡検法		迅速
淋菌培養		薬剤感受性試験
核酸増幅法	SDA法（BD プローブテック™ ET クラミジア・トラコマチス ナイセリア・ゴノレア）	クラミジアも同時に検出
	TMA法（アプティマ™ Combo 2 クラミジア/ゴノレア）	
	Real time PCR法（アキュジーン® m-CT/NG）	
	TaqMan PCR法（コバス® 4800 システム CT/NG）	
	QProbe法（ジーンキューブ® ナイセリア・ゴノレア）	短時間

〔日本性感染症学会：日性感染症会誌 27（Suppl.）: 51-58, 2016 ほかより作成〕

の尿道分泌物，外尿道口の発赤・腫脹といった条件を満たせば淋菌性尿道炎を強く疑う。可能であれば検体のグラム染色を実施し，グラム陰性双球菌を確認するのが望ましいが，実施できないことも多い。その際には問診・所見のみで淋菌性尿道炎と診断し，治療を開始することとなる。

抗菌薬

淋菌の薬剤耐性化は著しく，ペニシリナーゼ産生株によりペニシリン耐性が獲得された。その後，経口セフェム耐性株，ニューキノロン耐性株，テトラサイクリン耐性株も増加している。性感染症の治療には，投与期間が短期間で90％以上の治療効果が得られる抗菌薬が望ましい。

現在，保険適用されているなかで，確実に有効な抗菌薬はセフトリアキソン（ロセフィン®），スペクチノマイシン（トロビシン®）の2剤のみとなっている。セフトリアキソンは単回投与で咽頭炎も治療可能である。したがって咽頭感染を考慮すれば，セフトリアキソンが尿道炎治療の第一選択となる。しかしながら，セフトリアキソン耐性株検出の報告もあり[4]，今後の薬剤感受性の動向に注意が必要である。

アジスロマイシン（ジスロマック® SR 成人用ドライシロップ2g）2g徐放製剤の単回投与は淋菌およびクラミジアに対して保険適用されている。90％を超える有効性の報告もみられるが[5]，国内外での耐性株の出現や国内での有効性に関するエビデンスの少なさにより，ガイドラインなどにて推奨されていない。

効果判定

セフトリアキソン，スペクチノマイシンの2剤は有効率が高く，治療後の検査は必ずしも必須ではない。ほかの薬剤を治療に用いた場合は，症状や膿尿が消失した後に治癒判定を行う必要がある。尿培養で治癒判定を行う場合，抗菌薬の影響が消失するのを待ち，投薬終了後3日後以降に実施する。核酸増幅法の場合は死菌でも反応してしまうため，投与開始後2週間以降に実施する必要がある。

クラミジア混合感染

再診時にクラミジアが検出された場合，治療を行う必要がある。

パートナーの治療

再感染を防ぐため，パートナーの診断・治療も必要である。特に女性は症状が乏しく，感染は不妊症や子宮外妊娠の原因になりうる。無症状であっても婦人科を受診し，診断と治療を受けることが，重篤な合併症や再感染を防ぐことにつながる。

4 処方の実際

ガイドラインで推奨されている抗菌薬の処方例を示す（**表1**）。

◆ 文献 ◆

1) 遠藤勝久, 小野寺昭一, 清田 浩, 他：男子淋菌性尿道炎由来淋菌の各種抗菌薬に対する感受性 2006〜2010年分離株の比較. 日化療会誌 59：308-312, 2011
2) 日本性感染症学会：淋菌感染症. 性感染症診断・治療ガイドライン 2016. 日性感染症会誌 27（Suppl.）：51-58, 2016
3) 清田 浩：淋菌感染症. 臨と微生物 43：111-116, 2016
4) 山元博貴, 雑賀 威, 保科眞二：菌感染症におけるセフトリアキソン（CTRX）耐性の1例. 日性感染症会誌 21：98-102, 2010
5) 鳥居 毅：淋菌性尿道炎に対するアジスロマイシン SR 2g単回経口投与の臨床的評価. 臨泌 68：519-522, 2014

〔富田 祐司, 近藤 幸尋〕

非淋菌性尿道炎：クラミジア性尿道炎

尿道部の不快感を訴えている患者です。

重要度ランク 外来診療で一般的に遭遇する．対処法，最新情報を再確認しておくべき疾患

代表的主訴・所見
- 排尿痛
- 尿道分泌物（漿液性）

Point
- 非淋菌性尿道炎の症例には，まずクラミジア性尿道炎を想定した治療を行う．
- 難治性の場合には *Mycoplasma genitalium*, *Ureaplasma urealycum* の感染を疑う．

1 診療の概要

尿路性器クラミジア感染症はクラミジア（*Chlamydia trachomatis*）による感染症である．クラミジアは偏性細胞内寄生体であり，生きている細胞内でないと増殖することができない．ユニークな増殖環をもち，増殖能をもたないが感染能をもつ基本小体（elementary body：EB）と，感染能はもたないが分裂・増殖可能な網様体（reticular body：RB）という2つの形態をとる．EBは性交渉により体内に入り，宿主細胞内に取り込まれる．EBはRBに変化し，2分裂を繰り返して増殖していく．RB周囲に封入体が形成され，再度EBへと変化し，感染48〜72時間後に宿主細胞が破壊され細胞外へと放出される．

クラミジア感染症は淋菌感染症とともに最も罹患率の高い性感染症であり，男性では尿道炎や精巣上体炎が多い．女性では子宮頸管炎から上行感染を起こし，骨盤内炎症性疾患を発症しうる．卵管や腹腔内癒着を起こして子宮外妊娠や不妊症の原因となることもある．妊婦においては絨毛膜羊膜炎を起こして流早産の原因になったり，分娩時の産道感染の原因になりうる．また，尿路性器ク

表1 非淋菌・非クラミジア性尿道炎の原因微生物

Bacteria	*Mycoplasma genitalium*
	Ureaplasma urealyticum
	Neisseria meningitidis
	Gardnerella vaginalis
	Ureaplasma parvum
	Mycoplasma hominis
Protozoa	*Trichomonas vagonalis*
Virus	*Herpes simplex virus*
	Adenovirus

〔濱砂良一：西日泌尿 73：391-403，2011 より引用改変〕

ラミジア感染症後に無菌性関節炎を呈することもある．

尿路性器クラミジア感染症のうち，排尿痛と尿道分泌物を症状とする症候群がクラミジア性尿道炎となるが，淋菌と比し症状が軽く，無症状に近い症例も多い．

本症例では尿道部の不快感を訴えており，尿道炎が疑われる．症状が軽いことから非淋菌性の尿道炎が疑われ，性的活動期の症例であればクラミジア性の可能性が高い．

表2 クラミジア検出法

クラミジア検出法		特徴
核酸増幅法	SDA法（BDプローブテック™ ET クラミジア・トラコマチス ナイセリア・ゴノレア）	淋菌も同時に検出 感度が高い
	TMA法（アプティマ™ Combo 2 クラミジア/ゴノレア）	
	Real time PCR法（アキュジーン® m-CT/NG）	
	TaqMan PCR法（コバス® 4800システム CT/NG）	
	QProbe法（ジーンキューブ® ナイセリア・ゴノレア）	短時間
免疫クロマトグラフィ法	クリアビュークラミジア®	迅速診断キット
	ラピッドエスピー®《クラミジア》	

〔日本性感染症学会：日性感染症会誌27（Suppl.）：59-63, 2016 および髙橋　聡：日臨微生物誌28：77-82, 2018 より作成〕

2　診療方針

性感染症としての尿道炎は淋菌性，淋菌・クラミジア性，非淋菌・クラミジア性，非淋菌・非クラミジア性尿道炎に分けられる。非淋菌性尿道炎の症例において最も検出されることが多いのはクラミジアである。非クラミジア性尿道炎の病原菌としては，*Mycoplasma genitalium*, *Ureaplasma urealyticum* などが考えられる（表1）[1]。

問診・所見

潜伏期間は性交渉から1～3週間であり，軽度の排尿痛，尿道分泌物（漿液性～粘液性），尿道瘙痒感・不快感などが主な症状である。淋菌性尿道炎と比べると軽微であり，ほぼ無症候性の症例も少なくない。また，女性のパートナーが尿路性器クラミジア感染症と診断され，症状がないにもかかわらず診断のために受診する場合もある。

検査

尿道分泌物・尿沈渣の鏡検にて淋菌の診断は可能であるが，クラミジアなど非淋菌性尿道炎原因菌の検出は困難である。また，クラミジアは培養が難しく，臨床の場において培養は行われない。したがって男性の初尿を検体とした核酸増幅法，免疫クロマトグラフィ法にてクラミジアの検出を行う。免疫クロマトグラフィ法（クリアビュークラミジア®，ラピッドエスピー®《クラミジア》）は受診日に診断可能な検査であるが，核酸増幅法よりも感度が低い。核酸増幅法としては，SDA法（BDプローブデック™ ET クラミジア・トラコマチス　ナイセリア・ゴノレア），TMA法（アプティマ™ Combo 2 クラミジア/ゴノレア），TaqMan PCR法（コバス® 4800システム CT/NG），Real time PCR法（アキュジーン® m-CT/NG）などの検査法がある（表2）[2,3]。検査に数日要するが，感度が高く，淋菌も同時検出可能である。QProbe法（ジーンキューブ® ナイセリア・ゴノレア）は解析装置が院内にあれば1時間以内に結果が判明する。

3　対処の実際

非淋菌性尿道炎は症状にて原因菌を特定できず，核酸増幅法も数日経たないと結果が出ない。したがって治療開始時に原因菌は不明であり，一般的には頻度の高いクラミジアを想定して治療を開始する。

抗菌薬

ペニシリン系，セフェム系，アミノグリコシド系の抗菌薬は効果が低い。マクロライド系，キノロン系，テトラサイクリン系の抗菌薬を投与する。クラミジアはその特殊な増殖サイクルのために長期間の投与が必要となる。血中半減期の長いアジスロマイシン以外では1週間の投与が必要と

表3 性器クラミジア症に対する推奨治療薬（経口）

アジスロマイシン（ジスロマック®）	1回1g 単回投与
アジスロマイシン（ジスロマック® SR）	1回2g 単回投与
クラリスロマイシン（クラリス®，クラリシッド®）	1回200 mg 1日2回 7日間
ミノサイクリン（ミノマイシン®）	1回100 mg 1日2回 7日間
ドキシサイクリン（ビブラマイシン®）	1回100 mg 1日2回 7日間
レボフロキサシン（クラビット®）	1回500 mg 1日1回 7日間
トスフロキサシン（オゼックス®，トスキサシン®）	1回150 mg 1日2回 7日間
シタフロキサシン（グレースビット®）	1回100 mg 1日2回 7日間

〔日本性感染症学会：日性感染症会誌 27（Suppl.）：59-63, 2016 より作成〕

なる。

効果判定

核酸増幅法にてクラミジアの陰性化を確認する。症状が乏しく、服薬期間も長いため、不完全な服薬になりやすく、治癒判定は必要である。核酸増幅法は死菌でも反応してしまうため、投与開始後2週間以降に実施する必要がある。

パートナーの治療

再感染を防ぐため、パートナーの診断・治療も必要である。女性の場合、不妊症や子宮外妊娠の原因になりうるため、無症状であっても婦人科を受診し、診断・治療を受けることが望ましい。治療中は、性交時にコンドームを使用することも啓発すべきである。

非淋菌・非クラミジア性尿道炎

淋菌・クラミジアが検出されないにもかかわらず、症状がとれない尿道炎や再発する尿道炎は *M. genitalium*, *U. urealycum* などが原因の可能性がある。検査は可能であるが、現時点では保険適用になっておらず研究目的となっている。これらに対してはアジスロマイシン、シタフロキサシン、モキシフロキサシンが強い抗菌力を示す[1,4,5]。

4 処方の実際

ガイドラインで推奨されている抗菌薬の処方例を示す（**表3**）。

◆ 文献 ◆

1) 濱砂良一：男子尿道炎の診断と治療．西日泌尿 73：391-403, 2011
2) 日本性感染症学会：性器クラミジア感染症．性感染症診断・治療ガイドライン 2016．日性感染症会誌 27（Suppl.）：59-63, 2016
3) 髙橋 聡：*Chlamydia trachomatis* とその診断法．日臨微生物誌 28：77-82, 2018
4) Takahashi S, Hamamura R, Yasuda M, et al：Clinical efficacy of sitafloxacin 100 mg twice daily for 7days for patients with non-gonococcal ureathritis. J Infect Chemother 19：941-945, 2013
5) 日本性感染症学会：非クラミジア性非淋菌性尿道炎．性感染症診断・治療ガイドライン 2016．日性感染症会誌 27（Suppl.）：91-94, 2016

〔富田 祐司，近藤 幸尋〕

非淋菌性尿道炎：
非クラミジア性・非淋菌性尿道炎

軽い排尿痛を訴えている患者です。

重要度ランク ★★　尿道炎は性感染症のなかで最も頻度が高く，非クラミジア性・非淋菌性尿道炎は非淋菌性尿道炎の約半数を占める

- 排尿痛，尿道不快感
- 外尿道口よりの排膿

- 非クラミジア性・非淋菌性尿道炎は非淋菌性尿道炎の約50％を占め，*Mycoplasma genitalium*と*Ureaplasma urealyticum*が代表的な原因菌と推定される
- 非クラミジア性・非淋菌性尿道炎では原因微生物が同定・検出できないことから鑑別診断も重要となる

1　診療の概要

　男性尿道炎は微生物感染による尿道の炎症で，その多くが性感染症である。男性尿道炎は性感染症のなかでは最も頻度が高く，通常の性交渉のほかにオーラルセックスによる感染例も増加している。

　性感染症としての男性尿道炎は，原因微生物から淋菌性尿道炎（gonococcal urethritis）と非淋菌性尿道炎（non-gonococcal urethritis）に分類される。非淋菌性尿道炎の臨床症状は淋菌性と比べて通常は軽微であり，また治療方針も異なる。最近では非淋菌性の頻度が高くなっており，男性尿道炎の約70％を占めている。非淋菌性はさらに*Chlamydia trachomatis*によるクラミジア性尿道炎（Chlamydial urethritis）と*C. trachomatis*が分離されない非クラミジア性・非淋菌性尿道炎（non-Chlamydial non-gonococcal urethritis）に分類される。非クラミジア性・非淋菌性尿道炎は

表1　非クラミジア性・非淋菌性尿道炎の原因微生物

- *Mycoplasma genitalium*
- *Ureaplasma urealyticum*（biovar 2）
- *Trichomonas vaginalis*
- 単純ヘルペスウイルス
- アデノウイルス
- *Staphylococcus saprophyticus*
- *Neisseria meningitides*
- *Gardnerella vaginalis*

非淋菌性尿道炎の約50％を占める。その原因微生物は**表1**に示すように細菌からウイルスまでさまざまな可能性が示唆されている。このうち*Mycoplasma genitalium*と*Ureaplasma urealyticum*（biovar 2）が代表的な原因菌と推定されている。また，本邦での検出率は高くないが，欧米では*Trichomonas vaginalis*が原因微生物の1つとガイドラインに示されている。

2 診療方針

問診で，性的接触（性交やオーラルセックスなど）の機会を確認する。尿道カテーテル挿入や膀胱尿道ファイバースコピーなどの尿道操作の既往がある場合は，*Escherichia coli*など一般細菌による尿道炎も考慮して一般細菌培養を実施する必要がある。非クラミジア性・非淋菌性尿道炎の潜伏期間は1週間から数週間で，数日で発症する淋菌性と比較すると長いことが多い。

臨床症状は排尿痛や尿道不快感，頻尿などであり，外尿道口よりの少量の排膿を認めることがある。これらの症状に加えて，尿道分泌物あるいは初尿沈渣の400倍視野で白血球の毎視野5個以上の有意な増加を確認し，尿道炎の診断を確定する。非クラミジア性・非淋菌性尿道炎の臨床症状はクラミジア性尿道炎とほぼ同程度とされ，淋菌性と比べると軽微であることが多い。また排膿の性状も淋菌性と異なりクラミジア性と同様で，漿液性から粘液性（淋菌性は膿性）であり，排膿量も少量である。

日常診療において，性感染症としての男性尿道炎の原因菌として検出可能な微生物は，*Neisseria gonorrhoeae*と*C. trachomatis*のみである。治療開始時に淋菌性か非淋菌性であるかは，臨床症状と尿道分泌物あるいは初尿沈渣の染色標本で白血球に貪食された双球菌（*N. gonorrhoeae*）の有無を確認することによりある程度可能である。しかし，非淋菌性のうちクラミジア性と非クラミジア性を鑑別するには*C. trachomatis*を検出する初尿を用いた遺伝子検査法（主にTMA法，SDA法）が必要であり，検出に時間がかかるため治療開始時に診断することは困難である。したがって，一般的には非淋菌性尿道炎と診断した場合は，最も頻度の高いクラミジア性尿道炎として*C. trachomatis*に抗菌活性をもつ抗菌薬が投与される。マクロライド系，テトラサイクリン系，フルオロキノロン系抗菌薬などが選択薬剤となる。具体的にはアジスロマイシン（ジスロマック®），ドキシサイクリン（ビブラマイシン®），レボフロキサシン（クラビット®）などが選択される。結果として*C. trachomatis*が検出されない非クラミジア性・非淋菌性尿道炎であったとしても，これらの抗菌薬治療でかなりの症例は症状の改善，尿中白血球の消失が認められて治療に成功する。しかし，非クラミジア性の原因微生物である*M. genitalium*はレボフロキサシンの有効性が比較的低く[1]，アジスロマイシンはある程度の有効性を示すが頻度は低いものの耐性菌が存在し，治療失敗例が報告されている[2]。

*U. urealyticum*に関しても，アジスロマイシンやレボフロキサシンなどでは一定の有効性が報告されているが十分な検討とはいいがたい。臨床的には非クラミジア性・非淋菌性尿道炎は，クラミジア性と比較すると難治性とされている。非淋菌性尿道炎に対して標準治療が失敗した場合は，まず*M. genitalium*が原因微生物である可能性を考慮して対応する。具体的には，シタフロキサシン（グレースビット®）が*M. genitalium*に対して高い有効性を示すことが知られており[3]，フルオロキノロン系以外を使用して治療失敗した症例では追加投与を検討する。これらの抗菌薬治療に反応しない難治性尿道炎の場合は，*T. vaginalis*やウイルスを原因微生物とする尿道炎を疑う。また，感染症以外の疾患を検索する必要がある。

3 対処の実際

鑑別診断（表2）

非クラミジア性・非淋菌性尿道炎では原因微生物が同定・検出できないことから，鑑別診断も重要となる。排尿痛や尿道不快感に加え尿検査の異常を示す疾患として，尿道結石や尿道異物，尿道憩室などが鑑別すべき疾患として挙げられる。尿路性器腫瘍などの悪性疾患の検索も必要である。また，尿路結核も念頭に置いておく疾患として挙げられる。

表2 非クラミジア性・非淋菌性尿道炎と鑑別すべき疾患

- 尿道結石
- 尿道異物
- 尿道憩室
- 尿路性器腫瘍（悪性疾患）
- 尿路結核

患者指導

　性感染症では，パートナーの治療が不十分であると再感染（ピンポン感染）を繰り返すことになるため，患者と同時にパートナーを治療することが重要である。一般に非淋菌性尿道炎の原因微生物は病原性が低く自覚症状が軽微であり，無症候性のこともある。無症候性であることが感染症蔓延化の要因にもなっている。したがって，パートナーが無症候性であっても治療が必要な場合がある。なお，パートナーの治療は患者に対して有効であった薬剤を選択する。また，男性尿道炎を治療した場合，必ず治療効果を判定して治癒を確認することが重要である。加えて，再発防止の患者教育（コンドームの使用，オーラルセックスでも感染することなど）も必要である。

4 処方の実際

非淋菌性尿道炎と診断した場合

処方例①

ジスロマック®錠（250 mg）1回4錠　単回

ジスロマック®で治療が失敗した場合

処方例②

グレースビット®錠（50 mg）1回2錠　1日2回　7日間

◆ 文献 ◆

1) Yasuda M, Maeda S and Deguchi T : In vitro activity of fluoroquinolones against Mycoplasma genitalium and their bacteriological efficacy for treatment of M. genitalium-positive nongonococcal urethritis in men. Clin Infect Dis 41 : 1357-1359, 2005
2) Jensen JS, Bradshaw CS and Hamasuna R : Azithromycin treatment failure in Mycoplasma genitalium-positive patients with nongonococcal urethritis is associated with induced macrolide resistance. Clin Infect Dis 47 : 1546-1553, 2008
3) Ito S, Yasuda M and Deguchi T : Clinical and microbiological outcomes in treatment of men with non-gonococcal urethritis with a 100-mg twice-daily dose regimen of sitafloxacin. J infect Chemother 18 : 414-418, 2012

〔門田　晃一〕

性器ヘルペス

外性器に痛みを伴った水疱を訴えている患者です。

重要度ランク

梅毒患者の急増に伴い外性器に発赤，潰瘍性病変を訴えて受診する患者は少なくない。適切な鑑別診断が治療のカギとなる

代表的主訴・所見
- 性器のかゆみや違和感を伴った水疱や潰瘍
- 発熱や全身倦怠感などの全身症状
- 両側鼠径リンパ節の腫脹と圧痛

Point
- 女性の初発症状は重症化しやすく，排尿困難や歩行困難などにより入院治療が必要となる場合もある。
- 再発では病変が出現する1〜2日前より局所の痛みや違和感といった前兆を認めることがある。
- 頻回再発症例に対しては積極的に再発抑制療法を考慮する。

1 診療の概要

性器ヘルペス（genital herpes）は外性器およびその周辺皮膚や粘膜に水疱，潰瘍，疼痛をきたす疾患で，単純ヘルペスウイルス（Herpes simplex virus：HSV）1型（HSV-1）あるいは2型（HSV-2）によるウイルス感染症である。これまで，性器ヘルペスはHSV-2による感染症であり，口唇ヘルペスはHSV-1による感染症とされていたが，現在では性器ヘルペスや口唇ヘルペスにかかわらずHSV-1とHSV-2がほぼ同程度に検出される。性行為の多様化によるオーラルセックスの一般化がその一因として推測される。疫学的には，男性患者では30歳代前半をピークに20歳代から40歳代前半に多く，一方女性患者では男性患者より年齢層が低く20歳代がピークとなる[1]。

性器ヘルペスは性感染症であり，パートナーの口や口唇周囲および外陰部から排出されたウイルスが皮膚や粘膜に初感染した後，知覚神経終末を逆行性に移動して脊髄後根神経節に潜伏感染する。性器に初感染した場合では，多くの場合腰仙髄神経節に潜伏感染する。潜伏感染したウイルスは精神的・身体的ストレスにより再活性化し，知覚神経を順行性に移動して再び皮膚，粘膜で増殖し，病変を形成する。誘因となるストレスとして疲労，睡眠不足，月経，感冒の罹患などが挙げられる。性交渉そのものがストレスとなる場合もある。

性器ヘルペスの病態は，HSVが初感染したときに症状が出現しない場合があり，HSV初感染時に発症した場合を「初感染初発」とし，初感染時に発症せず潜伏したHSVが再活性化し症状が出現した場合を「非初感染初発」と分類する。また，初発以降に症状が再発した場合は「再発」あるいは「回帰発症」に分類される。なお，HSV-2に感染した場合は再発頻度が高いことがわかっており，再発例では圧倒的にHSV-2による感染が多い。

2　診療方針

外陰部に有痛性の水疱や浅い潰瘍性病変を認めたら性器ヘルペスを疑う。初感染初発の場合，性行為などの感染機会から2～10日前後で男性では包皮，亀頭，陰茎体部に，女性では陰唇，腟，恥骨部，会陰部に疼痛を伴った直径1～数mm程度の小丘疹，小紅斑，小水疱が出現する。水疱は数日で破れてびらんから潰瘍となり，約3週間で痂皮を形成し軽快する。しばしば発熱や全身倦怠感などの全身症状を伴い，両側鼠径リンパ節の腫脹と圧痛を認める。仙骨神経根障害により排尿・排便障害や勃起障害，下肢筋力低下などの症状が出現することもある（Elsberg syndrome）。一般的に女性の初発症状は男性と比べて重症化しやすく，全身症状に加えて排尿痛や排尿困難，歩行困難などにより入院治療が必要となる場合もある。性行為など感染機会が不明で初めて発症した場合，非初感染初発が考えられるが，通常，初感染初発と比べて症状が軽く，治癒までの期間も1週間程度と短期間である。

再発の病変は1～2mmの小水疱や限局した範囲の紅斑，潰瘍が主である。局所の熱感，疼痛も初発と比べて軽微であり，全身症状も伴わないことが多い。また，皮膚粘膜病変が出現する1～2日前より局所の痛みや違和感といった前兆を認めることがある。なお，再発は腰仙骨神経節の支配領域のどの部位でも発症しうる。性器以外に発症する部位としては臀部，肛門周囲，大腿部，腰部などが挙げられる。

検査診断法としては病原診断法と血清診断法がある。病原診断法としてHSVの分離培養があるが，時間とコストがかかる。蛍光抗体法によるHSV抗原の検出法は保険適用であるが，感度が約50％と悪い。血清抗体による診断は，初感染時の急性期では陰性を示し，回復期になって初めて陽転するし，非初感染初発時や再発時では発症時から検出されて回復時には上昇しないことが多いなど，病態により抗体価の変動が異なるために診断に用いるのが難しい。

なお，2013年12月に免疫クロマトグラフィを測定原理とした単純ヘルペスウイルス抗原検出のための迅速診断キット「プライムチェック®HSV（単純ヘルペス）」が発売され，保険適用となった。このキットは，1型・2型の型別判定はできないが，ウイルス分離と同等以上の検出感度を有しており[2]，操作が簡単で15分程度で結果が得られることから，今後の評価と活用が期待される。

治療方針は抗ヘルペスウイルス薬が第一選択薬となる。ただし，これまでに開発された抗ヘルペスウイルス薬は，HSVの増殖抑制効果はあるが潜伏感染しているHSV DNAの排除には無効である。抗ヘルペスウイルス薬の投与は経口あるいは注射による全身投与が基本となる。再発などの軽症例では抗ヘルペスウイルス薬含有の軟膏の局所投与も選択されるが，病変局所にしかはたらかず，局所保護程度の効果しかない。また，再発を繰り返す症例では抗ヘルペスウイルス薬を患者にあらかじめ処方しておき，再発が疑われたら早めに内服するよう指導する。発症1日以内であれば有意な臨床効果が期待できるし，再発の前兆を自覚したときに内服開始すると病変の出現を予防できることがある。なお，難治性の場合は，エイズなどの免疫抑制状態を考慮する必要がある。

3　対処の実際

鑑別診断

外陰部に潰瘍性病変を形成する疾患は多くあるので，的確な鑑別診断が必要である（**表1，2**）[3]。HSVを検出する病原診断を行えば確実に診断できるが，問診と視診による診断が重要となる。

再発予防と患者指導

性器ヘルペスでは，しばしば繰り返す再発が肉体的・精神的ダメージとなり問題となる。何度も再発を繰り返すことにより，いつ再発するのかと

表 1　性器に潰瘍性病変やびらんを呈する主な疾患（男性）

	好発部位	性状
性器ヘルペス	亀頭部，陰茎体部	水疱性病変が多発，かゆみ，違和感を伴う 後に破れて浅い潰瘍
梅毒（硬性下疳）	冠状溝，包皮，亀頭部	硬い丘疹（初期硬結），後に潰瘍化 疼痛など自覚症状なし
軟性下疳	亀頭部，冠状溝周辺	小豆大までの紅色小丘疹 中央が膿疱化し浅い潰瘍形成 灰白色の被苔をはがすと激痛
帯状疱疹	外陰部の皮膚や粘膜	片側性の浮腫性紅斑 次いで小水疱，びらん，潰瘍，痂皮を形成 神経痛様疼痛が先行
Behçet 病	陰嚢，陰茎	深く鋭い辺縁をもつやや大型の潰瘍 再発性口腔内アフタ性潰瘍，眼症状を主徴とする
固定薬疹	亀頭，包皮	通常は単発，大小不同の類円形の紅斑 次第に中央部が暗赤色の局面 次いで浅い潰瘍形成，治癒後色素沈着

〔日本性感染症学会：性感染症　診断・治療ガイドライン 2016. 日性感染症会誌 27（Suppl.）: 18-20, 2016 より作成〕

表 2　性器に潰瘍性病変やびらんを呈する主な疾患（女性）

	好発部位	性状
性器ヘルペス	大陰唇，小陰唇，腟前庭部，会陰部	水疱性病変が多発，排尿時痛 後に破れて浅い潰瘍
梅毒（硬性下疳）	大陰唇，小陰唇，子宮頸部	硬い丘疹（初期硬結），後に潰瘍化 疼痛など自覚症状なし
軟性下疳	大陰唇，小陰唇，陰核，腟口部	小豆大までの紅色小丘疹 中央が膿疱化し浅い潰瘍形成 灰白色の被苔をはがすと激痛
外陰・腟カンジダ症	外陰，腟	軽度の浮腫，発赤，白色帯下の付着 外陰・腟の灼熱感，疼痛，性交痛
帯状疱疹	外陰部の皮膚や粘膜	片側性の浮腫性紅斑 次いで小水疱，びらん，潰瘍，痂皮を形成 神経痛様疼痛が先行
Behçet 病・急性外陰潰瘍	大陰唇	深く鋭い辺縁をもつやや大型の潰瘍 再発性口腔内アフタ性潰瘍 急性外陰潰瘍は外陰部潰瘍と口腔内アフタのみの症例

〔日本性感染症学会：性感染症　診断・治療ガイドライン 2016. 日性感染症会誌 27（Suppl.）: 21-23, 2016 より作成〕

いった不安や，パートナーや家族に移すのではないかという不安が生じ，結果として患者の QOL を著しく低下させる。日常生活において疲労や睡眠への指導も必要であるが，頻回再発症例に対しては積極的に再発抑制療法を考慮する。具体的には年 6 回以上再発を繰り返す症例では，再発抑制療法の適応となる。

性器ヘルペスでは感染源の特定が困難な場合が多く，パートナーへの対応において患者の人間関係への影響を配慮する必要もある。患者によっては感染時期の記憶がなく，感染して数か月から数年後に初発型症状が出現することがあり，現在のパートナーが感染源でない場合もある。パートナーへの告知などの対応も細心の注意を払う必要がある。

4 処方の実際

初発症例

処方例①

バルトレックス®錠（500 mg）1回1錠　1日2回　5〜10日間

● **発熱や歩行困難を伴う重症例**

処方例②

ゾビラックス®注（250 mg）1回5 mg/kg　1日3回（8時間ごと）　点滴静注　7日間

再発症例

処方例③

バルトレックス®錠（500 mg）1回1錠　1日2回　5日間

● **軽症例**

処方例④

ビダラビン軟膏3%「MEEK」　1日数回　5〜10日間

再発抑制療法

処方例⑤

バルトレックス®錠（500 mg）1回1錠　1日1回
1年間継続していったん中断し，再投与するか検討する。

◆ 文献 ◆

1) 小野寺昭一：近年のわが国における性感染症の動向．モダンメディア 58：210-218，2012
2) 早川　潤，南八重子，白木公康：イムノクロマト法を測定原理とする単純ヘルペスウイルス抗原検出キットの臨床的性能評価．日性感染症学会 21：134-138，2010
3) 日本性感染症学会（編）：性感染症　診断・治療ガイドライン 2016．日性感染症会誌 27(Suppl.)：18-23，2016

〔門田　晃一〕

尖圭コンジローマ

亀頭部が鶏冠状の外観を呈している患者です。

重要度ランク | 性感染症として確実な治療を行う必要がある

代表的主訴・所見
- 陰茎腫瘤

Point
- イミキモドクリームなどの単独治療だけでなく，手術療法も含めた併用療法も必要である。
- 性感染症として，パートナーがいる場合は，同時に治療が必要である。
- ウイルス感染症として，再発の可能性があり，治癒判定まで最低でも3か月のフォローアップが必要である。

1 診療の概要

尖圭コンジローマ（condyloma acuminatum）はヒトパピローマウイルス（以下，HPV）感染に伴う炎症性腫瘤であり，通常は性感染症（sexual transmitted infections：STI）に伴う陰茎〜外陰にかけての淡紅色〜褐色の疣贅として認められ，乳頭状〜鶏冠状を呈するが，時に癒合し，巨大化することがある[1,2]。近年では小児の報告例も認められ，家族間感染や医原性感染が疑われる場合もある[3]。また筆者は，外尿道口から突出する尿道粘膜由来の尿道腫瘍で紹介となり，切除標本で尖圭コンジローマと診断した成人症例も経験しており，再発はなかったものの，亀頭〜冠状溝以外にも意識してチェックする必要がある。

元来，尖圭コンジローマの治療は，薬物による疣贅の壊死や外科的切除が治療の主体であり，筆者の初めての尖圭コンジローマの治療経験も，研修医時代に施行した電気メスによる疣贅の焼灼術であった。その後は，外科的切除に加え，ヨクイニンを内服する程度しか治療方法がなかったが，近年イミキモド5%クリーム（ベセルナクリーム5%）の登場，ワクチンの開発などが進められ，治療法が一変した[1,4]。

イミキモドは，イミダゾキノリン系の合成低分子化合物であり，樹状細胞，単球に作用し，種々のサイトカイン，ケモカイン（IFN-α，IL-12，TNF-αなど）を介して，抗ウイルス作用，抗腫瘍作用を有する。1997年に米国食品医薬品局から尖圭コンジローマの治療薬として初めて認可を受け，日本でも2007年に承認を受け，尖圭コンジローマ治療の第一選択薬となっている。しかし，イミキモドクリームを使用しても100%完治させる治療ではなく，ワクチンもまた感染ウイルスを根絶することは不可能である。

現在，尖圭コンジローマの診断・治療については，日本性感染症学会が発行している『性感染症診断・治療ガイドライン2016』が本邦における基準になっており，実際の診断・治療も，本稿でもこれに即して稿を進める。

近年，HIV感染症，エボラ出血熱や新型インフルエンザなどの各種ウイルス疾患に対して，治療

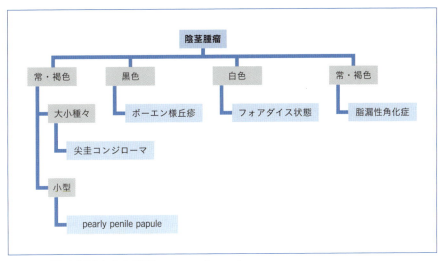

図1 男性陰茎腫瘤疾患鑑別のフローチャート
〔日本性感染症学会:尖圭コンジローマ,性感染症 診断・治療ガイドライン2016.日性感染症会誌27(Suppl.):24,2016より作成〕

薬の開発が進められており,将来的に尖圭コンジローマに対しても新しい治療薬が出現する可能性もあり,今後の予防・治療法は進化していくものと考える。

2 診療方針

画期的な薬剤は出現したものの,厚生労働省の定点報告では尖圭コンジローマは減少傾向になく,まだまだSTIとして,パートナーを含めて根気よく治療する必要がある[5]。単発の疣贅には外科的切除が最も有効と考えるが,患者の美容的側面も考慮して治療を進める必要がある。また本症はウイルス感染症であり,局所を含めた再発の可能性があり,治療中,治療後の生活習慣に対して,患者への十分な説明が必要である。注意点として,以下の項目を挙げておく。

STIの面から

Prostituteとの性交の機会がある場合や,不特定多数との性交がある場合は,患者の了解のもと,可能なかぎり,ほかのSTI(肝炎ウイルスやHIV感染など)の合併の有無のチェックも必要である。

男性性器腫瘤性病変の面から

男性性器にできる腫瘤性疾患の鑑別を,前述のガイドラインに記載されているフローチャートを改変したものを,図1に示しておく。

よく未成年の患者が訴えてくるものとして,冠状溝に多発する真珠様陰茎小丘疹(pearly penile papules)があるが,これは生理現象であり,治療する必要はない。

ほかには,ボーエン様丘疹(bowenoid papulosis)・フォアダイス(Fordyce)状態,脂漏性角化症などなどある。通常は,臨床経過や外観で鑑別可能なことが多いが,難治性の場合や再発を繰り返す場合は,ウイルス同定や組織診断が必要な場合もある。

3 対処の実際

問診

まずは,問診を詳細にとり,感染機会・セックスパートナーの有無,ほかに発症している家族な

表 1 尖圭コンジローマの治療

ファーストライン
● イミキモド 5％クリーム（ベセルナクリーム 5％）の外用
● 液体窒素による凍結療法
● 80〜90％の三塩化酢酸または二塩化酢酸などの外用
● 外科的切除法：電気メス（電気焼灼）やハサミなどで切除

セカンドライン
● レーザー蒸散
● インターフェロンの局所注射

〔日本性感染症学会：尖圭コンジローマ．性感染症 診断・治療ガイドライン2016．日性感染症会誌 27（Suppl）：69-72，2016 より作成〕

どの存在などチェックをしておく必要がある。しかし，実際の臨床場面では，いきなりのSTIについての問診では患者も答えにくく，視診を行いながらのさりげない質問や，職業歴や生活習慣などの答えやすい質問を行いながら，STIにかかわる質問を混ぜていくのがよい。通常，潜伏期は2〜3か月であり，なかなか感染機会の同定に至らないこともあるが，疣贅の発現時期やその増大傾向の有無も確認しておく。

診断

問診（臨床経過）や視診で疣贅を確認することで診断は可能である。他疾患との鑑別診断や治療に難渋する場合は，腫瘤の生検で病理組織診断を行う。病理組織学的には，軽度の過角化，舌状の表皮肥厚，乳頭腫などがみられ，表皮突起部位の顆粒層に濃縮した核と細胞質が空胞化した空胞細胞が認められる（koilocytosis）[1]。

なお，ウイルスDNA検査でウイルスの型別判定が可能であるが，尖圭コンジローマは保険の適用外である。通常はHPV 6型もしくは11型のlow risk groupが主体であるが，16型などのhigh risk groupでは悪性転化を認める可能性もあり，難治性の場合や再発を繰り返す場合は，ウイルスの同定を行い，厳重なフォローアップを行う。

治療

治療法としては，イミキモド5％クリーム（ベセルナクリーム5％）の外用による薬物療法，液体窒素による凍結療法，電気焼灼やレーザー蒸散療法などの外科的療法などがあるが，現在のところ100％確実な治療法はない。

これまで述べてきたように，本症はウイルス感染で再発を繰り返すという観点から，以下のことをチェックポイントとして治療と検査を進めていく。

① 初発例か再発例か？
② 単発例か多発例か？
③ 腫瘤は大きいか小さいか？

実際の臨床現場では，まずは視診で腫瘤を確認する。再発例では，視診で確認できない病変が潜んでいる可能性も高く，5％酢酸溶液を塗布することにより，周囲のウイルス感染部位の同定（白色化あり）に役に立つこともある。

治療のファーストラインは，ガイドラインに沿って（**表1**），まずはイミキモド5％クリームの外用である。その際，単発や少数例で腫瘤サイズが比較的小さい場合は，液体窒素による凍結療法（週1回）の併用がよい。これらの治療で難治性の場合は，週1回の塩化酢酸溶液外用，併用療法も検討する[1]。腫瘤サイズが大きい場合は，イミキモドクリームの効果がある場合もあるが，レーザー蒸散や電気メスなどによる外科的切除を併用するほうがよい。

多発例では，やはりイミキモド5％クリームの外用を行うが，腫瘤が小さい場合は，凍結療法の併用がよい。なお，多発例で腫瘤が大きい場合は悪性転化の可能性もあり，外科的切除および生検

による組織診断が望ましい。

腫瘍が消失してもウイルスの潜伏期間は約3か月あり，最低でも3か月間のフォローアップは必要である[1]。再発例に対しては，イミキモドクリームの塗布や上記の治療を根気よく続ける。またセカンドラインとしてインターフェロンの局所注射もあるが，今のところ保険適用ではない。

尖圭コンジローマ治療におけるイミキモドクリーム使用の注意点（添付文書より）

① 疣贅部位に適量を1日1回，週3回，就寝前に塗布する。塗布後はそのままの状態を保ち，起床後に塗布した薬剤を，石鹸を用い，水または温水で洗い流す。

② 外性器または肛門周囲の疣贅にのみ使用し，それ以外の部位の疣贅には使用しない。

③ 塗布後6〜10時間を目安に必ず洗い流す（塗布時間の延長により，重度の皮膚障害が現れやすくなる）。よって就寝前塗布，朝洗い流しがベスト。

④ 連日塗布を避け，例えば月・水・金，あるいは火・木・土の週3回塗布とする。

⑤ 疣贅に薄く塗り，クリームがみえなくなるまですり込む。

⑥ 使用期間は原則として16週間まで。

⑦ 仮性包茎などの男性患者の包皮内の疣贅を治療する場合，紅斑，びらん，表皮剥離および浮腫などが現れやすくなるため，毎日，包皮を反転させたうえで包皮内を清潔に保つ。

⑧ セックスパートナーへの本剤の付着により，皮膚障害などが生じる可能性があるため，本剤を塗布した状態での性行為は避ける。

繰り返し述べるが，本疾患は性行為感染症であり，可能なかぎり，セックスパートナーを同定とし，同時に治療することが望ましい。泌尿器科医して外来診療するかぎりは，性行為感染症の1つとしての認識をもち，治療に臨んでいただきたい。

◆ 文献 ◆

1) 日本性感染症学会：尖圭コンジローマ．性感染症　診断・治療ガイドライン2016．日性感染症会誌 27 (Suppl)：69-72, 2016
2) 舟橋康人，上平　修，深津顕俊，他：悪性化を認めた巨大尖圭コンジローマの1例．泌尿紀要 52：667-669, 2006
3) 窪田裕樹，成山泰道，廣瀬真仁，他：亀頭包皮剥離術後に発症した小児尖圭コンジローマの4例．臨泌 67：607-610, 2013
4) 広瀬崇興：尖圭コンジローマについて．泌尿器外科 25：1801-1806, 2012
5) 厚生労働省：性感染症報告数の年次推移，https://www.mhlw.go.jp/topics/2005/04/tp0411-1.html（2019年2月閲覧）

〔谷村　正信〕

フィラリア症

陰嚢の強い浮腫を訴えている患者です。

重要度ランク 近年では非常に稀な疾患だが，救急外来で遭遇するかもしれない

代表的主訴・所見
- 陰嚢の強い浮腫

Point
- 本邦では根絶宣言が出されているが，熱帯・亜熱帯では，まだまだ多い。
- 急性期には末梢血の好酸球増多が認められる。
- 本邦における治療薬はジエチルカルバマジン（スパトニン®）である。

1 診療の概要

バンクロフト糸状虫症（*Wuchereria bancrofti*）はリンパ系フィラリア症（filariasis）の代表的なものであり，世界の熱帯・亜熱帯に広く分布し，ネッタイイエカを中心とした多種の蚊を媒介として感染する。バンクロフト糸状虫感染による象皮病は，古代ペルシャの医家にもアラビア象皮病（elephantiasis arabicum）として認知されていた。1860年代にDemarquayおよびWuchererにより，その幼虫であるmicrofilariaがヒトの陰嚢水腫液や乳び尿中に発見された。またBancroftは腕のリンパ性潰瘍から雌の成虫を発見し，学術名の由来となっている[1]。

かつての日本では，フィラリア症は，アカイエカが媒介主体のバンクロフト糸状虫症がほとんどで，青森県以南に濃厚に分布し，患者も多数みられた。しかし，フィラリア症は旧伝染病予防法による届出伝染病として1950年に法制化され，1962年より国策として防圧対策がスタートし，1978年には沖縄県内と奄美地区でのフィラリア症感染の消滅を確認，1988年には本邦におけるフィラリア症根絶宣言がなされている[2]。

なお，マレー糸状虫症（*Brugia malayi*）は，散在性で分布範囲は狭く，本邦でもかつて八丈小島に一時的に存在したが，現在は認められない。また本症は，バンクロフト糸状虫症で認められる陰部の象皮病，乳び尿，陰嚢水腫，精索リンパ管（節）炎はみられないのが特徴である[1]。

通常，フィラリア症といえば，感染幼虫を保有する蚊がヒトを刺咬すると，感染幼虫がヒトの体内に侵入する。幼虫はリンパ管に迷入し，リンパ系組織の中で成虫になり，交尾後，雌は幼虫の産出を行い，人体侵入後3か月〜1年以上を経て，末梢血にmicrofilariaが出現する。なお，microfilariaは末梢血に夜間（22：00〜2：00）に多く出現する特徴をもつ（夜間定期出現性：nocturnal periodicity）。この糸状虫の迷入によるリンパうっ滞に伴う乳び尿症，陰嚢水腫などが，泌尿器科が扱うフィラリア症の本体である。なかでも陰嚢水腫については，維新三傑の一人である西郷隆盛の陰嚢水腫が有名である。西郷隆盛は若いころ藩主の逆鱗に触れ，奄美の沖永良部島に島流しになり，その際バンクロフト糸状虫に感染し，晩年に陰嚢水腫を発症したことが広く知られている。その象皮病を伴う陰嚢水腫が小児頭大になり，あ

まりに重すぎて，袋に入れて担いだという逸話も残っており，かつての日本でもフィラリア症による陰嚢水腫は，ADL（activity of daily living）の低下をきたすほどのものであったという逸話だと考えることができる。

現在の日本において，フィラリア症は国内での感染はないと考えられており，日本人の発症者がいた場合は，東南アジアなどの濃厚感染地帯で感染し，帰国後発症した，いわゆる輸入寄生虫感染症に相当すると考えることができる。また日本人以外の濃厚感染地帯からの渡航者の診察の際には，本症を常に念頭に置く必要がある。

現在，地球規模でのリンパ系フィラリア症の根絶をめざし，2020年をその目標に掲げ，2000年からWHO主催による根絶プログラムが開始されており，将来的にフィラリア症は，過去の文献上のみに認められる疾患になるかもしれない[3]。

2 診療方針

バンクロフト糸状虫症の臨床症状は，感染蚊の吸血による幼虫の侵入を受けて，数週間の潜伏期を経て，陰嚢，精索，精巣，精巣上体，四肢などにリンパ節炎やリンパ管炎を生じ，リンパ管に沿った発赤，腫脹，疼痛が認められる。この症状が1～2年間続いたのちに血中にmicrofilariaが出現する（急性期）。その後，熱発作（フィラリア熱）が起こるようになり，高熱は1～数日持続し，発汗とともに解熱する。熱発作の原因は，生きた幼虫および成虫の代謝産物または死滅虫体の分解産物の吸収によるリンパ組織のアレルギー反応と考えられ，リンパ節炎やリンパ管炎の増悪を伴う（中期）。その後，リンパ管内壁はフィブリンの沈着，組織球類上皮細胞，リンパ球異物巨細胞などの増殖により肥厚し，リンパ液のうっ滞で，リンパ管瘤，乳び管瘤を形成する。このリンパ管瘤が破綻し，内容液が陰嚢，膀胱，腎などへ漏出し，陰嚢水腫，乳び尿などになる（慢性期）。

このようにフィラリア症の病態は，①先行するバンクロフト糸状虫感染，②潜伏期を経て，初期～中期のアレルギー性の陰嚢の炎症症状，③繰り返すリンパ系の炎症，リンパ管内腔の狭小化，閉塞により，慢性期には陰嚢水腫や乳び尿に至る。よって，フィラリア症を疑う陰嚢の強い浮腫をみた場合は，以下の点に注意して急性期なのか慢性期なのかを見極めて診断と治療を進める。

①渡航歴含めた濃厚感染地帯での曝露の有無
②好酸球増多をはじめとする急性反応の有無

治療法としては，ジエチルカルバマジン（スパトニン®，以下DEC）の内服，慢性期の陰嚢水腫に対しては，患者のADLを考慮し，手術療法も併用する。

3 対処の実際

前述のごとく，フィラリア症は日本国内での新規感染はないと考えられており，実際の臨床現場での診断は難しいが，以下のように診断と治療を進めていく。

渡航歴含めた問診

東南アジアなどの濃厚感染地帯への渡航歴，蚊に刺されたことはなかったかなどの確認が必要である。フィラリア症による陰嚢水腫は慢性期のリンパうっ滞が原因であり，先行する熱発，リンパ節炎，リンパ管炎，陰嚢の急性炎症状態や精巣炎・精巣上体炎などの急性症状がなかったかの確認が有用である。

検査・診断

急性期には，陰嚢内容の急性炎症との鑑別が難しいが，寄生虫感染として末梢血の好酸球増多が鑑別に役立つ。

慢性期には，陰嚢水腫の穿刺液が白濁（乳び）し，ギムザ染色にてmicrofilariaが同定されれば診断が可能であるが，検出不能の場合も多い。確定診断には，患者血中からmicrofilariaを検出することであるが，血中microfilariaの濃度が低い

表 1　陰囊浮腫の鑑別診断

炎症性
● 反応性陰囊水腫（急性精巣・精巣上体炎）
● 陰囊膿瘍（精巣・精巣上体炎の慢性化）
● 尿道周囲膿瘍（長期尿道カテーテル留置トラブル）
● リンパ浮腫（腹腔内腫瘍，肝硬変，フィラリア症）
● 硬化性脂肪肉芽腫
● マンソン孤虫症（裂頭条虫症）

その他
● 鼠径ヘルニア
● 精索静脈瘤（通常は左側）
● 血腫（外傷性）
● 精液瘤

場合は，塗抹薄層血液より厚層塗抹法や集中法がよいとされている[1]。

なお，すでに根絶されたとされている日本では，フィラリア症に対し，商業ベースにのったフィラリア症の検査方法はない。もし疑わしい患者を認めた場合は，前述のmicrofilariaの夜間定期出現性を利用し，自分で夜中に採血し，microfilariaを同定するしかない。またどうしても確定診断がほしい場合，各県によって対応は異なるであろうが，筆者の施設では，県内の大学の寄生虫学教室に連絡をとり，検査依頼をするしかないのが現状である。

また慢性期の陰囊水腫では，超音波検査にて陰囊内の拡張したリンパ管内にフィラリア成虫が認められ，リアルタイムにその動きの確認ができ，FDS（filaria dance sign）として診断・治療評価に有用との報告もある[4]。

陰囊浮腫の鑑別診断を**表 1**に示す。多くは問診，視診，一般検査で鑑別が可能である。硬化性脂肪性肉芽腫やマンソン孤虫症（裂頭条虫症）では好酸球増多を認めるが，臨床経過，食生活（悪食の有無）や渡航歴などから鑑別は可能である。

治療

● 薬物療法

DECは，バンクロフト糸状虫，マレー糸状虫をはじめとするフィラリア成虫の寄生によるフィラリア症に対して，成虫の酸素消費を抑制するとともに，宿主に対する抗体産生能，貪食能の亢進作用により，microfilaria殺虫作用を示す。

microfilaria陽性者に対してDECを投与すると，服用1～3日目頃に発熱，リンパ腺痛，陰囊発赤などの症状がみられることがある。これは死滅したmicrofilariaあるいは成虫が発熱物質もしくは抗原となり，抗原抗体反応の結果起こるアレルギー反応と考えられている。

● 補助療法

慢性期のリンパ浮腫は，マッサージによるリンパの流れの改善と皮膚の清浄化・抗菌薬の全身投与による細菌の二次感染予防を含むスキンケアで象皮病への進行を遅延または予防しうる。

● 手術療法

慢性期には，陰囊の皮膚の肥厚，巨大陰囊水腫の状態となり，ADLにも障害を及ぼすほどになるため，手術療法が必要になる。手術の際は，通常の陰囊水腫の手術療法に加え，余剰陰囊皮膚の切除，陰囊形成術が必要である。

4　薬物療法の実際

処方例

DECの推奨用量は下記のごとく8週間継続する（ただし小児は半量）。

Day 1～3　スパトニン®錠（50 mg）　1回2錠　1日1回　夕食後

Day 4～6　スパトニン®錠（50 mg）　1回2錠　1日3回　毎食後

Day 7〔以後，1週ごと（Day 14, 21, 28, 35, 42, 49, 56）〕　スパトニン®錠（50 mg）　1回2錠　1日3回　毎食後

前述のWHOが主催する根絶プログラムで使用しているアルベンダゾール（400 mg, 経口）をイベルメクチン（200 μg/kg, 経口）またはDEC（6 mg/kg）と同時に単回投与する方法も，これまで

の日本が採用してきた DEC 単独の治療と同程度の有効性があるが，イベルメクチンの単独投与では殺成虫効果はない。

◆ 文献 ◆

1) 石崎 達，伊藤洋一，大友弘士，他：医寄生虫学（改訂版）．pp93-99，第一出版株式会社，東京，1982
2) 藤田紘一郎：日本における寄生虫学の研究，第7巻，IV線虫類，II リンパ性フィラリア症．pp565-576，公益財団法人目黒寄生虫館，東京，1999，
3) 森保妙子，一盛和世：世界リンパ系フィラリア症制圧計画（Global Programme to Eliminate Lymphatic Filariasis：GPELF）の政策の枠組み〜ゴールの設定と道筋．国際保健医療33：1-9, 2018
4) Mand S, Marfo-Debrekyei Y, Dittrich M, et al：Animated documentation of the filarial dance sign (FDS) in bancroftian filariasis. Filaria J 2：3, 2003

〔谷村　正信〕

エキノコックス症

北海道居住歴よりエキノコックス症が疑われる患者です。

重要度ランク 　きわめて稀だが，念頭に置いておくべき疾患

代表的主訴・所見
- 症状はほとんどない
- 非典型的な多房性の囊胞性病変

- 非典型的な多房性の囊胞性病変を認める場合は，本症を念頭に置くことが重要である。

1 診療の概要 ―エキノコックス症について

エキノコックスの学名は，幼虫（包虫）の形から *Echino*（＝棘のある）*coccus*（＝球状のもの）に由来し，紀元前4世紀頃，ヒポクラテスの時代から人体に重篤な病害（囊腫）をもたらすことで知られていたが，その生活環が明らかにされたのは19世紀中頃で，20世紀の中頃に北海道大学，ワシントン大学などの専門家により4種に分類され，現在に至っている。エキノコックス属4種のうち，単包条虫（*Echinococcus granulosus*）と多包条虫（*E. multilocularis*）が特に重要である。

単包条虫は，アフリカ大陸，地中海沿岸，中近東，中国，モンゴル，オーストラリア，ニュージーランド，南米など広域に分布し，牧畜の盛んな地方に多い。一方，多包条虫は，ヨーロッパ，アジア，アメリカ大陸に多く分布し，特に北緯40度以北に多い[1]。

日本，特に北海道に多く生息するのは多包条虫で，年間約20～30例程度の発生報告がある[1]。稀に本州において発生報告があるが，北海道居住歴があるか，または海外での感染によるケースが多い。

ヒトがエキノコックス症にかかるのは，成虫を宿すキツネやイヌの糞とともに排出された虫卵が，なんらかの機会にヒトの口に入り，肝臓などに幼虫が寄生することによる。感染してから症状が出るまでに数年から10数年かかり，根治治療には外科的切除を要する。

泌尿器科領域において，エキノコックス症が問題となるのは稀であるが，北海道外への移住者による発症増加も懸念されており，北海道以外の医療従事者も最低限の知識をもっておくことが重要であると考える。

2 診療方針

本症例を診療するにあたり，本症例の疫学，感染経路，感染後の経過や症状などを十分理解したうえで診療する必要があり，それぞれについて解説する。

日本における流行状況

現在，国内における多包条虫は主に北海道において問題となっているが，1966～1980年までは北海道東部に限局しているとされていた。しかし，1980年代に流行地の拡大が認識され，1990年代後

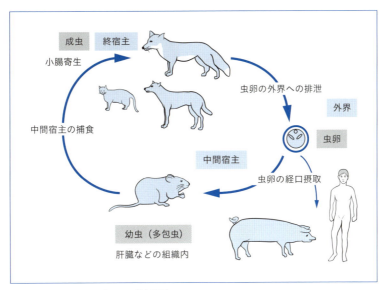

図 1　エキノコックスの生活環
〔神谷正男：日本獣医師会雑誌 57：605-611, 2004 より引用改変〕

半には北海道全域に蔓延していることが明らかとなった。多数の飼い犬が北海道から道外へ搬出されており，観光で一時的に北海道に滞在する犬も考慮すると，道外へ多包条虫感染犬が移動し，流行地が拡大する可能性がある。本州でもすでに約80人の多包虫症例が報告されている[1]。本州で診断された症例のほとんどは，北海道もしくは海外の多包条虫流行地に居住した経験がある患者である。

北海道の年間罹患率は10万人あたり0.35と算出されるが，2004年上半期で20名という届出から推定すると0.7となり，急激な罹患率の上昇がみられる[1]。今後の患者数の増加が危惧される。

感染経路

エキノコックスは，被食者（中間宿主）-捕食者（終宿主）間で伝播している。多包条虫の終宿主は野生のイヌ科動物，主にアカギツネや犬である。その小腸管腔に成虫が寄生して虫卵を産生し，虫卵は糞便とともに排泄される。

多包条虫の中間宿主は主にヤチネズミ類で，虫卵を食べて感染し，内臓に幼虫が寄生し原頭節を産生する。感染したネズミを終宿主が捕食すると原頭節が終宿主の小腸で成虫となり，多包条虫の生活環が完成する（図1）。

ヒトは，虫卵に汚染された土，埃，手，食物，飲水などを介して偶発的に虫卵を経口摂取して感染するため，偶発的中間宿主と呼ばれる。多包条虫の生活環のサイクルは最短で3か月以内であるのに対して，ヒトは好適中間宿主ではないため，多包条虫の発育まで10数年かかる。

感染後の経過と症状

ヒトが感染すると，多包虫は主に肝臓実質に寄生し，無性増殖する。この増殖による病巣の拡大はきわめてゆっくりで，子どもでは数年，成人では10数年から20年前後の潜伏期間を経て症状が出現する。

原発巣のほとんどは肝臓であり，病巣の進行に伴い肝内胆管や血管を閉塞し，肝機能障害が出現する。さらに進行すると，重度の肝不全となり，肺，脾臓，脳，腸間膜，骨髄などにも転移するため，放置すると致死的である。

泌尿器科領域においては，単包虫症の腎や尿路

への寄生例は世界的に多数報告があるものの，多包虫症では自験例の副腎原発症例を含めて，尿路への寄生例の報告は世界的にも数例あるのみである[2~4]。

また近年，肝から副腎に浸潤をきたしたエキノコックス症の報告があり，右副腎肝部分切除術を要している[5]。

尿路を原発とする報告は少ないものの，進行症例では尿路への浸潤の可能性もあり，泌尿器科領域においても今後は本症を念頭に置く必要がある。

3 対処の実際

診断

多包虫症を早期診断した場合，病巣は小さく，治癒率（完全な病巣切除率）は高いが，ヒトへの感染の場合は無症状で潜伏期間が長いことから，早期診断は非常に難しいのが現状である。

一方，自覚症状が現れた後に多包虫症と診断された場合は，多包虫が増殖，転移している症例が多く，現在の治療技術でも治癒率は低い。したがって早期診断のために血清検査を施行し，感染リスクの高い場合は数年おきの定期的な検査が推奨される。

また，本症が疑われた場合は，北海道以外の症例であれば，居住歴の確認，そして潜在的に罹患率の高い職業歴の聴取も重要である。罹患率の高い職業としては，終宿主や虫卵の汚染環境に接触機会の多い酪農，畜産従事者，陸上自衛隊員などが指摘されている。

エキノコックス症の診断は，第一次診断として多包虫の抗原に対するELISA法，第二次診断としてウェスタンブロット法がある。

北海道外の症例については最寄りの病院から血清検査を依頼する必要がある。病院からの依頼先は，①北海道臨床衛生検査技師会，②北海道立衛生研究所などがある。

また，現在確定診断も可能な信頼性の高い血清

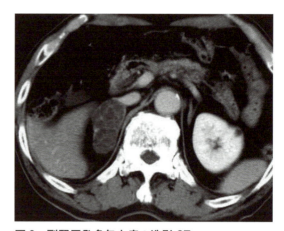

図2　副腎原発多包虫症の造影CT
右副腎に内部不均一な多房性腫瘤を認める。
〔丸晋太朗，他：日泌尿会誌 98：643-645，2007©日本泌尿器科学会より転載〕

診断法として，旭川医科大学寄生虫学講座における多包虫細胞骨格成分（Em18）に対するイムノブロット法もある。

エキノコックス症は，1999年4月から施行された感染症の予防及び感染症の患者に対する医療に関する法律において四類感染症に分類されており，診断された場合は，診断後直ちに管轄保健所に報告することが義務付けられている。

腎尿路の多包虫症は稀であるため，画像診断について言及することはできないが，自験例の副腎原発多包虫症では，CTにて内部不均一な腫瘤を認めた（図2）[2]。一方，肝多包虫症のCT所見は，①石灰化，②不整な地図状の低吸収域病変，③2cm未満の小嚢胞の集簇などが報告されている[6]。またMRIでは，T1強調画像で嚢胞壁の低信号，T2強調画像で高信号を呈する[3]。

治療

最も有効な多包虫症の治療法は，外科手術による多包虫の摘出である。多包虫は小さな嚢胞の集合体で周囲の組織に浸潤しているため，周囲の健康な組織ごと摘出する。完全に摘出しないと残存した多包虫が増殖し，さらに転移する。完全摘出術症例の10年生存率は100％である一方，不完全切除症例は63％であった[5]。

不完全切除例または切除不能例に対して駆虫薬のアルベンダゾールやメベンダゾールも治療のために用いられるが，著効を示す症例は少なく，寄生虫の発育を抑える程度のものが多い。また治療効果を上げるためには，大量の長期投薬が必要である。駆虫薬の開発研究は今後も重要な課題である。

予防と対策

　ヒトがエキノコックス症にかかるのは，虫卵が口から入ったときである。誤って虫卵が口に入る機会をなくすためには，ヒトへの感染源となる動物への対応が重要である。まず餌付けなどキツネを身近に引き寄せる行為はしない。次にイヌもエキノコックスが寄生している野ネズミを食べると感染し，ヒトへの感染源になるため，イヌの放し飼いは絶対に止め，散歩のときもイヌを放さないことである。

　その他，沢水や井戸水など管理されていない水にキツネやイヌの糞が混入すると，虫卵が含まれている可能性がある。できるだけ飲用を避け，虫卵は加熱に弱いため必要な場合には煮沸する。これらは，日常生活のなかでこの病気にかからないための予防策である。今後，本州へのエキノコックス症の拡散防止のためにも，感染源の除去対策を強化することが重要と考える。

◆ 文献 ◆

1) 神谷正男：エキノコックス症の危機管理へ向けて一現状と対策．日本獣医師会雑誌 57：605-611, 2004
2) 丸晋太朗, 山下　登, 信野祐一郎：多包性副腎エキノコックス症の1例. 日泌尿会誌 98：643-645, 2007
3) Kamishima T, Harabayashi T, Ishikawa S, et al：Alveolar hydatid disease of the adrenal gland：computed tomography and magnetic resonance imaging findings. Jpn J Radiol 27：225-228, 2009
4) Spahn S, Helmchen B and Zingg U：Alveolar echinococcosis of the right adrenal gland：a case report and review of the literature. J Med Case Rep 10：325, 2016
5) 渡辺絢子, 松田博幸, 三橋公美：肝から浸潤を呈した副腎エキノコックス症. 臨泌 67：443-446, 2013
6) Choji K, Fujita N, Chen M, et al：Alveolar hydatid disease of the liver：computed tomography and transabdominal ultrasound with histopathological correlation. Clin Radiol 46：97-103, 1992

〔丸　晋太朗, 篠原　信雄〕

下部尿路機能障害

前立腺肥大症 ①

尿勢低下を強く訴えている男性患者です。

重要度ランク ★★★ 　尿勢低下は最重要の尿排出機能低下症状で，その的確な診断・治療は専門医として必須である

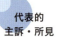
代表的主訴・所見
- 頻尿，夜間頻尿，排尿困難，尿意切迫

Point
- 症状から前立腺肥大症（BPH）と予測できても"基本評価"は診断に必須である。
- BPH治療薬は多数あり，その効果は高いエビデンスで実証されているものが多い。
- 一方で手術療法は下部尿路閉塞を物理的に解除し，長期的視野に立てば適応例に対する有用性は高い。

1　診療の概要

　前立腺肥大症（BPH）[1,2]は一般にも知られた最も一般的な中高年男性排尿障害の原因疾患である。しかし，明確な定義は，ガイドラインにも国際的用語基準にも見当たらない[1〜3]。BPHの実際の病態は複雑で，下部尿路だけでなく加齢や合併疾患も念頭に置く必要がある。古典的には下部尿路症状（LUTS），腺腫と閉塞の3要素で構成されるとの概念（図1）が有名であるが，3要素をすべて含む典型的BPHは少数派である。加齢はBPHを発症するとともに中枢神経系萎縮と全身機能低下を招き，その臨床症状である夜間多尿，睡眠障害，呼吸障害，運動障害などを合併してLUTSの病態を形成する。超高齢社会の現在では，BPHに合併する多疾患とともに評価し，それに基づいた治療方針を立てることが重要である。そのためにも基本評価と選択評価（図2）は不可欠である。

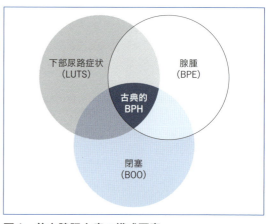

図1　前立腺肥大症の構成要素
LUTS：lower urinary tract symptoms（下部尿路症状），
BPE：benign prostatic enlargement（良性前立腺腫大），
BOO：bladder outlet obstruction（膀胱出口閉塞）。
〔Hald T：Prostate Suppl 2：69-77，1989より引用改変〕

2　診療方針

　第一に診断確定である。"尿勢低下"は，BPHだけでなく，低活動膀胱，尿道狭窄などでも，さらには心理的要因でも主訴となる。そのためには，基本評価である病歴聴取，問診票（IPSS，

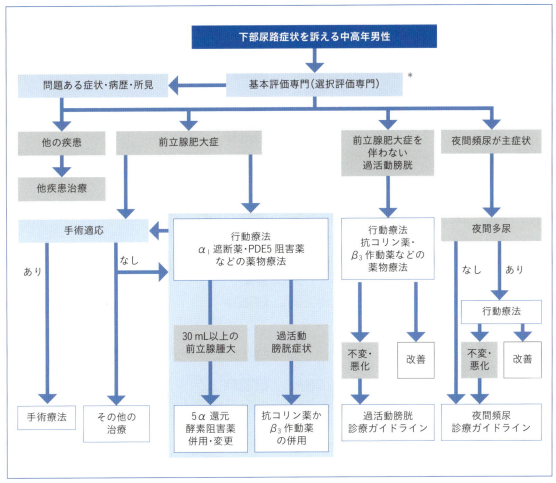

図2 前立腺肥大症の専門医向け診療アルゴリズム
＊基本評価専門は，症状・病歴の聴取，質問票（CLSS，IPSS，OABSS など）による症状・QOL の評価，身体所見，尿検査，血清前立腺特異抗原（PSA）測定，尿流測定，残尿測定，前立腺超音波検査がある．選択評価専門には，排尿記録，尿培養，尿細胞診，尿流動態検査，内視鏡検査，放射線検査，血清クレアチニン測定，上部尿路検査などがある．CLSS：主要下部尿路症状スコア，IPSS：国際前立腺症状スコア，OABSS：過活動膀胱症状スコア．
〔日本泌尿器科学会（編）：男性下部尿路症状・前立腺肥大症診療ガイドライン．p4, リッチヒルメディカル, 東京, 2017©日本泌尿器科学会より改変〕

OABSS など），身体所見（直腸診），尿検査，尿流測定，残尿測定，採血（PSA，クレアチニンなど），前立腺超音波検査は必須である．その結果，前立腺腫大があり尿所見と血液生化学所見と PSA に異常がない場合には BPH 合併の可能性は高いと判断できるかもしれないが，閉塞診断には内圧尿流測定が必要となる．原因不明の血尿，膿尿などがある場合は積極的に尿細胞診，追加の画像検査，膀胱尿道内視鏡の適応になる．また，治療効果不十分の場合には排尿日誌や尿流動態検査（ex 内圧尿流測定）などの追加も積極的に考慮すべきである．

基本的に BPH はいわゆる QOL 疾患であり，重度尿排出障害による複雑性尿路感染症，水腎症，大量残尿（150〜200 mL 以上）や尿閉を合併しないかぎり LUTS 改善（IPSS 減少）が治療の主目的となる．

LUTS は，主観的で患者の心理状態でも変化する．比較的重度の LUTS であっても，膀胱訓練，水分摂取適正化，情報提供などの生活指導で症状

寛解が得られれば経過観察可能となる場合もある[1]。また、排尿日誌で軽症と判明したことで急に訴えが少なくなることもある。さらに本来は1日尿量チェックや排尿状態評価の排尿日誌も治療効果を発揮[4]することがあり、軽症例では薬物や外科手術に頼らない方法も選択の余地がある。

3 対処の実際

基本評価、選択評価（図2）を経てLUTSの主原因がBPHと判断された場合に（内圧尿流測定などで）適応と判断されれば、（下部尿路閉塞を物理的に解除する）手術療法は長期的視野に立てば中等症以上のBPHに対する有用性は高い。しかし、BPH全般では薬物療法効果不十分などが手術適応[1]とされ、第一選択は薬物療法となっている。

多くのBPH治療薬は、多数の高レベルのエビデンスでその有効性が実証されている。また、高いエビデンスが確立されていない生薬や漢方製剤でも長年の使用実績がその有効性を十分に担保していると認識されている。

α_1遮断薬は、前立腺部尿道の緊張緩和のみならず、下部尿路の血流改善効果ももたらす。①処方の実際に示した3種のα_1遮断薬はいずれも有効性が担保されており、使用すべき薬剤と思われる。②BPH治療薬としてのホスホジエステラーゼ（PDE）5阻害薬は、2014年4月に臨床応用されたもので他剤に比べ歴史は浅いものの、その有効性も高いエビデンスと多数の臨床例で確立しており、α_1遮断薬とならんで第一選択の薬剤と認識されている。これに、（エビデンスはないが）尿排出力改善を期待し、③コリンエステラーゼ阻害薬と、④コリン類似薬を追加する選択もある。ただし、これらの薬剤によるコリン作動性クリーゼなどの副作用も知られている。また、前立腺体積が30 mL以上と大きい場合には、⑤$5\alpha$還元酵素阻害薬もしくは、⑥抗アンドロゲン薬の併用が選択される（⑤には高いエビデンス[5]が存在する）。

前述のように、⑦生薬・漢方も有効性は高く選択すべき薬剤の1つである。

4 処方の実際

αアドレナリン受容体遮断薬（α_1遮断薬）

処方例①

ハルナール® D錠（0.2 mg）1回1錠　1日1回　食後
フリバス® OD錠（25 mg）1回1〜3錠　1日1回　食後（症状に応じ増量）
ユリーフ® OD錠（4 mg）1回1錠　1日2回　朝夕食後（症状に応じ減量）

ホスホジエステラーゼ5阻害薬（PDE5阻害薬）

処方例②

ザルティア®錠（5 mg）1回1錠　1日1回

コリンエステラーゼ阻害薬

処方例③

ウブレチド®錠（5 mg）1回1錠　1日1回

コリン類似薬

処方例④

ベサコリン®散　1回7.5〜12.5 mg（ベタネコール塩化物として）1日3〜4回

5α還元酵素阻害薬

処方例⑤

アボルブ®カプセル（0.5 mg）1回1カプセル　1日1回

抗アンドロゲン薬

処方例⑥

プロスタール®錠（25 mg）1回1錠　1日2回（16週間を目安）
パーセリン®錠（25 mg）1回1錠　1日2回（16週間を目安）

生薬・漢方製剤

処方例⑦

エビプロスタット®配合錠DB　1回1錠　1日3回
セルニルトン®錠　1回2錠　1日2〜3回
パラプロスト®配合カプセル　1回2カプセル　1日3回
ツムラ八味地黄丸エキス顆粒（2.5 g）1回1包　1日3回※
ツムラ牛車腎気丸エキス顆粒（2.5 g）1回1包　1日3回※
※注：メーカーで用法用量は異なり確認要

◆ 文献 ◆

1) 日本泌尿器科学会（編）：前立腺肥大症診療ガイドライン．リッチヒルメディカル，東京，2011
2) 日本泌尿器科学会（編）：男性下部尿路症状・前立腺肥大症診療ガイドライン．リッチヒルメディカル，東京，2017
3) Abrams P, Cardozo L, Fall M, et al：The standardisation of terminology of lower urinary tract function：report from the Standardisation Sub-committee of the International Continence Society. Neurourol Urodyn 21：167-178, 2002
4) 鈴木康之，古田　昭：治療効果を発揮する排尿日誌．日排尿機能会誌 24：314-318，2013
5) Roehrborn CG, Siami P, Barkin J, et al：The effects of combination therapy with dutasteride and tamsulosin on clinical outcomes in men with symptomatic benign prostatic hyperplasia：4-year results from the CombAT study. Eur Urol 57：123-131, 2010

〔鈴木　康之〕

前立腺肥大症 ②

高齢であり，尿意切迫感と尿線途絶の両方を訴えている男性患者です。

重要度ランク ★★★ 蓄尿障害と尿排出障害を合併しQOLが強く障害されているため的確な診断・治療が望まれる

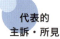
- 頻尿，夜間頻尿，排尿困難，尿意切迫

- 過活動膀胱（OAB）合併の前立腺肥大症（BPH）である可能性は高い。
- まず適切な評価を行い，診断確定後に$α_1$遮断薬を第一選択として，症状残存時に残尿などに注意しながら抗コリン薬などを少量から使用する。

1 診療の概要

下部尿路機能は"蓄尿"と"尿排出"の2つであり，臨床的に"尿意切迫感"は蓄尿障害で"尿線途絶"は尿排出障害と予測される[1,2]。よって本症例は両機能が障害された比較的進行した下部尿路機能障害と考えられる。高齢者のBPHは単なる下部尿路閉塞ではなく，加齢により萎縮した中枢神経系や全身臓器の機能低下が病態に関与している。正常排尿には下部尿路だけでなく排尿中枢を有する中枢神経系，伝達をになう末梢神経系の機能と形態が正常であることが必須条件である。これらの機能は加齢により必ず障害される。さらに高血圧や糖尿病，動脈硬化などが合併していれば，その障害はより早期から発症する。

膀胱排尿筋が"過活動"を示す一方で，"収縮障害"を示す病態の detrusor hyperactivity with impaired contractility（DHIC）は高齢者に高頻度に生じるといわれ，その臨床症状は尿意切迫感に尿線途絶を伴う可能性は高い。また，"尿線途絶"は排尿筋括約筋協調不全（detrusor sphincter dyssynergia：DSD）の結果である可能性もある。

高齢者の排尿障害は"全身疾患の一部分症状"でもある。事実，速やかに排尿行動がとれないと尿意切迫感はより重大な問題となる。"速やかな排尿行動"の必要条件は視力，上下肢機能，坐位保持機能，認知機能などを含んだ全身機能である。これらの機能も加齢により障害されるため，どの機能障害が主原因になっているかの検索も重要である。

2 診療方針

この臨床症状を呈する病態がDHICかDSDか，または別の病態であるかについての鑑別には尿流動態検査を必要とする。そのため，尿流動態検査は病態特定に有用である。ただしフルで行うには多大な労力と時間を要するのみならず，病態解明が下部尿路機能に限定される。よって臨床的に，"OAB合併BPH"として扱う方法も選択可能である。

OAB合併BPHに対しては，$α_1$遮断薬またはPDE5阻害薬を初期治療薬とし，その無効例に対して抗コリン薬または$β_3$作動薬の追加投与が推奨されている[2]。その際には，排尿困難・尿閉などの有害事象が危惧されるので，少量から開始・

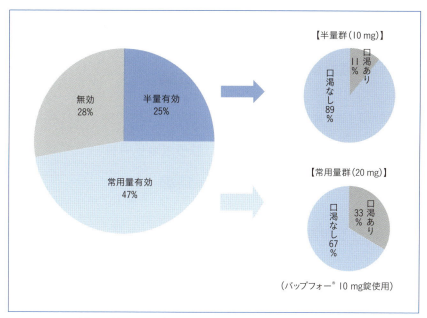

図1 OABに対する抗コリン薬有効率と口渇
1錠（半量）では治療満足例が25％で，2錠（常用量）に増量すると約3/4で有効となる。一方で口渇は1錠では11％だが，2錠では3倍の33％となる。（筆者経験例より）

頻回の残尿測定などの慎重な投与がエビデンスをもとに推奨されている[2〜4]。

本症例の根本病態は，加齢であり完治は不可能である。下記の薬物療法施行後も症状が残る場合には，排尿日誌，保存療法の生活指導なども併用する。排尿日誌による1日尿量適正化，適切な尿量での排尿（膀胱訓練）をはじめ，刺激性食物制限，適度な運動，必要に応じて下部尿路症状やその教育などの生活指導も少ないながらも成果を出せる方法である[5]。また，速やかな排尿行動を阻害する運動機能障害の改善や，精神医学的配慮もそれなりに効果を期待できる。

3 対処の実際

最初に『男性下部尿路症状・前立腺肥大症診療ガイドライン』の診療アルゴリズム（103ページ参照）を用いて基本評価を行い，必要に応じて選択評価を追加してBPHの診断を確定する。そのうえで症状が残存するならOAB合併BPHとして扱う。$α_1$遮断薬はいずれも臨床的有効性は同等と思われるが，ユリーフ®錠は主作用，副作用ともに他剤より強い傾向がみられる。追加投与時には抗コリン薬もしくは$β_3$作動薬が選択されるが，これも主作用，副作用ともに抗コリン薬が強い傾向があると思われている。また，抗コリン薬は多数あるが可能な薬剤は半量投与を選択し，効果と副作用をみながら必要に応じて増量する方法が好ましい（図1）[3,4]。ネオキシ®テープは貼付剤で皮膚瘙痒を起こすものの口渇・便秘などは少なく，高齢者により適応が広い印象をもっている。2018年11月より皮膚症状軽減目的に製剤面積が35 cm^2から52.5 cm^2に仕様変更された。また，作用が弱い点では，ブラダロン®錠も効果を期待できる。

4 処方の実際

αアドレナリン受容体遮断薬（$α_1$遮断薬）

処方例①

ハルナール® D 錠（0.2 mg）1回1錠　1日1回　食後
フリバス® OD 錠（25 mg）1回1〜3錠　1日1回　食後（症状に応じ増量）
ユリーフ® OD 錠（4 mg）1回1錠　1日2回　朝夕食後（症状に応じ減量）

ホスホジエステラーゼ5阻害薬（PDE5阻害薬）

処方例②

ザルティア® 錠（5 mg）1回1錠　1日1回

抗コリン薬

処方例③

バップフォー® 錠（10 mg）1回1〜2錠　1日1〜2回　食後（症状に応じ増量）
ポラキス® 錠（1・2 mg）1回1〜2錠　1日3回（症状に応じ増量）
デトルシトール® カプセル（2・4 mg）1回1〜2カプセル　1日1回
ベシケア® OD 錠（2.5・5 mg）1回1〜2錠　1日1回
ウリトス® OD 錠もしくはステーブラ® OD 錠（0.1 mg）1回1〜2錠　1日2回　朝夕食後
トビエース® 錠（4・8 mg）1回1錠　1日1回
ネオキシ® テープ（73.5 mg）1回1枚　1日1回

$β_3$作動薬

処方例④

ベタニス® 錠（25・50 mg）1回1錠　1日1回
ベオーバ® 錠（50 mg）1回1錠　1日1回

フラボキサート

処方例⑤

ブラダロン® 錠（200 mg）1回1錠　1日3回

◆ 文献 ◆

1) 日本排尿機能学会過活動膀胱診療ガイドライン作成委員会（編）：過活動膀胱診療ガイドライン 第2版．リッチヒルメディカル，東京，2015
2) 日本泌尿器科学会（編）：男性下部尿路症状・前立腺肥大症診療ガイドライン．リッチヒルメディカル，東京，2017
3) Takeda M, Nishizawa O, Gotoh M, et al：Clinical efficacy and safety of imidafenacin as add-on treatment for persistent overactive bladder symptoms despite α-blocker treatment in patients with BPH：the ADDITION study. Urology 82：887-893, 2013
4) Yamaguchi O, Kakizaki H, Homma Y, et al：Solifenacin as add-on therapy for overactive bladder symptoms in men treated for lower urinary tract symptoms：ASSIST, randomized controlled study. Urology 78：126-133, 2011
5) 鈴木康之，古田　昭：治療効果を発揮する排尿日誌．日排尿機能会誌 24：314-318　2013

〔鈴木　康之〕

前立腺肥大症 ③

飲酒後に尿閉を訴えている男性患者です。

重要度ランク ★★★ 緊急処置を要する急性尿閉は予測・予防にも格段の注意を払うべきである

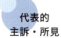
代表的主訴・所見

- 排尿困難，急性尿閉，下腹部痛

Point

- 超音波検査などで急性尿閉と診断されたら緊急で尿閉を解除する。
- 前立腺肥大症（BPH）でも尿閉合併例は重症で，これを機会に手術を考慮すべきである。
- また，手術非適応例は可能なかぎり清潔間欠自己導尿を選択する。

1 診療の概要

重症前立腺肥大症（表1, 2）は飲酒や特定薬剤でしばしば急性尿閉を招く[1,2]。飲酒による浮腫が前立腺に波及しても通常は尿路を完全に閉塞するには至らない。しかし，前立腺部尿道が極端に狭い重症BPHは，浮腫が容易に尿路を完全閉塞に追い込むものと推測される。

一方で，出口閉塞した膀胱でも腎の尿産生量は体内水分量や血液の恒常性維持に規定されるため，尿は間断なく流入する。中腔性臓器の受動的拡張は限界を過ぎると強い痛みを発症することは，結石，イレウスの痛みでよく知られた事実である。膀胱は急性尿閉時に疝痛を発症して交感神経を緊張させ $\alpha \cdot \beta$ 受容体が刺激され（図1），蓄尿がより促進される。このため経過観察しても自然排尿は絶対に期待できないため，導尿または膀胱瘻による緊急の尿閉解除が必要となる。

尿路確保されたら病態検索を行う[1,2]。尿閉が慢性に経過していれば水腎症，腎機能障害や尿路感染症を合併している可能性があり，全身状態の検索が必要となる。また，頻尿治療目的に，過活動膀胱治療薬の抗コリン薬などが使用されていることもある。尿閉を誘発する特定薬剤としては総合感冒薬，抗ヒスタミン薬，β_2作動薬，三環系抗うつ薬，抗不整脈薬（exリスモダン®）などが知られているが，抗コリン作用のある薬剤，交感神経刺激作用のある薬剤はいずれも急性尿閉誘発のリスクがある。

一般に，BPHのなかでも重度（表1, 2）のものが急性尿閉を合併する。急性尿閉は，痛む本人にも，緊急処置を強要される医療者にも，医療費の支払側にも不都合なものである。よって主治医は，重度BPH患者に対し過度の飲酒を制限するよう指示をはじめ繊細な処方を心がけるべきである。また，このようなイベントは手術に踏みきるよいチャンスでもある。

2 診療方針

尿閉解除，病態診断，治療・再発予防の順に進める。最初の尿閉解除は緊急事項である。一般に経尿道的に14〜16 Fr程度のカテーテルが挿入できれば問題ない。挿入困難の際には恥骨上穿刺で

表1 前立腺肥大症　領域別重症度判定基準

領域 指標	症状 IPSS	QOL QOLスコア	最大尿流量	機能	残尿量	形態 前立腺体積
軽症	0〜7	0, 1	≧15 mL/秒	かつ	<50 mL	<20 mL
中等症	8〜19	2〜4	≧5 mL/秒	かつ	<100 mL	<50 mL
重症	20〜35	5, 6	<5 mL/秒	または	≧100 mL	≧50 mL

IPSS：国際前立腺症状スコア

〔日本泌尿器科学会（編）：男性下部尿路症状・前立腺肥大症診療ガイドライン，p163，リッチヒルメディカル，東京，2017 ©日本泌尿器科学会より転載〕

表2 前立腺肥大症　全般重症度判定基準

	領域別重症度の項目数		
	軽症	中等症	重症
軽症	4, 3	0, 1	0
中等症	軽症・重症以外		
重症	不問	不問	2, 3, 4

〔日本泌尿器科学会（編）：男性下部尿路症状・前立腺肥大症診療ガイドライン，p163，リッチヒルメディカル，東京，2017 ©日本泌尿器科学会より転載〕

膀胱瘻を作製する．また，導尿が容易で可能であれば清潔間欠自己導尿（clean intermittent self-catheterization：CISC）法を指導するのが最良である[1,3]．

次に病態診断である．採血，画像診断でBPHの病態を診断し必要に応じた対処を行う．この際に前述の尿閉リスクを高める薬剤のチェックも行う．

治療・再発予防としては，適応例には手術療法がベストである[1,4]．一般に前立腺部尿道は機能的にも器質的にも強い閉塞を合併し，物理的に閉塞解除しておくのがその後の排尿管理を考えるうえでも最良である．導尿や薬物療法で一時的に尿が出ても，加齢とともに尿排出機能は低下し，いずれ再度の尿閉となるリスクは高い．その際に上肢機能障害などでCISCができない場合には留置カテーテルを余儀なくされる．現在の高齢者の余命は長い場合が多い．留置カテーテルは生活の質を極端に悪化させるだけでなく，複雑性尿路感染症が不可避である．下部尿路閉塞の物理的解除である手術を施行しておくと尿排出機能がより長期に維持できる可能性が高く，手術できる時期に施行しておくことには大きな意義があるものと考える．

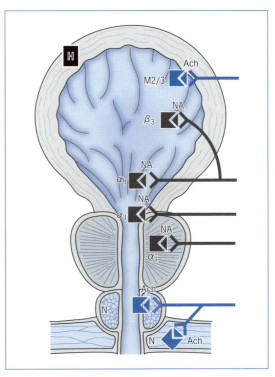

図1 下部尿路の自律神経受容体分布

M2/3：ムスカリン様アセチルコリン受容体（膀胱排尿筋に分布）．β_3：アドレナリン性β_3受容体（膀胱排尿筋に分布）．α_1：アドレナリン性α_1受容体（膀胱頸部，尿道に分布），N：ニコチン様アセチルコリン受容体．Ach（青線）：コリン作動性ニューロン．NA（黒線）：アドレナリン作動性ニューロン．＊：β_3受容体刺激で筋は拡張．その他は収縮．H：ヒスタミン受容体，膀胱排尿筋に分布．

〔白岩康夫，山口　脩：目で見る排尿障害，p11，メディカルレビュー社，東京，1994を参考に作成〕

3 対処の実際

　導尿後にBPH評価が行われて手術適応となり，手術までの期間が短ければ留置カテーテルでの対応で十分である。ただし，前述のごとく可能ならCISC法が選択されるべきである。CISCを行うためには，患者自身が導尿を行う上肢機能，視力，知能をもち合わせる必要があり，そのうえで患者に医療者が導尿の必要性と手技を十分に指導して確実に実行させなければならない。このように繁雑なCISCであるが，カテーテル留置では絶対に得られない尿路感染回避，自尿判定，保険適用などの利点が多数ある。

　手術不可症例では$α_1$遮断薬やホスホジエステラーゼ5（PDE5）阻害薬を考慮することも可能である。これらの薬剤は，前立腺部尿道の緊張緩和のみならず下部尿路の血流改善効果ももたらし，機能回復もある程度期待できる。これに，（エビデンスはないが），コリンエステラーゼ阻害薬とコリン類似薬を追加する選択もあるが，コリン作動性クリーゼなどの副作用には細心の注意が必要である。また，前立腺体積が大きい場合には，5α還元酵素阻害薬もしくは，抗アンドロゲン薬の併用が選択される。

4 処方の実際

αアドレナリン受容体遮断薬（$α_1$遮断薬）

処方例①
ハルナール®D錠（0.2 mg）1回1錠　1日1回　食後
フリバス®OD錠（25 mg）1回1～3錠　1日1回　食後（症状に応じ増量）
ユリーフ®OD錠（4 mg）1回1錠　1日2回　朝夕食後（症状に応じ減量）

ホスホジエステラーゼ5阻害薬（PDE5阻害薬）

処方例②
ザルティア®錠（5 mg）1回1錠　1日1回

コリンエステラーゼ阻害薬

処方例③
ウブレチド®錠（5 mg）1回1錠　1日1回

コリン類似薬

処方例④
ベサコリン®散　1回7.5～12.5 mg（ベタネコール塩化物として）　1日3～4回

5α還元酵素阻害薬

処方例⑤
アボルブ®カプセル（0.5 mg）1回1カプセル　1日1回

抗アンドロゲン薬

処方例⑥
プロスタール®錠（25 mg）1回1錠　1日2回（16週間を目安）
パーセリン®錠（25 mg）1回1錠　1日2回（16週間を目安）

◆ 文献 ◆

1) 日本泌尿器科学会（編）：前立腺肥大症診療ガイドライン．リッチヒルメディカル，東京，2011
2) 日本泌尿器科学会（編）：男性下部尿路症状・前立腺肥大症診療ガイドライン．リッチヒルメディカル，東京，2017
3) 日本排尿機能学会（編）：脊髄損傷における排尿障害の診療ガイドライン．リッチヒルメディカル，東京，2011
4) Daly P, Connolly S, Rogers E, et al：Management outcome of acute urinary retention：model of prediction. Urol Int 83：39-43, 2009

〔鈴木　康之〕

夜間頻尿

夜間に 4 回以上トイレに行くと訴えている患者です。

重要度ランク ★★★ 中高齢者には一般住民でも高頻度にみられる症状で，QOL への影響が強い

代表的主訴・所見
- 夜間の排尿回数が多い
- 睡眠障害(中途覚醒)

Point
- 夜間多尿や多尿が問題となる場合が多く，水分摂取量の調整など生活指導を行うべきである。
- 若年者の夜間多尿では，睡眠時無呼吸症候群の存在を念頭に置く。
- 薬物治療としては，$α_1$ アドレナリン受容体遮断薬，抗コリン薬が主体となる。

1 診療の概要

夜間頻尿は，2017 年に国際禁制学会において"waking to pass urine during the main sleep period"と定義された。一般的に回数が 2 回以上になると QOL への影響が強くなると考えられている。一晩に 4 回以上の排尿だとかなり QOL が低下することが予想されるが，この程度の夜間排尿回数であっても必ずしも困っていない場合が多いことには留意する必要がある。

夜間頻尿は，①夜間産生尿量の増加（多尿または夜間多尿），②夜間膀胱容量の低下，③睡眠障害，の 3 つの要素が単独あるいは複数絡んで発症すると考えられているため（**図1**），まずこの 3 要素がどれくらい絡んでいるのかを確認し，それに応じた対処法を講じるというのが基本的なスタンスとなるが，一晩に 4 回以上の重症の夜間頻尿の場合，夜間尿量過多が絡んでいることが多い。

定義上，多尿は 1 日尿量が体重あたり 40 mL/kg を超えること，夜間多尿は夜間尿量（就寝後 1 回目の排尿から起床後第一排尿までの合計）が 24 時間尿量の 33%（若年者は 20%）を超えること，

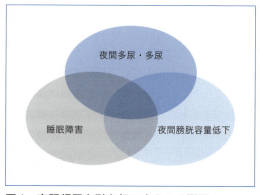

図1 夜間頻尿を引き起こす3つの要因

とされている。

夜間膀胱容量の低下についてはいくつかの指標が試みとして提唱されているが，統一された見解はない。実用的には，夜間の 1 回排尿量が 200 mL を下回ることが多ければ夜間膀胱容量の低下と判断してよいのではないかと考える。

睡眠については，日常診療でその質（睡眠深度）を客観的に評価するのは困難であるが，量（就床時間）は評価可能である。筆者は以前，就床時間が 510 分（8 時間半）を超えたら一般人に比較

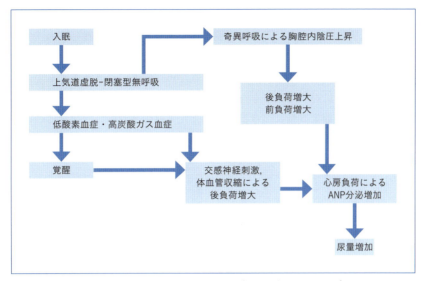

図2 閉塞性睡眠時無呼吸症候群による夜間多尿発生のメカニズム
〔小川浩正:睡眠時無呼吸症候群と頻尿.Urology View 3(5):70-75,2005より引用改変〕

して長すぎる,ということを提唱している[1]。質に関しては,患者自身から「目が覚めるからトイレに行く」などのコメントを聞き出したり,排尿日誌上,約1.5時間ごとの睡眠サイクルと同期して排尿のために起床していることなどを手掛かりとする。

2 診療方針

まず基本的な排尿および蓄尿状況の把握をする。国際前立腺症状スコア(IPSS)などの質問票から夜間頻尿以外の症状の程度を確認することは重要で,ほかの症状も高度な場合は尿流量測定および残尿量検査にて客観的な情報を加味し,排尿効率の不良が認められる場合(男性における前立腺肥大症など),下部尿路機能改善を第一に考慮する。

しかし夜間4回以上の排尿を主訴とする場合,ほかの下部尿路症状があまり強くないことも多い。いずれにせよ,上述の3つの要素がどの程度関与しているのかを検討する目的で排尿日誌が必須である[2]。3日間以上記録してもらうことで情報の信頼性が上がるが,患者本人の低いADL(activity of daily living)などが理由となって複数日の記録が困難な状況もある。この場合,1日間の記録だけでも重要な情報が得られるので,可能であれば期間を短縮してでも行ってもらう。

以下,3つの要素別の大まかな診療方針を掲げるが,その前に「若年者の夜間多尿」については閉塞性睡眠時無呼吸症候群(OSAS)の有無を検討せねばならず,別個の注意が必要になる(**図2**)。おおむね50歳あるいは60歳以下で,ほかの下部尿路症状が少なく,かつ夜間多尿型の夜間頻尿を呈する患者には,いびきをかくかどうか,また日中に強い眠気に襲われることがないか,などの問診を行うことでOSASの可能性を探る。OSASの可能性が高そうであれば,専門科(施設により呼吸器内科,神経内科,耳鼻科など窓口が異なる)に依頼して専門的検査および必要であれば治療を行ってもらう。若年者ではOSASが原因の夜間多尿である場合,持続陽圧呼吸療法(CPAP)などの治療で劇的に夜間頻尿が改善されうる。

さて,あらためて3つの要素別の診療方針につき概述する。

夜間多尿・多尿

多尿の場合は，その原因となっている疾患（コントロール不良の糖尿病や精神疾患に伴う原発性口渇症など）があれば，それに対する治療を行うとともに可能であれば水分摂取量減量につき指導する．特に原因疾患がなく，生活習慣上多飲となっている場合は下述の基準をもとに水分摂取量を減らすよう指導する．夜間多尿はあくまで1日尿量のなかでの夜間尿量の比率の問題ではあるが，やはり多尿傾向である場合が多く，水分摂取指導が有効である．多尿傾向のない夜間多尿については，昼間の利尿薬使用や，夜間の抗利尿ホルモン薬投与を考慮するが，現状ではこの種の薬剤は保険適用がない．

夜間膀胱容量低下

まず膀胱訓練などの行動療法は考慮されるべきである．介入療法を考慮する場合，尿流量測定検査や残尿量測定，そして時にはその他の尿流動態検査を施行することで，膀胱出口部閉塞が主体で排尿効率が低下しているのか，蓄尿機能が主問題なのかを推定する必要がある．男性などではしばしば両者が混合しているが，その場合はまず前者に対する加療を考え，効果がなければ後者に対する加療を行う．

前者の場合，膀胱出口部閉塞の代表疾患である前立腺肥大症を例にとると，まずその閉塞を解除するための薬物治療，あるいは効果がない場合は手術療法を考慮する．後者の場合，膀胱の蓄尿機能を改善させる目的の薬物治療を考える．

睡眠障害

これは日本の年配層に多くみられる事象なのかもしれないが，夜にすることがないため早々に就床してしまい，また起床時間も遅いため，就床している時間がきわめて長くなり，そのためにかえって睡眠深度が浅くなるという悪循環に陥っている場合が少なくない．本来的には就床時間を短縮させるべきなのであろうが，この種の生活習慣を変更させることは難しい．

睡眠導入薬は夜間頻尿を改善させる可能性があるため，使用につき考慮するが，本格的な不眠を伴う場合は専門科の診察をあおぐべきであろう．また先述のとおり，OSASについても念頭に置く必要がある．

3 対処の実際

行動療法・生活指導

先述のとおり，具体的には尿量が多い患者には水分摂取の指導，膀胱容量低下，特に尿意切迫のある患者には膀胱訓練や骨盤底筋訓練，その他日中の適度な運動などを指導する．水分摂取については1日トータルでの摂取量を考慮すべきで，例えば午前中に摂取して夕方から減らすといった時間帯によって差をつけるような方法は推奨されない．特に高いエビデンスがあるわけではないが，筆者は食事以外に摂取する1日の水分量として体重の2％まで，という指導をしている．しかしながら，同時に暑い季節には脱水にならないように注意する．

薬物療法

前立腺肥大症を伴う患者には α_1 アドレナリン受容体遮断薬，過活動膀胱に伴う夜間頻尿には抗コリン薬が有効であることがエビデンスとして確立されている．これらは夜間頻尿という病名に対して保険適用があるわけではないが，それぞれ前立腺肥大症や頻尿，過活動膀胱などの病名に対して処方することとなる．5α 還元酵素阻害薬，PDE5阻害薬，β_3 受容体作動薬については現状ではプラセボを超えるような確固とした有効性を示しているものはない．また上述のとおり，利尿薬や抗利尿ホルモン薬については効果としてのエビデンスがあるものの保険適用がない．

手術療法

前立腺肥大症およびそのための排尿障害に伴う夜間頻尿の場合，α_1アドレナリン受容体遮断薬よりも経尿道的前立腺切除術のような手術療法のほうが夜間頻尿の改善が期待できるが，排尿障害を伴わず多尿や夜間多尿が原因である場合には無効であるため，手術を選択してはならない。

4 処方の実際

α_1アドレナリン受容体遮断薬

処方例①
ハルナール® D錠（0.2 mg）1回1錠　1日1回　食後

処方例②
フリバス® OD錠（75 mg）1回1錠　1日1回　食後

処方例③
ユリーフ® OD錠（4 mg）1回1錠　1日2回　食後

抗コリン薬

処方例④
バップフォー®錠（10 mg）1回2錠　1日1回　食後

処方例⑤
ベシケア® OD錠（5 mg）1回1錠　1日1回　食後

処方例⑥
トビエース®錠（4 mg）1回1錠　1日1回　食後

処方例⑦
ステーブラ® OD錠，またはウリトス® OD錠（0.1 mg）1回1錠　1日2回　食後

処方例⑧
ネオキシ®テープ（73.5 mg）1回1枚　1日1回

◆ 文献 ◆

1) Yoshimura K and Terai A：Classification an distribution of symptomatic nocturia with special attention to duration of time in bed：a patient-based study. BJU Int 95：1259-1262, 2005
2) 吉村耕治：排尿日誌（排尿記録）を用いた排尿管理・指導の有用性：夜間頻尿．日排尿会誌 24：309-313, 2013

〔吉村　耕治〕

過活動膀胱

蓄尿障害がみられる患者です。

重要度ランク ★★★ 外来で頻繁に遭遇する。診断方法と対処法は確実に押さえておくべき症候群

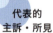
代表的主訴・所見
- 尿意切迫感
- 頻尿，夜間頻尿
- 切迫性尿失禁

Point
- OABの診断，治療方針の決定，治療効果の判定のすべてにおいて，排尿記録は有用なツールである。
- 初期治療後，症状が改善しない場合は，漫然と治療を継続するのではなく，他疾患の存在を疑うべきである。
- 抗コリン薬はそれぞれ薬理作用，有効性，副作用の発現率が異なるため，複数の薬剤を試して，patient-orientedな治療の確立をめざすべきである。

1 診療の概要

2002年の国際禁制学会において，下部尿路機能に関する用語改訂がなされ，過活動膀胱（overactive bladder：OAB）とは，「尿意切迫感を主症状として，しばしば頻尿ときに切迫性尿失禁を伴う症候群である」という新しい定義が取り入れられた。本邦において疫学調査が行われ，40歳以上の日本人におけるOAB患者数は810万人，そのうち尿失禁を伴うOAB Wetは430万人と推定された[1]。さらに，2005年に日本排尿機能学会が，『過活動膀胱診療ガイドライン』[2]を作成し（現在は第2版[3]），尿流動態検査を省略して診断がつけられるようになった。OABという新しい用語の出現は，泌尿器科専門医はもとより，非専門医にとっても，垣根を低くし，本症候群へのアプローチを容易にしたことに寄与した。ガイドライン作成以降のこの10年において，患者への本用語，知識の普及ならびに新薬の開発も進んだが，難治性症例も存在し，あらためてOABに対する治療戦略が問われている。

2 診療方針

OABの病因と病態（表1）

神経因性と非神経因性に大別される。神経因性過活動膀胱は，排尿筋過活動をもたらす脳血管障害，脳変性疾患，脊髄損傷などの神経疾患を基礎疾患として有する場合である。日常の臨床で最も多く遭遇するのは非神経因性，なかでも明らかな原因を特定できない特発性である。最近では生活習慣病，メタボリック症候群などに伴う下部尿路の血管硬化による膀胱虚血と酸化ストレスが膀胱上皮細胞，下部尿路支配神経（特にC線維求心路），膀胱平滑筋に作用し，膀胱不安定性をもたらし，OABの原因となりうるとされている[4]。

表1 過活動膀胱（OAB）の発症メカニズム

神経因性
- 脳疾患
 脳血管障害（脳出血，脳梗塞），パーキンソン病，多系統萎縮症，正常圧水頭症，進行性核上麻痺，大脳白質病変，脳腫瘍など
- 脊髄疾患
 脊髄損傷，多発性硬化症，二分脊椎，脊髄髄膜瘤，変形性脊椎症，椎間板ヘルニア，急性散在性脳脊髄炎，急性横断性脊髄炎，HTLV-I関連脊髄症（HAM）など
- 馬尾・末梢神経疾患
 腰部脊柱管狭窄症，糖尿病性末梢神経障害など

非神経因性
＜男女共通＞
- 膀胱血流障害
- 自律神経系の活動亢進
- 膀胱の加齢
- 膀胱の炎症

＜女性＞
- 女性ホルモン
- 骨盤底弛緩・骨盤臓器脱

＜男性＞
- 膀胱出口部閉塞
- 内分泌環境の変化（テストステロン低下）

〔日本排尿機能学会過活動膀胱診療ガイドライン作成委員会（編）：過活動膀胱診療ガイドライン第2版．p85，リッチヒルメディカル，東京，2015©日本排尿機能学会より一部改変〕

OABの診断と検査

● OABSS

OABの診断には，十分な病歴の聴取，問診が最も大切である．尿意切迫感，頻尿（昼間・夜間），切迫性尿失禁の有無を確認する．このうち尿意切迫感があれば，OABと診断してよいことになる．『過活動膀胱診療ガイドライン』では，OABに対する問診票である過活動膀胱症状スコア（overactive bladder symptom score：OABSS）の使用を推奨している．昼間排尿回数，夜間排尿回数，尿意切迫感，切迫性尿失禁の回数の4項目について点数化し，質問3の尿意切迫感スコアが2点以上で，かつ合計点数が3点以上をOABの診断基準としている．また，重症度判定として用いるときは，合計点が5点以下を軽症，6～11点を中等症，12点以上を重症としている．

● 排尿記録

排尿時刻だけでなく，1回の排尿量も同時に記録した頻度・尿量記録（frequency volume chart：FVC）が望ましい．これにより，昼間・夜間の排尿回数，24時間排尿回数，24時間尿量，夜間尿量，平均膀胱容量など非侵襲的に多くの情報を得ることができる．ただ，患者に記載を依頼する期間が長すぎると信頼性が低下することが危惧されるため，3日間程度が望ましい．日本排尿機能学会では排尿記録の様式をホームページ上に掲載しており，ダウンロードすることにより自由に利用可能である（http://japanese-continence-society.kenkyuukai.jp/special/?id=15894）．

● 除外すべき疾患

適切な初期評価により，頻尿，尿意切迫感などOABと同様の症状を呈する他疾患を確実に鑑別・除外することが重要である．OABの診断に疑問が残る場合や初期治療後，症状が改善せず期待した効果が得られない場合は，漫然と治療を継続するのではなく，他疾患の存在を疑うべきである．特に注意すべきは，蓄尿時の膀胱痛の有無である．膀胱痛を呈する頻尿，尿意切迫感のある場合は，間質性膀胱炎，膀胱上皮内癌（CIS）を疑うべきである．また，特にCISは浸潤性膀胱癌へ進展し，生命予後に影響を及ぼす危険性もあることから，検尿，尿細胞診，膀胱鏡検査を躊躇なく行うべきである．

● OABの診断におけるウロダイナミクスの位置付け

OABの診断にウロダイナミクスは必須ではない．しかしながら，神経因性膀胱症例など詳細な病態の把握が必要な場合や，初期治療後，症状が改善せず治療方針の変更を考慮する場合などは，ウロダイナミクスは有用な検査と考えられる．

3 対処の実際

生活習慣の改善，行動療法

尿路感染症，ならびに脳梗塞，心筋梗塞などの血栓症を予防するためにと，水分摂取量が過剰になっている患者が多い。排尿記録で摂取水分量，1日尿量を確認し，また，検尿で尿比重が低値の場合は水分摂取過多を疑う。このような場合は水分制限が有効である。

膀胱訓練（time voiding）は，少しずつ排尿間隔を延長することにより膀胱容量を増加させる訓練法である。骨盤底筋訓練は，効果の発現に3か月程度の期間が必要であるが，軽度腹圧性尿失禁の合併症例に対してその有効性が確認されている。

薬物療法

● 抗コリン薬

抗コリン薬は，副交感神経終末から排尿筋へ放出されるアセチルコリンを遮断することにより，蓄尿期の排尿筋過活動を引き起こす不随意膀胱収縮を抑制し，機能的膀胱容量を増大させると考えられてきた。しかしながら，最近の基礎研究から下部尿路の求心性知覚神経伝達路や尿路上皮にも直接作用することがわかってきた。最近，抗コリン薬負荷が，将来的な認知症発症と強く関連していることを明らかにした大規模研究が報告された[5]。また，『高齢者の安全な薬物療法ガイドライン2015』[6]では，特に慎重な投与を要する薬物のリストにも挙げられていることから，高齢者に対する抗コリン薬の投与は細心の注意が必要である。

現在使用できる主なものはオキシブチニン（経口薬：ポラキス®，経皮吸収型：ネオキシ®テープ），プロピベリン（バップフォー®），トルテロジン（デトルシトール®），フェソテロジン（トビエース®），ソリフェナシン（ベシケア®），イミダフェナシン（ウリトス®，ステーブラ®）である。

● β_3作動薬（ミラベグロン；ベタニス®，ビベグロン；ベオーバ®）

膀胱のβ_3アドレナリン受容体に結合し，膀胱平滑筋を弛緩させることで膀胱容量を増大させる。βアドレナリン受容体刺激による動悸，頻脈，不整脈などの出現に注意は必要であるが，抗コリン薬に比して，口内乾燥や便秘などの副作用が少ないといわれている。ミラベグロン（ベタニス®）に加え，2018年11月より，ビベグロン（ベオーバ®）が保険適用となった。

その他の治療法

● Neuromodulation

磁気刺激療法：難治性の排尿筋過活動に対して，欧米では広く行われている。磁気刺激療法は，体外コイルから変動磁場を与え，体内に電流を流すことで骨盤底筋や神経を刺激する治療法で，着衣のまま治療可能で非侵襲的である。2014年に保険適用となった。

仙骨神経刺激療法（sacral neuromodulation：SNM）：リード電極を透視下にS3の仙骨孔に挿入し，試験刺激を行い治療効果を測定する。試験刺激期間に症状の改善がみられれば刺激装置埋め込み術を行い，継続的な電気刺激を行う。本邦では2017年9月に難治性過活動膀胱に対し保険適用となった。

● ボツリヌス毒素膀胱壁内注入療法

ボツリヌス毒素（botox）を膀胱壁内に注入することにより，ボツリヌス毒素が特定のシナプス小胞付随蛋白（A型ボツリヌス毒素ではSNAP 25）を特異的に切断し，シナプス小胞のシナプス前膜への融合が阻止されることにより，神経伝達物質であるアセチルコリンの放出を抑制し，膀胱収縮を抑制すると考えられている。本治療は効果持続期間が6〜12か月と可逆性であるため，複数回投与が必要であることに課題がある。

4 処方の実際

女性のOAB

　β_3作動薬や抗コリン薬を投与する。嚥下困難がありうまく内服できない患者や口内乾燥，便秘などの副作用が強く現れる場合には，ネオキシ®テープを1日1回貼付する。経皮吸収型製剤とすることにより，安定した血中オキシブチニン濃度を維持して，副作用の原因となるDEO（デスエチルオキシブチニン）の産生が抑えられるとされている。また，腹圧性尿失禁を合併している混合性尿失禁の場合には，尿道収縮作用があり腹圧性尿失禁改善効果があるとされるバップフォー® 20 mg（1日1回）を用いる[7]。

処方例①
ベシケア® OD錠（5 mg）1回1錠（効果不十分な場合は2錠）　1日1回　食後

処方例②
ネオキシ®テープ（73.5 mg）1回1枚　1日1回　下腹部，腰部または大腿部のいずれかに貼付し24時間ごとに貼り替える

処方例③
ベタニス®錠（50 mg）1回1錠　1日1回　食後
ベオーバ®錠（50 mg）1回1錠　1日1回　食後

男性のOAB

　前立腺肥大症がある場合には，α_1遮断薬を投与し，蓄尿症状の改善が不十分な患者には少量の抗コリン薬，もしくはミラベグロン（ベタニス®）を併用投与する。効果不十分のため抗コリン薬を増量するときは，残尿が増えないことを必ず確認する。

処方例④
ハルナール® D錠（0.2 mg）1回1錠　1日1回　食後

処方例⑤
ベタニス®錠（50 mg）1回1錠　1日1回　食後
ベオーバ®錠（50 mg）1回1錠　1日1回　食後

夜間頻尿

　男女問わず，夜間頻尿が主症状の場合，短時間作動型のイミダフェナシン0.1 mgを就寝前に投与する。

処方例⑥
ウリトス®錠（0.1 mg）1回1錠　1日1回　就寝前

◆ 文献 ◆

1) 本間之夫，柿崎秀宏，後藤百万，他：排尿に関する疫学研究．日排尿会誌 14：266-277, 2003
2) 日本排尿機能学会過活動膀胱ガイドライン作成委員会：過活動膀胱診療ガイドライン，第1版．ブラックウェルパブリッシング，東京，2005
3) 日本排尿機能学会過活動膀胱診療ガイドライン作成委員会（編）：過活動膀胱診療ガイドライン 第2版．リッチヒルメディカル，東京，2015
4) Nomiya M, Yamaguchi O, Andersson KE, et al：The effect of atherosclerosis-induced chronic bladder ischemia on bladder function in the rat. Neurourol Urodyn 31：195-200, 2012
5) Richardson K, Fox C, Maidment I, et al：Anticholinergic drugs and risk of dementia：case-control study. BMJ 361：k1315, 2018
6) 日本老年医学会（編）：高齢者の安全な薬物療法ガイドライン2015，メジカルビュー社，東京，2015
7) Kadekawa K, Nishijima S, Ashitomi K, et al：Excitatory effect of propiverine hydrochloride on urethral activity in rats. Int J Urol 19：575-582, 2012

〔渡邉　豊彦〕

間質性膀胱炎

頻尿と膀胱の痛みを訴えている患者です。

重要度ランク ★ 日常診療で遭遇する機会は少ないと思われるが，潜在的罹患数は多く，見落とされやすいため念頭に置いておくべき疾患

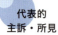
代表的主訴・所見
- 頻尿，尿意切迫感，尿意亢進，膀胱不快感，膀胱痛
- 不快感や疼痛は排尿後に軽減することが多い

Point
- 膀胱痛・尿意切迫感・頻尿を主訴とするが，他疾患を除外することが必要である。
- 患者指導を含む保存的治療，膀胱生検を含む膀胱水圧拡張術と潰瘍焼灼術は有効である。
- 内服および膀胱内注入などの薬物治療は保険適用外であり，十分な説明と同意が必要である。

1 診療の概要

　間質性膀胱炎は慢性的に，恥骨上痛，尿意切迫感と頻尿を主訴とする疾患である。尿路上皮に脆弱な部位があり，膀胱伸展によって刺激症状（痛みや強い尿意）を引き起こすと考えられている。その病因として膀胱尿路上皮の変性とそれに伴う中枢神経系を含む求心性神経の異常亢進，自己免疫などが挙げられるが，現在でも不明である[1]。間質性膀胱炎の症状は睡眠障害や社会生活に影響し，生活の質を著しく低下させる。一般的には中年女性に多いとされている（男女比は約1:5）。

　間質性膀胱炎の診断には膀胱鏡が重要である。特徴的な所見として，発赤をもつ病変が水圧拡張により生じる潰瘍性病変（ハンナ病変）がある。ハンナ病変の周囲粘膜は潰瘍に引き寄せられるように血管が増生している。ほかの所見としては，膀胱水圧拡張時には，弱い尿路上皮が水圧で破綻しやすいため減圧すると出血をきたすことが挙げられる（点状出血，五月雨状出血）。またこれらの所見を認めない症例もある。2019年に上梓された『間質性膀胱炎・膀胱痛症候群診療ガイドライン』によると，間質性膀胱炎を'膀胱に関連する慢性の骨盤部の疼痛，圧迫感または不快感があり，尿意亢進や頻尿などの下部尿路症状を伴い，混同しうる疾患のない状態'と定義している[2]。間質性膀胱炎とはハンナ病変を認めるもの，認めないものは膀胱痛症候群と呼んでいる。さらに膀胱痛症候群のうち点状出血，五月雨状出血も認めないものを過知覚膀胱としている[2]。

　ハンナ病変の有無が症状の重症度に関連があるかどうか明らかではないが，治療効果については違いがあると報告されるため，欧州泌尿器科学会（EAU）ガイドラインではハンナ病変の有無により治療法を分けている[3]。これらの間質性膀胱炎におけるタイプの違いをどのように診断治療していくかはまだ体系化されてないが，今後の診断治療において区別しておくことは重要であると思われる。

　間質性膀胱炎の症状の評価で頻用されているの

下の質問は，あなたが間質性膀胱炎かどうか参考にするためのものです。
最もあてはまる回答の数字に○を付け，その数字の合計を一番下に書いて下さい。

間質性膀胱炎　症状スコア	間質性膀胱炎　問題スコア
この1か月の間についてお答え下さい	この1か月の間では，以下のことでどれくらい困っていますか
質問1. 急に我慢できなくなって尿をすることが，どれくらいの割合でありましたか	質問1. 起きている間に何度も尿をすること
0　全くない 1　5回に1回の割合より少ない 2　2回に1回の割合より少ない 3　2回に1回の割合くらい 4　2回に1回の割合より多い 5　ほとんどいつも	0　困っていない 1　ほんの少し困っている 2　少し困っている 3　困っている 4　ひどく困っている
質問2. 尿をしてから2時間以内に，もう一度しなくてはならないことがありましたか	質問2. 尿をするために夜起きること
0　全くない 1　5回に1回の割合より少ない 2　2回に1回の割合より少ない 3　2回に1回の割合くらい 4　2回に1回の割合より多い 5　ほとんどいつも	0　困っていない 1　ほんの少し困っている 2　少し困っている 3　困っている 4　ひどく困っている
質問3. 夜寝てから朝起きるまでに，ふつう何回，尿をするために起きましたか	質問3. 急に尿を我慢できなくなること
0　0回 1　1回 2　2回 3　3回 4　4回 5　5回かそれ以上	0　困っていない 1　ほんの少し困っている 2　少し困っている 3　困っている 4　ひどく困っている
質問4. 膀胱や尿道に痛みや焼けるような感じがありましたか	質問4. 膀胱や尿道の焼けるような感じ，痛み，不快な感じ，押される感じ
0　全くない 2　たまたま 3　しばしば 4　だいたいいつも 5　ほとんど常に	0　困っていない 1　ほんの少し困っている 2　少し困っている 3　困っている 4　ひどく困っている
○を付けた数字の合計点：＿＿＿＿＿＿	○を付けた数字の合計点：＿＿＿＿＿＿

図1　間質性膀胱炎の症状と問題に関する質問

〔日本間質性膀胱炎研究会ガイドライン作成委員会（編）：間質性膀胱炎診療ガイドライン．p22，ブラックウェルパブリッシング，東京，2007©日本間質性膀胱炎研究会より一部改変〕

はO'Leary-Santの間質性膀胱炎の症状スコアと問題スコアである（**図1**）。これらの点数はあくまで症状評価のために用いるもので診断基準とはならないが，治療効果の推移をみるために有用である。診療はまず保存的治療（行動療法，理学療法，緊張の緩和，対処方法など）から始める。内服薬で確立されたものはなく，本邦において保険適用されている治療は膀胱水圧拡張術のみであるため，内服薬の処方については慎重に行う。

2　診療方針

はじめに症状，病歴を聴取する。頻尿，尿意切迫感，尿意の亢進，膀胱不快感，膀胱痛がよくみ

られる症状である。排尿で尿意切迫感や膀胱痛が改善すること，経過が長く，他疾患と診断されて治療を受けたが治らなかった，精神科疾患を疑われ受診を勧められたといった病歴も特徴的である。診断は腫瘍，結石，感染症などの除外診断を行うことである。具体的には尿検査，尿細胞診，尿培養検査，PSA，超音波検査，尿流測定，残尿検査，排尿日誌，間質性膀胱炎症状スコア/問題スコア，visual analogue scale などを行う。間質性膀胱炎を強く疑う場合に膀胱鏡を行う。間質性膀胱炎の疑いが濃厚であれば，次に膀胱水圧拡張術を行う。

膀胱水圧拡張術の利点は，膀胱内所見の確認（ハンナ病変の有無など），膀胱水圧拡張による治療効果，組織診（膀胱生検）による癌の除外診断の3つがある。特にハンナ病変の所見を認めた場合，レーザーあるいはTURでの潰瘍病変の凝固が有効である。保険適用されている確定した治療方法がほかにないため，少なくとも患者の負担の少ない治療法から行っていくのがよい。

したがって膀胱水圧拡張術，内服・膀胱内注入などを繰り返して経過をみていき，治療抵抗性となった場合にボツリヌス毒素膀胱壁内注入や仙骨神経刺激，膀胱全摘などの侵襲の強い治療方法を検討するのがよい。

3 対処の実際[2~5]

生活指導

保存的治療と同時に，患者自身の病状理解と生活指導は間質性膀胱炎の治療に重要である。患者の負担も少なく，リスクもほとんどないので行うべきである[4]。はじめに患者に間質性膀胱炎の疾患と症状に対する十分な説明を行うこと，次に生命を脅かすことはないこと，恥骨上痛が間質性膀胱炎の症状で慢性的で経過が長いことなどの説明を行う。

間質性膀胱炎の患者は痛みから水分摂取を控える傾向があるが，濃縮尿は刺激を助長するので適度の水分摂取により尿を希釈するとよい。加えて水分摂取は便秘の改善にも有効である。便秘も症状を増悪させることがあるので適宜緩下剤の使用も検討する。

また膀胱刺激作用のある食材として，コーヒー，チョコレート，カリウムを多く含む生野菜や果物，唐辛子などの香辛料やオレンジなどの柑橘類があり，これらの過量摂取を控えるように指導する。低温環境による四肢の冷えが膀胱を刺激するとされるため，四肢を冷やさないように着衣に工夫をすることを指導する。生薬（生姜など）で体を温めようとして膀胱に刺激作用をもつものを摂取している場合もあるので確認しておく。

患者本人のストレス軽減も重要である。ストレスが症状の増悪を招くため，それらを緩和する手段を検討する。運動・入浴を十分に行うことや就労時間の短縮を実施することがストレスを避ける方法の一部とされる。また患者会などで患者同士の交流をもつことで情報や病状を共有することもよいとされる。

膀胱水圧拡張術

本邦では唯一保険適用のある治療法である。全身麻酔または腰椎麻酔下に，主には膀胱鏡で膀胱内を観察しながら膀胱内を灌流液で充満させて拡張させる治療である。作用機序は，①膀胱壁を伸展させることで膀胱壁の虚血性変化を引き起こし，粘膜下の求心性神経や伸展受容体が損傷を受けることで膀胱痛を軽減し膀胱容量を増大する，②反復する炎症によって線維化した膀胱を機械的に伸展させて膀胱容量を増やす，③膀胱に存在する増殖因子（過剰な組織修復反応を起こす）を過伸展によって除去する，などが考えられている。海外の報告では，膀胱水圧拡張術を施行した患者の18～56％に有効性がみられている。有効期間はおおむね3～6か月である。

ハンナ病変がみられる症例は，その部位にレーザーあるいはTURで凝固操作を行うことで施行

患者のすべての膀胱痛が改善し，70％に頻尿の改善がみられたと報告されている[4]。

本邦のガイドラインでは，腰椎麻酔あるいは全身麻酔下に，恥骨上から80 cmH$_2$Oの高さから灌流液を自然落下させる。膀胱容量が800～1,000 mLに達したところで拡張を終了する。尿道口と内視鏡の隙間から灌流液が漏れる場合には指で圧迫して2～5分間拡張するとしている[2]。米国泌尿器学会（AUA）ガイドラインでは，80～100 cmH$_2$Oの高さから10分以上の水圧拡張は膀胱破裂などの重篤な合併症を起こす可能性があり行わないほうがよいとしている[4]。現状での理想的な水圧と拡張時間は明確ではないが，膀胱破裂が起こらない程度にやや低圧で短時間の水圧拡張を繰り返すことで麻酔下膀胱容量の増量を安全に行えるという点で勧められる。

保存的治療（内服・膀胱内注入）

現状で保険適用となる内服・膀胱内注入はない。各国のガイドライン[3～5]で記述された推奨グレードがB以上の内服薬はヒドロキシジン，アミトリプチリン，シメチジン，pentosane polysulfide，シクロスポリンであり，膀胱内注入薬はヒアルロン酸，dimethyl sulfoxide（DMSO），ヘパリン，リドカインであった。

アミトリプチリンは鎮痛作用，抗コリン作用，抗ヒスタミン作用をもつ薬剤で，臨床試験では50 mg以上の投与で症状改善に有効であったと報告されている。副作用は眠気と悪心がある。膀胱内注入はDMSO，ヘパリン，リドカインなどがある。DMSOはFDAで認可されている薬剤である。臨床試験では50％DMSO溶液を膀胱内に注入したところ，プラセボ群と比較して有意に症状を改善（53％）したと報告されている[6]。

その他の治療[2～5]

仙骨神経刺激は，経皮的あるいは埋め込み型電極より仙骨神経を継続的に刺激することで症状緩和を獲得する療法である。臨床試験では症例の60～80％に有効性が認められたと報告されている。ボツリヌス毒素膀胱壁内注入は，過活動膀胱についてはFDAで認可されている。100～200単位の注入で症例の70％に症状の改善を認めたと報告されている。しかしながら有効期間が1年以内と短く，反復投与が必要とされる。シクロスポリンは移植でも使用される免疫抑制薬で，ハンナ病変を有する間質性膀胱炎に有効であるとの報告がある。これらの保存的治療が無効であれば外科的治療を考慮する。

4 処方の実際

以下はすべて保険適用外である。

処方例①
トリプタノール®錠（アミトリプチリン，25 mg）1回1～3錠　1日1回　就寝前

処方例②
アイピーディ®カプセル（スプラタスト，100 mg）1回1カプセル　1日3回　毎食後

処方例③
アタラックス®-Pカプセル（ヒドロキシジン，25 mg）1回1～4カプセル　1日1～4回　毎食後

◆ 文献 ◆

1) Yoshimura N, Oguchi T, Yokoyama H, et al : Bladder afferent hyperexcitability in bladder pain syndrome/interstitial cystitis. Int J Urol 21（Suppl 1）: 18-25, 2014
2) 日本間質性膀胱炎研究会/日本泌尿器科学会（編）: 間質性膀胱炎・膀胱痛症候群診療ガイドライン．リッチヒルメディカル，東京，2019
3) Fall M, Baranowski AP, Elneil S, et al : EAU guidelines on chronic pelvic pain. Eur Urol 57 : 35-48, 2010
4) Hanno PM, Burks DA, Clemens JQ, et al : AUA guideline for the diagnosis and treatment of interstitial cystitis/bladder pain syndrome. J Urol 185 : 2162-2170, 2011
5) Cox A, Golda N, Nadeau G, et al : CUA guideline : Diagnosis and treatment of interstitial cystitis/bladder pain syndrome. Can Urol Assoc J 10 : E136-E155, 2016
6) Perez-Marrero R, Emerson LE and Feltis JT : A controlled study of dimethyl sulfoxide in interstitial cystitis. J Urol 140 : 36-39, 1988

〔小川　輝之〕

心因性頻尿

心身症が疑われ，頻尿を強く訴えている患者です。

重要度ランク ★ 日常診療でも遭遇する疾患の1つであり，過活動膀胱や間質性膀胱炎などの鑑別診断として重要である

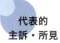
代表的主訴・所見
- 頻尿，尿意切迫感，尿失禁が日中に多く睡眠時にはあまりみられない

Point
- 頻尿，尿意切迫感，尿失禁などが主症状であるが，特定の時間に集中していることが多く，睡眠時には消失していることが特徴的である。
- 腫瘍・結石・尿路感染症などの器質的疾患を除外することが重要である。
- 心的障害が中等度・高度であると判断される場合は心療内科や精神科にコンサルトし，精神状態について評価治療（三環系抗うつ薬など）を考慮する。

1 診療の概要

ストレスの多い現代社会において，うつ症状などの心的障害を認める患者が増加している。排尿機能は交感神経と副交感神経の支配を受けているために，心的障害によってなんらかの影響を受けると考えられる[1]。薬理学的研究においては，中枢神経系における γ-aminobutyric acid（GABA），セロトニン，corticotropin releasing factor（CRF）が関連すると考えられている。GABAは排尿反射を抑制する効果があり，うつ状態や不安神経症でGABA受容体が減少しているために排尿反射が亢進すると考えられる。セロトニンは作用が複雑であるが，脳の一部（縫線核）におけるセロトニンは排尿反射に抑制効果があり，うつ病で縫線核が障害されるとセロトニンが減少するために排尿反射が亢進すると考えられる。CRFはストレスに関連して増加しているホルモン放出因子である。CRFはBarrington核内をはじめとして尿路の神経系に多く分布し，膀胱知覚神経を刺激するはたらきがあると考えられている[2,3]。

心因性排尿障害は，ほかの器質的な疾患がなく神経学的異常所見がないにもかかわらず，排尿蓄尿障害を認め，その障害が心的障害にかかわっていると考えられる場合に診断される。特に心的障害が心理療法，精神療法などで改善すると同時に排尿障害が改善して診断が確定することもある[1]。

心因性排尿障害は，心因性頻尿・尿意切迫症候群と心因性尿閉に分けられる。両者とも女性に多く，前者は20歳代に，後者は若年から中年に多い。小児時代に心因性尿閉をきたし慢性経過をとるものを Hinman 症候群という[4]。心因性頻尿は不安性格を伴ううつ状態を，心因性尿閉はヒステリー性格のうつ状態を伴うことが多い。

心因性頻尿の特徴は強いストレスと身体状態で発症すること，睡眠中は頻尿・尿意切迫感が消失することである。さらに下腹部や骨盤内部の圧迫感，性交渉の不快感など排尿症状以外の症状も合併する。

non-neurogenic neurogenic bladder (Hinman症候群)[4]

　小児にみられる疾患で，尿失禁，尿路感染，便秘，便失禁の症状を認める．脊髄髄膜瘤などの神経学的異常が認められないにもかかわらず，排尿筋外尿道括約筋協調不全がみられるために残尿が多く，膀胱尿管逆流や腎機能障害をきたすとされている．狭義のHinman症候群は親になんらかの事情（暴力，離婚，アルコール依存症など）があり，子どもに対して精神的なストレスを与えていることが病因となっているものをいう．トイレのしつけに厳しいことなどが引き金となっていることがあるので，厳しいしつけを避けるよう指導することが重要となる．したがって本人のみならず家庭内環境についても確認しておく必要がある．

心因性尿閉[4,5]

　なんらかの心的障害により急性尿閉や慢性的な残尿をきたす疾患である．解離性障害のある若年から中年女性に多くみられる．家庭問題などが引き金となって発症するケースが多い．原因は，錐体路からの外尿道括約筋への刺激が過剰なために括約筋の弛緩が起こらない，あるいは骨盤神経への過剰な抑制が排尿筋収縮の低下を招いていると考えられているが，不明である．泌尿器科的検査では下部尿路閉塞がないが，機能性精神疾患（統合失調症やうつ病など）があることが多い．

心因性頻尿・尿意切迫症候群[1,4]

　外出時などの精神的な緊張不安が頻尿や強い尿意をもたらすことはよくある．ほかのことに集中しているときや，睡眠中には尿意が起こらないので頻尿とはならない．器質的疾患がなければ病的な状態とは言いにくいが，過活動膀胱と同じ症状で受診することが多い．排尿日誌での評価が有用で，夜間頻尿は認めないが昼間頻尿は認めるなど，一日のうち特定の時間帯で頻尿であることが心因性頻尿の目安となる．

2　診療方針[1]

　最初に腫瘍や結石などの器質的疾患の除外診断を行うことが重要である．症状は過活動膀胱や間質性膀胱炎と似ているのでこれらを鑑別することが難しいが，詳細な病歴（家族関係を含む），神経学的検査を含む通常診察と泌尿器科的検査（超音波，尿流測定，残尿検査など），排尿日誌を施行することで鑑別していく．特に夜間頻尿がない場合は心因性頻尿の可能性が高くなる．心的障害の有無を確認するには患者との十分なコミュニケーションが必要となり，しばしば多くの時間を必要とする．心的障害を強く疑う場合にはCornell Medical Index（CMI）やTokyo University Ego-Gram（TEG）などの心理検査が有用とされているが，泌尿器科医で実践していくことが大変な場合は，心療内科や精神科へのコンサルトがよいと思われる．頻尿，尿意切迫感については抗コリン薬や三環系抗うつ薬などの処方を行う．

3　対処の実際[1]

　はじめに病歴の聴取を行う．内服薬の確認，神経学的検査（肛門括約筋の緊張，随意収縮，球海綿体反射，会陰部の知覚），尿検査，超音波検査，尿流測定，残尿検査の一般検査を行う．間質性膀胱炎との鑑別または下部尿路障害の有無の確認のためには，膀胱鏡もオプション検査として考慮される[5]．心因性尿閉では多くは正常所見が多いが，肉柱形成を認める場合もある．尿流動態検査における心因性排尿障害の特異的所見はないが，今後の排尿管理を検討するうえでオプション検査として行ってもよい．心因性頻尿では排尿筋過活動が20％程度にみられ，心因性尿閉では排尿筋無収縮のことが多い．Hinman症候群では蓄尿時の低コンプライアンス，排尿筋外尿道括約筋協調不全を認める．尿流動態検査などで神経因性膀胱の可能性も考えられる所見であった場合，腰仙部のMRIを行うことも考慮する．

心理検査は Yatabe-Guilford test（Y-G test），CMI，ロールシャッハテスト，TEG などを行う。また発汗量を定量的に測定する精神発汗テストによる評価もある。福井は CMI による評価で 53％ の心因性排尿障害の症例が陽性であることを報告した[1]。しかしながらこれらの検査の解釈は泌尿器科医にはやや困難であると思われ，心療内科や精神科へのコンサルトが無難と思われる。

病因が心因性であった場合，軽症であれば本人が自覚するのみで改善する場合もあるが，中等症から重症であった場合，カウンセリングや向精神薬などの治療が必要である。頻尿，尿意切迫感の症状があるもの，また尿流動態検査で排尿筋過活動がみられる症例に対しては一般的に抗コリン薬や β_3 作動薬を使用する。睡眠障害の場合は作用時間の短い睡眠薬の使用を検討する。排尿障害がある場合では軽症であれば α_1 遮断薬，残尿が多く感染症や腎機能低下を招く可能性がある場合は間欠導尿を導入する。

4 処方の実際

抗コリン薬

処方例①

ベシケア®錠（2.5・5 mg）もしくはトビエース®錠（4・8 mg）1回1錠　1日1回　朝食後

β_3 作動薬

処方例②

ベタニス®錠（25・50 mg）1回1錠　1日1回　朝食後

その他

処方例③

ブラダロン®錠（200 mg）1回1錠　1日3回　毎食後

排尿障害がある場合：α_1 遮断薬

処方例④

エブランチル®カプセル（15・30 mg）1回1カプセル　1日2回　朝・夕食後

睡眠障害がある場合

処方例⑤

ロゼレム®錠（8 mg）もしくはマイスリー®錠（5・10 mg）1錠　就寝前

◆ 文献 ◆

1) 福井準之助：心因性頻尿・尿意切迫症候群．排尿障害プラクティス 15：329-335，2007
2) 榊原隆次，伊藤敬志，清水栄司，他：うつと排尿障害．排尿障害プラクティス 15：356-362，2007
3) Valentino RJ, Wood SK, Wein AJ et al：The bladder-brain connection：putative role of corticotropin-releasing factor. Nat Rev Urol 8：19-28, 2011
4) 小松和人：精神身体的疾患（非器質的疾患）の取り扱い．In：泌尿器科外来シリーズ　神経因性膀胱外来．pp157-159，メジカルビュー社，東京，1999
5) 谷口成美：心因性尿閉．排尿障害プラクティス 15：323-328，2007

（小川　輝之）

神経因性膀胱 ①

カテーテル閉塞と症候性尿路感染を繰り返す寝たきりの患者です。

重要度ランク ★★ 尿道カテーテル留置による尿路管理を行っている患者では、ある一定頻度で生じる可能性がある

代表的主訴・所見
- カテーテルから尿の流出がない
- 38℃を超える発熱

Point
- 尿道カテーテル留置以外の尿路管理を考慮し、可能なら自排尿による尿路管理を試みる。
- 尿道カテーテル留置による尿路管理を継続しなければならない状況においては、さまざまな対処を行ったとしてもカテーテル閉塞や症候性尿路感染を繰り返す可能性は少なからずあることから、その点を理解したうえで行うべきである。

1 診療の概要

尿路感染は院内感染の約40％を占めるといわれ、そのほとんどは尿道カテーテルの留置が原因である尿路カテーテル関連の感染である。そのため、尿路へ留置するカテーテルの管理は、泌尿器科病棟における感染制御にきわめて重要であるとされている[1]。

一方、高齢者における下部尿路機能障害では診断・治療が困難なことや、尿路管理において介護が困難なことから、安易に尿道カテーテル留置を行い、尿路管理を行っていることが少なくない。そのため、症候性尿路感染やカテーテル閉塞などカテーテルによるトラブルが頻回に生じる際には、尿道カテーテル留置以外の尿路管理を含め、尿路管理の方法について再度検討する必要がある。

2 診療の方針

尿路管理の変更

高齢者における下部尿路機能の特徴的因子として、神経因性膀胱の原因となる疾患の高い罹患率、加齢による変化、前立腺肥大症の高い罹患率、認知症、身体運動の低下、夜間多尿の傾向、下部尿路機能に影響を与える薬剤の内服、などが挙げられるが、これらのうち複数の因子が高齢者の下部尿路機能障害に関与していることが多い。

薬物療法などを行った場合でも、自排尿が困難な際には間欠導尿や膀胱瘻カテーテルによる尿路管理など、尿道カテーテル留置以外の尿路管理を検討する。まず最初に、尿道カテーテルを抜去した後に、以下の点について検討を行う。

● 排尿日誌

排尿の有無や状態を確認するなど、下部尿路障害の程度を評価するのに有用なものとして排尿日誌が挙げられる。排尿日誌とは、排尿の時刻、1

回ごとの排尿量，1回ごとの飲水量，尿漏れの時刻と状況を朝から翌日の朝まで記録したもので，これを3〜5日間続けて記録することによって，いつ，どのくらい1回に尿を出すことができるか，どのようなときに漏れているのか，飲む量とのバランスはよいかなど，正常な状態に照らし合わせて，排尿・水分の摂り方のパターンを知ることができる。そのため，排尿や飲水に関する日常状態を非侵襲的に把握し，頻尿・失禁や排尿障害の重症度判定に有用である。

● 残尿測定

残尿測定は，在宅医療の現場における排尿障害の診断において，重要な検査である。残尿測定の方法には，導尿によるものと超音波診断装置によるものがあるが，機材の問題がなければ後者のほうが非侵襲的であることから推奨される。排尿困難感，頻尿などの下部尿路症状が軽度で尿路感染症などの合併症がない場合は，残尿が100 mL程度，または排尿日誌から得られた機能的膀胱容量の1/2または1/3程度でも経過観察でよいと考える。

● 自覚症状スコア

患者本人の訴えを聞くことが主なものとなるだろうが，排尿，蓄尿に関する自覚症状の重症度を定量的に診断する場合にはアンケートが有用である。一般的には，国際前立腺症状スコアや過活動膀胱症状スコアが主に使用されている。

● 排尿に影響する薬剤

高齢者では，いろいろな病気に関係して多くの薬剤を服用していることが少なくない。そのなかには，下部尿路機能に影響を及ぼすものがあり，排尿障害の評価，治療の際に内服している薬剤の影響を考慮する必要がある。

尿道カテーテル留置の継続

尿道カテーテル留置を継続する際には，膀胱結石や浮遊物など，カテーテル閉塞の原因となっている疾患の有無を確認し，原因が確認できる場合には，まず最初にその処置を行う必要がある。

尿道カテーテル留置に関連した尿路感染は，一般に開放式ドレナージシステムを用いた場合，カテーテル留置の数日後にはほぼ100%細菌尿がみられる。閉鎖式ドレナージシステムを用いた場合でも感染のリスクは著しく低下するものの，それでも留置後7〜10日で約25〜50%で細菌尿がみられ，30日以上の留置ではほぼ100%で細菌尿がみられるといわれている。細菌の侵入ルートは，管腔内と管腔外が考えられるが，早期にはカテーテルとドレナージチューブの取り外しや採尿バッグの開閉を介して管腔内に沿って細菌が侵入するが，長期にわたるカテーテル留置の際には管腔外に沿って侵入すると考えられている[1]。

一般にこのような尿道留置カテーテル関連感染は無症状に経過し，症状があってもカテーテルの抜去とともに改善することが多いが，今回の症例のように長期にわたる尿道カテーテル留置が必要な症例では，尿道カテーテル留置がカテーテル閉塞や腎盂腎炎などの有熱性尿路感染症の原因となり，場合によっては敗血症に至ることがある。特に，男性では精巣上体炎や前立腺炎を併発して発熱の原因となることがあるので注意を要する。

3 対処の実際

自排尿

排尿障害に対する薬物療法を行い，場合によってはオムツを併用しながら尿路管理を行う。排尿困難感，頻尿などの下部尿路症状が軽度で，残尿がそれほど多くなく（100 mL程度または排尿日誌から得られた機能的膀胱容量の1/2〜1/3程度），尿路感染症などの合併症がない場合は経過観察でよいと考える。残尿については，バラつきが大きいので複数回測定する必要がある。また，介助を行うことによってADLの改善が得られる場合に

は，トイレと寝室の距離を短くする（ポータブルトイレや採尿器具の使用など），手すりなど移動を容易にする器具を使用する，着脱が容易な衣服を使用するなど可能な範囲で排尿に関係した環境を整える。ポータブルトイレに移動し，男性では立位または坐位，女性では坐位にすることによって，自排尿可能となることが少なくない。

間欠的導尿

自排尿のみでは不十分で多量の残尿を伴うような高度な排尿障害の場合には，間欠的導尿の適応となる。間欠導尿での細菌尿のリスクは尿道カテーテル留置に比べて半分程度と報告されている。介助を行っても患者自身により間欠導尿が困難な場合は，家族など介護者に施行してもらう必要がある。その際は導尿回数が大切であり，1日の尿量，膀胱容量，残尿の程度によって異なるため，適切な指導を行う。

膀胱瘻カテーテル

下腹部（恥骨上）より直接膀胱内にカテーテルを挿入し，尿道カテーテルに比べて太いカテーテルが挿入可能であることから，よりドレナージをはかることができる。また，尿道カテーテルに比べて，尿路性器合併症の頻度を減らすことが可能である[2]。

膀胱皮膚瘻

下腹部に膀胱内腔を直接開放する方法で，開口部から尿が持続的に出てくるため，オムツや尿とりパッド，パウチなどで尿を受けることになる。異物であるカテーテル挿入を必要としない利点がある一方で，尿による皮膚刺激症状もあることから，軟膏や皮膚保護材などによる皮膚保護が必要となる。

尿道カテーテル留置

尿道カテーテル留置による尿路管理を継続しなければならない状況においては，以下に示す対処を行ったとしてもカテーテル閉塞や症候性尿路感染を繰り返す可能性は少なからずあることから，その点を理解したうえで行うべきである。

カテーテル挿入の際には，手指の衛生に気を配ったうえで手袋を装着して，できるかぎり無菌的にカテーテルの挿入を行う。長期留置患者では，無症候性であっても感染性病原体のリザーバーとなっている可能性があり，特に多剤耐性菌による感染の危険性が少なくないため，接触予防策を実施する必要がある。その他，効果の程度は不明であるが，カテーテル交換前に入浴，シャワー浴などで陰部を洗浄すること，挿入時には清潔器具を用いて無菌的に操作すること，ドレナージの改善や尿道損傷防止目的にカテーテルの固定位置を工夫すること，などにも気を配る必要がある。

カテーテルの交換時期については，頻回に交換しても尿路感染症の頻度を減少させることはできないため，閉塞時または閉塞が疑われるときでよいとされているが，通常月1～2回程度の定期的交換を予定する。今回の症例のように頻回に閉塞をきたすよう場合には，週1回または2回以上の交換が必要とされる。交換の際にはカテーテルとともに採尿バッグも交換することが勧められている。カテーテルの種類については，親水性銀コーティングカテーテルや抗菌薬カテーテルは短期間のカテーテル留置では有効であるが，長期間の使用では有益な効果はないとされている。

通常の管理においては，閉鎖式ドレナージシステムの接続部ははずさない，カテーテルと採尿システムは屈曲しないようにする，8～12時間を目安に採尿バッグ内の尿を定期的に廃棄する，採尿バッグは常に膀胱より低い位置に置く，などの配慮が必要である。定期的な尿道口周囲の消毒は効果がなく，予防的な抗菌薬の投与も耐性菌感染のリスクを高めることから推奨されていない。症候性の尿路感染に対して抗菌薬を使用する際にはカテーテルを交換したほうが望ましい。膀胱洗浄については，血塊や浮遊物でカテーテルが閉塞する

場合は持続洗浄とするか，もしくは無菌操作で洗浄することがあるが，細菌尿の頻度を減少させることはできず，尿路カテーテルの閉塞や発熱の頻度も減少させることはできない．

4 処方の実際

尿道カテーテルを抜去し自排尿で尿路管理を目指す際に，排尿障害を認める場合には尿道抵抗の低下を目的としてα_1遮断薬を投与する．下記のいずれかを処方する．

前立腺肥大症治療薬

処方例①
ハルナール® D錠　1回 0.2 mg　1日1回

処方例②
フリバス® 錠　1回 25〜75 mg　1日1回

処方例③
ユリーフ® 錠　1回 4 mg　1日2回

神経因性膀胱治療薬

処方例④
エブランチル® カプセル　1回 15〜45 mg　1日2回

コリン作動性薬剤は明らかな有効性が報告されておらず，腹痛，下痢，コリン作動性クリーゼなど副作用の観点からも使用は慎重に行うべきである．

◆ 文献 ◆

1) 日本泌尿器科学会泌尿器科領域における感染制御ガイドライン作成委員会：泌尿器科領域における感染制御ガイドライン．日本泌尿器科学会雑誌 100：1-27, 2009
2) 日本排尿機能学会，日本脊髄障害医学会，脊髄損傷における排尿障害診療ガイドライン作成委員会：脊髄損傷における排尿障害診療ガイドライン．リッチヒルメディカル，東京，2011

〔三井　貴彦〕

神経因性膀胱 ②

脳梗塞後に尿失禁がある患者です。

  重要度ランク ★★ | 脳梗塞後には尿意切迫感を伴う尿失禁を認めることが少なくない

 代表的主訴・所見
- 尿が漏れる
- トイレに間に合わない

Point
- 脳梗塞後の下部尿路機能障害の病態は，膀胱排尿筋の無抑制収縮である排尿筋過活動と随意排尿の障害である。
- 脳梗塞後の尿失禁は，主に排尿筋過活動によって生じる。
- 薬物療法として，抗コリン薬，β_3作動薬が有効である。

1 診療の概要

下部尿路機能は，適切な量の尿を貯める蓄尿機能や膀胱に尿を残すことなく排出する排尿機能によって構成されるが，副交感神経（骨盤神経），交感神経（下腹神経），体性神経（陰部神経）による末梢神経や脊髄，脳幹部排尿中枢とさらに上位の大脳皮質や大脳辺縁系などを介してコントロールされている（図1）。特に大脳皮質は尿意を認知し，脳幹部排尿中枢以下の下位中枢を抑制的に制御する方向ではたらいている。脳梗塞後の急性期初期には膀胱排尿筋の収縮不全によって尿閉となることもあるものの，脳梗塞による大脳皮質や大脳辺縁系などの上位中枢の障害では脳幹部排尿中枢以下の下位中枢に対するこの制御が効かなくなることから，通常回復期以降は排尿筋過活動と随意排尿の障害が生じる[1]。排尿筋過活動では，特に前頭部病変との関連性が報告されている[2]。そのため，尿意切迫感，切迫性尿失禁や頻尿が生じることが多い。一方，尿道括約筋機能は，排尿筋過活動に伴って反射性に弛緩することもあるが，排尿筋との協調性は保たれており，排尿機能は比較的良好に保たれている。

2 診療方針

一般的に，臨床的にみられる尿失禁の多くは膀胱排尿筋または尿道括約筋に異常がある蓄尿機能障害が原因となっているが，蓄尿機能障害と排尿機能障害が混在する場合や，排尿機能障害が主な原因と考えられる症例も少なくない。尿失禁の原因となるこれらの下部尿路機能障害は，尿路の解剖学的，病理学的な異常，神経疾患に伴う尿路の生理学的異常が原因となって発生すると考えられている。一方，脳梗塞の頻度が高い高齢者では，尿失禁の多くが下部尿路の機能的異常はもちろんであるが，それ以外にもさまざまな要因が関与して発生すると考えている。尿失禁は，生命にかかわることはないものの，生活の質（QOL）を脅かす疾患で，精神的な苦痛や日常生活での活動性低下をもたらす。そのため尿失禁の種類や原因を解明し，治療を行う必要がある。

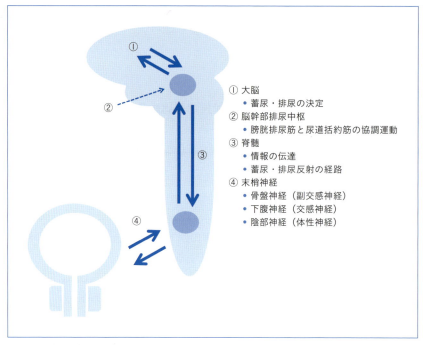

図1　下部尿路機能に関連した神経路

① 大脳
・蓄尿・排尿の決定
② 脳幹部排尿中枢
・膀胱排尿筋と尿道括約筋の協調運動
③ 脊髄
・情報の伝達
・蓄尿・排尿反射の経路
④ 末梢神経
・骨盤神経（副交感神経）
・下腹神経（交感神経）
・陰部神経（体性神経）

表1　尿失禁の分類

1. 切迫性尿失禁
　抑えきれない強い尿意（尿意切迫感）とともに尿が漏れ出てしまう状態
　脳梗塞後の尿失禁の主な病態
2. 機能性尿失禁
　身体運動機能の低下や認知症が原因で尿失禁が生じる状態
3. 溢流性尿失禁
　尿を十分に排出できないために膀胱が充満し，尿が漏れ出る状態
4. 腹圧性尿失禁
　腹圧上昇時に尿が漏れ出てしまう状態
5. 混合性尿失禁
　複数のタイプの尿失禁が関係している状態

尿失禁の分類

　尿失禁は，その症状から**表1**のように分類することができる。特に脳梗塞後の尿失禁は，主に切迫性尿失禁，機能性尿失禁によって生じると考えられる。また，急性期には溢流性尿失禁も生じている可能性がある。脳梗塞後の尿失禁は，これらの病態が混在していることも少なくない。

● 切迫性尿失禁

　急に起こる，抑えきれない強い尿意で我慢することが困難な状態を尿意切迫感というが，尿意切迫感を覚えることはあってもなんとかこれを抑えてトイレに行くこともできる。しかし，トイレまで我慢できず，尿が漏れてしまう状態を切迫性尿失禁という。尿流動態検査において，膀胱排尿筋

の無抑制収縮である排尿筋過活動がみられることが少なくない．脳梗塞後の尿失禁の主な原因である[3]．

● 機能性尿失禁

機能性尿失禁は，下部尿路機能に明らかな異常がみられないにもかかわらず，身体運動機能の低下や認知症が原因で尿失禁が生じる状態をいう．脳梗塞によって手足が不自由なため activities of daily living（ADL）の低下，認知症，意識障害によって，トイレへの移動や衣服を脱ぐ際に時間がかかる，尿器がうまく使えない，トイレの場所を認識できない，などが主な理由として挙げられる．

● 溢流性尿失禁

脳梗塞後の急性期初期にみられる膀胱排尿筋の収縮不全により，尿を十分に排出できないために膀胱に尿が充満し，尿が漏れ出る状態を溢流性尿失禁という．原因として，脳梗塞ばかりでなく，抗コリン薬や抗ヒスタミン薬などの薬剤，糖尿病による末梢神経障害などによっても生じることがある．

尿失禁の診断

尿失禁の診断では，まず尿失禁の有無や程度を確認すること，続いて尿失禁の病態，原因を把握することが大切である．考えられる尿失禁の病態に合わせて検査・診断を進めていく必要がある．

● 問診

問診では，尿失禁の症状について，①いつから（期間），②どのように（切迫性，腹圧性），③どれくらいの量の（重症度）尿失禁があるのか，正確にとらえることが大切である．また，尿失禁以外の下部尿路症状，手術歴・治療歴（骨盤内手術の有無，放射線治療の有無，など），内服している薬剤の種類，尿失禁の治療歴，などについても問診で確認する．

● 身体所見

一般的な診察として，神経学的異常の有無，認知機能，日常生活動作障害の有無について診察を行う．腹部の診察では膀胱の膨隆など臓器の異常の有無について，直腸診を含む会陰部の診察では，男性では前立腺肥大症などの前立腺の異常，女性では尿道の可動性，骨盤内臓器の下垂の有無，などについて確認する．スクリーニングとして超音波検査も行い，膀胱充満や変形の有無，水腎症の有無について確認する．

● 尿検査

スクリーニングとして血尿（尿路感染症，癌，結石），尿糖（多尿による尿失禁），膿尿，細菌尿などの有無を確認する．異常がある場合には，各疾患の精密検査，加療を行う．

● 排尿日誌

一般的には起床時から翌日の起床時までの24時間における排尿時間，排尿量，失禁時間，失禁量（パッドの重さで測定）および飲水量を3～5日間，本人（または介護者）が記録する．飲水・排尿パターンを把握し，飲水制限とそのタイミング設定，時間排尿誘導の時間設定など，重要な情報を与えてくれる．特に高齢者は，飲水が過多のために1日尿量が多くなっているケースが少なくないため，1日尿量が1,500 mL前後となるように飲水を調節する必要がある．

● 残尿測定

排尿後に下腹部からの超音波検査を用いて残尿量を測定する．溢流性尿失禁では，多量の残尿を認める．また，脳梗塞後には排尿筋過活動と随意排尿の障害がともに生じることがあるが，排尿筋過活動によって誘発された排尿では排尿の途中で排尿を中断してしまうことがあり，その際は多量の残尿がみられることが少なくない．

● 尿流動態検査

必要に応じて尿流動態検査を行う。非侵襲的な検査である尿流測定では，排尿障害について可能なかぎり確認する。侵襲的な検査ではあるが，カテーテルを挿入する検査であるプレッシャーフロースタディでは，難治性尿失禁の原因検索や尿失禁の原因を確定し，治療方針を決定する際に施行する。切迫性尿失禁における排尿筋過活動の関与や，溢流性尿失禁における排尿筋収縮力の低下について診断することができる。

3 対処の実際

排尿に関する環境の工夫

脳梗塞後の患者の特徴として，麻痺によるADLの低下があることが少なくないため，トイレと寝室の距離を短くする（ポータブルトイレや採尿器具の使用など），手すりなど移動を容易にする器具を使用する，着脱が容易な衣服を使用する，など排尿に関係した環境を整える必要がある。

誘導排尿

排尿日誌により排尿間隔や1日の排尿パターンを把握したうえで，尿失禁が起こる前に排尿パターンに合わせて適切な時間にトイレ誘導を介護者が行う方法である。在宅医療の現場において高齢者の尿路管理で重要な方法であり，その有用性も報告されている。

飲水制限

多飲多尿は尿失禁の症状を悪化させるので，排尿日誌のデータから適切な飲水量を指導する。

薬物療法

脳梗塞後の尿失禁では，蓄尿障害の治療を中心に行うが，排尿筋収縮不全を認める症例では，排尿障害の治療を行う。

● 蓄尿障害

過活動膀胱に関連した頻尿，切迫性尿失禁には，膀胱排尿筋の異常収縮である排尿筋過活動を抑制する効果のある抗コリン薬またはβ_3作動薬を投与する。ただし，特に抗コリン薬では排尿筋の収縮障害を生じることがあり，排尿困難，残尿量の増加をきたすことがある。また，抗コリン薬の副作用として便秘，口渇を高頻度で認めるため，投与後の副作用の発現に注意が必要である。

● 排尿障害

排尿障害を認める症例では，尿道抵抗の低下を目的としてα_1遮断薬を投与する。しかし，残尿量の減少，尿流率の改善など他覚所見の改善には限界があるため，重症の排尿障害には間欠的導尿を併用して補助的に用いることがある。コリン作動性薬剤は，明らかな有効性が報告されておらず，腹痛，下痢，コリン作動性クリーゼなど副作用の観点からも使用は慎重に行うべきである。

4 処方の実際

抗コリン薬

処方例①
ベシケア®錠　1回5〜10mg　1日1回

処方例②
デトルシトール®カプセル　1回4mg　1日1回

処方例③
バップフォー®錠　1回10〜20mg　1日1〜2回

処方例④
ウリトス®錠，またはステーブラ®OD錠　1回0.1〜0.2mg　1日2回

処方例⑤
ポラキス®錠　1回2〜3mg　1日3回

処方例⑥
トビエース®錠　1回4〜8mg　1日1回

処方例⑦
ネオキシ®テープ　1回73.5 mg/枚　1日1回

β_3作動薬

処方例⑧
ベタニス®錠　1回25〜50 mg　1日1回

処方例⑨
ベオーバ®錠　1回50 mg　1日1回

◆ 文献 ◆

1) 吉田　修（監修），小柳知彦，小林真也（編集）：尿失禁外来．pp98-104，メジカルビュー社，東京，1999
2) Sakakibara R, Hattori T, Yasuda K, et al：Micturitional disturbance and the pontine tegmental lesion：urodynamic and MRI analyses of vascular cases. J Neurol Sci 141：105-110, 1996
3) Khan Z, Starer P, Yang WC, et al：Analysis of voiding disorders in patients with cerebrovascular accidents. Urology 35：265-270, 1990

〔三井　貴彦〕

女性泌尿器疾患

腹圧性尿失禁

くしゃみをすると尿が漏れるという患者です。

重要度ランク ★★★ 一般住民を対象とした調査で，40歳以上の女性の43.9％が尿失禁を経験し，約半数は腹圧性尿失禁とされている

代表的主訴・所見
- 労作時，運動時，くしゃみ・咳の際の不随意な尿漏れ
- 漏れは少量で，夜間の頻尿や失禁は少ない

Point
- 問診，質問票，排尿記録から尿失禁のタイプ，重症度を判定する。
- 身体所見より，尿道過可動や咳による尿道からの尿漏出を確認する。
- 治療は行動療法，薬物療法を初期治療とし，必要があれば手術療法を選択する。

1 診療の概要

腹圧性尿失禁（stress urinary incontinence：SUI）は労作時または運動時，もしくはくしゃみや咳の際に，不随意に尿が漏れるという愁訴と定義されている。尿失禁には大きく2つのタイプがあり，SUIのほか，尿意切迫感に伴い不随意に漏れてしまう切迫性尿失禁（urgency urinary incontinence：UUI），さらに両者を併せもつ混合性尿失禁（mixed urinary incontinence：MUI）がある。SUIは全成人女性の25％に認められるとされ，尿失禁全体の49％と約半数を占めている[1]。

尿禁制のためには膀胱内圧よりも高い圧で尿道が圧迫閉鎖されなければならない。尿道粘膜，横紋括約筋や平滑筋，間質組織が尿道の圧迫に寄与しているが，腹圧下の高い膀胱内圧に対応することはできない。女性において膀胱尿道の支えは坐骨棘から恥骨にかけてハンモック状に張られた恥骨頸部筋膜である。これは側方で肛門挙筋に連結し，腹圧に対して反応性に収縮し尿道を挙上支持することができる。つまり，腹圧を利用し，腹圧とともに尿道を挟み込み尿禁制を維持している。

この支持機構が分娩や出産，加齢，ホルモンの影響で障害され尿道過可動（urethral hypermobility）を呈する。また，尿道粘膜の萎縮，手術後の瘢痕，放射線照射などにより尿道の密着閉鎖ができなくなると内因性括約筋不全（intrinsic sphincter dysfunction：ISD）を呈する。SUIでは，症例によりこの2つの病態は混在しており，通常ISDの程度が大きいと重症であることが多い。

外来管理の内容は，問診，質問票，排尿記録から尿失禁のタイプ，重症度を判定する。検尿，尿細胞診，尿路超音波検査により，感染症や悪性腫瘍の除外診断を行う。身体所見より，尿道の過可動や咳による尿道からの尿漏出を確認する。治療は行動療法，薬物療法を初期治療とし，必要があれば手術療法を選択する。

2 診療方針

問診の前に

残念ながら多くの女性は尿失禁は恥ずかしく，加齢とともに仕方がないものと認識しており，主

訴を言いたがらないことも多い。その際は，「尿失禁」という表現は避け，「排尿にかかわる問題，悩み」としたほうがよい。質問票を利用し，待ち時間や自宅で記載してもらってもよい。

問診

SUI，UUI，MUI の鑑別が主眼となる。SUI は軽症例ではひどい咳のときだけ，あるいはスポーツのときだけ認めるが，重症例では駆け足，歩行時にも認めるようになる。尿漏れは腹圧時に一致して生じ，尿意を伴わないことが多い。UUI では急に起こる我慢のできない病的な尿意から尿漏れが生じる。炊事，洗濯，歯磨きのとき（手洗い尿失禁），玄関のドアを開ける間，ドアノブに手をかけたとき（ドアノブ尿失禁）という特徴的なタイミングもある。立ち上がるとき，咳の際の尿失禁であっても，一拍おいて多量に漏れる場合には，動作によって誘発された UUI の可能性を疑う。鑑別のポイントは，排尿を我慢できるかどうか，尿漏れの量はどうか，夜間の排尿の回数，尿漏れの有無である。我慢が難しい，尿漏れの量が多い，夜間 2 回以上起きる場合は UUI の要因が強いと判断できる。

質問票としては，本邦で開発された主要下部尿路症状スコア（core lower urinary tract symptom score：CLSS）が有用である（145 ページ参照）[2]。SUI，UUI いずれの症状も含まれ，膀胱痛，尿道痛が加わっている。ICIQ（International Consultation on Incontinence Questionnaire-Short Form）は国際尿失禁会議にて推奨されている。

既往症としては，手術既往，放射線療法の有無，糖尿病，脊髄疾患，脳血管障害，肺疾患，心疾患について聴取する。分娩歴，婦人科疾患の有無も重要である。

臨床検査

検尿により尿路感染症の有無を把握する。膿尿があれば尿培養を行う。無症候性血尿がある場合，尿細胞診や超音波検査により尿路悪性腫瘍や結石を精査する。

排尿日誌

排尿記録には 24 時間の排尿時刻と 1 回排尿量を記録してもらう。患者の日常の排尿に関する情報が把握できる（平均の 1 回排尿量，最大膀胱容量，1 日尿量，夜間，日中の排尿回数）。もし，尿失禁があれば詳しい状況を書いてもらう。失禁の鑑別診断にも有用であるが，治療（時間排尿や膀胱訓練）の際の補助具ともなる。記録日数は診断精度と患者コンプライアンスのバランスから，できれば 3 日間としている。

身体的検査

砕石位にて手術瘢痕の有無，肥満の程度，尿浸潤による皮膚かぶれの有無を確認する。咳による尿道口の動きを注視する。Q-tip テストでは尿道に綿棒を挿入し，振れの幅が 30° 以上で尿道過可動と判定されるが，尿道口の回転するような動きの程度で判定しても問題はないと考えている（図 1）。臓器脱の関連も確認する。多くの SUI 患者は腟前壁の支持が弱っており，脱の進行とともに尿道の屈曲，膀胱内圧の分散により SUI が軽減することがある。

残尿測定・簡易膀胱内圧検査・ストレステスト

SUI や UUI の診断をする簡便な方法を紹介する（図 1）。排尿後，ネラトンカテーテルにて導尿し残尿測定を行う。残尿が多量であれば膀胱瘤や排尿筋収縮不全からの排出障害が疑われる。カテーテルから 50 mL の注射器で室温の生理食塩液を注入し，初期尿意を確認する。その後は内筒をはずした注射筒を接続し，恥骨上 15 cm の高さに固定し，生理食塩液の注入を続ける。初期尿意 150〜250 mL，通常尿意 300〜400 mL，最大尿意 400〜600 mL を目安とし，液面のゆっくりとした上昇があれば不随意収縮が疑われる。検査中，被検者の下腹部に手を置き，腹圧のかかっていない

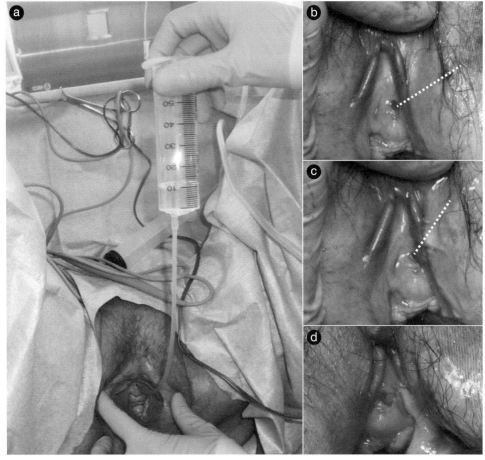

図1 簡易膀胱内圧検査・ストレステストの実際
(中部尿道スリング手術中の撮影)
a：内筒をはずした注射筒での注入，b：咳前の外尿道口，c：咳による回転性の動き，d：咳に同期した尿漏出，点線：尿道の向き．

ことを確認する．膀胱が充満した段階でカテーテルを抜去し，咳にて尿の漏れを観察する（ストレステスト），必要があれば立位にて行う．

パッドテスト

重症度判定として尿失禁を定量する方法である．国際尿禁制学会 (ICS) の勧告では1時間パッドテストを奨励している．水分500 mLを摂取後，歩行や咳などを負荷し，装着したパッド重量で測定する．2 g以上が尿失禁陽性，10 g以上で重症と判定する．ただし再現性，信頼性は高くはなく，ほかの検査結果と合わせて判断する必要がある．

膀胱尿道造影

膀胱内に造影剤を200〜300 mL入れ，立位さらに咳にて膀胱頸部の開大や膀胱の形状を観察する．注入に用いたネラトンカテーテルを残し造影剤を逆流すると尿道の位置も判別できる．怒責により膀胱頸部が下降すれば尿道の支持の障害 (urethral hypermobility)，安静でも頸部が開大すればISDと考えられる．UUI症例では高圧膀胱により膀胱にわずかな肉柱形成を認めることもある．

尿流動態検査

● 尿流検査

排尿曲線を測定し，排尿時間，尿流率，排尿量が得られる。波形が多峰性であれば腹圧排尿であることも示唆される。通常は尿排出障害の診断に用いられ，手術療法を選択した際は必須の検査である。

● 膀胱内圧測定

膀胱内に生理食塩液を一定の速度で注入し膀胱内圧を測定する。主にUUIの存在が疑われる場合に行われる。正確に初発，正常，最大尿意と尿意切迫感発生時の膀胱容量，膀胱コンプライアンスを評価できる。

● 腹圧下漏出時圧測定

SUIを生じるときの膀胱内圧を測定する。膀胱内に細いカテーテルを留置して造影剤を300 mL程度注入し，患者に小さい咳から徐々に大きな咳をしてもらい造影剤が漏れる瞬間の膀胱内圧を測定する。これは尿を漏らさない尿道の能力の指標であり，ISDの基準は60 cmH$_2$O以下とされている。

3 対処の実際

保存的治療

● 生活指導

骨盤底への負荷を軽減する。例えば，閉塞性肺障害，うっ血性心不全の加療，禁煙，肥満や便秘の改善を勧める。

● 骨盤底筋訓練

治療の中心であり，弊害がほとんどない。肛門挙筋の収縮と休息を繰り返しこれを強化する。初診時において30％以上の患者は肛門挙筋を正しく収縮できない。肛門挙筋を認識するため，排尿途中で尿線を故意に途絶させたり，腟内診で挿入した2指を広げその場所をわかりやすくする。また，訓練中に臀部や大腿，腹直筋に余計な力がかからないよう注意する。無理なく収縮できる長さから始め，10秒間程度の収縮を目標とする。

● 電気刺激療法

保険適用は干渉低周波療法のみである。干渉波により痛みなく，骨盤底筋の収縮性を増強する。エビデンスはないが，肛門挙筋の収縮ができない患者にも有効とされている。保険上は3週間で6回，その後は2週間で1回の施行が限度である。

薬物療法

β_2作動薬が唯一保険適用を得ている。通常は骨盤底筋訓練の補助的な位置付けである。

手術療法

重症例，保存治療が奏効しない，骨盤底筋訓練の継続を希望しない場合に考慮される。MUIでは，UUIに対する治療（膀胱訓練，生活習慣の改善，抗コリン薬）を先行し，改善した場合に手術を考慮する。その場合，手術後もUUIの治療が必要であることを説明する。また，MUIのうちSUIが先行もしくは優位な場合に手術の治療効果が高いとされている。

標準術式は中部尿道スリング手術で，TVT（tension-free vaginal tape）手術，TOT（trans-obturator tape）手術が主体である。両術式に有意差はないものの，ISDや重症例，再発例ではTVT，開腹術の既往，排尿効率の低下した例でTOTが選択される傾向がある[3]。キット製品として，TVTではボストンサイエンティフィック社のAdvantage Fit^{TM}，TOTではObtryx^{TM}が使用されている。開腹手術では経腹的恥骨後式膀胱頸部挙上術のうちBurch法の成績は良好で，腹腔鏡下にも行われている。

4 処方の実際

腹圧性尿失禁を認める場合

処方例①

スピロペント®錠（10 µg）1回1錠　1日2回　食後

混合性尿失禁の場合，切迫性尿失禁への治療を先行する

処方例②

バップフォー®錠（10・20 mg）1回1錠　1日2回　食後

処方例③

ベシケア®OD錠（2.5・5 mg）1回1錠　1日1回　食後

処方例④

ウリトス®OD錠（0.1 mg）またはステーブラ®OD錠（0.1 mg）1回1錠　1日2回　食後

処方例⑤

トビエース®錠（4・8 mg）1回1錠　1日1回　食後

処方例⑥

ネオキシ®テープ（73.5 mg）1回1枚　1日1回貼り替え

処方例⑦

ベタニス®錠（50 mg）1回1錠　1日1回　食後

処方例⑧

ベオーバ®錠（50 mg）1回1錠　1日1回　食後

◆ 文献 ◆

1) Hampel C, Wienhold D, Benken N, et al：Prevalence and natural history of female incontinence. Eur Urol 32（Suppl 2）：3-12, 1997
2) Homma Y, Yoshida M, Yamanishi T, et al：Core Lower Urinary Tract Symptom score（CLASS）questionnaire：a reliable tool in the overall assessment of lower urinary tract symptoms. Int J Urol 15：816-820, 2008
3) 日本排尿機能学会女性下部尿路症状診療ガイドライン作成委員会（編）：女性下部尿路症状診療ガイドライン．p57, リッチヒルメディカル, 東京, 2013

〔亀岡　浩，新田　浩司，小島　祥敬〕

混合性尿失禁

尿意切迫感に加え，くしゃみをすると尿が漏れるという患者です。

重要度ランク ★★ | 外来で頻繁に遭遇する。診断方法と対処法は確実に押さえておくべき症候群

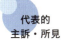
代表的主訴・所見
- 尿意切迫感
- 頻尿，夜間頻尿
- 切迫性尿失禁
- 咳嗽・くしゃみ時の尿失禁

Point
- 混合性尿失禁では，腹圧性，切迫性尿失禁の比重で治療方針が変わる。
- 切迫性の比重が高いときには，抗コリン薬をはじめとする薬物療法が中心になる。
- 腹圧性の比重が高いときには，薬物療法や骨盤底筋訓練から開始するが，効果不良なら手術も考慮する。

1 診療の概要

尿失禁とは尿が不随意に漏れる状態であり，社会的，衛生的に問題となる状態と定義され，腹圧性，切迫性，混合性，溢流性，機能性尿失禁の5種類に分類される。

本邦における疫学調査[1]では，40歳以上の潜在尿失禁保有者は腹圧性尿失禁が780万人，混合性尿失禁が500万人，また，過活動膀胱（OAB）患者は男女合わせて810万人と推定されている。OAB有病率は男性14.2%，女性10.9%と女性が低いが，尿失禁を伴うOAB wetは男性OABの41.3%に対し，女性OABの63.9%と女性に多い。

混合性尿失禁は，OAB wet（切迫性尿失禁）と腹圧性尿失禁との両方を有する尿失禁と同義であるといえる。男性の腹圧性尿失禁のほとんどが前立腺術後尿失禁に限られることから，本稿では女性の混合性尿失禁について解説する。混合性尿失禁の病態は，腹圧性尿失禁が優位なものとOAB wetが優位なものが絡み合っている。したがって，治療にあたり「どちらの尿失禁の要因が優位であるか」について適切な評価を行う必要がある。

2 診療方針

2019年に『女性下部尿路症状診療ガイドライン第2版』[2]が発行された。同ガイドラインでは，必ず行うべき評価（基本評価1）として，症状の聴取と身体所見，尿検査がある。さらに症例を選択して行うべき評価（基本評価2）として，症状・QOL質問票，排尿記録，残尿測定，尿細胞診，尿培養，血清クレアチニン，超音波検査などがあり，これらの所見と治療方針を患者に説明し，治療に関する希望を確認するとしている。したがって，混合性尿失禁についても，『女性下部尿路症状診療ガイドライン 第2版』，ならびに『過活動膀胱診療ガイドライン』[3]に沿って，診断ならびに治療方針を決定するのが望ましい。

基本評価 1

● 症状の聴取と身体所見

　尿失禁がどのような状況で発生するかがポイントである。分娩歴，骨盤内手術，中枢神経疾患，糖尿病，尿失禁治療の既往・合併症や服薬中の薬剤も確認する。骨盤底の理学的評価を腹圧時も含めて行う。砕石位で外尿道口，腟口の観察を行い，骨盤臓器脱の有無を確認する。骨盤臓器脱が認められるとき，POP-Qによる客観的評価を行う。次に咳を繰り返し行ってもらい，尿の漏出があるかどうかを確認する（ストレステスト）。咳と同時に尿の漏出を認める場合は腹圧性尿失禁が考えられるが，ひと呼吸おいてから持続的に尿が漏れるときは，腹圧負荷により無抑制膀胱収縮が誘発された切迫性尿失禁を疑う。

● 尿検査

　尿路感染症，結石，尿路腫瘍のスクリーニングのために必須である。

基本評価 2

● 症状・QOL 質問票

　日本語で妥当性の検証された質問票を用いる。CLSS（core lower urinary tract symptom score，主要下部尿路症状スコア，図1）にQOL評価を加えた質問票は，女性下部尿路症状を全般的に把握するのに有用である。これにOABSS（overactive bladder symptom score，過活動膀胱症状スコア）や，ICIQ-SF（International Consultation on Incontinence Questionnaire-Short Form，国際尿失禁会議尿失禁質問票短縮版）などを組み合わせて用いる。

● 排尿記録

　非侵襲的に生理的な排尿状態を把握できる検査であり，とりわけ，頻尿，切迫性尿失禁の評価に有用である。プライマリケアレベルでも施行可能であり，高齢者尿失禁の初期評価にも推奨される。記録用紙と尿量を測定する目盛り付き紙コップを渡し，日常生活のなかで，24時間を通して毎回の排尿の時刻，排尿量を記録するように説明する。ただ，患者に記載を依頼する期間が長すぎると信頼性が低下することが危惧されるため，3日間程度が望ましい。日本排尿機能学会では排尿記録の様式をホームページ上に掲載しており，ダウンロードすることにより自由に利用可能である（http://japanese-continence-society.kenkyuukai.jp/special/?id=15894）。

● パッドテスト

　腹圧性尿失禁の重症度判定に役立つ。外陰部にパッドを装着し，60分間の動作（歩行，階段昇降，咳など）を行い，失禁量を測定する。

● 尿流測定検査

　単位時間あたりの尿流量（mL/sec）を測定する。尿排出障害のスクリーニング検査として有用である。

● 残尿測定

　尿排出障害の重要な指標の1つである。超音波によるものと導尿による計測法がある。最近では，簡便にプライマリ・ケアレベルで計測ができる超音波による残尿測定装置が市販されている。

● 超音波検査

　簡便で低侵襲のため頻用される。尿路の形態観察，残尿量，膀胱腫瘍，結石の有無についての情報が得られる。骨盤臓器脱の評価には経会陰的，経直腸的アプローチも有用である。

● 尿流動態検査（ビデオウロダイナミクス）

　X線透視下に膀胱内圧測定，漏出時圧（ALPP），尿道内圧，尿流測定，括約筋筋電図を測定し，より正確に下部尿路機能を評価する。カテーテル挿入を必要とするため，侵襲的検査である。

主要症状質問票

- この1週間の状態にあてはまる回答を**1つだけ**選んで，数字に○をつけてください。

何回くらい，尿をしましたか					
		0	1	2	3
1	朝起きてから寝るまで	7回以下	8～9回	10～14回	15回以上
		0	1	2	3
2	夜寝ている間	0回	1回	2～3回	4回以上

以下の症状が，どれくらいの頻度でありましたか					
		なし	たまに	時々	いつも
3	我慢できないくらい，尿がしたくなる	0	1	2	3
4	我慢できずに，尿がもれる	0	1	2	3
5	セキ・クシャミ・運動の時に，尿がもれる	0	1	2	3
6	尿の勢いが弱い	0	1	2	3
7	尿をするときに，お腹に力を入れる	0	1	2	3
8	尿をした後に，まだ残っている感じがする	0	1	2	3
9	膀胱（下腹部）に痛みがある	0	1	2	3
10	尿道に痛みがある	0	1	2	3

- 1から10の症状のうち，困る症状を**3つ以内**で選んで番号に○をつけてください。

1	2	3	4	5	6	7	8	9	10	0 該当なし

- 上で選んだ症状のうち，**もっとも困る**症状の番号に○をつけてください（**1つだけ**）。

1	2	3	4	5	6	7	8	9	10	0 該当なし

- 現在の排尿の状態がこのまま変わらずに続くとしたら，どう思いますか？

0	1	2	3	4	5	6
とても満足	満足	やや満足	どちらでもない	気が重い	いやだ	とてもいやだ

注：この主要症状質問票は，主要下部尿路症状スコア（CLSS）質問票（10症状に関する質問）に，困る症状と全般的な満足度の質問を加えたものである。

図1　CLSS（core lower urinary tract symptom score，主要下部尿路症状スコア）
〔日本排尿機能学会過活動膀胱診療ガイドライン作成委員会（編）：過活動膀胱診療ガイドライン　第2版，p115，リッチヒルメディカル，東京，2015©日本排尿機能学会〕

● その他

排泄性尿路造影，CT，膀胱鏡検査は尿失禁の診断に必須ではないが，溢流性尿失禁や神経因性膀胱における上部尿路の評価，尿管性尿失禁の診断に有用である。

3　対処の実際

治療は優位な尿失禁に対して優先的に行われる。OAB wetが優位な混合性尿失禁に対しては，抗コリン薬やβ_3作動薬が用いられる。腹圧性尿失禁が優位な混合性尿失禁に対しては手術療法を考慮すべき症例も多く存在する。

骨盤底筋訓練

骨盤底筋訓練は，効果の発現に3か月程度の期間が必要であるが，軽度腹圧性尿失禁の合併症例に対しその有効性が確認されている。

薬物療法

● 抗コリン薬

従来，抗コリン薬は，副交感神経終末から排尿筋へ放出されるアセチルコリンを遮断することにより，蓄尿期の排尿筋過活動を引き起こす不随意膀胱収縮を抑制し，機能的膀胱容量を増大させると考えられてきた。しかしながら，最近の基礎研究から下部尿路の求心性の知覚神経伝達路や尿路上皮にも直接作用することがわかってきた。最近，抗コリン薬負荷が，将来的な認知症発症と強く関連していることを明らかにした大規模研究が報告され[4]，また『高齢者の安全な薬物療法ガイドライン2015』[5]では，特に慎重な投与を要する薬物のリストにも挙げられていることから，高齢者に対する抗コリン薬の投与は細心の注意が必要である。

現在使用できる主なものはオキシブチニン（経口薬：ポラキス®，経皮吸収型：ネオキシ®テープ），プロピベリン（バップフォー®），トルテロジン（デトルシトール®），フェソテロジン（トビエース®），ソリフェナシン（ベシケア®），イミダフェナシン（ウリトス®，ステーブラ®）である。また，Kadekawaら[6]はラット腹圧性尿失禁モデルを用いた基礎的研究で，プロピベリン（バップフォー®）の投与が血中ノルアドレナリン濃度を上昇させ，尿道収縮を引き起こし，尿道内圧を上昇させたことから，同薬剤のOAB wetが優位な混合性尿失禁だけでなく，腹圧性尿失禁が優位な混合性尿失禁への効果が期待できるとしている。

処方例①
バップフォー®錠（20 mg）1回1錠　1日1回　食後

● β₃作動薬（ミラベグロン：ベタニス®，ビベグロン：ベオーバ®）

膀胱のβ₃アドレナリン受容体に結合し，膀胱平滑筋を弛緩させることで膀胱容量を増大させる。βアドレナリン受容体刺激による動悸，頻脈，不整脈などの出現に注意は必要であるが，抗コリン薬に比して，口内乾燥や便秘などの副作用が少ないといわれている。従来のミラベグロン（ベタニス®）に加え，2018年11月より，ビベグロン（ベオーバ®）が保険適用となった。

処方例②
ベタニス®錠（50 mg）1回1錠　1日1回　食後
ベオーバ®錠（50 mg）1回1錠　1日1回　食後

手術療法

腹圧性尿失禁の原因は骨盤底脆弱による尿道抵抗の減弱である。インテグラル理論をもとに開発されたTVT（tension-free vaginal tape）手術や，TOT（transobturator tape）手術が標準術式となっている。術式の詳細は他書に譲る。

一方，腹圧性尿失禁に対して尿失禁防止術施行後，50％以上の症例で排尿筋過活動もしくは切迫性尿失禁が消失するとの報告がある[7]。腹圧時の尿道への尿の流入が，尿道求心路を介し排尿筋過活動を誘発することが知られている。よって，尿失禁防止術により腹圧時の尿道への尿の流入が消失したため，排尿筋過活動が抑えられ，切迫性尿失禁が消失したと考えられる。このような考えから混合性尿失禁に対する手術適応は拡大される傾向にあるが，論議のあるところであり，あくまでも腹圧性の比重の高い症例を選択して行うべきである。

磁気刺激療法

Neuromodulationの1つであり，体外コイルから変動磁場を与え，体内に電流を流すことで骨盤底筋や神経を刺激する治療法で，着衣のまま治療可能であり非侵襲的である。そのメカニズムとし

て，OABに対しては仙髄領域の求心性刺激による排尿反射抑制，また，腹圧性尿失禁に対しては，刺激による骨盤底筋の収縮性の強化であると考えられている．2014年に保険適用となった．

◆ 文献 ◆

1) 本間之夫，柿崎秀宏，後藤百万，他：排尿に関する疫学研究．日排尿会誌 14：266-277, 2003
2) 日本排尿機能学会/日本泌尿器科学会（編）：女性下部尿路症状診療ガイドライン 第2版．リッチヒルメディカル，東京，2019
3) 日本排尿機能学会過活動膀胱診療ガイドライン作成委員会（編）：過活動膀胱診療ガイドライン 第2版．リッチヒルメディカル，東京，2015
4) Richardson K, Fox C, Maidment I, et al：Anticholinergic drugs and risk of dementia：case-control study. BMJ 361：k1315, 2018
5) 日本老年医学会（編）：高齢者の安全な薬物療法ガイドライン 2015，メジカルビュー社，東京，2015
6) Kadekawa K, Nishijima S, Ashitomi K, et al：Excitatory effect of propiverine hydrochloride on urethral activity in rats. Int J Urol 19：575-582, 2012
7) Lai HH, Simon M and Boone TB：The impact of detrusor overactivity on the management of stress urinary incontinence in women. Curr Urol Rep 7：354-362, 2005

〔渡邉　豊彦〕

性器脱（骨盤臓器脱）

会陰部下垂感があると訴えている患者です。

重要度ランク ★★ | 50歳代女性の約55％，出産経験者の44％が骨盤臓器脱症状を有し，11.1％の女性が生涯に外科的治療を受けるとされる

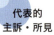
代表的主訴・所見
- 夕方や疲れたときの陰部下垂感，仙骨部痛
- 頻尿，尿意切迫感，尿失禁，排尿困難，性交困難，便秘

Point
- 問診，身体的検査より，症状の程度，脱の重症度を評価する。
- 軽症では骨盤底筋訓練，整復の必要性があれば初期治療にペッサリーを使用する。
- 保存療法の継続が困難な場合，インフォームド・コンセントのうえ手術療法を勧める。

1 診療の概要

骨盤臓器脱とは骨盤臓器のヘルニアの総称である。その部位によって膀胱瘤，子宮脱，直腸瘤，小腸瘤，また，子宮全摘後の腟断端に発生したものを腟断端脱と呼ぶ。子宮を有する女性の26％で，腟口に及ぶ臓器脱を有することが明らかにされている[1]。特に出産経験がある閉経後女性に多くみられ，最新の疫学研究では，約11％の女性が生涯に臓器脱の外科的修復術を受けるとされている[2]。

骨盤隔膜は肛門挙筋と尾骨で構成され，尿道，腟，直腸をU字状に恥骨方向に引き上げ，尿生殖裂孔を閉鎖する。同時に子宮と直腸は肛門尾骨靱帯の上へ移動し，骨盤隔膜上で水平方向に横たわる。その結果，骨盤にかかる力は尿生殖裂孔ではなく骨盤底筋の後方へ移動し，腟上部，子宮，直腸により支持力を強めることができる。ただし骨盤隔膜が適切に機能しないと，尿生殖裂孔は閉鎖せず，筋膜，靱帯が骨盤臓器を引き上げる恰好となり，過伸展して骨盤臓器脱となる。

外来管理の内容は，まず症状（下垂感，排尿症状，排便症状など）の程度と性器脱の重症度を評価する。さらに，その誘発因子（経腟分娩，子宮摘除，脊柱障害など），増悪因子（咳，肥満，便秘など）を推測し，治療法（生活指導，理学療法，ペッサリー・サポート下着療法，手術療法）を選択する。

2 診療の方針

問診

骨盤臓器脱の誘発因子，増悪因子を考慮して問診をとる。出産歴（経腟分娩の回数，分娩の方法，出生児の体重，分娩第二期の時間），月経の有無，性生活の有無，職業，既往症（糖尿病，神経障害，慢性閉塞性肺疾患など），ホルモン薬，ステロイド薬の使用の有無も必要である。

発症の初期にはしばしば頻尿など排尿に関する自覚症状のみが出現する。その後，弛緩下垂が進行すると，朝は問題ないが夕方や疲れたときに腟

内の違和感があるなど，ある特定の時間帯に症状が出現することが多い。進行に伴って，腟内違和感だけでなく，びらんからの出血，便秘，仙骨部痛をきたすこともある。

しかし，数年にわたり少しずつ進行した例では，下垂の程度にかかわらず，自覚症状は軽微であることもある。これらの主観的な症状や困窮度の評価は，それぞれの質問票に基づいて行うことも重要である。

身体的検査

下腹部の創の有無，触診にて腫瘤の有無などを確認する。神経学的所見として，分娩や怒責による慢性的な牽引により陰部神経障害が起こりやすい。下肢の動き，外陰部の皮膚知覚を確認する。神経反射の評価として，陰核や小陰唇外側から肛門周囲を軽く擦ることで肛門挙筋の収縮を確認する。視診にて小陰唇が薄く光沢を帯び，腟粘膜が薄く萎縮していれば閉経後のエストロゲン低下を示唆している。

外陰部の理学的所見は砕石位にて怒責により脱出してくる部位を診察する。最初に下垂する部位が最も支持の弱い部位と推測される。ジモン腟鏡を用いて部位別の観察を行う（図1）。腟鏡を後腟壁に当て腹圧をかけて前腟壁，前腟壁に当て腹圧をかけてDouglas窩，後腟壁，会陰部を観察する。Douglas窩をよく見ると小腸の蠕動運動から小腸瘤と判別できることもある。さらに，前後壁を軽く押さえ子宮を観察し，腹圧とともに腟鏡を手前に引いて下垂の程度を判定する。患者の訴えにもかかわらず，砕石位での所見で下垂がない場合，患者の訴えを再現できていない可能性がある。その場合，立位で足を開き腹圧をかけたり，歩行後や夕方に診察を行っている。

骨盤臓器脱の評価方法として，pelvic organ prolapse quantification（POP-Q）システムが国際的に承認されている（図2）[3,4]。どの臓器が下垂するかではなく，前後腟壁，尖部の下垂の程度で表現している。前腟壁に2点（Aa, Ba），尖部に2点（C, D），後腟壁に2点（Ap, Bp）の6点で最も下垂した状態で処女膜位置を基点として何cmにあるか，処女膜より上方であればマイナス，下方であればプラスで表示する。さらに生殖裂孔（gh），会陰体（pb），腟管長（tvl）を計測する。

実際の手順として，初めに腟鏡なしで外尿道口中心から後方処女膜正中部までの長さ（gh），後方処女膜正中部から肛門中心部までの長さ（pb）を測定する。次に患者に怒責してもらい前壁にて外尿道口から3cm近位の部位（Aa），AaからCの間で最も突出した部位（Ba），後壁にて後方処女膜正中より3cm近位の部位（Ap），ApからCの間で最も突出した部位（Bp）を測定する。さらに腟鏡を進め，子宮腟部あるいは腟断端の部位（C），子宮のある場合は後腟円蓋部の部位（D），最後に怒責をかけない状態で全腟管の長さ（tvl）を測定する。なお，日常診療ではこれらすべての計測は煩雑であり，患者の重症度を比較するには適していない。そこで，最も下垂した部位が処女膜位置から何cmにあるかのstage分類を使用してもよい。

全体の評価を行った後，特に下垂の箇所を観察する。前腟壁の臓器脱を引き起こしやすい部位は，恥骨頸部筋膜中央部，側方での骨盤筋膜腱弓からの脱離，子宮頸部への付着の剝離である。胎盤鉗子により支持欠損部位を挙上し矯正可能か，欠損部位の腟壁の皺襞が伸展により消失しているかなどから推測する。また，前部臓器脱の60％が腟尖部の異常が関与しているとされており，尖部挙上による矯正具合も確認する。直腸腟筋膜の支持欠損は正中線上で生じやすいとされるが，会陰や円蓋部の付近では側方や横方向に生じる場合もある。同様に欠損部位を挙上したり，腟壁の皺襞を観察する。直腸診により，直腸腟筋膜の強度，肛門括約筋の緊張，会陰の厚みも確認する。これらの所見は，手術の際に修復すべき部位診断として重要である。

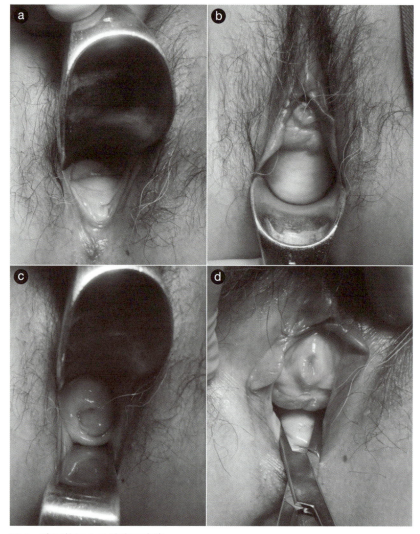

図1　砕石位による診察の実際
a：後腟壁の観察，b：前腟壁の観察，c：子宮頸部の観察，d：胎盤鉗子による矯正。

その他の検査

　骨盤臓器脱の診断は，問診と診察にて可能な場合がほとんどである。補助的に有用であるのは，画像検査として超音波検査である。腹部用コンベックスプローベにより水腎症の有無や残尿測定を行う。経会陰的に尿道，膀胱子宮頸部，会陰の可動性を観察することもできる。

3　対処の実際

保存的治療

　肥満の患者には適度な運動，ダイエットによる体重減量を指導する。また，便秘のある患者には生活指導や緩下剤投与を行う。喫煙者には禁煙を指導する。
　POP-Q分類stage I 程度の軽症例には骨盤底筋訓練（Kegel体操）を指導する。その目的は早期

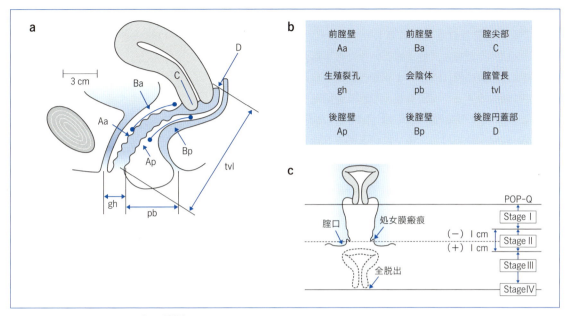

図2 POP-Qシステムによる計測
a：POP-Qシステムの部位，b：POP-Qシステムの記載法，c：最下垂部位によるPOP-Qステージ．
〔Bump RC, et al：Am J Obstet Gynecol 175：10-17, 1996 および Cardozo L, et al（ed）：Textbook of female urology and urogynecology. pp 575-585, Isis Medical Media, Oxford, 2001 より作成〕

の骨盤弛緩の進行防止といえる．もちろん，肛門挙筋の収縮がうまくできない，理解できない患者は対象とはされない．

POP-Q分類stageⅡ以上で整復が必要と判断された患者の初期治療としてペッサリーを使用する．腟内でペッサリーは腟口，会陰体で固定されるため，腟内で広げた2本の指を引き抜き，腟口に引っかかるか否かを確認する．腟管短縮，肛門挙筋の菲薄化，会陰体の離開などにより，腟口に引っかかりがなければ滑脱しやすい．ペッサリーのサイズの目安は腟口の長径より1〜2cm大きいサイズである．留置後に違和感があればサイズを変更する．さらに砕石位またはトイレでの怒責にて滑脱のないことも確認する．長期使用のためには患者に自己着脱を指導する．これができない患者には2〜3か月ごとの受診を指示する．年齢による腟口の狭小化や，ペッサリーの有害事象である腟壁びらんや肉芽形成を認めたら使用を一時中止し，サイズの変更も検討する．有害事象にはエストリオールの投与も有効である．

サポート下着はペッサリーと同様の適応となるが，高齢者や認知症で長期放置のリスクが高い患者で有効である．女性医療研究所のフェミクッション®は，クッション部分の工夫により粘膜の違和感が少なく安全に使用できる．

手術療法

保存療法の継続が困難な場合，全身状態が許せば手術療法を施行する．現在本邦で行われている主な従来型の手術は，修復部位別に，腟管先端では仙棘靱帯固定術，仙骨子宮靱帯との固定（McCall, Shull法），腸骨尾骨筋膜固定術，また，経腹膜的に仙骨固定術，前腟壁に対して，前腟壁形成術，傍腟壁形成術，後腟壁に対して後腟壁形成術，会陰体の離開には会陰形成術である．高齢やハイリスクの患者では腟壁中央閉鎖術，完全腟閉鎖術も施行される．

これらの手術の問題として，欠損部位の判別が時に困難で，もともと脆弱な組織のため耐久性が低い可能性がある．そのため，広く補強できる合

成ポリプロピレンメッシュを使用した経腟的メッシュ手術が開発され急速に普及した．しかし，メッシュに伴うびらん，性交痛といった合併症から米国食品医薬品局（FDA）より警告が出され，現状では経腟的メッシュが有利とされる前腟壁を中心に，重症例や再発例に選択される傾向にある．

一方，経腟手術に対して優位性が証明された仙骨固定術は，腹腔鏡を利用し低侵襲に行う腹腔鏡下腟仙骨固定術として本邦の標準術式になりつつある[5]．

術式の選択に際しては，年齢，性生活，欠損部位などを考慮し，合併症も含めたインフォームド・コンセントを行うことも重要である．

4 処方の実際

ペッサリーによるびらんへ対処する場合

処方例①

エストリール腟錠（0.5 mg）1回1錠　1日1回　眠前挿腟

処方例②

ホーリン®V腟用錠（1 mg）1回1錠　1日1回　眠前挿腟

◆ 文献 ◆

1) Nygaard I, Bradley C, Brandt D, et al：Women`s Helth Initiative. Pelvic organ prolapse in older women：prevalence and risk factors. Obstet Gynecol 104：89-497, 2004
2) Olsen AL, Smith VJ, Bergstrom JO, et al：Epidemiology of surgically managed pelvic organ prolapse and urinary incontinence. Obstet Gynecol 89：501-506, 1997
3) Bump RC, Mattiasson A, Bo K, et al：The standardization of terminology of female pelvic organ prolapse and pelvic fioor dysfunction. Am J Obstet Gynecol 175：10-17, 1996
4) Swift S and Theofrastons J：A etiology and classification of pelvic organ prolapse. In Cardozo L, Staskin DR (eds)：Textbook of female urology and urogynecology. pp575-585, Isis Medical Media, Oxford, 2001
5) 日本産科婦人科学会，日本産婦人科医会（編）：産婦人科診療ガイドライン　婦人科外来編2017．pp323-326, 日本産科婦人科学会，2017

〔亀岡　浩，片岡　政雄，小島　祥敬〕

膀胱腟瘻

過去に子宮全摘術を行ったことがあり，膀胱腟瘻を認め，それによる高度の尿失禁を認める患者です。

重要度ランク ★★ 非常に稀で数年に一度しか経験しないかもしれないが，念頭に置いておくべき疾患

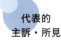
代表的主訴・所見
- 尿失禁
- 患者の自覚のない尿失禁

Point
- 膀胱腟瘻の治療の中心となるのは手術療法である。手術において最も重要なことは，尿流出のバリアとして膀胱の瘻孔を適切にデブリドマンし，テンションがかからないように適切に縫合を行うことである。瘻孔の部位や大きさにより適切な術式を選択する。
- 膀胱腟瘻は初回治療が最も重要であるので，できるだけ治癒率が高いと思われる術式を選択する。

1 診療の概要

膀胱腟瘻とは膀胱と腟に瘻孔が形成された状態である。原因として骨盤内手術または経腟的手術による膀胱損傷，放射線治療の合併症，骨盤内腫瘍の浸潤などが挙げられる。特に婦人科の腹式または腟式子宮摘除術の術後合併症により発生することが多く，病歴の聴取は診断に重要である。主な症状は尿失禁であり，通常高度の尿失禁を示すために外陰部に湿疹を伴い，異臭がみられることも少なくない。尿失禁のタイプは真性尿失禁であるが，瘻孔が小さい場合には腹圧性尿失禁様の腹圧時，体動時の尿失禁を認める場合もある。骨盤内および経腟手術の既往がある患者において尿失禁を認める場合には，その尿失禁が外尿道口であるのか，またそれ以外の部分からであるかを内診台における診察で観察する必要がある。

2 診療方針

診断には腟内および膀胱内の瘻孔の同定および，腟内の瘻孔からの尿の流出の確認が必要である。インジゴカルミンやメチレンブルーを希釈し膀胱内に注入して，腟鏡を用いて腟からの色素に染まった尿の流出を確認することで診断可能である。膀胱内にこれらの色素を注入後も，色素に染まっていない尿が腟内から流出する場合には尿管腟瘻を考慮すべきである。

画像診断として膀胱造影は有用である。膀胱内に生理食塩液で希釈した造影剤を注入後，体幹の角度を変え，腹圧をかけて撮影することで瘻孔を造影することが可能である。またCTおよびMRIで瘻孔が同定できる場合もあるが，細い瘻孔の場合にはこれらでは同定できないことも多い。

治療に先立って，膀胱鏡を用いて膀胱の瘻孔の位置および数を確認する。特に瘻孔の位置と尿管口が近接している場合は，手術の際に尿管損傷を防ぐために尿管ステントの留置が必要になる。

表 1　膀胱腟瘻の手術アプローチ

	侵襲	対応可能な瘻孔の部位	特色
経腟的	低い	腟遠位部	・腟が狭い場合には困難 ・膀胱の縫合がやや困難 ・必要に応じて外陰部の脂肪組織の充填を行う
経膀胱的	やや高い	どの部位でも可能	・ほとんどの瘻孔に対応可能
経腹的	やや高い	腟近位部	・腟と膀胱の瘻孔の縫合部分を近接しないようにすることが比較的容易 ・癒着している場合には瘻孔の同定が困難 ・必要に応じて大網の充填を行う

3　対処の実際

保存的治療

瘻孔が形成されてあまり時間が経過してない(6か月以内)ケースや,瘻孔が非常に小さいケースには尿道留置カテーテルを長期間(2〜6か月)留置しておくという選択肢はあり,このような保存的治療で治癒したという経験をすることはある。しかしながら,一般的に膀胱腟瘻は保存的治療で治癒することはきわめて稀で,手術による治療が必要になる。

手術療法

手術療法は基本的に瘻孔周囲の膀胱壁と腟壁をデブリドマンし,それぞれを縫合することが必要となる。その際に膀胱壁と腟壁の縫合部分が近接しないようにするのが望ましい。尿流出のバリアとして最も重要なのは膀胱壁であるので,筆者は膀胱壁の丁寧なデブリドマンと縫合が最も重要であると考える。縫合する組織に関しては,テンションがかからないように周囲組織を十分に剝離して縫合を行うべきである。手術のアプローチとして,①経腟的,②経膀胱的,③経腹的が挙げられる。それぞれの治療の特徴を表 1 にまとめた。いずれの術式も瘻孔を正確に同定することが重要で,経腟的または経膀胱的に瘻孔にガイドワイヤーを通して,それに沿って瘻孔周囲のデブリドマンを行う。経腟的なアプローチの場合は小児用の細径の尿道留置カテーテルなどを腟から瘻孔を介して膀胱に挿入し,カテーテルに沿って腟壁および膀胱壁を適切にデブリドマンするとよい。

それぞれのアプローチによる修復術の特徴について以下に述べる。まず経腟的な修復術は腹部の切開も不要で,低侵襲で行うことが可能である。一方,瘻孔が腟の深部に存在している場合や,腟が狭い場合には腟からの膀胱壁の十分なデブリドマンと縫合はかなり困難となる。経腟的の修復術の際に外陰部の脂肪組織をフラップ状に採取して,膀胱壁と腟壁の間に介在組織として置くMartius flap 法が有効であるという報告もみられる[1](図 1)。体位は一般的には仰臥位の砕石位で行う方法が多く行われるが,腹臥位開脚膝位で行う方法が視野の展開によいという報告もある[2]。

一方,経膀胱的修復術は下腹部横切開により膀胱に到達し,膀胱に切開を加えることで瘻孔にアプローチする方法である。直接膀胱壁にアプローチするので尿の最も重要なバリアである膀胱壁の十分なデブリドマンや縫合ができることからどのような症例にも対応できるというメリットはある。しかしながら瘻孔のある膀胱底部はかなり深く,適切な膀胱壁の切離や運針にはテクニックを要する。助手が腟から膀胱底を上方に押し上げて瘻孔部分を露出するとよい。特に尿管口が瘻孔と近接している場合には,デブリドマンや縫合時に尿管口や尿管を損傷しないように注意する。腹腔鏡の高い技術を有する医師は,気膀胱下に膀胱壁のデブリドマンと縫合を行う方法も報告してい

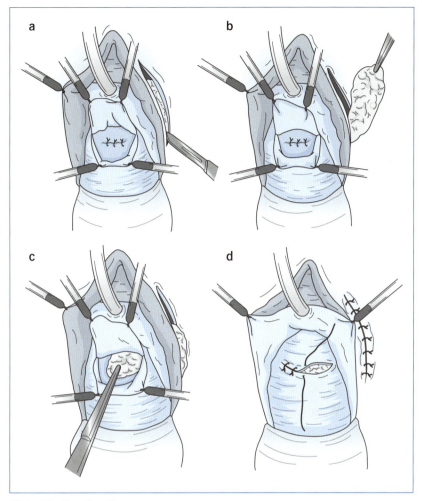

図1 Martius flap 法
a：大陰唇の側方の皮膚切開，b：脂肪組織を有茎で遊離，c：トンネルを作製し，脂肪組織を腟側に移動，d：腟を脂肪組織の上で縫合。
〔Dmitri Y, et al：Eur Urol 55：131-138, 2009 より作成〕

る[3]。経膀胱的に膀胱壁を修復した場合においても，症例によって腟壁に関しては経腟的に縫合したほうがよいこともある。

経腹的修復術は，瘻孔が腟の最深部に存在している場合には有効な選択肢となりうる。開腹術または腹腔鏡で観察し，膀胱と腟の間の腹膜を切開する。腟には腸ベラを挿入して，鉗子で膀胱を上方に牽引することで膀胱壁と腟壁の剝離を行う。腟壁と膀胱壁を剝離すると，それぞれに瘻孔が同定される。腟壁と膀胱壁の瘻孔部分をデブリドマンし，縫合する。経腹的修復術は，瘻孔に挿入されたガイドワイヤーなどを観察しながら剝離するわけではないので，瘻孔周囲の癒着が高度であると瘻孔の同定が困難となる。一方，修復した腟壁と膀胱壁を近接しないように固定することが可能である。さらに再発を防ぐためにこれらの間に大網を充塡する方法もある。

放射線治療の合併症による膀胱腟瘻は難治性となる。腟鏡および膀胱鏡で瘻孔付近の組織の状態を観察する。基本的な術式選択は通常の膀胱腟瘻と同様であるが，手術によりさらに瘻孔が増大し，尿失禁が増悪する可能性についても術前に説

明する必要がある.

　膀胱腟瘻は比較的難易度が高い手術であり,再手術になるとさら難易度が上がる.したがって,できるだけ初回手術で修復できるような術式を選択すべきである.

4　処方の実際

　膀胱腟瘻に対して薬物治療は無効である.膀胱腟瘻は高度の尿失禁を伴うことも多いので,パッドによる外陰部の接触性皮膚炎などを起こすことも少なくない.したがって,接触性皮膚炎の治療としてステロイド軟膏が処方されることがある.

◆ 文献 ◆

1) Eilber KS, Kavaler E, Rodríguez LV, et al：Ten-year experience with transvaginal vesicovaginal fistula repair using tissue interposition. J Urol 169：1033-1036, 2003
2) 星山文明,藤本清秀,松下千枝,他：経腟的尿道憩室切除術および尿道腟瘻閉鎖術における手術体位の工夫.日泌尿会誌 97：757-760, 2006
3) Duque M, Ceballos ML and Velasquez ME：Intravesical laparoscopic repair of vesicovaginal fistula. J Urol 179 (Supplement)：666, 2008

（野村　昌良）

膀胱エンドメトリオーシス

月経周期に一致して血尿がみられると訴えている患者です。

重要度ランク ★ | 非常に稀で数年に一度しか経験しないかもしれないが，念頭に置いておくべき疾患

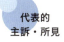
代表的主訴・所見

- 月経周期に一致した血尿，頻尿，残尿感
- 下腹部痛，排尿痛

Point

- 診断に関して，まずは詳細な問診を行い，本疾患の疑いがある場合には膀胱鏡を用いて病変の存在を明らかにする。
- 治療は症状の程度にもよるが手術療法が中心となる。腹腔内の観察もかねて腹腔鏡による膀胱部分切除が推奨される。
- 手術に先立ち，病巣の広がりを正確に確認すること，尿管との位置関係を把握することが重要である。そして手術において，病巣の適切な切除と確実な膀胱壁の縫合が不可欠である。

1 診療の概要

子宮内膜症（エンドメトリオーシス）とは，子宮内膜としての形態および構造を備えた組織が，その本来の存在の場から離れて異所的に存在する状態である。主な病変は卵巣，子宮筋層，腹膜などであり，月経困難症，慢性骨盤痛，排便痛，性交痛と妊孕性の低下などが主たる症状である。この子宮内膜としての形態および構造を備えた組織が膀胱壁にみられるものが膀胱エンドメトリオーシスである。欧米の報告では全子宮内膜症の数％といわれている[1]。

さまざまな原因が考えられているが，未解明の部分が多い。月経時に剝がれ落ちた子宮内膜の一部が卵管を逆走して卵巣や腹部臓器に達して増殖するという子宮内膜移植説（逆流説）が最も有力視されている。また，逆流した月経血の刺激で腹膜が子宮内膜に変化する化生説，および特殊なものとして脳や肺にできる子宮内膜症のように，胎

表1 子宮内膜症の推測される原因

1. **子宮内膜移植説（逆流説）**
   月経時に子宮内膜が月経血と一緒に卵管を通って逆流する
2. **化生説**
   逆流した月経血の刺激で腹膜が子宮内膜に変化する
3. **迷入説**
   特殊なものとして脳や肺にできる子宮内膜症のように，胎児が発生する初期に子宮内膜の「芽」が迷入するもの

児が発生する初期に子宮内膜の「芽」が迷入する迷入説が提唱されている（**表1**）。

膀胱エンドメトリオーシスの典型的な症状として，月経周期と一致した血尿や頻尿，残尿感などの下部尿路症状，および下腹部痛，排尿痛などが認められる。このような特徴的な臨床症状から膀胱エンドメトリオーシスを疑うことは可能であるが，これらの臨床症状が月経周期に伴わない症例も20〜30％前後で存在するといわれており，診断

を困難にしている[2]。一般にCA125が腫瘍マーカーとして用いられるが，感度，特異性ともに高いものではない。

　組織学的には膀胱壁に多発性嚢胞の集塊として認められ，月経により出血した血液は組織間に貯留し，血腫を形成して膀胱鏡においてブルーベリースポットと呼ばれる嚢胞が観察される。これらの嚢胞は月経時に増大し，色調の変化をきたす。出血で周囲組織に血液が浸潤した結果，組織が線維化して癒着や硬結を引き起こすために持続的な下部尿路症状および慢性骨盤痛を呈することもある。

2　診療方針

　診断には症状の詳細な聴取が最も重要で，月経周期に伴う下部尿路症状（頻尿，尿意切迫感，残尿感），下腹部痛，血尿により，膀胱エンドメトリオーシスを疑うことは可能である。一方，膀胱鏡を行ったときに偶発的にブルーベリースポットとして発見されることもある。間質性膀胱炎も同様の症状を呈することがあり，その症状が変動することも知られている。しかしながら膀胱エンドメトリオーシスと異なり，間質性膀胱炎の症状は月経周期によらないことである程度は鑑別可能である。

　確定診断には組織学的な検査が必要である。膀胱エンドメトリオーシスは膀胱外から膀胱内に浸潤する性質を考慮すると，経尿道的な膀胱粘膜の生検では確実に診断できない場合も多く認められる。経尿道的電気切除である程度深部まで切除するか，手術によって確定診断がなされる場合も少なくない。経尿道的な膀胱生検は膀胱エンドメトリオーシスの確定診断には不向きな検査ではあるが，膀胱の悪性疾患が完全に否定できない場合には術前に行う必要がある。

表2　膀胱エンドメトリオーシスの治療

1．手術療法	1）開腹手術
	2）内視鏡手術
	3）経尿道的手術
2．薬物療法	1）内分泌療法
	a）偽妊娠療法
	b）偽閉経療法
	c）黄体ホルモン療法
	2）対症療法
	a）鎮痛薬
	b）漢方薬
	c）抗コリン薬，β_3作動薬

3　対処の実際（表2）

薬物療法

　膀胱エンドメトリオーシスの薬物療法の効果は明らかではないが，基本的には子宮内膜症と同様の治療を行うという選択肢はある。薬物治療は対症療法と内分泌療法に大別される。対症療法は，主に子宮内膜症に伴う疼痛の改善を目的として用いられる鎮痛薬や漢方薬，また頻尿などの下部尿路症状に対する抗コリン薬やβ_3作動薬などである。

　一方，内分泌療法には，①各種GnRHアゴニスト製剤を用いたGnRHアナログ療法およびダナゾールを用いたダナゾール療法などの偽閉経療法，②エストロゲン・プロゲステロン合剤および低用量ピルによる偽妊娠療法，③ノルエチステロン・エチニルエストラジオール（ルナベル®配合錠：一相性低用量ピルと同一成分，子宮内膜症に伴う月経困難症の適応あり），ジエノゲスト（第4世代の合成黄体ホルモン，子宮内膜症治療薬として認可）などの黄体ホルモン療法がある。

　偽閉経療法は女性ホルモンのはたらきを抑え，閉経と同じ状態をつくる治療法である。副作用としてのぼせやほてりなどの更年期症状の出現および骨密度の低下が知られており，連続して6か月間までしか使うことができない。

　偽妊娠療法である低用量ピルは，飲み続けるこ

とで月経の出血量が減り，月経痛も軽くなるので，子宮内膜症に対しては月経痛や過多月経の改善のために使用される．

黄体ホルモン療法は，ピルに含まれる2種類の女性ホルモンのうち「黄体ホルモン」という1種類のホルモンだけを飲み続ける治療法である．偽閉経療法と同じく，卵巣から出る女性ホルモンを抑える効果がある．一方，偽閉経療法と異なるのは女性ホルモンを完全に抑えきってしまうわけではなく，いわゆる女性ホルモンレベルが低下した状態を保つ点である．副作用としての更年期症状や，骨密度の低下が少ないというメリットがある．しかしながら，これらの保存的治療の膀胱エンドメトリオーシスに対する効果は明らかではないので，婦人科医と相談しながら適切な症例に，症状を観察しながら行うべきである．

手術療法

外科的治療は病変切除が基本となる．経腹的と経尿道的の2種類のアプローチ法がある．経尿道的手術は低侵襲に行うことが可能である．一方，膀胱エンドメトリオーシスの病巣が膀胱外層に存在する場合もあり，切除が浅い場合には完全な切除ができない可能性，および切除が深い場合には膀胱穿孔の可能性がある．

経腹的手術は，腹腔内におけるほかの子宮内膜症病変の合併を確認することが可能である．低侵襲であること，および拡大視野により病巣観察に優れていることから，腹腔鏡下手術のほうが有用であると考えられる．術式としては，膀胱部分切除術が選択されることが多い．切除の際には尿管との位置関係を把握することが重要であり，尿管と病巣が近接している場合には尿管ステントを留置する必要がある．

膀胱壁の縫合は，創部全層を一括して縫合する全層縫合と，粘膜面と筋層を別々に縫合する2層縫合がある．最近は全層縫合が選択されることが多い．術後の尿道カテーテルの留置に関しても，一定のコンセンサスはないものの7〜14日間留置することが多い．

4 処方の実際

内分泌療法

処方例①
ノルエチステロン・エチニルエストラジオール（ルナベル®配合錠LD） 月経開始時1〜5日目より毎朝1錠を21日間内服し7日間休薬

処方例②
ジエノゲスト（ディナゲスト錠1 mg） 月経開始時2〜5日目より毎朝夕各1錠

処方例③
GnRHアゴニスト製剤（注射） ブセレリン（スプレキュア® MP 1.8 mg），ゴセレリン（ゾラデックス® 1.8 mg），リュープロレリン（リュープリン® 3.75 mgまたは1.88 mg） 月経開始時1〜5日目より4週に1回皮下注，最大6か月まで

処方例④
GnRHアゴニスト製剤（点鼻液） ブセレリン（スプレキュア®） 月経開始時1〜5日目より1日3回噴霧，最大6か月まで

処方例⑤
ダナゾール（ボンゾール®錠100 mg） 通常，成人にはダナゾールとして1回100〜200 mgを1日2回に分け，月経周期第2〜5日より約4か月連続経口投与

◆ 文献 ◆

1) Ball TL and Platt MA：Urologic complications of endometriosis. Am J Obstet Gynecol 84：1516-1521, 1962
2) 河原 優, 秋野裕信, 西淵繁夫, 他：尿路エンドメトリオーシス本邦152例の臨床統計：2例を経験して. 泌尿紀要 40：349-352, 1994

〔野村　昌良〕

尿道カルンクル

下着に血液が付着していると訴えている女性患者です。

重要度ランク ★ 日常の外来診療でしばしば遭遇する疾患。外来女性患者の0.8～3％に尿道カルンクルを認めるとの報告がある

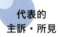
代表的主訴・所見
- 無症状
- 下着に血が付く
- 尿の出口が赤く腫れている
- 婦人科検診での指摘

Point
- 尿道カルンクルは日常の外来診療でしばしば遭遇するが,多くは無症状で治療を必要としない。
- 症状がある場合,まず軟膏塗布など保存的治療を行う。症状が改善しない場合やカルンクルが大きい場合などは,外科的治療も検討する。

1 診療の概要

概念・病因

尿道カルンクルは,閉経以降の中年～高齢女性に多くみられる,外尿道口付近から発生する赤い小豆大ほどの良性ポリープである。

多くの場合が無症状で,婦人科などで検診の際に指摘されたり,自覚症状としては,排尿後のティッシュや下着に血液が付着することで気づくことがある。また,排尿痛や接触痛を伴うこともある。カルンクルが大きい場合は,尿線の散乱や排尿困難を呈することもある。

好発部位は尿道後壁6時方向で,単発のものが多く,有茎または無茎で,大きさは数mm～2cmほど,表面平滑～一部顆粒状を呈し,血管に富むため肉眼的には鮮紅色～暗赤色である。

組織学的には,多様な上皮化の急性および慢性炎症,浮腫,血管増生,線維化と上皮の過形成が認められる。病理学的分類としては,①乳頭状型,②血管腫型,③肉芽腫型,の3型が報告されているが,広く用いられている分類はなく,治療法や予後に違いはない[1)]。

尿道カルンクルの病因は明らかではないが,エストロゲンの欠乏に伴う尿道粘膜の脱出と関連しており,慢性炎症により出血,壊死,炎症性増殖をきたしたものと考えられている。

診断のポイント

診断は視診で,外尿道口部にカルンクルの存在を認めることである。確定診断は,摘出病変の病理組織学的診断である。

鑑別疾患としては,尿道脱,尖圭コンジローマ,血管腫,尿道悪性腫瘍などがある。

2 診療方針

無症状や自覚症状が少ない小さなカルンクルの場合は経過観察のみでよいだろう。

症状を有する場合は,まずは保存的に抗炎症作

用のある（抗菌薬，ステロイド）軟膏塗布にて治療を行う．エストロゲンの局所投与が行われる場合もある．

　手術療法は，保存的治療に抵抗性であり，①出血が続く，②局所の痛みがある，③排尿障害（尿線の散乱，排尿困難，頻尿）を認めるなどの場合に考慮される．

3　治療の実際

保存的治療

　抗炎症作用のある（抗菌薬，ステロイド）軟膏塗布にて治療を行う．エストロゲンの局所投与が行われる場合もある．

処方例①
リンデロン®-VG軟膏　1日1回　塗布

手術療法

　小さなカルンクルは単純切除を行う．カルンクル基部の尿道粘膜ごと切除し，欠損した尿道粘膜を3-0吸収糸で結紮縫合する．

　大きなカルンクルに対しては，distal urethral pull-through手術を行う．外尿道口部を輪状に全周性に引き出し切除する[2]．手術の際には尿道狭窄や排尿困難が起こらないよう，外尿道口部が屈曲したり引きつれないよう注意する．術後はFoleyカテーテルを数日留置する．

◆　文献　◆

1) 長岡　明：尿道カルンクル．臨泌 67（4）：309-310, 2013
2) 遠藤忠雄：尿道カルンクルの切除術．臨泌 33：1063-1065, 1979

〔常盤　紫野〕

尿路結石症

腎結石 ①

CTで腎臓にサンゴ状の結石がある患者です。

重要度ランク ★★★ 外来診療で一般的に遭遇する。積極的治療が必要であり，その対処法を必ず押さえるべき疾患

代表的主訴・所見
- 背部痛，混濁尿
- 38℃を超える繰り返す発熱

Point
- 無治療経過観察により，腎機能の悪化や敗血症のような重症感染症を招きやすい。
- 内視鏡手術，体外衝撃波，開放手術といった積極的治療を行うことが望ましい。
- 全身状態の悪い高齢者，出血素因のある患者などは治療対象外となる。

1 診療の概要

腎サンゴ状結石とは1つ以上の腎杯と腎盂とに連続する形態の結石のことであり，全腎杯に広がる完全サンゴ状結石と部分サンゴ状結石がある。このようにサンゴ状結石では結石の大きさ，量に幅があるため，治療適応および方針をまとめて論じるのは難しい。一般的にサンゴ状結石を無治療で経過観察した場合，腎機能の悪化や敗血症などを招くため，積極的治療を行うのが望ましい（推奨グレードC1）[1,2]。

サンゴ状結石を形成しやすい結石成分は，①リン酸マグネシウムアンモニウム，②シスチン，③尿酸である。特にリン酸マグネシウムアンモニウム結石は尿素分解菌の関与が強い感染結石であるため，敗血症を含む尿路感染症の対応に注意が必要である。また，シスチン結石や尿酸結石では化学的溶解が可能である。

治療対象となるのは，一般的麻酔および手術を受けることが可能な成人で，初発未治療の放射線不透過結石をもち，結石が存在する腎機能がほぼ正常に保たれている患者である[1,2]。一方，全身状態の悪い高齢者，抗凝固療法などにより出血傾向の強い患者，あるいは麻酔が不可能な合併症を有している患者では治療対象外となる。特殊な状況として，妊婦と小児のサンゴ状結石症例がある。妊婦では尿路感染のコントロールがつかないときなど妊娠の継続が困難な場合のみが治療対象となる。その際，治療中の放射線被曝に十分な配慮が必要である。小児，特に乳幼児は治療適応の判断を慎重に行うことが重要である[1]。

サンゴ状結石治療においては結石を除去する手術が主体であり，可能なかぎり腎を温存することが望ましい。しかし，サンゴ状結石を有す患側の機能低下症例では腎臓摘出も考慮すべきである[1]。最も推奨される治療法はpercutaneous nephro lithotripsy（PNL）とextracorporeal shock wave lithotripsy（ESWL）の併用療法であり，ESWL単独療法や開放手術は第一選択とならない[1-3]。一方，近年，内視鏡あるいは砕石装置，器具の改良に伴いflexible ureterorenoscopy（URS），すなわちf-TULによる治療も考慮される

表 1 サンゴ状結石における検査のポイント

検査法	検査項目	目的	主な用途
尿培養	菌種・薬剤感受性試験	原因菌の同定および薬剤感受性	すべて
KUB	結石の透過性	放射線透過性の有無	PNL
	stone surface area（SSA）	結石ボリューム測定	PNL
IVU		尿路形態の把握	PNL，URS
CT	CT 値	結石の質的診断	ESWL
	stone to skin distance（SSD）	皮膚までの距離測定	PNL，ESWL

が，比較的小さなサンゴ状結石などに限定される。

サンゴ状結石患者では結石が大きくても無症状のことが多い。このため，治療開始にあたり，その必要性および危険性などのインフォームド・コンセントを十分に行うことが大切である[2]。そして，治療対象となる患者では積極的治療を行うことが望まれるため，専門医への紹介が必要である。

2 診療方針

診断および検査

サンゴ状結石診療の主体は手術による治療となる。しかし，術前診断も治療同様に重要である。すなわち，画像診断として，腎尿管膀胱部単純撮影（KUB）では，①放射線透過性の有無，②stone surface area（SSA）の計測，CT 検査では，①結石の CT 値計測，②stone to skin distance（SSD）の計測が治療選択に役立つ。また，尿路の形態を知る目的で排泄性尿路造影（IVU）を行うことも重要であるが，ヨード系造影剤を使用するため，気管支喘息がある場合や腎機能障害のある場合には施行できない。

忘れてならない検査に尿培養がある。サンゴ状結石では尿路感染を伴うことが多いため，抗菌薬投与前に薬剤感受性試験を含む尿培養を必ず提出し，その結果に応じた抗菌薬の選択および使用が大切である（表 1）。

治療

治療の原則は手術による結石の除去である。残石があるとサンゴ状結石を再発するため，サンゴ状結石手術治療において完全な stone-free の状態を達成することが重要である[1]。そして，積極的治療（手術）を行う場合の条件，すなわち，①一般的麻酔が可能な患者であるか，②患側の腎機能が保たれているか，を評価して手術を行う。

手術

図 1 に積極的治療方針のアルゴリズムを示す。手術可能であれば，サンゴ状結石の標準的治療はPNL であり，ESWL との併用が推奨されている。PNL 以外の選択肢として，ESWL，f-TUL，腹腔鏡手術を含む開放手術が挙げられるが，限定される。

ⅰ．ボリュームの少ない小さなサンゴ状結石では ESWL や f-TUL が選択できる。すなわち，図 1 に示すように①KUB で計測した SSA が 500 mm^2 以下，②水腎症がない，もしくはあっても軽度，③CT 値が 900 HU 以下で SSD が 9 cm 以下の症例では ESWL を選択してもよい[1]。

ⅱ．f-TUL は大きな結石では stone-free rate（SFR）が低下するため，通常，20 mm 以下の腎結石が対象となる。しかし，f-TUL 熟練者では，20 mm 以上 30 mm 以下の腎結石でも PNL と遜色ない治療効果が得られるという報告[4]があり，きわめて限定的であるが，

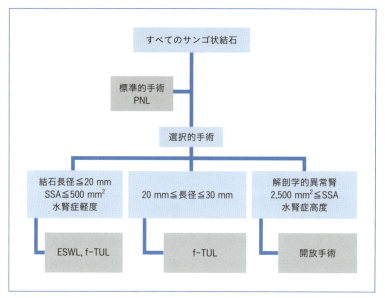

図1 サンゴ状結石の治療方針アルゴリズム
SSA：stone surface area
〔日本泌尿器科学会，日本泌尿器内視鏡学会，日本尿路結石症学会（編）：尿路結石症診療ガイドライン 第2版，P35，金原出版，東京，2013より作成〕

f-TULという選択肢もある。

iii. 結石が非常に大きく（SSAが2,500 mm²以上），水腎症が高度な場合，PNL主体の治療では治療効果がよくないため，開放手術が考慮される。また，馬蹄腎や移植腎など解剖学的な異常がある場合なども同様である。さらに，最近では開放手術適応症例に対し，腹腔鏡下手術を行うこともあるが，保険収載されていない。

iv. 結石容量の多い大きなサンゴ状結石，特に複数の腎杯に存在するような場合，multi-tract PNLと呼ばれる複数のトラクトによるPNLを施行することで治療成績が向上するという報告がある[1]。また，f-TULとPNLを併用したendoscopic combined intrarenal surgery（ECIRS）[5]は10年を経過し，その安全性および有効性が証明されている[6]。

v. 結石溶解療法：放射線透過性結石の場合，尿酸結石あるいはシスチン結石が考えられる。これらの結石では，重曹やクエン酸製剤により尿をアルカリ化し結石溶解を試みることも可能であるが，時間を要しコンプライアンスの問題から治療がうまくいくことは少ない。

しかし，ii，iiiおよびvに対して，サンゴ状結石ではPNLが標準的治療であることを強調したい。

3 対処の実際

対処の主体はPNLを標準手術とした手術による積極的介入治療となる。サンゴ状結石では尿路感染を伴うことが多いので，ドレナージ目的にあらかじめ経皮的腎瘻を造設することがある。また，手術が複数回にわたることも少なくない。

泌尿器科外来で腎サンゴ状結石に遭遇した場合，①尿路感染症とその原因菌検索，②水腎症と腎機能障害の程度の判定，③患者の情報，すなわち全身状態，抗凝固薬使用の有無など，情報を入手する。そのうえで専門医への紹介を考慮する。

4 処方の実際

手術後の残石に対する medical expulsive therapy（MET）

処方例①
ウラジロガシエキス〔ウロカルン®錠（225 mg）〕1回2錠　1日3回　食後

処方例②
フロプロピオン〔コスパノン®カプセル（40 mg）〕1回1カプセル　1日3回　食後

　一方，欧米のガイドラインで推奨されているα_1遮断薬やカルシウムチャネル阻害薬は本邦では保険収載されてない。

尿酸結石やシスチン結石

　尿のアルカリ化を図るため以下を用いる。

処方例③
クエン酸カリウム・クエン酸ナトリウム水和物（ウラリット®配合錠）1回2錠　1日3回　食後

　また，チオプロニン（チオラ®）によるシスチン結石溶解が試みられることもある。この場合，1回100 mg（本剤1錠）から開始し，1回1錠を1日4回，食後および就寝前に内服させる。最大量は1回5錠を1日4回の1日2,000 mgまで投与が可能である。

◆ 文献 ◆

1) 日本泌尿器科学会，日本泌尿器内視鏡学会，日本尿路結石症学会（編）：尿路結石症診療ガイドライン　第2版．金原出版，東京，2013
2) 日本泌尿器科学会，日本Endourology・ESWL学会，日本尿路結石症学会（編）：尿路結石症診療ガイドライン．金原出版，東京，2002
3) Preminger GM, Assimos DG, Lingerman JE, et al：Chapter 1：AUA guideline on management of staghorn calculi：diagnosis and treatment recommendations. J Urol 173：1991-2000, 2005
4) Aboumarzouk OM, Monga M, Keta SG, et al：Flexible ureteroscopy and laser lithotripsy for stones＞2 cm：a systemic review and meta-analysis. J Endourol 26：1257-1263, 2012
5) Scoffone CM, Cracco CM, Cossu M, et al：Endoscopic combined intrarenal surgery in Galdakao-modified supine Valdivia position：a new standard for percutaneous nephrolithotomy? Eur Urol 54：1393-1403, 2008
6) Scoffone CM and Cracco CM：Invited review：the tale of ECIRS (Endoscopic Combined IntraRenal Surgery) in the Galdakao-modified supine Valdivia position. Urolithiasis 46：115-123, 2018

〔諸角　誠人，香川　誠，平沼　俊亮〕

腎結石 ②

尿路感染を繰り返す寝たきりの両側腎結石の患者です。

重要度ランク ★★★ 近年，高齢者の要介護者などの数は増加しており，このような患者を診察する機会は増加している

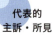
代表的主訴・所見
- 発熱，背部痛，排尿痛
- ADL の低い患者では無症候性のことがある

Point
- 感染結石の場合は外科的治療以外に尿路感染症の治療は難しい。
- 外科的治療が可能な場合でも，体動の制限のために破砕片の自然排石は期待できない。
- 患者の社会的背景まで考慮に入れたうえで，治療方針を決定する必要がある。

1 診療の概要

長期臥床の継続により各臓器や運動機能に生じる二次的機能障害を廃用症候群と呼び，一次的機能障害を引き起こす疾病とは直接関係なく，表 1 のような変化が生じる[1]。尿路結石症も廃用症候群でよくみられる二次的機能障害の 1 つである。骨に荷重がかからないことで骨の同化作用が少なくなり，骨吸収が優位となり，高カルシウム血症と高カルシウム尿症が生じる。その結果，急速な骨塩量の減少をきたし，骨粗鬆症を発症する[2]。また，臥床による体動の減少により尿流の停滞を引き起こし，結石形成をきたす[3]。そのため，長期臥床患者のなかでも脊髄損傷患者のように車椅子移乗可能な患者より完全寝たきりの患者のほうが結石の発生率は高い。

長期臥床の高齢者や脊髄損傷患者では神経因性膀胱を合併していることが多く，オムツやカテーテル管理されていることが多い。そのような状況において，尿路感染は非常に起こりやすく，慢性化していることが多い。また，尿流停滞により尿路結石形成をきたしやすい環境下では，尿路感染も加わると簡単に感染結石（リン酸マグネシウムアンモニウム結石，カーボネイトアパタイト）を生じることとなる。長期臥床の高齢者や脊髄損傷患者でこのような感染結石が生じることはよく知られているが，これらの腎結石の自然史についてはよく知られていない。特に無症状のうちは発見すらされないことが多く，尿路感染症や敗血症になって初めて発見されることがほとんどである。これらの患者では筋萎縮，関節拘縮，認知機能低下などにより，可能な検査や治療についても制限を受けるため，個々の患者の状態に応じて対応しなければならない。

2 診療方針

尿路感染の原因検索と適切な薬剤投与を行う。しかし，リン酸マグネシウムアンモニウムの腎結石が存在する状況では，抗菌薬投与のみでの尿路感染のコントロールはまず不可能なため，外科的治療に耐えうる患者ではまず結石の治療を優先する。石戸ら[4] は長期臥床のため activity of daily living（ADL）が低下した患者の腎結石に対する

表 1　長期臥床による二次的機能障害

1. 筋骨格系	筋力低下，筋萎縮，拘縮，骨粗鬆症
2. 心血管系	循環血液量低下，心機能低下，起立性低血圧，血栓塞栓症
3. 呼吸器系	換気障害，上気道感染，荷重側肺障害
4. 代謝系	ホルモン異常，インスリン異常，電解質異常
5. 泌尿器系	排尿困難，尿路感染，尿路結石
6. 消化器系	便秘，食欲不振，体重減少
7. 神経系	感覚障害，不安，抑うつ，錯乱，知的障害，協調運動障害
8. 皮膚	褥瘡

治療成績を報告しているが，stone free rate (SFR) は ESWL (extracorporeal shock wave lithotripsy) で32％，TUL (transurethral ureterolithotripsy) で50％であった．寝たきり患者の場合，ESWLでは体位の維持と砕石後の排石が問題となるため，SFRが低くなっている．また，TULの場合でも健常人に比べて全身状態の悪い患者が多いためコンプロマイズドホストであることが多く，敗血症などの重篤な合併症を起こす確率が高い．また，股関節の拘縮のため内視鏡の挿入が困難であることも多く，stone freeを得がたい．患者の全身状態がよく，手術体位が可能であれば，PNL (percutaneous nephrolithotripsy) やECIRS (endoscopic combined intrarenal surgery) も考慮してもよい．しかし，stone freeを得られなければ残石が増大し，サンゴ状結石を形成することもあり，治療を開始する際に完全排石が可能かどうかの評価を行うことが重要となる．

完全排石が困難と思われる場合や，外科的治療が困難と思われる患者の場合は，安易に治療を開始せずに保存的加療にとどめることも必要である．カルシウム結石が疑われる場合は，抗菌薬投与で尿を無菌状態に保つことにより結石の増大を抑制することができる．しかし，感染結石の場合には安易な抗菌薬の使用により耐性菌を生じるため，抗菌薬の使用は最小限にとどめる．その場合でも，監視的な尿細菌培養で尿路感染の原因菌種の同定のみは確実に行っておき，敗血症などの際に適切な抗菌薬を投与できるようにしておく必要がある．

寝たきり患者の場合，飲水量が減少傾向にあり，脱水状態になることも多いため，1日尿量が2,000 mL以上になるように水分補給を促す必要がある．慢性尿路感染症の患者ではアルカリ尿になっていることが多く，尿のアルカリ化が感染結石増大を促進するといわれている．これまでクランベリージュースが尿の酸性化に役立ち，含有ポリフェノール類の代謝物が尿中に排泄され，尿路感染症を抑制するといわれていた[5]．しかし，最近のsystematic reviewでは，ほとんどの研究においてクランベリージュースの効果はあったとしても微々たるもので，脱落者も多く，今後はその効果を調査する必要性は低いとされている[6]．

実際に医療療養病床が中心の病院では，新規入院患者の約半数に腎結石が認められた．また，壮年期に脳血管障害で寝たきりになった患者では，数か月で結石が形成されるため，高齢寝たきり患者よりも注意が必要である．壮年期は比較的骨塩量が多く，脳血管障害発症を契機にして急に骨への荷重が減少し，骨吸収が優位となると容易に高カルシウム尿症が生じるためと推測される．

寝たきり患者には特別養護老人ホームや介護老人保健施設に入所している患者も多く，高度認知症を合併する患者や意思疎通の困難な患者も多い．結石治療はいったん開始すると中途半端に中止することが難しく，高度な合併症を起こせば，さらなるADLの低下を招くことがあるため，患者の意思だけでなく，家族ともよく相談してから

治療方針を決定すべきである。

3 対処の実際

偶発的に腎結石を指摘された場合

まずはバイタルサインの確認や，血液検査・検尿で全身の感染症の状態を把握する。超音波検査やCT/KUBでは腎結石の状態および尿路の通過障害・残尿の有無を確認する。また，尿細菌培養で尿路感染症の原因菌の同定を行う。腎結石の成分で感染結石が疑われる場合は，無症状であるかぎり抗菌薬の投与は外科的治療の直前のみに行うようにする。通常のカルシウム結石が疑われる場合は，抗菌薬にて尿路感染症の治療を先行させる。次に患者が外科的加療に耐えうるかどうかを評価し，結石を完全に除去できると判断した場合は外科的加療を行う。治療方法はその施設で可能な手技で適切なものを選択すればよいが，残石なく加療を完了することが肝要で，残石が存在すると短期間で残石が増大することが多い。Stone freeを得ることができたならば飲水指導を行い，尿路感染の予防など結石の再発予防指導を行う。

尿路感染症を契機に腎結石が発見された場合

寝たきり患者の発熱の多くは誤嚥性肺炎によるもので，38℃前後が多いが，尿路結石に伴う腎盂腎炎の発熱では40℃近くの高熱となるため，鑑別診断として役に立つ。このような場合でも寝たきり患者では腰背部痛を訴えることが少なく，血尿，発熱，反復性嘔吐などが主訴となることがある。結石性閉塞性腎盂腎炎の場合は，緊急に尿管ステント留置もしくは腎瘻造設によるドレナージが必要になる。患者の全身状態を把握した後に，いずれの方法がよいかを判断する。感染結石が疑われ，結石が大きくESWLやTULが困難と考えられる場合は，腎瘻を造設し感染をコントロールした後に，PNLによる加療やクエン酸灌流液の腎盂内灌流による結石溶解療法[7]を試みることもできる。本邦でもsolution Gによる感染結石の溶解療法は過去には報告されているものの[8]，solution Gを院内調製する必要があり，滅菌が煩雑で保険適用もされていないため，最近ではあまり報告されていない。溶解療法を施行する際は敗血症を引き起こす可能性があるので，必ず尿路感染をコントロールして開始する。

4 処方の実際

処方例

Solution Gの調製

クエン酸	32.3 g
酸化マグネシウム	3.8 g
炭酸ナトリウム	4.4 g
蒸留水	1,000 mL（総量で）
pH	4.0
比重	1.040

〔メンブレンフィルター（穴径 0.45μm）で濾過後，115℃で30分高圧蒸気滅菌〕

最後に寝たきり患者の尿路結石症について，豊富な経験に基づくアドバイスをいただきました南高井病院の西尾俊治院長に深く感謝いたします。

◆ 文献 ◆

1) 辻 哲也，里宇明元：老化と廃用―予防と治療 老化と廃用 総論．総合リハビリテーション 34：623-628, 2006
2) Alexandre C and Vico L：Pathophysiology of bone loss in disuse osteoporosis. Joint Bone Spine 78：572-576, 2011
3) Caudarella R, Vescini F, Buffa A, et al：Osteoporosis and urolithiasis. Urol Int 72（Suppl 1）：17-19, 2004
4) 石戸則孝，岸本 涼，野崎邦浩，他：長期臥床のためADLが低下した尿路結石症例に対する外科的治療の検討．西日泌尿 70：307-3011, 2008
5) Raz R, Chazan B and Dan M：Cranberry juice and urinary tract infection. Clin Infect Dis 38：1413-1419, 2004
6) Jepson R, Craig J and Williams G：Cranberry products and prevention of urinary tract infections. JAMA 310：1395-1396, 2013
7) Kachrilas S, Papatsoris A, Bach C, et al：The current role of percutaneous chemolysis in the management of uroli-

thiasis : review and results. Urolithiasis 41 : 323-326, 2013
8) 細見昌弘, 前田 修, 松宮清美, 他 : 感染結石に対する Solution G 腎盂内灌流による結石溶解療法. 泌尿紀要 34 : 1145-1150, 1998

(井口　太郎, 仲谷　達也)

尿管結石

側腹部痛を訴えており，血尿もみられる患者です。

重要度ランク ★★★ 外来診療で最も頻繁に遭遇する疾患の1つ。救急症例もあり，確実に対処法を押さえておきたい疾患

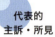
代表的主訴・所見
- 血尿
- 疼痛
- 排石

Point
- $α_1$遮断薬やCa拮抗薬は尿管結石への保険適用はないため，使用に注意を要する。
- f-TUL，miniまたはmicro PNL，腹腔鏡下切石術などの技術進歩により治療法は多様化してきている。

1 診療の概要

本邦における尿路結石症は，食生活や生活様式の欧米化，診断技術の向上，人口構成の高年齢化などにより年々増加しており，生涯罹患率は男性では15.1％，女性では6.8％にまで達しており[1]，年間の新規発症は138人（人口10万人対）である[2]。なかでも尿管結石に伴う疝痛発作は胆石や膵炎とともに三大腹痛の1つに数えられ，著しい健康障害を引き起こし，末期腎臓病や心血管イベントにもかかわる緊急性を要する症状である[3]。疝痛発作は地域や季節性が関係するとされる欧米・アジアの報告があり，外気温が高く日照時間が長い春から夏にかけて多く，同様に気温が高い地域に発生が多いとされている[4]。

臨床的には，本症例のように肉眼的血尿を伴った側腹部痛を主訴に救急外来などを受診することが多い。患者本人の訴えも強く，稀に腎盂腎炎などの尿路感染症や，尿路閉塞による腎後性腎不全を合併することもあるため，迅速な診断と初期治療が必要となる。

2 診療方針

結石の存在診断

● 症状による診断

疼痛は尿路結石の診断に重要であり，尿路の急激な閉塞による腎内圧の上昇と尿管壁の過剰な蠕動亢進などが原因と考えられている。尿管結石では激しい疼痛（疝痛発作）で患側の背部叩打痛を認めることが多い。疼痛に伴い，自律神経症状としての冷汗，腸の反射性麻痺による腹部の緊張，膨満，悪心，嘔吐などがみられることがある。さらに尿路感染を併発した腎盂腎炎では発熱がみられる。尿管結石が膀胱尿管移行部付近まで下降すると，頻尿，残尿感などの膀胱刺激症状が出現することも多い。

● 検尿による診断

疝痛発作時に少なくとも顕微鏡的血尿を認めることが多いが，尿管が完全閉塞を起こしている場合や，無症状で結石が長期間同じ位置に存在して

いるときは，血尿がみられないこともある．血尿は結石の補助診断の1つであり，疝痛発作と血尿があれば尿路結石と直ちに考えず，悪性腫瘍なども念頭に置くべきである．

検尿は尿路結石の診断のほか，基礎疾患の診断にも有用である．結石を診断する場合は尿沈渣中の結晶にも注目し，シスチン結晶を見い出した場合にはX線陰影所見とともにシスチン尿症によるシスチン結石とほぼ断定できる．また，KUB上のX線陰性結石や，比較的淡い結石陰影と極度の酸性尿は尿酸成分を含む結石を示唆する．膿尿とリン酸マグネシウムアンモニウム結晶の存在は感染結石を疑う．シュウ酸カルシウム結晶は健常人尿でもみられるため，シュウ酸カルシウム結石の存在を示唆するものではない．

● 画像検査による診断

初期評価の方法として，以前から超音波検査とKUBが挙げられていた．しかし近年では単純CTの診断率（感度：94〜100％，特異度：92〜100％）がKUB（感度：44〜77％，特異度：80〜87％）・超音波検査（感度：78％，特異度：31％）と比較して高く，尿管結石の標準的な診断方法となりつつある[1]．また，単純CTは尿酸結石，キサンチン結石，シスチン結石などのX線陰性結石も同定可能である．しかし，放射線被曝量が多いこと，腎機能・尿路の形態などの情報が十分得られないなどの欠点もあり，low-dose CTの施行や静脈性尿路造影（intravenous urography：IVU）の併用が有用である．ほかにも選択肢としてMR尿路造影，逆行性尿路造影，経皮的順行性尿路造影，腎シンチグラフィなどが挙げられる．

疝痛発作に対する治療

結石による尿路閉塞は腎盂内圧の上昇をきたし，腎内のプロスタグランジン合成を促進する．これによって腎内の血管拡張と利尿が促され，腎盂内圧がさらに上昇する．これが腎被膜の伸展と尿管平滑筋の攣縮を引き起こし，疝痛発作を惹起する．尿管結石による疼痛の発生機序から，プロスタグランジン合成阻害薬の非ステロイド性消炎鎮痛薬（NSAIDs）の坐薬ないし経口投与が第一選択になる．第二選択としてペンタゾシン，ブチルスコポラミンなどがあるが，前者はNSAIDsと比較して嘔吐の発現率が高く，後者は鎮痙目的で使用されるため，あくまでも補助薬剤である[1]．

また，尿路閉塞の解除のために尿管ステント留置や腎瘻造設が適応となることもあるが，血尿・感染・腎/尿管損傷などの合併症もあり，厳重な症例選択が望まれる．

結石に対する治療

尿管結石の自然排石率は長径5 mm以下の尿管結石で68％，長径5.1 mm以上10 mm以下で47％と報告されている[1]．ここから高度の閉塞や感染を伴わない長径5 mm未満の結石に関しては，疼痛管理を行いながら経過観察を行うことも可能といえる．しかし近年では，AUA，EAUともに10 mm以下の尿管結石で，早急な結石除去の必要のない症例で，患者が同意するような場合には結石排石促進療法（medical expulsive therapy：MET）が推奨されている．a_1遮断薬やCa拮抗薬が尿管結石の排石率を1.4〜1.5倍高めることは，メタアナリシスでも証明されているが[5]，これらは尿管結石排石促進としての保険適用はなく，患者への十分なインフォームド・コンセントが必要となる．

一方，本邦において以前より排石促進目的に保険適用薬としてウラジロガシエキスや猪苓湯などの漢方薬が使用されてきた．これらの効果についてはエビデンスレベルの高い報告はないが，ガイドラインとしては使用を肯定されている．

10 mm以上の尿管結石に関しては自然排石の可能性は高くなく，症状発現後1か月以内に排石を認めない場合には，腎機能障害や感染を回避するため，ESWLやTULなどの積極的治療介入を考慮すべきである．

3 対処の実際

診療方針で挙げたエビデンスや指針などから，以下に示すようなフローチャートでの診療を行うことが望ましい．留意すべきは，緊急性疾患として迅速な診断，治療が必要とされるなかで，いかにほかの急性腹症の除外を行い，また急性腎盂腎炎や腎後性腎不全などの重篤な病態をカバーしていくかという点である．

結石の存在診断

急性腹症や血尿など，症状から尿管結石の疝痛発作を疑う場合は，まずは検尿・超音波において尿潜血や水腎症となった特徴的な所見を検索する．発熱や悪寒・戦慄などは腎盂腎炎および敗血症を疑う所見であり，また下腿浮腫や両側水腎症は腎後性腎不全の合併を示唆するものであり，迅速な血液検査も行う．確定診断には単純 CT が推奨されるが，唯一の欠点として放射線被曝量が懸念される場合もあり，妊婦では超音波や MRU が，小児では超音波や KUB による診断が推奨される．

IVU は，一般的に急性時には尿路閉塞の増悪に伴う腎機能悪化や感染の助長が懸念されるため行われないが，後の治療計画の策定に有用である．

疝痛発作に対する治療

NSAIDs が第一選択であり，一般的には経口薬よりも即効性があり効果も強い坐薬が使用される．第二選択としてはペンタゾシンなどの麻薬性鎮痛薬が挙げられるが，嘔吐などの消化器症状の副作用に注意が必要である．アスピリン喘息の既往がある場合や妊婦では NSAIDs の使用は禁忌であるため，アセトアミノフェンや麻薬性鎮痛薬の使用が望ましい．鎮痙薬としてブチルスコポラミンやチキジウムを使用してもよいが，抗ムスカリン作用をもつため，緑内障や前立腺肥大症を合併する患者では注意が必要である．

薬剤抵抗性の疝痛発作には，尿管ステントおよび腎瘻留置や，即時 ESWL および TUL が有効であったという報告もあるが，後者は一般的に腎盂腎炎合併時には避けることが望ましい．

結石に対する治療

長径 10 mm 未満の尿管結石の多くは自然排石が期待できるため，MET を含む保存的な経過観察が可能である．サイズが小さく（長径 1 mm：87％，2～4 mm：76％，5～7 mm：60％，8 mm≦：39％），遠位にあるもの（近位：12～22％，中部：22～46％，遠位：45～71％）ほど排石しやすい傾向にある．

MET としては a_1 遮断薬や Ca 拮抗薬，ウラジロガシエキスや猪苓湯を使用する．特に a_1 遮断薬や Ca 拮抗薬は即効性はないが，尿管の収縮を抑制するため鎮痛効果も期待される．

診療方針で述べたような積極的治療の対象となるような場合には，結石の存在部位によって推奨される治療法が変わるために注意が必要である（図1）．すなわち，治療後の stone free rate から，①上部尿管結石では，長径 10 mm 以上の結石では TUL または PNL が第一選択であり，ESWL も選択肢となる．長径 10 mm 未満の結石には ESWL または TUL が選択肢となる．②下部尿管結石では，長径 10 mm 以上の結石には TUL が第一選択であり，ESWL も選択肢となる．長径 10 mm 未満の結石では TUL または ESWL が第一選択であり，特に 5 mm 以上の結石では MET も選択肢となる[5]．

4 処方の実際

疼痛に対する治療

処方例①
ロキソニン®錠（60 mg）1 錠　疼痛時　内服

処方例②
ボルタレン®サポ®（25・50 mg）1 個　疼痛時　肛門内挿入（体重＜50 kg：25 mg，体重＞50 kg：50 mg を使用）

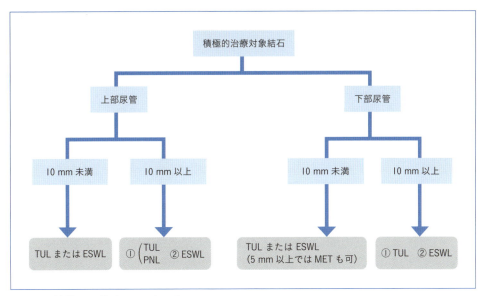

図1　尿管結石の治療アルゴリズム
〔日本泌尿器科学会, 他（編）：日本尿路結石症診療ガイドライン2013年版. 金原出版, 東京, 2013, Preminger GM, et al：J Urol 178：2418-2434, 2007, Türk C, et al：Eur Urol 69：475-482, 2016 より作成〕

処方例③
ソセゴン®注（15 mg）1A　疼痛時　静注 or 筋注

処方例④
ブスコパン®注（20 mg）1A　疼痛時　静注 or 筋注

MET

処方例⑤
ウロカルン®錠（225 mg）1回1～2錠　1日3回　食後

処方例⑥
ツムラ猪苓湯エキス顆粒（2.5 g）1回1包　1日3回　食前または食後

処方例⑦
ハルナール®D錠（0.2 mg）1回1錠　1日1回　食後

処方例⑧
ユリーフ®錠（4 mg）1回1錠　1日2回　食後

◆ 文献 ◆

1) 日本泌尿器科学会, 日本泌尿器内視鏡学会, 日本尿路結石症学会（編）：日本尿路結石症診療ガイドライン2013年版. 金原出版, 東京, 2013
2) Sakamoto S, Miyazawa K, Yasui T, et al：Chronological changes in epidemiological characteristics of lower urinary tract urolithiasis in Japan. Int J Urol 25：373-378, 2018
3) Ando R, Nagaya T, Suzuki S, et al：Kidney stone formation is positively associated with conventional risk factors for coronary heart disease in Japanese men. J Urol 189：1340-1346, 2013
4) Preminger GM, Tiselius HG, Assimos DG, et al：2007 guideline for the management of ureteral calculi. J Urol 178：2418-2434, 2007
5) Türk C, Petřík A, Sarica K, et al：EAU Guidelines on Interventional Treatment for Urolithiasis. Eur Urol 69：475-482, 2016

〔田口　和己, 戸澤　啓一, 安井　孝周〕

膀胱結石

排尿痛が陰茎にまで及ぶと訴えている患者です。

重要度ランク 膀胱結石は容易に診断可能であるが，見逃しやすい疾患

代表的主訴・所見
- 排尿痛，血尿，排尿障害

Point
- 膀胱結石の多くは続発性膀胱結石で，原因疾患の治療も必要である。
- 10 mm 以上の結石は内視鏡的治療が第一選択であるが，大きな結石では開腹手術を考慮してもよい。
- 間欠的自己導尿では尿道カテーテル留置よりも結石のリスクは大幅に少なくなる。

1 診療の概要

2015年の尿路結石症全国疫学調査の結果によると，膀胱結石は全尿路結石の約5％であり，近年においても，その比率はほとんど変化していない。高齢者や基礎疾患をもつ患者に多く，男性に多い。男性ではカルシウム含有結石が67％，尿酸結石が16％，感染結石が11％であり，女性ではカルシウム含有結石が37％，尿酸結石が4％，感染結石が53％と男女により結石成分が異なる傾向がある[1,2]。

膀胱結石は膀胱内で形成される原発性膀胱結石と，上部尿路結石が膀胱内に下降することによって発生する続発性膀胱結石に区別される。原発性膀胱結石の多くは尿路通過障害もしくは膀胱異物に起因する結石である[3]。また，結石の核がカルシウム含有結石の場合は続発性膀胱結石と推測されるが，上部尿路結石が下降する際に疝痛発作を認識したものは3～17％と多くない。そして，続発性膀胱結石は60歳以上の男性に下部尿路通過障害による残尿が生じる病態（前立腺癌，前立腺肥大症，神経因性膀胱など）によって発生することが多い[3]。また，尿道カテーテルの長期留置も続発性膀胱結石の原因となり，間欠的自己導尿では尿道カテーテル留置よりも結石のリスクは大幅に少なくなる[4]。

多くの膀胱結石では顕微鏡的血尿や膿尿などを認めるが，無症候性であることが多く，症状が出現したときには大きくなっていることが多い。症候性の場合は排尿痛・血尿・排尿障害（尿線の途絶）を訴えることがあり，尿道に嵌頓した際には尿閉となることもある。

2 診療方針

診断

排尿痛が陰茎に及ぶ膀胱結石の場合，いきなり診断をつけることは困難と思われる。1つひとつ除外診断を行い，疾患を絞っていくことが重要である。下記の検査がすべて必要ではなく，早くに診断がつけば，それ以上行う必要はないが，膀胱

結石は単純な疾患にもかかわらず，念頭に置いておかないと意外に見逃されることが多い。

● 触診

大きな結石では下腹部の触診で触れることがある。

● 尿検査

まずは尿路感染症を疑い，尿検査を施行する。膀胱結石の場合は顕微鏡的血尿や膿尿がみられることが多く，尿路感染症の有無をチェックする。尿所見のみから膀胱結石を診断することは困難である。

● 直腸診

前立腺癌，前立腺炎を除外する。また，前立腺肥大症の程度から下部尿路通過障害を推測することができる。

● 超音波検査

残尿の有無および膀胱内の隆起性病変，膀胱結石などを確認する。検尿後では隆起性病変や膀胱結石を確認しにくいことがある。また，腹部では上部尿路結石や水腎症などをスクリーニングすることができる。

● KUB

膀胱結石を含む尿路結石症を疑う場合は追加する。しかし，鑑別の必要な骨盤内石灰化陰影として，リンパ節の石灰化，静脈石，子宮筋腫の石灰化，腸内容物が挙げられる。また，感染結石では淡い陰影のため，判断が難しいことがある。

● CT

膀胱結石の診断がほぼついた場合は確認として行うことがある。また，その他の病態の除外のために行うことが多い。

● 膀胱鏡検査

膀胱結石の確認や膀胱腫瘍の除外診断に用いる。直接，結石を観察することで結石成分を推測することができる。尿酸結石では黄色の小さな結石が多数存在することが多い。カルシウム含有結石では表面が金平糖様の形状となることが多く，感染結石では表面平滑な丸い形状が多い。また，尿道狭窄・前立腺肥大症の有無を確認できるので，下部尿路通過障害も含めた，今後の治療方針を決めるのに有用となる。

治療

10 mm 以上の結石は内視鏡的治療が第一選択となる。しかし，30 mm を超えるような大きな結石の場合は，患者の状態を考慮したうえで，小切開で可能な膀胱切石術が適切な場合もある。いずれの場合も結石を残さずに除去することが重要であり，特に感染結石の場合は残石を核に結石が再発するため，砕石片を残してはならない。治療後には必ず膀胱結石の原因となる基礎疾患（多くの場合は尿路通過障害と尿路感染症）の治療を行う。

尿酸結石のような小さな結石が多数存在する場合には，硬性膀胱鏡であれば洗浄で排出することができる。また，尿アルカリ化による溶解療法も可能である。しかし，カルシウム含有結石や感染結石の場合は外科的治療が必要となる。

3 対処の実際

治療

● 膀胱砕石術

内視鏡下にレーザーや圧縮空気破砕装置（リトクラスト®）などを用いて砕石を行う。前立腺肥大症を合併している場合は同時に TUR-P を行うことも可能であるが，尿路感染症を術前にコントロールしておく必要がある。

● 膀胱切石術

大きな膀胱結石の場合には膀胱砕石術は時間がかかるため，結石の大きさ，患者の状態を考慮したうえで，開腹手術を選択してもよい。結石の大きさほどの小切開で手術可能で，1時間もかからず手術が終了するため，麻酔管理の困難な症例では考慮してもよい。また，大きな前立腺肥大症の場合には恥骨上式被膜下前立腺摘除術を同時に施行することもできる。

● ESWL

保険適用がなく，破砕効率もよくないことから施行されることは少ない。限られた症例で可能ではあるが，積極的に行うべき術式ではない。

● 溶解療法

外科的治療が困難な感染結石では3 wayカテーテルを留置し，solution Gなどのクエン酸灌流液の灌流による結石溶解療法を試みてもよい。感染結石の溶解療法は過去には報告されているものの[5]，保険未収載であり，solution Gの院内調製および滅菌が必要で時間もかかることから，最近ではあまり報告されていない。

再発予防

まずは基礎疾患の治療が必要となる。多くは上部尿路結石を発端としており，いわゆる結石の再発予防は膀胱結石にもあてはまる。また，膀胱内に下降した結石の増大を防ぐために，尿の希釈と尿路感染症の予防は重要である。

1日尿量は2,000 mL以上になるように水分摂取を促す。慢性尿路感染症の患者ではアルカリ尿になっていることが多く，尿の酸性化も重要である。クランベリージュースが尿の酸性化に役立ち，尿路感染症を抑制するといわれていたが，最近のsystematic reviewではほとんどの研究でクランベリージュースの効果がないか，あってもごくわずかとされている[6]。

4 処方の実際

尿路感染症は尿培養の結果を確認し，適切な抗菌薬で治療する。膀胱結石に起因する症状についての処方を挙げる。

処方例①

ロキソニン®錠（60 mg） 1錠 頓用 疼痛時

疼痛の原因が膀胱結石の場合は，治療までの間は鎮痛薬を使用する。

◆ 文献 ◆

1) Sakamoto S, Miyazawa K, Yasui T, et al：Chronological changes in epidemiological characteristics of lower urinary tract urolithiasis in Japan. Int J Urol 26：96-101, 2019
2) Sakamoto S, Miyazawa K, Yasui T et al：Chronological changes in the epidemiological characteristics of upper urinary tract urolithiasis in Japan. Int J Urol 25：373-378, 2018
3) Schwartz BF and Stoller ML：The vesical calculus. Urol Clin North Am 27：333-346, 2000
4) Ord J, Lunn D, Reynard J, et al：Bladder management and risk of bladder stone formation in spinal cord injured patients. J Urol 170：1734-1737, 2003
5) 細見昌弘，前田 修，松宮清美，他：感染結石に対するSolution G腎盂内灌流による結石溶解療法．泌尿紀要 34：1145-1150, 1998
6) Jepson R, Craig J and Williams G：Cranberry products and prevention of urinary tract infections. JAMA 310：1395-1396, 2013

〔井口 太郎，仲谷 達也〕

尿道結石

排尿困難および排尿痛を訴えている患者です。

重要度ランク ★ | 稀であり数年に一度しか経験しないかもしれないが，知っておくべき疾患

代表的主訴・所見
- 排尿困難，尿閉
- 排尿痛，血尿

Point
- 結石の局在・大きさ・表面の性状・随伴する尿道病変の有無により，治療方針が異なる。
- 後部尿道結石は膀胱に押し戻して砕石を，前部尿道結石は経尿道的摘出を考慮する。
- いずれの場合も難しければ，局所での経尿道的砕石術を考慮する。

1 診療の概要

尿道結石は欧米先進国ではきわめて稀な疾患であり，比較的多いとされる東南アジアにおけるタイ国での尿路結石患者の検討でも0.3％とされている[1]。本邦では1990年にKogaら[2]が56名の尿道結石患者を報告しており，稀ではあるが少なからず存在する疾患である。患者のほとんどが男性であり，女性は尿道が短いため稀とされている[3]。

その成因は上部尿路結石や膀胱結石が尿道に嵌頓し生じることが多い。以前は膀胱結石が原因とされていたが，尿道結石の成分の多くがシュウ酸カルシウムであることから，最近では上部尿路結石由来が多いと考えられている[3]。また，前立腺肥大症や尿道狭窄があると本症を起こしやすく，尿道憩室が存在する場合も尿の停滞により憩室内に結石形成しやすい[4]。その他，de novoに尿道の局所で生じる尿道結石がある。すなわち，尿道形成術後の移植片の毛髪，あるいは前立腺全摘術後の尿道に迷入した縫合糸が核となって結石形成することがある。さらに稀ではあるが，前立腺癌に対する小線源治療のシード，冷凍療法後の壊死組織を核に尿道結石を形成することも知られる[4,5]。

症状としては，尿道に結石が嵌頓することによって生じる下部尿路症状である。すなわち，尿閉，会陰部痛，尿道痛，尿線狭小・途絶のほか，肉眼的血尿，尿道腫瘤がある。しかし，尿道憩室内結石のように尿道内で形成された結石の場合は症状に乏しいこともある。

2 診療方針

尿道の解剖を**図1**に示す。尿道結石を疑った場合，尿道鏡を用いて，直接，観察することが肝要である。内視鏡検査が困難な場合，触診で前部尿道に結石が触れないか，確認することも大切である。もし触れれば結石の大きさと表面の性状を把握する。また，金属ブジーをそっと尿道内に通し，ブジー先端が結石に当たった感触で結石の存在を知る方法もあるが，その操作には注意が必要である。

尿道結石のほとんどはX線不透過性である[3]の

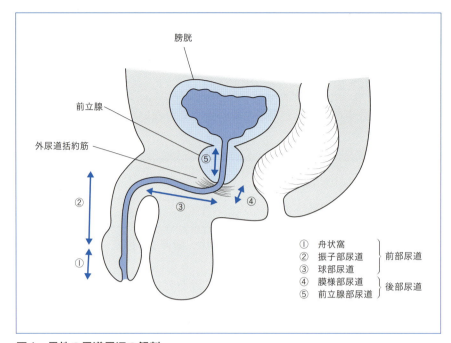

図1　男性の尿道周辺の解剖
舟状窩，振子部尿道と球部尿道を前部尿道，膜様部尿道と前立腺部尿道を後部尿道と呼ぶ．

で，骨盤X線撮影も有用である．後部尿道結石であれば，経直腸超音波でも描出可能である[5]．さらに，後述する治療法の適切な選択のため，尿道造影検査・尿道内視鏡検査・CTスキャンを行い，結石の正確な局在（前部尿道か，後部尿道か）・大きさ・表面の性状（なめらかか，有棘状か）・随伴する尿道病変の有無（狭窄，憩室など）を評価しておくのが望ましい．

3　対処の実際

結石の局在・大きさ・表面の性状・随伴する尿道病変の有無により，治療方針が異なる．フローチャートに示す（**図2**）．

後部尿道結石

後部尿道結石の場合，尿道内視鏡下に尿道に嵌頓した結石を膀胱内に押し戻し，膀胱結石として後で治療する方法が有効である．この方法の成功率は80％以上で有効と報告されている[3]．膀胱に落とした結石の破砕は，ホルミウムレーザー，リトクラスト®または砕石鉗子で破砕する．破砕を後日の予定手術として患者を待機させる場合，尿道バルーンカテーテルを一時留置することもあるが，結石によりバルーンが破裂して自然抜去することがあるので注意する．大きな結石や有棘状の結石では結石を膀胱内に押し戻せない場合があり，尿道内での破砕を検討する．レーザーまたはリトクラスト®で経尿道的尿道結石破砕を行う．結石周囲の尿道を損傷しないように十分に注意して施行する．内視鏡的に除去困難と考えられるさらに大きな結石の場合は，経膀胱的摘除・経会陰的摘除を検討することになるが，実際には稀と思われる．これらの場合は術後の瘻孔形成に注意する．

前部尿道結石

前部尿道結石の場合，外尿道口からキシロカイン®ゼリーを注入し，そのまま放置または尿道をミルキングすることで排石が得られる場合があ

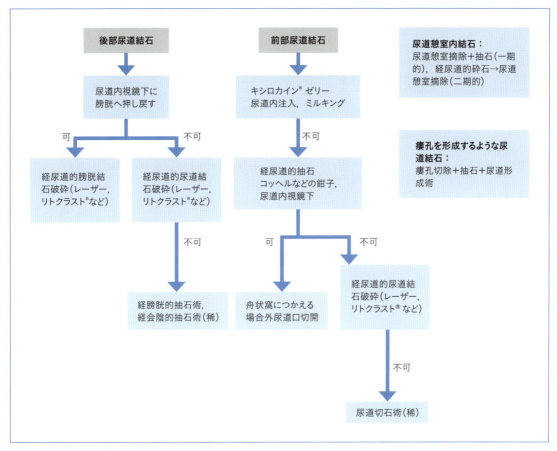

図2 尿道結石治療のフローチャート

る。これが難しい場合には，コッヘルなどの鉗子を外尿道口から挿入し結石をつかみだす方法がある。いずれも尿道損傷の危険があるため，操作を愛護的に施行する必要がある。少しでも無理があればほかの方法を検討するのが望ましい。尿道内視鏡下に鉗子でつかみ出す方法もある。しかし，うまく結石を把持でき動かせても，生理的狭窄のある舟状窩で引っかかり排石困難な場合がある。このような状況では，外尿道口切開が必要となる。また，後部尿道結石の場合と同様に結石が尿道から動かせない場合，局所での経尿道的尿道結石破砕を検討する。内視鏡的に除去困難と考えられる大きな結石の場合は，尿道切石術を検討することになるが，実際には稀と思われる。

その他，尿道憩室に伴う結石など

尿道憩室に伴う結石の場合は，一期的に尿道憩室摘除＋抽石を行うか，まず経尿道的砕石を行い，二期的に尿道憩室摘除を検討する。すでに外陰部と瘻孔を形成している大きな尿道結石の場合は，瘻孔切除＋抽石＋尿道形成術が必要となる。

4 処方の実際

自然排石を期待もしくはミルキングする場合

処方例
キシロカイン® ゼリー（10 mL）尿道内に注入

◆ 文献 ◆

1) Aegukkatajit S : Reduction of urinary stone in children from north-eastern Thailand. J Med Assoc Thai 82 : 1230-1233, 1999
2) Koga S, Arakaki Y, Matsuoka M, et al : Urethral calculi. Br J Urol 65 : 288-289, 1990
3) Kamal BA, Anikwe RM, Darawani H, et al : Urethral calculi : presentation and management. BJU Int 93 : 549-552, 2004
4) Benway BM and Bhayani SB : Lower urinary tract calculi. In Wein AJ, et al. (eds) : Campbell-Walsh Urology 11th ed. pp1291-1299, Saunders, Philadelphia, 2016
5) Aus G, Bergdahl S, Hugosson J, et al : Stone formation in the prostatic urethra after cryotherapy for prostate cancer. Urology 50 : 615-617, 1997

〔竹下　英毅，杉山　博紀，諸角　誠人〕

悪性腫瘍

PSA 高値

PSA 高値で前立腺癌疑いと指摘された患者です。

重要度ランク ★★★ 泌尿器科領域では最も多い悪性疾患であり，対処法は必ず押さえておくべき疾患

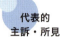
代表的主訴・所見
- PSA 高値

Point
- PSA 検診の普及に伴い，PSA 高値にて受診する患者は増えており，PSA スクリーニング検査から前立腺癌の診断および治療までの診療の流れを把握しておくことは重要である。

1 診療の概要

前立腺癌は，近年急激に増加しており，2016 年における本邦男性の部位別癌罹患予測数で 1 番，部位別死亡予測数で 6 番となった[1]。前立腺癌は，主として前立腺外腺の一部の細胞が悪性化して大きくなり生じ，排尿障害などの症状は，病期が進んでから出現する。PSA（prostate specific antigen）は前立腺上皮細胞より分泌される蛋白分解酵素で，血中 PSA の上昇とともに前立腺癌の発見率は高くなる。そのため PSA は固形癌のなかで最も優れた腫瘍マーカーとして，1990 年代頃より前立腺癌の診断や経過観察に広く用いられている。

一般に PSA＞4 ng/mL で PSA 高値と診断されるが，特に PSA が 4〜10 ng/mL では，前立腺肥大症との鑑別が難しく，これをグレーゾーンとして，PSA の診断精度を高める工夫（PSA 関連マーカーや MRI など）が試みられている。

また近年は，前立腺生検によって小さくて悪性度が低い，いわゆる"臨床上意義のない癌"が見つかる可能性も指摘されており，"臨床上意義のある癌"の検出に MRI が活用されている[2]。

2 診療方針

前立腺癌は，多くは無症候であり検診・健診で PSA 高値を指摘されて来院する患者が多い。前立腺癌の診断の流れは，①スクリーニング検査，②確定診断（病理診断），③病期診断の順で行われる。治療は，病期のほかに前立腺生検時の PSA 値（initial PSA）や前立腺癌の組織学的分類であるグリーソンスコア（Gleason score）を用いてリスク分類を行い（図 1），各リスクに応じた治療法が検討される[3]。図 2 は前立腺癌治療の考え方である。

PSA 監視療法（active surveillance）は，主に低リスクの患者に実施し，PSA 検査や定期的な画像検査，前立腺生検を行うことで，最適な治療開始時期を見極め，治療開始まで生活の質（QOL）を高く保つことができる。

局所療法には根治的前立腺全摘除術などの手術療法や放射線療法が存在する。手術療法は早期であれば根治が期待できる治療であり，主に限局癌の患者が適応となる。主な副作用としては尿失禁や勃起不全が存在する。

放射線療法は外照射法と組織内照射法（内照射）に区分される。単独では早期の限局癌が適応とな

● D'Amico リスク分類

リスク	PSA（ng/mL）	Gleason Score	T-病期
low	≦10	≦6	T1〜T2a
intermediate	10〜20	7	T2b
high	>20	8〜10	T2c 以上

- low risk は上記条件にすべて該当する場合
- intermediate risk は上記条件に該当し，かつ high risk に該当しない場合
- high risk は上記条件に1つでも該当する場合

● NCCN リスク分類

リスク	PSA（ng/mL）	Gleason Score	T-病期
very low	<10	≦6	T1c
low	≦10	≦6	T1〜T2a
intermediate	10〜20	7	T2b〜T2c
high	>20	8〜10	T3a
very high			T3b〜T4

- very low risk は上記条件に下記条件もすべて該当する場合
  - ・PSAD<0.15 ng/mL/g
  - ・生検コア陽性数<3
  - ・生検中の癌の占める割合 50％以下
- low risk は上記条件にすべて該当する場合
- intermediate risk は上記条件に該当し，かつ high risk に該当しない場合
- high risk および very high risk は上記条件に1つでも該当する場合

図1　前立腺癌のリスク分類

〔D'Amico AV, et al：JAMA 280：969-974, 1998 および NCCN ガイドライン 2016 年度版より作成〕

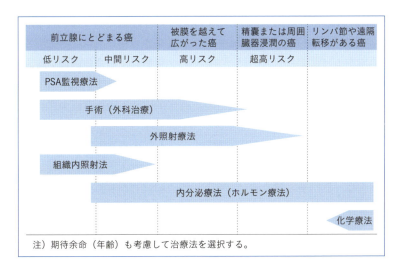

図2　前立腺癌のリスク分類と治療

〔日本泌尿器科学会（編）：前立腺癌診療ガイドライン 2016 年版．メディカルレビュー社，大阪，2016 より作成〕

るが，局所進行（T3以上）の患者では，内分泌療法と外照射法の併用療法も適応となる。

　全身療法には内分泌療法や化学療法が存在する。内分泌療法は男性ホルモンのはたらきを抑えて，前立腺癌細胞の増殖を抑制する全身的な治療法である。方法は手術で精巣を取る去勢術や，精巣での男性ホルモンの分泌を抑えるLH-RHアゴニスト・アンタゴニストの投与，抗男性ホルモン薬（抗アンドロゲン薬）内服などを行う。

　化学療法は去勢抵抗性前立腺癌に対して適応がある。

3　対処の実際

　前立腺癌のスクリーニング検査には，PSA関連マーカーや直腸診（digital rectal examination：DRE），経直腸的超音波（transrectal ultrasonography：TRUS）がある。

　PSA関連マーカーとは年齢階層別PSA，PSAV（PSA velocity），PSAD（PSA density），PSATZD（PSA transition zone density），PSA F/T比（PSA free/total ratio）（表1）のことで，それぞれ年齢別のPSA値やPSAの年間増加率，PSAと前立腺体積の比や全PSAとfree PSAの比によって，前立腺癌の検出率を上げている[4]。

　直腸診は肛門から指を入れて直腸壁から前立腺に触れることで，前立腺の大きさや硬さ，弾性，前立腺表面の凹凸，触れると痛みがあるかなどを調べる。これらの所見を統合して，前立腺癌の有無や前立腺肥大や前立腺炎との鑑別を行っている。

　経直腸的超音波検査は，肛門から超音波プローブを入れ，超音波画像から前立腺の内部の状態を評価する。正常な前立腺は左右対称で，周囲との境界も明瞭であるが，癌症例になると左右非対称や被膜エコーの突出・不整が観察される。

　MRIは臨床的意義のある前立腺癌描出能に最も優れているという報告がある[2]。前立腺癌はT2強調画像で低信号，拡散強調画像（diffusion-weighted imaging：DWI）で高信号，ADC

表1　主なPSA関連マーカー（スクリーニング時）

関連マーカー	考え方/算出法	基準値（cut-off値）の例
年齢階層別PSA	年齢別にPSA基準値を設定	50〜64歳：3.0 ng/mL以下 65〜69歳：3.5 ng/mL以下 70歳以上：4.0 ng/mL以下
PSA velocity（PSAV）	PSAの年間増加度	0.75 ng/mL/year以下
PSA density（PSAD）	PSA÷前立腺容積	0.15 ng/mL/cc以下
PSA transition zone density（PSATZD）	PSA÷前立腺移行領域容積	0.35 ng/mL/cc以下
PSA free/total ratio（PSA F/T比）	free PSA÷total PSA	25%以上

・これらのPSA関連マーカーは，簡便性，再現性，信頼性，コストなどの点で完璧なものはなく，臨床的意義や一般臨床への適用，基準値についてのコンセンサスは得られていない。
・若年者の早期癌を検出する目的などで年齢によりtotal PSAの基準値を変えることはよく行われている。

〔赤倉功一郎：腫瘍マーカー：PSAを中心に．市川智彦，鈴木和浩（編）：前立腺癌スクリーニングA to Z. p46, メジカルビュー社，東京，2006より一部改変引用〕

（apparent diffusion coefficient）mapで低信号，造影ダイナミック検査（DCE-T1）で早期濃染するという性質をもつ（図3）。Multiparametric MRIは従来から用いられてきたT2強調画像に，これら2種類以上の機能画像を組み合わせて診断する方法である。特にMRI画像の組み合わせにより，臨床的に意義のある癌の存在する可能性を5段階で評価するPI-RADs scaleも報告されている[5]。

　これらの検査の後に，確定診断として前立腺生検が行われる。前立腺生検は経直腸超音波で前立腺を観察しながら，経直腸的あるいは経会陰的に系統的に針生検を行う。組織を採取し，癌細胞の有無やその悪性度などを調べ，10か所以上の生検が推奨されている[3]。

　前立腺癌の診断がつけば，MRIやCTや骨シンチグラフィを用いて癌の病期診断を行い，initial PSAやGleason scoreも参考にして治療方針を決定する。

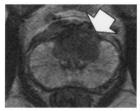 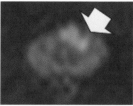 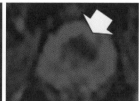 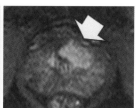

　　T2強調画像　　　　拡散強調画像（b=1,000）　　　　ADC map　　　　　造影画像

図3　前立腺癌のMRIでの見え方

◆ 文献 ◆

1) 公益財団法人　がん研究振興財団：がんの統計'16. http://ganjoho.jp/data/reg_stat/statistics/brochure/2016/cancer_statistics_2016_fig_J.pdf（2018年12月閲覧）
2) Turkbey B, Pinto PA and Choyke PL：Imaging techniques for prostate cancer：implications for focal therapy. Nat Rev Urol 6：191-203, 2009
3) 日本泌尿器科学会（編）：前立腺癌診療ガイドライン2016年版. メディカルレビュー社, 大阪, 2016
4) 赤倉功一郎：腫瘍マーカー：PSAを中心に. 市川智彦, 鈴木和浩（編）：前立腺癌スクリーニングA to Z. pp44-49, メジカルビュー社, 東京, 2006
5) Hamoen EHJ, de Rooij M, Witjes JA, et al：Use of the Prostate Imaging Reporting and Data System（PI-RADS）for prostate cancer detection with multiparametric magnetic resonance imaging：A diagnostic meta-analysis. Eur Urol 67：1112-1121, 2015

〔沖原　宏治, 鳴川　司, 高村　俊哉, 浮村　理〕

腎腫瘍

検診時の検査で腎細胞癌疑いと指摘された患者です。

重要度ランク ★★★ 本邦での発生数は年間1万人程度であり，高頻度に発生する癌ではないが，泌尿器科外来診療で一般的に遭遇する疾患であり再確認しておきたい

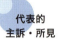
代表的主訴・所見
- 腎腫瘍

Point
- 診断の基本はダイナミックCTで行う。造影効果のパターンを中心に，良悪性の鑑別や組織型も判断する。

1 診療の概要

腎細胞癌の約70％が，検診や他科診療中の画像で偶発的に発見される[1]。確定診断には，超音波，CT，MRIの画像検査，とりわけダイナミックCTが基本となる。画像精度と読影の向上により，良性腫瘍との鑑別，さらには腎細胞癌の組織型も判断できるようになってきた。一方で，近年は小径で指摘される頻度が高く，その際は診断に苦慮する場合がある。経皮的針生検や画像診断による積極的な経過観察も選択肢となりえる。

腎細胞癌の診断は，充実性か囊胞性かの大別から始まる。充実性であれば，発育形式が膨張性か浸潤性かを判断する。膨張性は脂肪成分がなければ腎細胞癌もしくは脂肪成分の少ない腎血管筋脂肪腫を疑い，脂肪成分があれば腎血管筋脂肪腫と診断される。一方，浸潤性であれば腎細胞癌，腎盂癌，転移性腎腫瘍を考える。囊胞性の場合は，Bosniak分類に準ずる。カテゴリーⅠ～Ⅳに分類され，Ⅳは腎細胞癌と診断される[2]。

2 診療方針

検診では，超音波検査を契機として指摘される例がほとんどである。あらためて診察時にも超音波検査を行い，再現性を確認する。次いで，単純CTに加えて，造影CT検査を行う。造影CTで診断が確定しない，もしくはアレルギー，喘息，腎機能不良などの理由でヨード造影剤が使用できない場合はMRI検査が必要となる。

3 対処の実際

問診

事前情報として，性別，年齢，既往歴，家族歴，腫瘍の位置や大きさも診断のための重要なポイントになる。典型的な腎淡明細胞癌の患者は，50歳以上で肥満と高血圧をもち合わせた喫煙者の男性である。若年および女性である時点で，良性や非淡明細胞癌を念頭に置くことが重要である。ちなみに，女性であることで良性腫瘍であるオッズ比は1.8倍になるといわれている[3]。

超音波検査

正常腎臓の超音波像は，肝臓と同程度の低吸収で充実性構造の腎皮質，さらに低吸収な腎錐体，高吸収域な腎盂としてとらえられる。しばしば

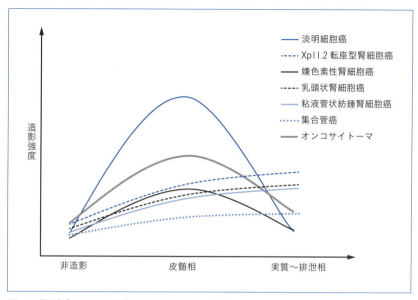

図1 腎腫瘍における造影CTのイメージ図
〔Jinzaki M, et al：J Comput Assist Tomogr 24：835-842，2000 より改変〕

「腎細胞癌疑い」として紹介されるなかに，ベルタン（Bertin）柱がある。これは，発生の過程で隣接する腎錐体の間に腎皮質が入り込む，腎柱の過形成である。超音波像で，腎皮質と同程度の均一な低吸収域として認められ，血流評価で腎皮質の血管との連続性を確認することで鑑別できる。

約70％の腎細胞癌は淡明細胞癌の組織型であり，典型例では被膜様構造をもち類円形の発育を呈する。内部は不均一な充実成分もしくは囊胞状で，出血壊死を反映する高ないし低吸収域が不規則に混在する超音波像としてとらえられる。

腎血管筋脂肪腫は血管，平滑筋，脂肪成分からなる良性腫瘍であり，超音波検査が有用である。典型例では脂肪成分を含むため，高吸収腫瘤として認められる。一方，脂肪成分の少ない小径の腎血管筋脂肪腫は，腎細胞癌との鑑別が困難である。

CT・MRI検査

CT検査においては，単純撮影，ヨード造影剤の急速静脈内注入，いわゆるボーラスによる皮髄相30〜80秒（早期皮髄相30〜35秒），実質相90〜130秒，排泄相3〜5分の4相撮影を基本としたダイナミックCTを行う。図1に継時的な造影効果のイメージ図を示す[4]。

淡明細胞癌は皮髄相で早期に強く濃染され，実質〜排泄相で急速な洗い出しを呈する。嫌色素性腎細胞癌は淡明細胞癌と同様に早期濃染を認めるが，その程度は淡く，内部は比較的均一である。乳頭状腎細胞癌と粘液管状紡錘腎細胞癌は後半に向けて徐々に濃染されるが，その染まりはともに淡い。乳頭状腎細胞癌は，MRI T2強調画像で低吸収領域のみであり，偽被膜の形成が認められることが多い（図2）。同様に，Xp11.2転座型腎細胞癌も徐々に濃染されるが，乳頭状腎細胞癌や粘液管状紡錘腎細胞癌より造影効果が高い。石灰化は特徴の1つとされるが，淡明細胞癌や腎血管筋脂肪腫でも石灰化を認めた報告は存在する。集合管癌（Bellini管癌）の造影効果はきわめて弱く，膨張性もしくは浸潤性の発育のものがある。後者は腎盂癌もしくは転移性腎腫瘍に類似する。良性の腎オンコサイトーマは淡明細胞癌同様の造影パターンを呈するが，造影強度のピークはそれより低く，膨張性の発育である。大径のものは中心瘢痕や車軸様配列など特徴的な所見を示す。MRI

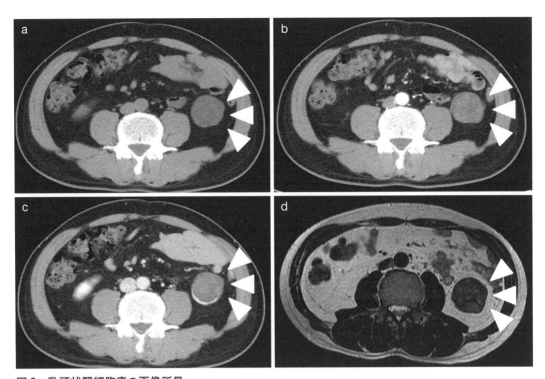

図2 乳頭状腎細胞癌の画像所見
a：単純CT，b：造影CT，皮髄相，c：造影CT，実質〜排泄相，d：MRI T2強調画像

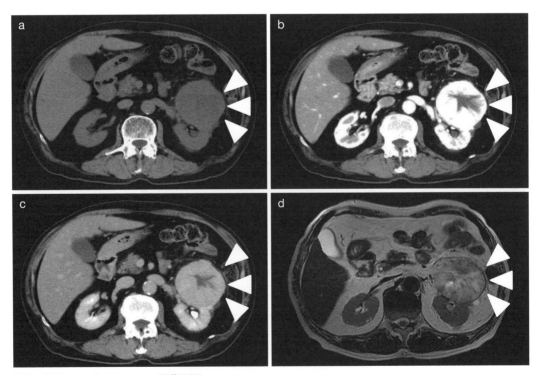

図3 腎オンコサイトーマの画像所見
a：単純CT，b：造影CT，皮髄相，c：造影CT，実質〜排泄相，d：MRI T2強調画像

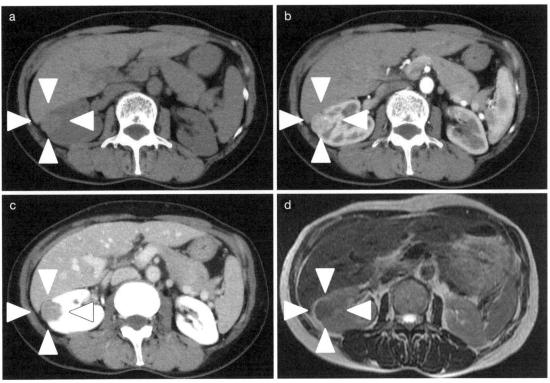

図4 脂肪成分の少ない腎血管筋脂肪腫の画像所見
a：単純CT，b：造影CT，皮髄相，c：造影CT，実質〜排泄相，d：MRI T2強調画像

T2強調画像において，明確な偽被膜形成を示す（**図3**）。

腎血管筋脂肪腫は脂肪成分の存在がポイントとなる。単純CTで，脂肪成分は脊髄と比較して，より低吸収であることで判断する。わずかでも脂肪成分があれば腎血管筋脂肪腫である。thin-sliceで確認するとよい。脂肪成分が乏しく，血管や筋成分が豊富な腎血管筋脂肪腫では，単純CTで腎実質より高吸収を呈する。MRI T2強調画像において，偽被膜の形成は認められない（**図4**）。

腎細胞癌におけるMRI検査は，ダイナミックCTで判断できない，もしくは造影剤が使用できない場合に行う。内部信号は組織型の判断に有用である。T1ならびにT2強調画像で高信号があった場合，出血や脂肪成分の存在を考える。脂肪抑制T1強調画像が参考になる。通常，腎細胞癌ではT2強調画像で偽被膜を認める。偽被膜がなく浸潤性発育を示す場合は，集合管癌，腎盂癌，転移性腎腫瘍を疑う。

造影下のMRI検査は通常必要ないが，囊胞性腎疾患の鑑別においては有用との報告がある。

◆ 文献 ◆

1) 日本泌尿器科学会（編）：腎癌診療ガイドライン2017年版．メディカルレビュー社，東京，2017
2) Bosniak MA：The current radiological approach to renal cysts. Radiology 158：1-10, 1986
3) Snyder ME, Bach A, Kattan MW, et al：Incidence of benign lesions for clinically localized renal masses smaller than 7 cm in radiological diameter：influence of sex. J Urol 176：2391-2395, 2006
4) Jinzaki M, Tanimoto A, Mukai M, et al：Double-phase helical CT of small renal parenchymal neoplasms：correlation with pathologic findings and tumor angiogenesis. J Comput Assist Tomogr 24：835-842, 2000

〔辛島　尚，蘆田　真吾〕

副腎皮質癌

肺転移を伴う副腎皮質癌の患者です。

重要度ランク 　非常に稀で数年に1度しか経験しないかもしれないが，念頭に置いておくべき疾患

代表的主訴・所見

- 半数以上がなんらかの内分泌異常を呈する
- 過剰分泌されるホルモンに応じて，糖質コルチコイド過剰の場合は満月様顔貌，中心性肥満などが，男性ホルモン過剰の場合は多毛症や月経異常が，鉱質コルチコイド過剰の場合は高血圧や低カリウム血症がみられる
- 内分泌無機能の症例では症状に乏しい

Point

- 副腎皮質癌の治療として外科的切除が最も有効な治療法と思われる。
- 副腎毒ともいわれるミトタンが唯一，承認されている薬剤。術後補助療法としても有効とされる。ただし，副作用も強く，有効血中濃度と毒性発現濃度との間隔が狭いため投与量の調整が必要。
- 副腎皮質癌有転移症例では，転移巣が少ない場合には可能であれば外科的切除および術後ミトタン補助療法，そうでない症例では抗癌化学療法との併用治療（EDP-M療法）を考慮する。

1 診療の概要

副腎皮質癌（adrenocortical carcinoma）は稀な癌で100万人に1～2例とされ，好発年齢は1～6歳までの乳幼児期と，40～50代の中年期の2期である[1]。男女比はおよそ2対1で女性に多いとされ，エストロゲンとの関連も示唆されている[1]。p53癌抑制遺伝子変異として知られるLi-Fraumeni syndromeや癌遺伝子 insulin like growth factor type 2（IGF-2）の遺伝子変異であるBeckwith-Wiedemann syndrome，その他 multiple endocrine neoplasia type 1 や mismatch repair 遺伝子の変異によるLynch syndromeなどいくつかの家族性副腎皮質癌が知られている[1~3]。副腎皮質癌は，孤発例においてもさまざまな遺伝子異常によって起こることが知られており，単一な疾患ではなく，heterogeneityが強いものと考えられる[1,2]。半数以上がなんらかの内分泌異常を呈しているが，内分泌無機能の症例では症状に乏しく，ほとんどがⅢ期またはⅣ期で診断される。治療に関しては，外科的切除が最も有効であり，遠隔転移症例など切除不能例の予後は不良とされる[1,2]。薬物療法では，唯一ミトタン（オペプリム®，ヤクルト）が承認されており，臨床投与されている。

2 診療方針

臨床症状

副腎皮質は内分泌器官であるため副腎皮質癌もホルモン産生腫瘍がみられ，特に幼児期の90％が

ホルモン産生型とされる[1]。成人型では，50～79%にホルモン産生型がみられ，Cushing症候群が33～53%，Cushing症候群＋男性化が20～24%，男性化のみが10～20%，女性化が6～10%，高アルドステロン症が2.5～5%と報告されている[1]。過剰分泌されるホルモンに応じて，糖質コルチコイド過剰の場合は満月様顔貌，中心性肥満などが，男性ホルモン過剰の場合は多毛症や月経異常が，鉱質コルチコイド過剰の場合は高血圧や低カリウム血症がみられる。無機能型の場合には，巨大化した腫瘍による食欲不振，腹部膨満感，背部痛や悪心・嘔吐などがみられる場合があるが，初期は臨床症状が乏しく，多くの症例がstage Ⅲあるいはstage Ⅳで診断される[1,2]。

診断

胸腹部CT，MRIなどの画像診断によって副腎腺腫との鑑別診断を行うほか，副腎皮質癌については腫瘍径，周囲への浸潤の有無やリンパ節転移および遠隔転移の有無などから，臨床病期分類を行う。一般的に副腎皮質癌は5 cm以上で発見されることが多く，3 cm未満の場合は良性の副腎腫瘍が多いとされている。血液生化学検査では，糖質コルチコイド，鉱質コルチコイド，DHEA-S（デヒドロエピアンドロステロン硫酸塩）などの副腎皮質ホルモンや，ACTH（副腎皮質刺激ホルモン）の異常値がみられる場合がある[2]。

臨床病期分類に関しては，AJCC（American Joint Committee on Cancer），UICC（Union for International Cancer Control），WHO（World Health Organization）の分類と，ENSAT（European Network for the Study of Adrenal Tumors）の分類が使われている（**表1**）。AJCC，UICC，WHOの分類においてstage Ⅰ～Ⅳの初診時の頻度はそれぞれ3～4%，29～46%，11～19%，39～49%とされ，5年生存率はそれぞれ33～66%，50～58%，18～24%，<5%とされる[1]。

表1 副腎皮質癌TNM分類と病期分類

TNM分類	
T1	腫瘍径5 cm以下
T2	腫瘍径5 cmを超えるが周囲への浸潤がないもの
T3	周囲への浸潤があるもの
T4	隣接臓器への浸潤または遠隔転移の存在するもの
N0	所属リンパ節転移なし
N1	所属リンパ節転移あり
M0	遠隔転移なし
M1	遠隔転移あり

副腎皮質癌病期分類		
Staging	AJCC/UICC/WHO	ENSAT
Ⅰ	T1, N0, M0	T1, N0, M0
Ⅱ	T2, N0, M0	T2, N0, M0
Ⅲ	T1～2, N1, M0 T3, N0, M0	T1～2, N1, M0 T3～4, N0～1, M0
Ⅳ	T3, N1, M0 T4, N0～1, M0 AnyT, AnyN, M1	AnyT, AnyN, M1

所属リンパ節は腎門部リンパ節，腹部傍大動脈リンパ節および腹部傍大静脈リンパ節。AJCC：American Joint Committee on Cancer, UICC：Union for International Cancer Control, WHO：World Health Organization, ENSAT：European Network for the Study of Adrenal Tumors

治療

副腎皮質癌の治療として外科的切除が最も有効であり，転移を認めないものに対しては積極的に根治手術を行うべきとされる。また転移巣が少ない，いわゆるoligo-metastatic lesionに対しても内科的治療と転移巣切除により長期生存が得られるとも報告されており，外科的治療は考慮したい選択肢である[4]。薬物療法ではミトタンの単独あるいは抗癌薬との併用療法が行われている。ミトタンは副腎毒とも称され，かつて有機塩素系の農薬に使われていたDDTの異性体で，副腎皮質細胞のミトコンドリアを選択的に阻害することで増殖阻害効果を示すとされる，副腎皮質癌に特異的な薬剤である。13～31%の腫瘍縮小効果（objective response rate：ORR）が報告されており，また副腎皮質癌原発巣を根治切除後の術後補助療法としての有用性も報告されている[1,2,5]。ミトタンと抗癌薬との併用では，エトポシド，ドキソルビ

表2 ミトタンの用量補正

血清ミトタン値	中枢神経有害事象（G2）/消化器有害事象（G3/4）なし	中枢神経有害事象（G2）/消化器有害事象（G3/4）あり	中枢神経有害事象（G3/4）あり
<14 mg/L	1日投与量1gずつ増量	1日投与量1gずつ減量	休薬
14〜20 mg/L	維持投与量	1日投与量1.5gずつ減量	休薬
>20 mg/L	投与量50〜75%に減量する	休薬	休薬

シン，シスプラチン併用のEDP-M療法の比較的良好な結果がthe first international randomized trial in advanced or metastatic adrenocortical carcinoma treatment（FIRM-ACT）から報告されている[6]。

3 対処の実際

ミトタン

ミトタンは経口薬で，治療効果および副作用は薬剤血中濃度に大きく依存するとされ，血清ミトタン濃度は14 mg/L以上で治療効果を認めるとされ，20 mg/L以上だと強い倦怠感など副腎機能障害による強い副作用のために治療継続が困難となる[1,2]。また，健側の副腎からのホルモン分泌も障害されるため，糖質コルチコイドの投与が必要となる。ミトタンは1.5 g/日で開始，4〜6日間で6 g/日に増量し，3週間後にミトタン血中濃度を測定し，14〜20 mg/Lになるよう用量調整する[2]。ミトタン血清値は最初の3か月は2〜3週ごとに測定し，プラトーに達したら6週ごとに測定してもよい[2]。用量調節に関しては**表2**に記載するが，3か月以内に50%前後の症例で至適濃度に入るとされる[2]。ミトタンの最大量は12 g/日であるが，ほとんどの症例では8 g/日で副作用が起こるとされる[1,2]。ヒドロコルチゾン40 mg（20-10-10 mg）の併用投与を行い，時に増量が必要で，血中糖質コルチコイドの測定や血圧やカリウム濃度，血清レニン値，肝機能，腎機能，甲状腺機能，テストステロン値，コレステロール値，血球数などの観察が必要である[2]。Oligo-metastasisの場合には可能であれば外科的切除および術後ミトタン補助療法，そうでない症例ではEDP-M療法を考慮する。ただし，薬物療法の副作用は少なくない。

副腎皮質癌に対する分子標的治療

さまざまな分子標的治療薬を用いた治験が行われている。IGF-2の過剰発現が多くの副腎癌症例でみられることが知られており，IGF-1Rの過剰発現が病因として重要な役割を果たしていると考えられることから，IGF-1Rに対する単クローン抗体薬であるfigitumumab, cixutumumabや，小分子阻害薬linsitinibなどの開発が進められてきた。これらのなかで，linsitinibはプラセボ対照の第Ⅲ相試験が行われたが，survival benefitを示すことはできなかった[7]。ほかにもmechanistic target of rapamycin（mTOR）阻害薬のエベロリムスや，epidermal growth factor receptor（EGFR）阻害薬エルロチニブについても小コホートで臨床試験が行われたが，いずれも満足な結果は得られなかった[7]。これらの結果は，副腎癌のheterogeneityによるものとも示唆され，今後は副腎癌を単一疾患としてとらえずに，IGF-1，PTENやmTOR，EGFRなどの蛋白質発現のpre-screeningが必要と思われる。

しかしながら，もともと稀な癌であり，さらに分類するのは実際上非常に困難かもしれない。そのなかでは，mismatch repair遺伝子の変異によるLynch syndromeは副腎皮質癌の3%にみられる[3]。2018年12月，化学療法不応の遺伝子変異の多いMSI-H（microsatellite instability-high）症例に対して免疫チェックポイント阻害薬ペムブロリズマブ（キイトルーダ®）の投与が承認された。

大腸癌同様に効果が期待される。さらに，最近，プレシジョン・メディシンという言葉をよく耳にする。検出された遺伝子変異に応じて的確と思われる薬剤を投与するもので，本邦でも一部の施設では開始されており，現時点すべてが保険適用とはならないと思われるが，本疾患のheterogeneityを考慮すると検討する必要があるかもしれない。

4 処方の実際

ミトタン単独療法

処方例①

オペプリム® カプセル（500 mg）1回1カプセル　1日3回から開始　4〜6日間で6 g/日に適宜増量

1〜3週間後にミトタン血中濃度を測定し，14〜20 mg/Lを目標に用量調整が必要。

処方例②

コートリル® 錠（10 mg）1日4錠（朝2錠，昼1錠，夕1錠）

消化性潰瘍予防にプロトンポンプ阻害薬や，易感染性に対してバクタ®配合錠，1錠投与など考慮する。

EDP-M療法（etoposide-doxorubicin-cisplatin-mitotane）

上記ミトタン療法に下記抗癌薬治療を併用する。

処方例③

エトポシド注　100 mg/m^2　day 2〜4

処方例④

アドリアマイシン注　40 mg/m^2　day 1

処方例⑤

シスプラチン注　40 mg/m^2　day 3, 4

◆ 文献 ◆

1) Berruti A, Baudin E, Gelderblom H, et al：ESMO Guidelines Working Group. Adrenal cancer：ESMO Clinical Practice Guidelines for diagnosis, treatment and follow-up. Ann Oncol 23（suppl 7）：vii131-138, 2012
2) Kutikov A, Crispen PL and Uzzo RG：The Adrenals. In Wein AJ, Kavoussi LR, Campbell MF, et al.(eds)：Campbell-Walsh Urology. Elsevier Saunders, Philadelphia, 2012
3) Raymond VM, Everett JN, Furtado LV, et al：Adrenocortical carcinoma is a lynch syndrome-associated cancer. J Clin Oncol 31：3012-3018, 2013
4) Dy BM, Wise KB, Richards ML, et al：Operative intervention for recurrent adrenocortical cancer. Surgery 154：1292-1299, 2013
5) Terzolo M, Angeli A, Fassnacht M, et al：Adjuvant mitotane treatment for adrenocortical carcinoma. N Engl J Med 356：2372-2380, 2007
6) Fassnacht M, Terzolo M, Allolio B, et al：FIRM-ACT Study Group. Combination chemotherapy in advanced adrenocortical carcinoma. N Engl J Med 366：2189-2197, 2012
7) Creemers SG, Hofland LJ, Korpershoek E, et al：Future directions in the diagnosis and medical treatment of adrenocortical carcinoma. Endocr Relat Cancer 23：R43-69, 2016

〔湯浅　健〕

腎細胞癌

肺，骨，肝臓に転移を有する腎細胞癌の患者です。

重要度ランク ★★★ 外来診療で一般的に遭遇する。新薬の開発も多く，治療の strategy について随時整理しておくべき疾患

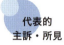
代表的主訴・所見

- 多くの場合無症状であるが，骨折，骨痛や血痰などの転移巣に伴う症状や，貧血，発熱，易疲労性など腫瘍随伴症状が診断の機会になる症例もある
- 血尿，腰部痛，腰部腫脹が従来から3主徴と呼ばれていたが，現在は，検診や内科受診時の超音波検査や画像検査で原発巣が見つかることが多い

Point

- 腎細胞癌の転移巣は肺が最も多く，骨，肝臓が次に多い。
- ファーストラインとして，IMDC 分類の intermediate および poor risk 群ではニボルマブ＋イピリムマブの併用療法が承認され，パゾパニブやスニチニブなどのチロシンキナーゼ阻害薬(TKI)との選択肢ができた。
- TKI 治療後のセカンドライン治療として，ニボルマブ(免疫チェックポイント阻害薬)が承認され，アキシチニブ，ソラフェニブなどの TKI やエベロリムスなどの mTOR 阻害薬との選択肢ができた。
- 従来の TKI や mTOR 阻害薬を用いた転移性腎細胞癌に対する分子標的治療は，癌化の原因となる"標的蛋白質"を直接阻害するのでなく，癌の増殖"シグナル"のどこかを抑える。標的となるシグナルは正常細胞にも必要なものであり，副作用も多く，完全寛解が少ないことにつながると考えられている。
- したがって多くの症例の治療目標は，副作用のマネジメントをし，quality of life (QOL)を保ちながら，生存期間を延長することと考えられていた。
- ニボルマブなど免疫チェックポイント阻害薬は，自己の免疫システムを活性化し癌細胞を駆逐するもので，免疫関連の副作用はあるものの，完全寛解も報告され，期待される治療である。

1 診療の概要

腎細胞癌の1/3の症例では，診断時に局所浸潤や遠隔転移を有している。また根治的腎摘除術を行った症例でも1/4では再発を認めるとされ，主たる転移臓器は，肺，骨，肝臓，そしてリンパ節である。このような根治切除不能例に対して，従来はインターフェロン(interferon：IFN)-α やインターロイキン2(interleukin-2：IL-2) などによる免疫療法が行われてきたが，2008年以降，チロシンキナーゼ阻害薬(tyrosine kinase inhibitor：TKI)や mTOR(mammalian target of rapamycin)阻害薬などの分子標的治療薬が薬物療法の主流となってきていた。さらに，2016年に TKI 治療後のセカンドライン治療として，ニボルマブ(免疫チェックポイント阻害薬)が承認され，2018年には，ファーストライン治療として IMDC (International Metastatic renal cell cancer Database Consortium）分類の intermediate 群および poor risk 群ではニボルマブ＋イピリムマブの併用療法が承認され，2020 年には TKI のアキシチニブ（インライタ®）と PD-1 阻害薬ペムブロリズマブ（キイトルーダ®）や PD-L1 阻害薬アベルマブ（バベンチオ®）との併用療法が臨床導入となるなど，さまざまな逐次療法の選択肢ができてきた．

2 診療方針

　腎細胞癌は heterogeneity の大きな癌であり，その 80％を占める淡明細胞腎細胞癌でも進行が非常に緩徐な症例と急速進行例があることは注意したい．また，有転移症例でも腎摘除による cytoreduction が有効とされ，転移巣が比較的少ない場合には積極的に原発巣摘除が行われ，また転移巣に対しても外科的切除が考慮される場合がある．Slow growing と思われる症例では，IFN-α による免疫療法も有望な選択肢の 1 つと思われる．

　転移性腎細胞癌に対する治療選択の 1 つの指標として予後分類がある．代表的なものとして Memorial Sloan Kettering Cancer Center（MSKCC）の腫瘍内科医 Motzer らの分類が挙げられる．予後不良のリスク因子として Karnofsky performance status（PS）80 未満，血清 LDH＞正常値上限 1.5 倍，血清補正カルシウム値＞10 mg/dL，Hb＜正常値下限，初期診断から全身治療開始まで 1 年未満の 5 項目を抽出し，MSKCC score として知られている[1]．

　Motzer らはリスク因子を有さない favorable 群，1〜2 個の intermediate 群，3〜5 個の poor 群の 3 群に分類し，それぞれの生存期間の中央値は 30，14，そして 5 か月であったとした．分子標的治療薬時代になると Heng らは，MSKCC score のなかの 4 項目である低 Karnofsky PS，高血清補正カルシウム，低 Hb，初期診断から全身治療開始まで 1 年未満に加えて好中球増加，血小板増加の 6 因子をリスク因子として報告し，Heng のリスク分類あるいは IMDC 予後モデルと呼ばれている[2]．これらのリスク因子は，治療特異的というわけではなく，病勢や悪性度を反映する，転移性腎細胞癌の予後因子のようである．

　免疫療法では IL-2 静脈内投与と IFN-α の自己注射が行われている．IL-2 は，米国食品医薬品局（FDA）で認可されている高用量療法（1 日量，60 万または 72 万単位/kg）は，本邦では投与量に制限があることから施行は困難であり，70 万単位/日の週 2 回投与などの低用量投与が行われる場合が多い．IFN-α については，本邦で行われた Cox-2 阻害薬メロキシカム，H_2 受容体阻害薬シメチジン，そしてアンジオテンシンⅡ受容体阻害薬（ARB）と IFN-α との併用療法の第Ⅱ相臨床試験では，完全奏効（complete response：CR）4 例（8％）を含む奏効率 14％，無増悪生存期間（progression free survival：PFS）12 か月，全生存期間（overall survival：OS）30 か月と比較的良好な成績が報告されている[3]．

　現在の薬物療法の主流の 1 つは分子標的治療であり，2018 年現在，血管内皮増殖因子受容体（vascular endothelial growth factor receptor：VEGFR）や血小板由来成長因子受容体（platelet derived growth factor receptor：PDGFR）の阻害薬で TKI と呼ばれるソラフェニブ（ネクサバール®），スニチニブ（スーテント®），アキシチニブ（インライタ®），パゾパニブ（ヴォトリエント®），mTOR 阻害薬のエベロリムス（アフィニトール®）とテムシロリムス（トーリセル®）の 6 つの薬剤が厚生労働省に承認され臨床投与が行われている．

　さらに，もう 1 つの主流として，2016 年に新規免疫療法薬，免疫チェックポイント阻害薬の臨床投与が開始された．活性化した T 細胞上に発現する抑制性の受容体である programmed death-1（PD-1）に対する完全ヒト型モノクローナル抗体ニボルマブ（オプジーボ®）が，TKI 治療後のセカンドライン治療として承認され，さらに，ファーストライン治療として，IMDC 分類の intermediate 群および poor risk 群ではニボルマ

表1 腎細胞癌に対する分子標的薬の有効性（第Ⅲ相臨床試験の結果から）

薬剤	対象患者	症例数	コントロール	PFS（月）	probability	OS（月）	probability	文献
ソラフェニブ	サイトカイン療法不応	903	プラセボ	5.5 vs 2.8	<0.01	17.8 vs 15.2	0.146	4)
スニチニブ	未治療	750	インターフェロン	11 vs 5	<0.001	26.4 vs 21.8	0.051	5)
テムシロリムス	未治療	625	インターフェロン	3.8 vs 1.9	<0.001	10.9 vs 7.3	0.008	6)
エベロリムス	血管新生阻害薬治療不応	410	プラセボ	4.0 vs 1.9	<0.0001	14.8 vs 14.4	0.162	7)
アキシチニブ	サイトカイン療法あるいは血管新生阻害薬治療不応	723	ソラフェニブ	6.7 vs 4.7	<0.0001	20.1 vs 19.2	0.374	8)
パゾパニブ	未治療	1,110	スニチニブ	8.4 vs 9.5		28.3 vs 29.1	0.24	9)
ニボルマブ	血管新生阻害薬治療不応	821	エベロリムス	4.6 vs 4.1	0.11	25.0 vs 19.6	0.002	10)
ニボルマブ＋イピリムマブ	未治療（IMDC分類 intermediate＋poor risk）	1,096	スニチニブ	11.6 vs 8.4	0.03	NR vs 26.0	<0.001	11)
ペムブロリズマブ＋アキシチニブ	未治療	861	スニチニブ	15.1 vs 11.1	<0.001			12)
アベルマブ＋アキシチニブ	未治療（PD-1陽性）	560	スニチニブ	13.8 vs 7.2	<0.001			13)

PFS：progression free survival（無増悪生存期間），OS：overall survival（全生存期間），IMDC：International Metastatic renal cell cancer Database Consortium，NR：not reached

ブ＋イピリムマブ（ヤーボイ®）の併用療法が承認された。さまざまな逐次療法の選択肢ができてきたことになる。イピリムマブは，T細胞活性化の抑制性調節因子である細胞傷害性Tリンパ球抗原-4（CTLA-4）に結合し，CTLA-4とそのリガンドである抗原提示細胞上のB7.1（CD80）およびB7.2（CD86）分子との結合を阻害することにより，腫瘍抗原特異的なT細胞の増殖，活性化および細胞傷害活性が増強される。各薬剤の第Ⅲ相臨床試験について表1にまとめた[4〜13)]。

3 対処の実際

治療薬と副作用

ファーストラインの治療薬として，パゾパニブ，スニチニブ，そしてIFN-αやテムシロリムスおよびニボルマブ＋イピリムマブ併用療法が使用され，セカンドラインの治療薬としてアキシチニブ，エベロリムス，ソラフェニブ，そしてニボルマブが用いられている。多くの症例の治療目標は，QOLを保ちながら，各薬剤の特徴を生かして薬剤を交替しながら生存期間を延長することと考えられるが，免疫チェックポイント阻害薬が導入され，完全寛解も報告されるようになった。しかしながら免疫関連有害事象への対処が必要である。

サイトカインの副作用では，投与初期にインフルエンザ様の悪寒や39℃前後の発熱がみられ，非ステロイド性消炎鎮痛薬やアセトアミノフェンなどが必要となる。この悪寒，高熱は使用につれて徐々に改善する場合が多い。その他，アナフィラキシーショックや精神障害，自殺企図，肝機能障害などが報告されている。

免疫チェックポイント阻害薬の副作用は，免疫関連有害事象（immune-related adverse events：irAE）と呼ばれ，自己の免疫細胞が癌細胞だけでなく正常組織を攻撃することにより，自己免疫疾患のような有害事象がみられる。間質性肺炎や，大腸炎，心筋炎，1型糖尿病，副腎機能低下，甲状腺機能低下など内分泌障害，肝障害や重症筋無力症などの神経障害など多彩な病態が報告されている。ニボルマブ単剤では頻度は低いが，ニボル

マブ＋イピリムマブ併用療法では高頻度となり，注意が必要である．通常はステロイド（0.5～1 mg/kg）の内服治療から開始するが，重篤例ではステロイドパルス療法が必要で，免疫抑制薬投与の検討も必要とされる．早期に適切な治療が行われないと生命リスクが発生するとされ，倦怠感や，動悸，息切れ，口渇，多飲など気になる症状があれば診察が必要なことを患者に教育することも重要となる．呼吸器や消化器など院内，時には院外も含めてさまざまな科との連携をしながら診療にあたる必要性がある．

TKIの副作用では，高血圧，下痢，疲労や手掌や足裏に発赤と疼痛を生じる手足症候群などが認められるほか，白血球減少や血小板減少などの血液毒性や，甲状腺機能低下症や心機能障害などが挙げられる．高血圧に対しては，Ca拮抗薬あるいはARBが用いられる場合が多い．投与開始前から角質・足底に尿素配合軟膏を塗布し，投与中にはヘパリノイド軟膏などの保湿クリームを1日に3回以上，たっぷりと塗布し乾燥を防ぐ．発症した場合には，ヘパリノイド軟膏と，痛みのある場合はステロイド軟膏を塗布し，悪化したら皮膚科にコンサルトする．下痢は，頻度の高い副作用であり，多くは軽度で，grade 1～2ではロペラミドを併用しながら治療を継続し，grade 3以上で休薬する．心機能に関しては，治療開始前に左室駆出率を測定し，BNP，定期の心エコーでスクリーニングすることが重要とされる．各薬剤では，パゾパニブによる肝機能障害に，スニチニブでの血液毒性，アキシチニブでは投与後早期から出現する血圧上昇に注意をする．ソラフェニブは重症型の皮膚病変，全身多形紅斑あるいはStevens-Johnson症候群を起こすことがあるので注意を要する．

mTOR阻害薬では，間質性肺疾患，易感染性，口内炎や高血糖・糖尿病，脂質異常症などの副作用が認められる．間質性肺疾患は，これら薬剤の最も危惧される副作用と考えられ，定期的な画像評価によるフォローアップと早期の対応が重要と考えられる．治療開始前には，X線検査，CT，呼吸機能評価，血液検査（KL-6，SP-D，β-Dグルカン，アスペルギルス抗原を含む）を行い，外来受診時にはSpO$_2$測定，胸部X線検査・CT，採血検査など随時行う．副作用発現時には休薬，ステロイド投与を含め対処が必要であり，grade 3以上では，入院させ呼吸器内科コンサルトのうえ，ステロイドパルス療法の適応を検討する．mTOR阻害薬は免疫抑制作用も有するため，細菌，真菌，ウイルスによる日和見感染症のリスクを高めるとされ，抗菌薬投与など対処が必要である．口内炎は，重症化することは少ないが頻度が多く，患者のQOLを低下させ，投与継続が困難になることもある対応の難しい副作用である．投与開始前に歯科受診にて口腔ケア指導を依頼し，投与開始後1か月はアズレンスルホン酸によるうがいを励行している．その他，高血糖・糖尿病に対する加療を必要とすることが少なくない．

骨転移

腎細胞癌の骨転移では，骨盤骨，肋骨，脊椎などが好転移先であり，骨転移患者の80％以上で放射線治療が必要とされ，30％で高カルシウム血症を認め，40％以上で病的骨折を起こすなど，ほかの癌と比較しても骨関連事象（skeletal-related events：SRE）の発現頻度が高く，臨床的に非常に重要である．可能であれば，デノスマブ（ランマーク®），ゾレドロン酸（ゾメタ®）といったbone modifying agent（BMA）の投与が推奨される．

4 処方の実際

分子標的治療薬

処方例①
ヴォトリエント®錠（200 mg）1回4錠 1日1回 空腹時
アムロジピン錠（2.5 mg）血圧140 mmHg以上にて1回1錠，4錠まで増量可

ブロプレス®錠（4 mg）血圧140 mmHg以上にて1回1錠，3錠まで増量可
ロペミン®カプセル（1 mg）下痢時に1カプセルを頓用，あるいは1回1カプセル　1日2回　朝夕に定期内服
ヒルドイド®ソフト軟膏　1日3回　手掌と足裏に十分量塗布，保湿する
チラーヂン®S錠（50μg）TSH 10 ng/mL以上で1回1錠　1日1回を開始

処方例②
スーテント®カプセル（12.5 mg）1回4カプセル　1日1回　朝食後　4週間内服・2週間休薬

処方例③
インライタ®錠（5 mg）1回1錠　1日2回　朝夕

処方例④
ネクサバール®錠（200 mg）1回2錠　1日2回　朝夕

処方例⑤
アフィニトール®錠（5 mg）1回2錠　1日1回　朝内服

処方例⑥
生理食塩液50 mL＋ポララミン®注　1回10 mg　5分で点滴静注
生理食塩液250 mL＋トーリセル®注　1回25 mg/body　初回60分，2コース目以降30分で点滴静注　週1回

免疫チェックポイント阻害薬

処方例⑦
生理食塩液50 mL　5分で点滴静注
生理食塩液100 mL＋オプジーボ®注　1回240 mg/body　30分で点滴静注　2週間に1回

処方例⑧
生理食塩液50 mL　5分で点滴静注
生理食塩液100 mL＋オプジーボ®注　1回240 mg/body　30分で点滴静注
生理食塩液50 mL　5分で点滴静注
生理食塩液100 mL＋ヤーボイ®注　1回1 mg/kg　30分で点滴静注
3週間に1回を4コース，以後はオプジーボ®注　1回240 mg/body　2週間に1回　点滴静注

インターフェロン

処方例⑨
スミフェロン®注（300万単位）1回1A　皮下注　1週間に3回　自己注射
メロキシカム錠（10 mg）1回1錠　1日1回　朝食後
シメチジン錠（200 mg）1回2錠　1日2回　朝夕
カンデサルタン錠（4 mg）1回1錠　1日1回　朝食後

BMA

処方例⑩
ランマーク®注（120 mg）1回1A　皮下注　4週に1回
デノタス®チュアブル配合錠　1回2錠　1日1回　朝食後

あるいは

処方例⑪
ゾメタ®注（4 mg）1回1A＋生理食塩液　100 mL　15分以上かけて点滴静注　3〜4週に1回

　ゾメタ®の投与量は腎機能によって調整。クレアチニンクリアランス（mL/分）：＞60：4.0 mg，50〜60：3.5 mg，40〜49：3.3 mg，30〜39：3.0 mg。

◆ 文献 ◆

1) Motzer RJ, Murphy BA, Bacik J, et al：Interferon-alfa as a comparative treatment for clinical trials of new therapies against advanced renal cell carcinoma. J Clin Oncol 20：289-296, 2002
2) Heng DY, Xie W, Regan MM, et al：Prognostic factors for overall survival in patients with metastatic renal cell carcinoma treated with vascular endothelial growth factor-targeted agents：results from a large, multicenter study. J Clin Oncol 27：5794-5799, 2009
3) Tatokoro M, Fujii Y, Kawakami S, et al：Phase-Ⅱ trial of combination treatment of interferon-α, cimetidine, cyclo-oxygenase-2 inhibitor and renin-angiotensin-system inhibitor（I-CCA therapy）for advanced renal cell carcinoma. Cancer Sci 102：137-143, 2011
4) Escudier B, Eisen T, Stadler WM, et al：TARGET Study Group. Sorafenib in advanced clear-cell renal-cell carcinoma. N Engl J Med 356：125-134, 2007
5) Motzer RJ, Hutson TE, Tomczak P, et al：Sunitinib versus

interferon alfa in metastatic renal-cell carcinoma. N Engl J Med 356：115-124, 2007
6) Motzer RJ, Escudier B, Oudard S, et al：RECORD-1 Study Group. Efficacy of everolimus in advanced renal cell carcinoma：a double-blind, randomised, placebo-controlled phase Ⅲ trial. Lancet 372：449-456, 2008
7) Hudes G, Carducci M, Tomczak P, et al：Global ARCC Trial. Temsirolimus, interferon alfa, or both for advanced renal-cell carcinoma. N Engl J Med 356：2271-2281, 2007
8) Rini BI, Escudier B, Tomczak P, et al：Comparative effectiveness of axitinib versus sorafenib in advanced renal cell carcinoma (AXIS)：a randomised phase 3 trial. Lancet 378：1931-1939, 2011
9) Motzer RJ, Hutson TE, Cella D, et al：Pazopanib versus sunitinib in metastatic renal-cell carcinoma. N Engl J Med 369：722-731, 2013
10) Motzer RJ, Tannir NM, McDermott DF, et al：Nivolumab plus ipilimumab versus sunitinib in advanced renal-cell carcinoma. N Engl J Med 378：1277-1290, 2018
11) Motzer RJ, Escudier B, McDermott DF, et al：Nivolumab versus everolimus in advanced renal-cell carcinoma. N Engl J Med 373：1803-1813, 2015
12) Rini BI, Plimack ER, Stus V, et al：Pembrolizumab plus axitinib versus sunitinib for advanced renal-cell carcinoma. N Engl J Med 380：1116-1127, 2019
13) Motzer RJ, Penkov K, Haanen J, et al：Avelumab plus axitinib versus sunitinib for advanced renal-cell carcinoma. N Engl J Med 380：1103-1115, 2019

〔湯浅　健〕

腎盂および尿管癌

腎盂癌の術後に他臓器に転移を認める患者です。

重要度ランク ★★★　腎盂尿管癌の頻度は高くないが，術後に他臓器転移をきたす症例が多く，知っておくべき疾患

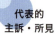

代表的主訴・所見
- 腎盂尿管癌術後
- 他臓器転移

Point
- 第一選択は全身化学療法（GC療法）であるが，腎機能障害のため治療の制限を受ける症例も少なくない。
- 転移巣切除術によって長期生存が得られる例もあり，症例を選べば治療選択肢となりうる。

1　診療の概要

　腎盂尿管癌の70%は診断時にすでに浸潤癌であり，膀胱癌の15%に比し浸潤癌の割合がきわめて高い[1]。また，腎尿管全摘除術・膀胱部分切除術後の局所再発（膀胱内再発を除く）や転移の頻度は24〜28%と決して低くはなく，手術から局所再発，遠隔転移までの平均期間は10〜12か月で，大部分は術後3年以内に認められる。病理学的病期別にみると，pTa-1, pT2, pT3, pT4それぞれの5年非再発転移率は88.0%，71.4%，48.0%，4.7%，5年癌特異的生存率は92.1〜97.8%，74.7〜84.1%，54.0〜56.3%，0〜12.2%とされている[1]。さらに，進行性腎盂尿管癌では20〜25%にリンパ節転移がみられ，pN+症例の6年癌特異的生存率は35.3%ときわめて不良である。

　腎盂尿管癌は同じ尿路上皮から発生する膀胱癌に比べて頻度は少なく，全尿路上皮癌の5〜10%を占めるにすぎない。そのため，本症例のような転移性あるいは再発性の腎盂尿管癌に対する化学療法や放射線療法の有効性を示した科学的根拠の高い報告はなく，少数の症例報告，ケースシリーズおよび小規模の後向き研究に限られている[1]。無作為化比較試験（randomized controlled trial：RCT）も報告されてはいるが，膀胱癌症例と少数の腎盂尿管癌症例を対象として実施されたものであり，成績はまとめて解析されているために両者の違いは明確にされていない。各種ガイドラインでは，膀胱癌と同じ尿路上皮癌であることを理論的根拠として，膀胱癌と同じ化学療法レジメンを腎盂尿管癌にも適応しているのが現状である[1〜3]。

　しかしながら，同じ尿路上皮癌であっても転移性あるいは再発性の膀胱癌と腎盂尿管癌に対する化学療法の有効性は同じとはかぎらない。EORTC30987試験として行われた転移性尿路上皮癌に対するPCG〔パクリタキセル（PTX）/シスプラチン（CDDP）/ゲムシタビン（GEM）〕療法とGC（GEM/CDDP）療法のRCTにおいて，primary endpointである全生存期間をみると，全体では両群間に有意差はみられなかったものの，全体の81%を占める膀胱癌のみでは，それぞれ15.9か月，11.9か月（HR 0.80, 95%CI 0.66〜0.97, $p=0.02$）とPCG療法の優越性が示されている[4]。腎盂尿管癌のみを対象としたサブ解析結果は示さ

れていないものの，こうした結果は転移性腎盂尿管癌の化学療法に対する感受性や治療効果は膀胱癌と異なる可能性を示唆している。

また，本症例のような術後再発患者では，腎盂尿管全摘除術により腎機能が低下しているため，CDDPを含む化学療法を予定しても薬剤投与量の減量が必要な場合が多いことからも，膀胱癌と同等の化学療法の有効性が得られるのか疑問である。腎機能に問題がある転移性あるいは再発性の腎盂尿管癌症例に対しては，膀胱癌のCDDP'unfit'症例に準じてカルボプラチン（CBDCA）や非プラチナ製剤が使用されているが，科学的根拠に乏しく経験的治療の域を出ない[1]。

2 診療方針

腎尿管全摘除術後の他臓器転移に対する治療の第一選択は全身化学療法であるが，予後因子とされる performance status（PS），転移臓器，転移数などに加え，薬剤投与量を規定する最も重要な因子である腎機能を評価したうえで，その適応について慎重に検討しなくてはならない。一方，転移巣摘除術によって長期生存が得られる例もあることが報告されており，症例を選べば手術も治療選択肢となりうる。また，他臓器転移による症状改善のためには，ほかの癌種と同様に放射線療法が有効である。

全身化学療法[1]

腎尿管全摘除術・膀胱部分切除術後の再発・転移に対して，MVAC〔メトトレキサート（MTX）/ビンブラスチン（VLB）/ドキソルビシン（ADM）/CDDP〕療法やGC療法などの化学療法を施行した腎盂尿管癌132名の予後を後方視的に検討した最近の本邦における多施設共同研究によると，化学療法開始時のPS（0～1 vs 2～4），肝転移の有無および再発・転移部位の個数（1 vs≥2）が，多変量解析において癌特異的生存率と全生存率の双方を規定する独立した因子であったとされている。井川らは，進行性腎盂尿管癌17例（術前化学療法4例を含む）を対象に平均2.6コースのMVAC療法を施行し，奏効率（CR＋PR）は全体で52.9%，臓器別では原発巣62.5%，リンパ節54.5%，肺66.7%，肝0%，骨40%と報告している。Lernerらは，28例の進行性腎盂尿管癌に対してCDDPを含む化学療法を施行し，奏効率は54%であったが，CRや長期生存例が少ないこと，79%の症例で腎機能低下のために投与量の減量を余儀なくされたという問題点を指摘している。

Tanjiらは，腎盂尿管癌を含む71例の転移性尿路上皮癌に対して最低2コースのGC療法を施行し，化学療法未施行例あるいは化学療法終了後6か月以後に再発を示した症例における治療成績を原発巣別に報告しているが，奏効率は腎盂癌35%（6/17），尿管癌43%（9/21），膀胱癌50%（16/32）と差を認めず，無増悪生存期間においても有意差は認めなかったとしている。しかしながら，腎尿管全摘除術後の再発例においては，手術によって確実に腎機能が低下するため，化学療法の適応は限られたものになる。CDDPベースの化学療法が可能な症例の割合は，術前では48～49%であるのに対し，術後には19～22%と有意に低下することが報告されている。腎機能障害がみられる場合には，転移性膀胱癌のCDDP'unfit'症例に準じた化学療法が選択される。

転移巣摘除術

M.D. Anderson癌センターから尿路上皮癌に対して転移巣摘除術が行われた31例（うち腎盂癌は7例）について報告されている[5]。転移部位は肺24例，遠隔リンパ節4例，脳2例，皮膚1例であり，30例（97%）で完全切除が可能であった。術後の5年生存率は33%，全生存期間中央値は23か月であり，症例を選べばよい治療選択肢であるとされている。また，22例（71%）で術前に，4例（13%）で術後に化学療法が施行されていたが，その必要性は不明とされている。ほかにも同様の

表1 MVAC療法，GC療法，GCarbo療法の治療レジメン

レジメン	薬剤	投与量	投与日	投与間隔
MVAC	MTX	30 mg/m^2	1, 15, 22	28日
	VLB	3 mg/m^2	2, 15, 22	
	ADM	30 mg/m^2	2	
	CDDP	70 mg/m^2	2	
DDMVAC	MTX	30 mg/m^2	1	14日
	VLB	3 mg/m^2	2	
	ADM	30 mg/m^2	2	
	CDDP	70 mg/m^2	2	
	G-CSF		3～7	
GC ①	GEM	1,000 mg/m^2	1, 8, 15	28日
	CDDP	70 mg/m^2	2	
GC ②	GEM	1,000 mg/m^2	1, 8	21日
	CDDP	70 mg/m^2	2	
GCarbo	GEM	1,000 mg/m^2	1, 8	21日
	CBDCA	AUC 4.5	1	

G-CSF：granulocyte-colony stimulating factor

表2 CDDP 'unfit' 症例の定義

- ECOG-PS 2以上，またはKarnofsky-PS 70％以下
- Ccr 60 mL/min 未満
- CTCAE version 4, grade 2以上の聴力障害
- CTCAE version 4, grade 2以上の末梢神経障害
- NYHA class III以上の心機能障害

報告がみられ，総合すると3割程度の5年生存が期待できるが，肺転移で単発・完全切除可能例であれば5割程度の5年生存が期待できる可能性もある。また，転移巣摘除術の適応条件としては，病巣が単発で完全切除が可能，病巣が小さい，急速な進行のない緩徐な再発例，化学療法に対して感受性がある症例などが挙げられている。

放射線療法[6]

有痛性骨転移など，他臓器転移による症状改善のためには放射線療法が有効である。脊髄圧迫による脊髄横断症状に対しては緊急照射が行われる。また，頻度は低いが脳転移に対しては全脳照射や定位放射線照射が用いられる。

3 対処の実際

代表的な化学療法レジメンを表1に示す。日本の「腎盂・尿管癌診療ガイドライン」(2014年版)[1]では，膀胱癌と同様にGC療法やMVAC療法が推奨されているが，その後に改訂された「膀胱癌診療ガイドライン」(2015年版)[6]では，MVAC療法とGC療法の治療効果は同等であるが，毒性プロファイルはMVAC療法と比べてGC療法で良好であることから，GC療法が1st line治療として推奨されている。また，腎盂尿管癌についてのEAUガイドライン[2]では推奨するレジメンには言及されていないのに対し，NCCNガイドライン[3]ではGC療法あるいはdose-dense MVAC (DDMVAC)療法が推奨されている。

GC療法の有害事象をMVAC療法と比較すると，好中球減少症や口内炎，脱毛は有意に少ないものの，貧血や血小板減少症が高頻度にみられるため，これらに注意が必要である。CDDP 'unfit' 症例 (表2) では，CDDPをCBDCA (GCarbo療法) やタキサン系抗癌薬に変更するか，CDDPの投与量を分割するか，あるいはPTX単剤での治療が報告されているが，標準的な治療法は確立されていないのが現状である[6]。

◆ 文献 ◆

1) 日本泌尿器科学会（編）：腎盂・尿管癌診療ガイドライン2014年版．メディカルレビュー社，大阪，2014
2) Rouprêt M, Babjuk M, Burger E, et al：EAU guidelines on urothelial carcinoma of the upper urinary tract. European Association of Urology 2018, http://uroweb.org/guideline/upper-urinary-tract-urothelial-cell-carcinoma/（2019年2月閲覧）
3) NCCN clinical practice guidelines in oncology, Bladder cancer, version 5. 2018. National Comprehensive Cancer Network, http://www.nccn.org/professionals/physician_gls/pdf/bladder.pdf（2019年2月閲覧）
4) Bellmunt J, von der Maase H, Mead GM, et al：Randomized phase III study comparing paclitaxel/cisplatin/gemcitabine and gemcitabine/cisplatin in patients with locally advanced or metastatic urothelial cancer without prior systemic therapy：EORTC intergroup study 30987. J Clin Oncol 30：1107-1113, 2012

5) Siefker-Radtke AO, Walsh GL, Pisters LL, et al：Is there a role for surgery in the management of metastatic urothelial cancer? The M. D. Anderson experience. J Urol 171：145-148, 2004
6) 日本泌尿器科学会(編)：膀胱癌診療ガイドライン2015年版. 医学図書出版, 東京, 2015

〔柑本　康夫〕

膀胱癌

リンパ節の腫脹があり,術前化学療法を予定している患者です。

重要度ランク ★★★ 膀胱癌では時々遭遇する症例であり,術前化学療法に加え,根治手術の適応についても精通しておくべきである

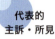
代表的主訴・所見
- 肉眼的血尿
- 筋層浸潤性膀胱癌,リンパ節腫脹

Point
- 化学療法で著明な効果が得られた場合は,膀胱全摘除術により予後改善が期待できる。
- シスプラチンを含むレジメン(GC療法,MVAC療法など)が第一選択である。
- シスプラチン'unfit'症例に対するレジメンは確立されていない。

1 診療の概要

筋層浸潤性膀胱癌の標準治療は膀胱全摘除術であるが,手術単独治療での5年生存率は50%程度と決して良好とはいえない。これを改善するために周術期化学療法の有効性について検討されてきたが,これまでのところ,術後化学療法については生存率改善を示唆する結論には至っていないのに対し,術前化学療法は生存率改善効果が証明されている[1～3]。SWOG 8710試験として行われた無作為化比較試験(randomized controlled trial:RCT)では,術前MVAC〔メトトレキサート(MTX)/ビンブラスチン(VLB)/ドキソルビシン(ADM)/シスプラチン(CDDP)〕療法が生存期間を延長することが示され(77か月 vs 46か月, p=0.06),BA 06 30894試験では,術前CMV(CDDP/MTX/VLB)療法が10年生存率を6%改善することが明らかになった(36% vs 30%)。さらに,15のRCTを対象とした最新のメタアナリシスにおいても,CDDPを含む術前化学療法によって全生存率は有意に改善することが報告されている(HR 0.87, 95%CI 0.79～0.96;5年生存率で8%)。しかしながら,化学療法の副作用に対する懸念に加え,高齢者や腎機能障害を有するCDDP'unfit'症例が少なくないこともあり,日常臨床における術前化学療法の実施率は依然として低いのが現状である。

リンパ節転移を有する膀胱癌の予後はきわめて不良で,5年生存率は26%とされている。所属リンパ節転移を有するanyTN1-3M0症例では,画像で確認できる遠隔転移はなくとも,すでに癌細胞が全身へ播種していると考えられることから,根治や延命を目的とした単独治療としての膀胱全摘除術は推奨されず,全身化学療法が行われる。しかしながら,化学療法が奏効した患者では,膀胱全摘除術を施行することで長期生存が得られる例が少なからず存在することも報告されている[2,3]。

Herrら[4]は,cT4bNxM0またはT3-4N2-3M0症例207例のうち,MVACによる術前化学療法後に膀胱全摘除術の対象となった60例を5年間観察して報告している。5年時点での生存は,組織学的CRが得られた19例中9例(47%),残存癌が完全切除可能であった34例中10例(29%),切除

不能であった7例中0例であった。一方，手術を拒否した12例（CR10，PR2）1例（8％）のみが3年時点で生存していたにすぎず，病巣が骨盤内に限局しており，化学療法で著明な効果が得られた症例では，膀胱全摘除術により長期生存が得られる可能性が示唆された。Meijerら[5]は，149例のリンパ節転移〔N1：54例，N2-3：62例，M1（所属以外のリンパ節転移）：33例〕を有する膀胱癌に対して術前化学療法を行った後，118例に膀胱全摘除術，14例に放射線照射を行った成績を報告している。病理学的CRが達成された40例（26.8％）では，癌特異的生存期間が127か月，5年癌特異的生存率が63.5％と長期の生存が得られている。化学療法に対する臨床的および病理学的な効果判定が生存期間の予測因子とされており，CRが達成された症例では，膀胱全摘除術による予後の改善が示唆される。

ただし，これらは後方視的研究の結果であるため，あらかじめ術前化学療法や膀胱全摘除術が可能と考えられる比較的良好な患者群であることが想像され，すべてのリンパ節転移症例に適応されるものではない。さらに，リンパ節転移の診断は画像検査によって行われていることがほとんどであり，stage migrationによって見かけ上，良好な予後が報告されている可能性もあることに注意が必要である[2]。

2 診療方針

診断

リンパ節転移を検出する方法として，現在主に用いられているのはCTであり，正診率は83〜97％（平均89％）とされている。MRIの正診率も73〜98％（平均89％）と差はないが，いずれの検査法ともリンパ節の腫大の程度と形態の異常に基づいて診断がなされるため，これらの正診率はリンパ節の腫大の程度に左右される[3]。骨盤内リンパ節では短径8 mmを超えるもの，腹部リンパ節では短径10 mmを超えるものを病的と判断する[2]。ポジトロン断層撮影法（PET）の有用性も期待できるが，現時点ではルーチンの使用を支持する証拠は十分でなく，いまだ一般合意は得られていない[3]。

術前化学療法

上述のようにCDDPを含む多剤併用術前化学療法の有効性は示されているが，投与のタイミング，薬剤の組み合わせ，投与量，スケジュール，コース数などは議論の多いところである。また，約50％の患者では腎機能障害などのためCDDPの使用が困難と報告されている。こうしたCDDP 'unfit' 症例（表I）に対する術前化学療法は，その有効性を示唆するデータがないことから推奨されていない[1,2]。しかしながら，本症例のようにリンパ節転移を有する場合には，膀胱全摘除術の単独治療も推奨されないため，腎毒性の少ないカルボプラチン（CBDCA）での代用レジメンを選択するのが妥当であろう。EORTCではCDDP 'unfit'（クレアチニンクリアランス30〜60 mL/minまたは/かつPS 2）の転移性膀胱癌患者178名を対象として，GCarbo療法〔ゲムシタビン（GEM）/CBDCA〕とM-CAVI療法（MTX/CBDCA/VLB）を比較する第II/第III相試験を行い，重篤な副作用はそれぞれ13.6％，23％にみられ，奏効率はそれぞれ42％，30％であったと報告している[2]。ただし，腎機能低下とPS 2の両方を満たす患者の副作用の発生率および奏効率はいずれも26％であり，これらのレジメンの有効性は限定的とされている。このように，CDDP 'unfit' 症例の化学療法には確立されたものはないが，現状では，CBDCAを基本としたレジメンが選択されることが多い。

手術適応

術前化学療法によってCR（あるいはPR）が得られた場合は，骨盤リンパ節郭清を含めた膀胱全摘除術を考慮する[1〜3]。リンパ節あるいは膀胱の

表1 CDDP 'unfit' 症例の定義

- ECOG-PS 2 以上，または Karnofsky-PS 70% 以下
- Ccr 60 mL/min 未満
- CTCAE version 4, grade 2 以上の聴力障害
- CTCAE version 4, grade 2 以上の末梢神経障害
- NYHA class Ⅲ 以上の心機能障害

表2 MVAC 療法，GC 療法，GCarbo 療法の治療レジメン

レジメン	薬剤	投与量	投与日	投与間隔
MVAC	MTX	30 mg/m²	1, 15, 22	28 日
	VLB	3 mg/m²	2, 15, 22	
	ADM	30 mg/m²	2	
	CDDP	70 mg/m²	2	
DDMVAC	MTX	30 mg/m²	1	14 日
	VLB	3 mg/m²	2	
	ADM	30 mg/m²	2	
	CDDP	70 mg/m²	2	
	G-CSF		3〜7	
GC①	GEM	1,000 mg/m²	1, 8, 15	28 日
	CDDP	70 mg/m²	2	
GC②	GEM	1,000 mg/m²	1, 8	21 日
	CDDP	70 mg/m²	2	
GCarbo	GEM	1,000 mg/m²	1, 8	21 日
	CBDCA	AUC 4.5	1	

G-CSF：granulocyte-colony stimulating factor

みに効果のみられた症例に比べ，両方に効果のみられた症例の予後は有意に良好であったとの報告[5]もみられることから，双方の効果が乖離している場合の手術適応については慎重であるべきだろう。

一方，化学療法後にリンパ節腫脹が残存している場合には，予後は有意に不良であるため，手術は病期診断や予後予測の意味合いはあっても，治療的意義は不明である。また，化学療法後に病理学的進行がみられた症例の予後は手術非施行例と同等であるため，手術は勧められず，放射線療法を考慮する。ただし，原発巣の局所進展による疼痛，尿意切迫感，繰り返す肉眼的血尿などが著しい QOL の低下を招いている場合には，緩和目的での膀胱全摘除術と尿路変向術が行われることもある。

3 対処の実際

CT や MRI でリンパ節腫脹がみられた場合は，リンパ節の大きさ，形態，数，部位や原発巣の状態などから，転移による腫脹であるかどうかを慎重に検討し，懸念のある場合は，PET も考慮する。術前化学療法の実施にあたっては，年齢，PS，腎機能をはじめ全身状態を把握したうえで，CDDP を含むレジメンが適応できるかを評価する。

代表的な化学療法レジメンを表2に示す。本邦の「膀胱癌診療ガイドライン」[3]や EAU ガイドライン[2]では推奨するレジメンやコース数には言及されていないのに対し，NCCN ガイドライン[1]では従来の MVAC 療法に代わり，G-CSF 製剤を併用した dose-dense MVAC（DDMVAC）療法 3〜4 コース，あるいは GC 療法 4 コースが推奨されている。

進行性膀胱癌に対する化学療法においては，MVAC 療法と同等の効果を有し，副作用がより少ない GC 療法が第一選択となっている。一方，術前化学療法としての GC 療法については RCT の報告はないものの，後方視的研究において MVAC 療法と同等の pT0/pT1 達成率が報告されており[2]，今後は術前化学療法においても GC 療法を選択する施設が増えてくるものと思われる。GC 療法の有害事象を MVAC 療法と比較すると，好中球減少症や口内炎，脱毛は有意に少ないものの，貧血や血小板減少症が高頻度にみられるため，これらに注意が必要である。また，GC 療法の標準的なレジメンは 4 週間隔であるが，骨髄抑制などの有害事象を軽減するため，15 日目の GEM を省略した 3 週間隔のレジメンも実施されている（表2）。CDDP 'unfit' 症例（表1）では，CDDP を CBDCA に変更した GCarbo 療法などのレジメンを考慮する。

2〜3 コースの術前化学療法を行った段階で CT あるいは MRI で効果判定を行い，手術の適応を検

討する。上述のとおり，リンパ節転移のみならず，原発巣に対する効果も予後に影響するため，膀胱鏡検査や経尿道的切除術（TUR）による評価も考慮すべきであろう。

◆ 文献 ◆

1) NCCN clinical practice guidelines in oncology, Bladder cancer, version 5. 2018. National Comprehensive Cancer Network, http://www.nccn.org/professionals/physician_gls/pdf/bladder.pdf（2019 年 2 月閲覧）
2) Witjes JA, Comperat E, Cowan NC, et al：Guidelines on muscle-invasive and metastatic bladder cancer. European Association of Urology 2018, http://uroweb.org/guideline/bladder-cancer-muscle-invasive-and-metastatic/（2019 年 2 月閲覧）
3) 日本泌尿器科学会（編）：膀胱癌診療ガイドライン 2015 年版．医学図書出版，東京，2015
4) Herr HW, Donat SM and Bajorin DF：Post-chemotherapy surgery in patients with unresectable or regionally metastatic bladder cancer. J Urol 165：811-814, 2001
5) Meijer RP, Mertens LS, van Rhijn BW, et al：Induction chemotherapy followed by surgery in node positive bladder cancer. Urology 83：134-139, 2014

〔柑本　康夫〕

去勢抵抗性前立腺癌に対する薬物療法

内分泌療法中に前立腺癌が再燃した患者です。

重要度ランク ★★★　最も罹患率の高い泌尿器科癌であり，特に去勢抵抗性前立腺癌では新規薬剤の開発が精力的に行われており最新知見についてフォローしておく必要がある

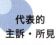
代表的主訴・所見
- PSの再上昇が診断の契機になることが多い
- 有症状の場合は骨転移による骨痛が多い

Point
- アビラテロンの臨床試験ではプレドニゾロン5 mg 1日2回連日投与が行われている。
- カバジタキセルの臨床試験ではプレドニゾロン5 mg 1日2回連日投与が行われている。
- カバジタキセルの臨床試験では前投薬（抗ヒスタミン薬，ステロイド，H_2アンタゴニスト）が規定されている。

1 診療の概要

　外科的去勢，薬物による去勢状態で，かつ血清テストステロンが50 ng/dL未満であるにもかかわらず病勢の進行，PSAの上昇をみた場合，抗アンドロゲン薬投与の有無にかかわらず去勢抵抗性前立腺癌（castration resistant prostate cancer：CRPC）と定義される。CRPCに対する治療選択としては，2次ホルモン療法やドセタキセル療法などを中心に検討されてきた。一方，本邦においてもアビラテロン，エンザルタミドなどの新規ホルモン療法薬および新規抗癌剤としてカバジタキセルが承認された。今後，これらの薬剤の特性をよく理解して，個々の患者に個別化して治療手順を考えていくことがきわめて重要である。

　本稿では，これらの新規薬剤に関する臨床試験の概要をまとめるとともに，外来化学療法の観点からカバジタキセルによる好中球減少に関する注意点について述べたい。

2 診療方針

　米国泌尿器科学会によって2018年に改訂されたCRPCガイドライン[1]では，①転移の有無，②症状の有無，③全身状態（performance status：PS），④ドセタキセル療法の既往の有無などから6つのカテゴリーに分類し，各群で推奨できる治療と推奨できない治療が記載されており参考になる。2018年版では，転移のないCRPCの標準治療としてエンザルタミドが追加記載され，また骨転移による症状があり，かつ臓器転移のない症例に対して塩化ラジウム-223が追加されるなど，新しい知見が蓄積されつつあることが示されている。

　一方で，現状においては新規薬剤を含めたCRPCの統一的な診療方針，特に至適な逐次療法を提示するのが困難な状況であることも事実である[2]。本稿では治療選択の基盤となる各薬剤の主な臨床試験データを概説する。

表1 新規内分泌療法薬に関する主な臨床試験

デザイン	対象	治療群	PSA奏効率	rPFS（中央値）	OS（中央値）
double-blind RCT (COU-AA-301)	去勢抵抗性 ドセタキセル後	アビラテロン+P (n=797)	29.5%*	5.6か月*	15.8か月*
		プラセボ+P (n=398)	5.5%	3.2か月	11.2か月
double-blind RCT (COU-AA-302)	去勢抵抗性 ドセタキセル前	アビラテロン+P (n=546)	62%*	16.5か月*	未到達***
		プラセボ+P (n=542)	24%	8.3か月	27.2か月
double-blind RCT (AFFIRM)	去勢抵抗性 ドセタキセル後	エンザルタミド (n=800)	54%**	8.3か月**	18.4か月**
		プラセボ (n=399)	2%	2.9か月	13.6か月

デザイン	対象	治療群	PSA奏効率	PSA増悪までの期間（中央値）	化学療法開始までの期間（中央値）
double-blind RCT (PREVAIL)	去勢抵抗性 ドセタキセル前	エンザルタミド (n=872)	78%**	11.2か月**	28.0か月**
		プラセボ (n=845)	3%	2.8か月	10.8か月

P：プレドニゾロン，*$p<0.0001$，**$p<0.001$，***$p=0.01$

アビラテロンに関する臨床試験（表1，2）

アビラテロンはアンドロゲン合成系の主要酵素であるCYP17の阻害薬であり，精巣や副腎でのアンドロゲン合成のみならず，前立腺癌細胞のアンドロゲン産生も阻害することで効果を発揮する新規ホルモン療法薬である。アビラテロンは副腎皮質ホルモンの合成も阻害するため，プレドニゾロンの併用が必要となる。アビラテロンはドセタキセルを含む最大2レジメンまでの化学療法歴がある転移期前立腺癌患者を対象にしたRCTで，プレドニゾロン単独投与群の全生存期間（OS）中央値11.2か月に比べ15.8か月と有意に生存期間を延長させた[3]。またPSA奏効率（29.5%）や画像判定による増悪までの期間（rPFS）中央値（5.6か月）も対照群に比べ有意に良好であった。アビラテロン群で観察された主なG3以上の有害事象（AE）は貧血，背部痛，骨痛などであり，おのおのの頻度を**表2**に示した。またコルチゾール減少に伴うACTH上昇による鉱質コルチコイド過剰症候群も観察され，低カリウム血症，浮腫，高血圧などのAEに注意を要する。アビラテロンに関しては，抗アンドロゲン薬の治療歴はあるが，化学療法未施行の転移期前立腺癌患者を対象にしたRCTも行われた[4]。結果としてプレドニゾロン単独投与群のOS中央値27.2か月に比べアビラテロン群は中央値未到達（$p=0.01$）であり，PSA奏効率（62%），rPFS中央値（16.5か月）も対照群に比べ有意に良好であった。

エンザルタミドに関する臨床試験（表1，2）

エンザルタミドは従来の抗アンドロゲン薬と異なりアンドロゲン受容体（AR）に対するアゴニスト作用をもたない完全なアンタゴニストとされており，ARとジヒドロテストステロンとの結合阻害のほかに，ARの核内移行の阻害，DNA結合および活性化阻害作用をもつ。化学療法後に病勢進行を認めたCRPC患者に対してプラセボ投与群を対照群としたRCTでは，エンザルタミド群のOS中央値は8.3か月，PSA奏効率は54%，rPFS中央値が8.3か月とプラセボ群に比べて有意に良好であった[5]。エンザルタミド群に頻度の高い重篤

表2 新規薬剤の主な有害事象

アビラテロン (COU-AA-301)		エンザルタミド (AFFIRM)		カバジタキセル		
					海外（EFC6193）(n=371)	国内（TED11576）(n=44)
貧血	25%/ 8%	疲労	34%/ 6%	好中球減少	94%/82%	100%/100%
下痢	20%/ 1%	下痢	21%/ 9%	発熱性好中球減少症	8%/ 8%	54.5%/54.5%
倦怠感	47%/ 9%	ほてり	20%/ 0%	貧血	97%/11%	29.5%/ 25%
背部痛	33%/ 7%	筋骨格痛	14%/ 1%	血小板減少	47%/ 4%	4.5%/ 4.5%
悪心	33%/ 2%	頭痛	12%/<1%	下痢	47%/ 6%	45.5%/ 4.5%
嘔吐	24%/ 3%	心合併症	6%/ 1%	倦怠感	37%/ 5%	54.5%/ 6.8%
四肢痛	20%/ 3%	肝機能異常	1%/<1%	無力症	20%/ 5%	―
便秘	28%/ 1%	痙攣発作	<1%/<1%	背部痛	16%/ 4%	2.3%/ 0%
関節痛	30%/ 5%			悪心	34%/ 2%	47.7%/ 6.8%
浮腫	33%/ 2%			嘔吐	23%/ 2%	20.5%/ 0%
低カリウム	18%/ 4%			血尿	17%/ 2%	4.5%/ 0%
心合併症	16%/ 5%			腹痛	12%/ 2%	4.5%/ 0%
肝機能異常	11%/ 4%			感覚性末梢神経障害	4.3%/0.3%	22.7%/ 0%
高血圧	11%/ 1%					

all grade/grade 3, 4

表3 カバジタキセルに関する主な臨床試験

デザイン	対象	治療群	PSA 奏効率	PFS (中央値)	OS (中央値)
RCT (TROPIC)	去勢抵抗性ドセタキセル後	カバジタキセル+P (n=378)	39.2%*	8.8 か月**	15.1 か月
		ミトキサントロン+P (n=377)	17.8%	5.4 か月	12.7 か月
retrospective	去勢抵抗性ドセタキセル後新規内分泌療法後***	カバジタキセル+P (n=41)	39%	4.6 か月	15.8 か月

*p=0.0002，**p<0.0001，***アビラテロン 32 例，エンザルタミド 4 例，両者 5 例

な AE は観察されなかったが，比較的頻度の高いものとして，疲労，下痢，ほてり，頭痛などが挙げられている。痙攣発作は 1% 未満と頻度が低いが，本剤が血液脳関門を通過することから，注意すべき AE とされている。ドセタキセル未施行群に対するエンザルタミドの RCT の結果は 2014 年に公表された[6]。エンザルタミド投与前の抗アンドロゲン薬の使用状況は，使用歴なし 12.8%，1 剤のみ 65.7%，2 剤 18.9% であり，プラセボ群との間に有意差はなかった。PSA 奏効率は 78%，PSA 増悪までの期間は 11.2 か月，化学療法開始までの期間は 28 か月であり，いずれもプラセボ群に比べて有意に良好であった。

カバジタキセルに関する臨床試験（表 2, 3）

カバジタキセルは，前臨床試験においてパクリタキセルおよびドセタキセル抵抗性モデルで有意な抗腫瘍効果が認められた新規タキサン系薬剤である。カバジタキセルの RCT（TROPIC）はドセタキセル療法中または終了後に病勢が進行した

CRPCを対象として行われた。対照群はミトキサントロンであり、両群ともプレドニゾロン10 mg/dayとの併用である。OS中央値はカバジタキセル群15.1か月、ミトキサントロン群12.7か月で、前者が有意に良好であった。カバジタキセル群のPSA奏効率は39.2%、rPFS中央値が8.8か月とミトキサントロン群に比べて有意に良好であった[7]。ドセタキセル療法および新規ホルモン療法薬の治療歴を有するCRPCに対するカバジタキセルの有効性については現在のところ十分なデータはない。Pezaroら[8]は41症例に対して後方視的解析を行い、PSA奏効率が39%、OS中央値が15.8か月と、TROPICでのデータに比べ遜色のない抗腫瘍効果を報告している。一方で、これらの新規ホルモン薬の治療歴のない18例では、カバジタキセルの抗腫瘍効果が不良な傾向であった。ただこの群ではドセタキセル治療期間が短く、より病勢の進行の速い群であった可能性も示唆されている。TROPICのカバジタキセル群における頻度の高いG3以上のAEは好中球減少症（82%）と、貧血（11%）、下痢（6%）などであるが、好中球減少については次項で述べる。

3 対処の実際

本稿ではカバジタキセルの好中球減少症について述べる。表3に示すように、TROPIC（371例）に比べ国内第I相試験（TED11576）の対象症例数は44例と限られているが、$25 mg/m^2$の用量ではG3以上の好中球減少が全例で、発熱性好中球減少症（febrile neutropenia：FN）が54.5%の症例で観察され、TROPICより高頻度である。このFNの頻度は筑波大学における精巣腫瘍導入化学療法（90例）におけるFNの頻度（37%）よりも高率であり、十分に注意する必要がある。TED11576では、$25 mg/m^2$投与時85.5%のサイクルでG-CSFの投与を必要としたとされている。本邦の保険診療におけるG-CSFの適応と欧米のガイドラインとの相違については『G-CSF適正使用ガイドライン』（日本癌治療学会編：2013年版）に詳しいので参照にされたいが、同ガイドラインではFN発症率が20%以上のレジメンを使用する際にはG-CSFの1次予防的投与が推奨されている。またカバジタキセル添付文書では、FNが発症した場合、次コースの投与量を$20 mg/m^2$に減量することを考慮すべきとされている。

最近、この点に関してカバジタキセル$25 mg/m^2$と$20 mg/m^2$の有効性を比較したRCT（PROSELICA）の結果が明らかになり、$20 mg/m^2$では有意にPSA奏効率が低下するもののOS中央値には差がなく、またAEが低減することが示されている[9]。

4 処方の実際

添付文書参照。

◆ 文献 ◆

1) Lowrance WT, Murad MH, Oh WK, et al：Castration-resistant prostate cancer：AUA Guideline Amendment 2018. J Urol S0022-5347(18)43671-3, 2018[Epub ahead of print]
2) 日本泌尿器科学会（編）：前立腺癌診療ガイドライン2016年版．pp241-243, メディカルレビュー社, 東京, 2016
3) Fizazi K, Scher HI, Molina A, et al：Abiraterone acetate for treatment of metastatic castration-resistant prostate cancer：final overall survival analysis of the COU-AA-301 randomised, double-blind, placebo-controlled phase 3 study. Lancet Onco 13：983-992, 2012
4) Ryan CJ, Smith MR, de Bono JS, et al：Abiraterone in metastatic prostate cancer without previous chemotherapy. N Engl J Med 368：138-148, 2013
5) Scher HI, Fizazi K, Saad F, et al：Increased survival with enzalutamide in prostate cancer after chemotherapy. N Engl J Med 367：1187-1197, 2012
6) Beer TM, Armstrong AJ, Rathkopf DE, et al：Enzalutamide in metastatic prostate cancer before chemotherapy. N Engl J Med 371：424-433, 2014
7) de Bono JS, Oudard S, Ozguroglu M, et al：Prednisone plus cabazitaxel or mitoxantrone for metastatic castration-resistant prostate cancer progressing after docetaxel treatment：a randomised open-label trial. Lancet 376：1147-1154, 2010
8) Pezaro CJ, Omlin AG, Altavilla A, et al：Activity of cabazitaxel in castration-resistant prostate cancer progressing

after docetaxel and next-generation endocrine agents. Eur Urol 66：459-465, 2014
9) Eisenberger M, Hardy-Bessard AC, Kim CS, et al：Phase III study comparing a reduced dose of cabazitaxel (20 mg/m^2) and the currently approved dose (25 mg/m^2) in postdocetaxel patients with metastatic castration-resistant prostate cancer-PROSELICA. J Clin Oncol 35：3198-3206, 2017

〔河合　弘二〕

転移を有する精巣胚細胞腫瘍

他臓器に転移を認める精巣胚細胞腫の患者です。

重要度ランク ★★★ | 希少癌であるが，転移例でも標準的な治療法を確実に行うことにより高率に治癒が得られる

代表的主訴・所見
- 多くの場合，精巣に腫瘍を触知するが精巣腫瘍を認めずに転移する場合があり注意を要する

Point
- 導入化学療法では安全を担保しながら，減量を行わず3週ごとに治療を行うことがきわめて重要である。
- 上記が困難な状況では，外来化学療法あるいは外来ベースの治療は避けるべきである。

1 診療の概要

病期Ⅱ精巣胚細胞腫瘍（以下，精巣腫瘍）のうち，後腹膜リンパ節転移の長径が2 cm以下の場合は放射線照射（30～35 Gy）で高い治癒率が期待できる。2～5 cmの場合には化学療法が選択されるが，放射線照射（35 Gy前後）も選択可能である。また，病期Ⅱ非セミノーマのうち，腫瘍マーカーが正常値で2 cm以下の場合は後腹膜リンパ節郭清を行うが，厳重経過観察をオプションとして提示するガイドラインもある。

これら以外の病期Ⅱ（進行例）および病期Ⅲ精巣腫瘍が導入化学療法の適応となる。精巣腫瘍の化学療法は治癒を目的としたcurative chemotherapyであり，survival benefitを目的とした多くの固形癌化学療法とは根本的に異なる。特に導入化学療法では，適切な副作用管理により安全を担保しながら可能なかぎり減量を行わず，3週ごとに治療を行うことがきわめて重要である。安易な減量や治療間隔の延長は治癒率を低下させる可能性がある。

本稿では精巣腫瘍の導入化学療法における留意点について概説するが，これらの管理が不可能な状況では，外来化学療法として行うべきではない。

第1～5日のシスプラチンの投与が終了した数日後からは，理論上は定期的採血やG-CSF，ブレオマイシンの投与が外来通院で可能であるが，これを行うために投与間隔を延長する（例えば4週サイクル）とすればまさに本末転倒であり，4週サイクルのBEP療法は症例を難治化させる大きな要因である。筑波大学では，精巣腫瘍を対象とした外来化学療法は行っていない。

2 診療方針

化学療法の適応と判断された病期Ⅱ症例および病期Ⅲ症例では，まずIGCC分類で予後評価を行う。最近では予後不良群でも精巣原発例であれば5年生存率が約80％に向上している。導入化学療法では，ブレオマイシン，エトポシド，シスプラチンの3者併用によるBEP療法が第一選択である。IGCC分類で予後良好群の場合，BEP療法3コース，中間群および不良群の場合，BEP療法4コースが標準治療である。

一方で，ブレオマイシンによる間質性肺炎（bleomycin induced pneumonitis：BIP）は，いったん発症した場合には決め手となる治療法がなく，リスク評価が重要である。リスク因子としてはブレオマイシンの総投与量や腎機能不良などが知られるが，年齢は最も有意なリスク因子であり40〜50歳代以上では発症率や致死率が高くなる。このような高リスク症例に対する導入化学療法としては，予後良好群ではブレオマイシンを省略したEP療法4コース（EP療法3コースは治癒率の点でBEP療法3コースに劣る点に注意），中間群・不良群ではVIP（エトポシド，イホスファミド，シスプラチン）療法4コースが代替化学療法として使用可能である。

表1　導入化学療法における最大有害事象（n=90）

	grade 2	grade 3	grade 4
骨髄抑制			
● 白血球	—	39%	49%
● 血小板	—	20%	24%
● Hb	—	27%	37%
肝腎機能			
● S-Cr	12%	0%	0%
● ALT/AST	8%	4%	1%
● T-Bil	6%	2%	1%
呼吸器			
間質性肺炎　あり 2/90例（2%）			
重篤な合併症			
● 転移巣からの出血　2例			
● 消化管穿孔　1例			
治療関連死　なし			

導入化学療法の内訳　BEP 3コース　59例，BEP 4コース　12例，EP 4コース　7例，VIP 4コース　3例，BEP→EP or VIP：7例，その他　2例

3　対処の実際

進行期精巣腫瘍の治療の成否は，適切な導入化学療法，すなわち投与量および投与間隔を維持した導入化学療法を完遂することができるかどうかにかかっているといっても過言ではない。BEP療法は，dose limiting toxicityを肺毒性，骨髄毒性，腎毒性に分散できる点で理想的な併用化学療法である。BEP療法の主な副作用は，骨髄抑制，消化器症状，肝腎機能障害，電解質異常，末梢神経障害，聴神経障害，造精機能障害などである。重篤な合併症としては，骨髄抑制を背景とした重症感染症とBIPが知られ，Williamsら[1]は1987年にBEPによる治療関連死率を4.5%と報告し，原因としては感染症（1.9%）とBIP（2.7%）が主なものであった。

最近ではBEP療法による治療関連死は減少する傾向にあり，特にBIPによる死亡が少なくなっている。ブレオマイシン使用時の臨床症状や症候，呼吸機能などのモニターに関して周知が進んだことと，BIP発症のリスク因子が明らかになったことが要因であると考えられる。

消化器症状は最もQOLを低下させる要因であるが，悪心，嘔吐に関しては効果の高い予防薬や治療薬が開発され，これらの薬剤を十分に使用することをよく理解してもらうことが重要である。シスプラチンは高度催吐性薬剤であり，初回治療から$5-HT_3$受容体拮抗薬，デキサメタゾンおよびアプレピタントの3剤併用による制吐療法を行うべきである[2]。これにより，最近では全く嘔吐しない症例が大部分である。

口内炎は重要なQOL低下要因であるとともに感染巣ともなりえるため，口腔内の衛生管理や口内炎の有無について評価するとともに，発症した場合は適切な対症療法を行う必要がある。前治療で口内炎を発症した場合，次コースで再発しやすい点にも注意が必要である。

骨髄抑制に関しては，表1に示すようにG3，G4の血球減少は稀ではない。しかし，前治療における白血球（好中球）数や血小板数のnadir値を目安として次コースの投与量を減量する必要はない[1]。EGCCCGガイドライン[3]では，次コース開始の延期に関しては，開始予定日に発熱を認める場合，好中球数500/μL，血小板数10万/μL未満の場合に考慮するが，延期は3日以内にとどめるべきとしている。これは安易な減量や，投与間隔

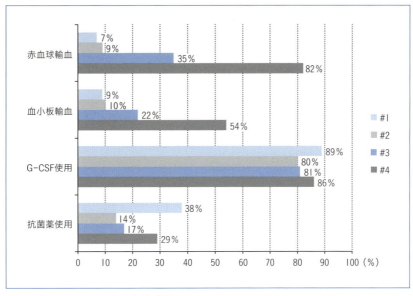

図1 各コースにおける支持療法
赤血球,血小板輸血はコースを重ねるごとに頻度が増している。G-CSFは各コース8〜9割程度使用している。

表2 精巣腫瘍導入化学療法

	シスプラチン (mg/m^2)	エトポシド (mg/m^2)	イホスファミド (mg/m^2)	ブレオマイシン (mg/body)	治療間隔 (日)	治療回数 (良好群)	治療回数 (中間群・不良群)
BEP療法	20 d1〜5	100 d1〜5	—	30 d1, 8, 15	21	3	4
EP療法	20 d1〜5	100 d1〜5	—	—	21	4	—
VIP療法	20 d1〜5	75 d1〜5	1,200 d1〜5	—	21	—	4

- 予後良好群の標準治療は BEP 3 コース
  ブレオマイシン肺障害のリスクが高い症例では EP 4 コース
- 予後中間,不良群の標準治療は BEP 4 コース
  ブレオマイシン肺障害のリスクが高い症例では VIP 4 コース
- BEP, EP, VIP 療法はすべて3週サイクル(21日サイクル)で行う必要がある。

の延長が治療効果を損なう可能性があることに配慮した推奨意見である。この点に関して,筑波大学および関連施設での検討では,約300コースの導入化学療法で薬剤の減量を必要としたのは9コース(3%)であり,第2コース以後のコースの95%では3日以上の遅延なしに治療が行われていた[4]。完遂性の高いBEPを行うには,副作用の発現パターンや副作用の程度の評価,ならびに支持療法に習熟している必要がある。図1に各コースにおける主な支持療法の施行頻度をまとめた。

G-CSFの使用法に関しては,本邦では精巣腫瘍化学療法における予防投与が複数のG-CSF製剤で保険承認されている。G-CSFによる肺障害については,精巣腫瘍化学療法ではこれを否定する報告があるが,悪性リンパ腫に対するブレオマイシン併用療法ではG-CSF予防投与群でBIPが高頻度に認められたとする報告や,ブレオマイシンを含まないCHOP療法でも白血球数ピークが

23,000/μL を超えた症例ではリスクが高くなるとする報告[5]がある。筑波大学では原則的に第1コースからG-CSFの予防投与を行っているが，完全な1次予防投与ではなく，原則として白血球数2,000/μL未満になった時点でG-CSF投与を開始する。また，なるべく白血球数が10,000/μLを超えないように管理している。この方法による導入化学療法84例での発熱性好中球減少症（FN）発症率は第1コースで33%，第2コース以後はそれぞれ8.3%，14.3%，25.9%であり，感染が重篤化した症例はなかった。また，BIPを2例に認めたが，重篤化した症例はなかった。

4　処方の実際

表2に精巣腫瘍の導入化学療法レジメンを示した。

◆ 文献 ◆

1) Williams SD, Birch R, Einhorn LH, et al：Treatment of disseminated germ-cell tumors with cisplatin, bleomycin, and either vinblastine or etoposide. N Engl J Med 316：1435-1440, 1987
2) 日本癌治療学会（編）：制吐薬適正使用ガイドライン 2015年10月（第2版），東京，金原出版，2015
3) Krege S, Beyer J, Souchon R, et al：European consensus conference on diagnosis and treatment of germ cell cancer：a report of the second meeting of the European Germ Cell Cancer Consensus Group（EGCCCG）：partⅡ. Eur Urol 53：497-513, 2008
4) Inai H, Kawai K, Kojima T, et al：Oncological outcomes of metastatic testicular cancers under centralized management through regional medical network. Jpn J Clin Oncol 43：1249-1254, 2013
5) Yokose N, Ogata K, Tamura H, et al：Pulmonary toxicity after granulocyte colony-stimulating factor-combined chemotherapy for non-Hodgkin's lymphoma. Br J Cancer 77：2286-2290, 1998

〔河合　弘二〕

陰茎癌

切除不能の陰茎癌の患者です。

重要度ランク ★ | 非常に稀で数年に一度しか経験しないかもしれないが，念頭に置いておくべき疾患

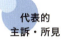
代表的主訴・所見
- 亀頭，包皮，陰茎体部に発生する腫瘤
- リンパ節転移

Point
- 陰茎癌は，本邦には診療ガイドラインがなく，海外のガイドラインを参考に治療する。
- 切除不能の陰茎癌は，まず化学療法と放射線療法を中心に対応していくこととなる。

1 診療の概要

本邦における陰茎癌の罹患率は10万人に対して0.4～0.5人，男性尿路悪性腫瘍の2～8%と稀な疾患である[1]。陰茎癌は，亀頭，包皮，陰茎体部に発生する腫瘤であり，発赤，出血，疼痛，潰瘍形成，感染による悪臭などを伴う。また，転移による鼠径部のリンパ節腫大を伴う場合もある。発生部位としては亀頭が最も多く，続いて包皮，体部となる。リスク因子としては喫煙，包茎，human papilloma virus (HPV) の感染などが挙げられ，95%以上が扁平上皮癌である[2]。

確定診断は腫瘍の生検によって行い，MRIにて局所浸潤の有無を確認し，CTにてリンパ節の腫脹の有無および遠隔転移の有無を確認する。

陰茎癌の病期分類には，TNM分類とそれに基づくstage分類がある（**表1**）[3]。

2 診療方針

本邦には診療ガイドラインは存在しないため，海外のガイドラインであるNCCN，EAUのガイドラインなどを参考にして治療にあたることとなる[3,4]。

本症例は，切除不能の陰茎癌であるので，局所浸潤がほかの隣接臓器に浸潤する腫瘍となっている場合（T4），骨盤リンパ節腫大がある場合（cN3），遠隔転移がある場合（M1）となり，病期はstage IVが対象となる。

切除不能なT4に対しては，まず化学療法や放射線療法を施行し，治療効果をみて外科的治療の可否を決定する[3,4]。

骨盤リンパ節腫大がある場合（cN3），遠隔転移がある場合（M1）に対する治療方針を**図1**に示す[4,5]。まず，貧血，感染，高カルシウム血症などの全身状態の悪化に対応する治療を開始し，続いて化学療法または化学療法併用放射線療法を施行する。その治療が奏効すれば，治癒を目的とした地固め療法としての手術を行う。病勢が進行した場合は，追加の化学療法を施行するのでなければ，臨床試験を考慮するか，緩和目的の放射線療法を含めたbest supportive careを施行していくこととなる。

表 1　陰茎癌の TNM 分類，stage 分類

T	原発巣	
	TX	原発腫瘍の評価が不可能
	T0	原発腫瘍を認めない
	Tis	上皮内癌
	Ta	非浸潤局所扁平上皮癌
	T1	上皮下結合組織に浸潤する腫瘍
	T1a	脈管侵襲または神経周囲浸潤がなく，かつ分化度が低くない腫瘍
	T1b	脈管侵襲もしくは神経周囲浸潤を伴う，または分化度が低い腫瘍
	T2	尿道海綿体に浸潤する腫瘍
	T3	陰茎海綿体に浸潤する腫瘍
	T4	他の隣接臓器に浸潤する腫瘍
N	所属リンパ節	
	臨床病期分類（cN）	
	cNX	領域リンパ節の評価が不可能
	cN0	触知または肉眼で確認できる鼠径リンパ節腫大なし
	cN1	触知可能な一側性の可動性鼠径リンパ節が1個
	cN2	触知可能な多発性または両側性の可動性鼠径リンパ節
	cN3	固定した鼠径リンパ節腫瘤，または一側性もしくは両側性の骨盤リンパ節腫脹
	病理学的病期分類（pN）	
	pNX	領域リンパ節転移の評価が不可能
	pN0	領域リンパ節転移なし
	pN1	1〜2個の鼠径リンパ節転移
	pN2	3個以上の一側性または両側性の鼠径リンパ節転移
	pN3	一側または両側性の骨盤リンパ節転移，または領域リンパ節転移の節外浸潤
M	遠隔転移	
	M0	遠隔転移なし
	M1	遠隔転移あり
stage 0	TisN0M0　TaN0M0	
stage I	T1aN0M0	
stage IIA	T1bN0M0　T2N0M0	
stage IIB	T3N0M0	
stage IIIA	T1-3N1M0	
stage IIIB	T1-3N2M0	
stage IV	T4AnyNM0　AnyTN3M0　AnyTAnyNM1	

〔Sobin LH, Gospodarowicz MK and Wittekind CH（編），UICC 日本委員会 TNM 委員会（訳）：TNM 悪性腫瘍の分類 第8版，pp188-190, 金原出版，東京，2017 より引用改変〕

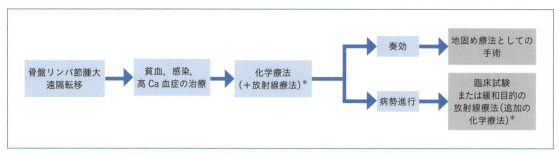

図 1　骨盤リンパ節腫大，遠隔転移症例への対応
*NCCN ガイドライン 2016 では，選択肢として挙げられている。

〔Pettaway CA, et al：Urology 76：58-65, 2010 より引用改変〕

3 対処の実際

確立された化学療法はいまだない。主な化学療法として，BMP（ブレオマイシン，メトトレキサート，シスプラチン）療法，TIP（パクリタキセル，シスプラチン，イホスファミド）療法[4]，CF（シスプラチン，フルオロウラシル）療法[4]，TPF（パクリタキセル，シスプラチン，フルオロウラシル）療法[6]などが挙げられる。しかし，ブレオマイシンを含む化学療法は治療効果に比して重篤な合併症の発生頻度が高いため，もはや推奨されていない[4,7]。

NCCNのガイドラインでは，T3〜T4あるいはリンパ節腫大を認める症例に対して，化学療法を併用した放射線外照射療法（EBRT）が推奨されている[4]。また，化学療法にて病勢の進行を認めた場合，緩和目的に放射線療法が行われることがある[4,5]。

4 処方の実際

現在，推奨されている主な化学療法を示す。

TIP（PTX, CDDP, IFM）療法

1日目　パクリタキセル 175 mg/m^2
1〜3日目　イホスファミド 1,200 mg/m^2
1〜3日目　シスプラチン 25 mg/m^2
以上を3〜4週ごとに繰り返す。

CF（CDDP, 5-FU）療法

1〜5日目　5-FU 1,000 mg/m^2/日を持続静注
1日目　シスプラチン 100 mg/m^2
以上を3〜4週ごとに繰り返す。

TPF（PTX, CDDP, 5-FU）療法

1日目　パクリタキセル 120 mg/m^2
1〜2日目　シスプラチン 50 mg/m^2
2〜5日目　5-FU 1,000 mg/m^2/日を持続静注
以上を3週ごとに繰り返す。

化学療法併用EBRT

陰茎幹部全体，骨盤リンパ節および両側鼠径リンパ節に対して40〜50.4 Gyを照射した後，2 cmのマージンを確保して原発病変と肉眼的リンパ節病変に対する追加照射を行う（総線量60〜70 Gy）[4]。

◆ 文献 ◆

1) 守殿貞夫：陰茎癌の臨床―治療の現況について．日泌尿会誌 83：1-15, 1992
2) 湯村　寧, 窪田吉信：陰茎癌の診断・治療．臨泌 68：117-125, 2014
3) Brierley JD, Gospodarowicz MK and Wittekind CH（編），UICC日本委員会 TNM委員会（訳）：陰茎. In：TNM悪性腫瘍の分類　第8版．pp188-190, 金原出版, 東京, 2017
4) NCCN Clinical Practice Guidelines in Oncology（NCCN Guidelines）, Penile Cancer, Version 2.2018（日本語版）, https://www2.tri-kobe.org/nccn/guideline/urological/japanese/penile.pdf（2019年2月閲覧）
5) Pettaway CA, Pagliaro L, Theodore C, et al：Treatment of visceral, unresectable, or bulky/unresectable regional metastases of penile cancer. Urology 76：58-65, 2010
6) Pizzocaro G, Nicolai N and Milani A：Taxanes in combination with cisplatin and fluorouracil for advanced penile cancer：preliminary results. Eur Urol 55：546-551, 2009
7) Hakenberg OW, Compérat EM, Minhas S, et al：EAU guidelines on penile cancer：2014 update. Eur Urol 67：142-150, 2015

〔森田　伸也, 大家　基嗣〕

術後排尿障害

前立腺全摘除術後の尿失禁を訴えている患者です。

重要度ランク ★★ 手術に伴う最も頻度の高い合併症であり，患者のQOLおよび医師との信頼関係に大きな影響を与える

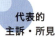
代表的主訴・所見
- 尿失禁（起立時，歩行時，咳嗽時）
- 睡眠時にはほとんど尿失禁はない

Point
- 前立腺全摘除術後の尿失禁の治療のポイントは，患者に治療のタイムテーブルを示し，漠然とした不安を取り除くことである。骨盤底筋訓練や薬物治療などの保存的治療は，自然に改善する症例をより早期に改善させるのが目的である。
- 術後半年後あたりから，重症例では外科治療の介入のタイミングを常に考えながら，外来で患者に対処することが重要である。実際の外科治療は，1年経過後が望ましい。手術患者の若年化に伴い，積極的な活動時の尿失禁に対する対処法を要求される時代となってきている。
- 人工尿道括約筋埋め込み術，尿道スリング手術，脂肪幹細胞注入に関する適応と限界など臨床情報を提供することで，最終的な手段が存在するという安心感が患者に芽生え，保存的治療に対する受け入れも格段によくなる。

1 診療の概要

術前に，前立腺全摘除術後尿失禁について，十分なインフォームド・コンセントを行うことはいうまでもない。一般に，前立腺全摘除術後5～7日でバルーンを抜去し，合併症がなければ抜去後1～4日で退院となる。その間，総尿量，失禁量を計測するのが通常なので，尿失禁率を算定することは可能である。尿失禁量，尿失禁率に関する論文および経験からして，退院時に100g以下，率で5～7%程度までの症例は確実に尿禁制が得られる[1]ので，患者に全く心配する必要がないことを説明する。

尿失禁の改善がピークとなる時期は，6～18か月までと報告により差があるが，6か月までは急速に改善し，その後はゆるやかに改善または不変であるとされている。治療としては，12か月程度までは，薬物治療および骨盤底筋訓練が推奨される。臨床的な改善傾向があるかぎり，保存的治療を継続する[2]。しかし，術後バルーン抜去直後にほぼ完全尿失禁であった場合は，尿失禁が残存する可能性が高いので，いたずらに保存的治療に期待をもたせるよりは，外科治療介入の可能性を患者に早めに説明するべきである。重症尿失禁患者に対する骨盤底筋訓練の効果はほぼ皆無である。尿失禁改善のタイムテーブルを示すことが重要と思われる。保存的治療で治癒しない場合にも，人工尿道括約筋埋め込み術，尿道スリング手術，脂肪幹細胞注入療法などの情報提供を行い，治療手段が存在することを説明して安心させることが肝要である。

2 診療方針

ロボット補助下腹腔鏡下前立腺全摘除術の経験から、外尿道括約筋を含めた骨盤底および膀胱頸部構造の最大限の温存の重要性が再認識されている。

尿失禁患者の膀胱尿道機能検査の典型的な所見は、術前と比較して、尿道では最大尿道閉鎖圧の低下、機能的尿道長の短縮、膀胱では膀胱のコンプライアンスの低下、排尿筋過活動の出現などである。一部の症例では、排尿筋低活動も出現する[3]。最大尿道閉鎖圧は、残存括約筋機能の優れた目安であり、6か月までにおおよそ改善するが、尿禁制群でも低下し、術前値まで回復することはない。尿失禁群はより低下しており、やはり20 cmH_2O 以下になる症例は、括約筋障害が強く、改善の見込みは少ないと思われる。膀胱側の因子は、主に切迫性尿失禁の要因となるが、薬物治療で対処可能であり、重大な問題にはならないのが通常である。薬物治療介入の時期の明確な基準はないが、術後早期から抗コリン薬の内服を推奨する報告もある。

患者自身が改善傾向を自覚している場合は問題ないが、乏しい場合は患者側も不安になり、いろいろ質問してくることがある。医師側も抗コリン薬、β刺激薬、漢方薬（牛車腎気丸）、干渉低周波など可能な範囲で保存的治療を施行しつつ、男性尿失禁治療のゴールドスタンダードである人工尿道括約筋（AMS800®）埋め込み術の可能性を説明しておく。重症尿失禁例に対しては、人工尿道括約筋埋め込み術が唯一の選択肢である。尿失禁は、QOL の観点からも、行動範囲の低下ばかりでなく、うつ病や自殺率の増加とも有意に関連していることなど深刻な側面を有している。尿失禁治療の明確なタイムテーブルを早期に提示することは、信頼関係の維持という面でも重要である。

3 対処の実際

外科治療が必要な患者の確認である。

問診票

通常のパッド枚数を中心とした問診では、尿失禁を過小評価しがちである。問診票として国際前立腺症状スコア（IPSS）や過活動膀胱症状スコア（OABSS）では評価できないので、国際失禁会議質問票短縮版（ICIQ-SF）を用いるとよい。通常の問診では、漠然と聞くのではなく、体動後（散歩など）に排尿が可能かなど、腹圧がかかる状況後の状態をチェックする。夜間の尿禁制は、外尿道括約筋よりは、膀胱容量、過活動膀胱の存在、多尿に依存するので、判断基準にはなりえない。散歩後に排尿ができないが（失禁のため）、夜間に十分な蓄尿が得られ、早朝第一尿だけは気持ちよく出せるという患者は、膀胱容量が担保され外尿道括約筋機能がきわめて低下しているので、人工尿道括約筋が最も適している。筆者が外来で使用している簡便な尿失禁対処のアルゴリズムを示す（図1）[4]。

診察

外陰部が失禁でかぶれている場合は、重症例である。

軟性膀胱尿道鏡

吻合部狭窄、膀胱容量、コンプライアンス、放射線性膀胱炎のチェックを行う。低コンプライアンス、不随意収縮がみられれば抗コリン薬、$β_3$ アドレナリン受容体刺激薬を考慮。また、外尿道括約筋部の緊張もチェックできる。続いて立位負荷テストを行う。失禁がすぐにみられれば、まずは重症例である。

パッドテスト

重症例（24時間パッドテストで400g以上）の場合は、まずは外科治療が望ましい（図2）[5]。

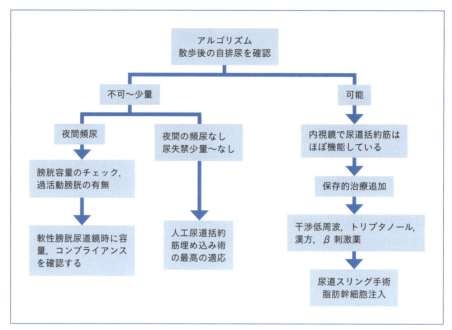

図1 尿失禁対処のアルゴリズム
〔増田 均：尿失禁. 臨泌（増刊）68：255, 2014〕

膀胱尿道機能検査

 可能であれば施行すべきである．尿道閉鎖圧の低下があまりない場合は，薬物治療，干渉低周波，手術の場合も尿道スリング手術が考えられる．
 患者はすでに困窮しているので，人工尿道括約筋埋め込み術という最終手段があるという安心感を与えながら，保存的治療を継続することが重要である．

人工尿道括約筋埋め込み術

 重症尿失禁治療の最終手段であり，基本的には，パッド1枚にする手術である．自然排尿でなくなることが重要で，軽症例に行うと改善の度合いが小さいため患者には喜ばれない．手術は容易であるが，取り扱い説明書ではわからないピットフォールがいくつかある．まずは，経験豊富な医師の指導のもとに施行すべきである．放射線照射，コラーゲン注入の既往は，リスク因子ではない．放射線照射の既往は，尿道スリング手術のリ

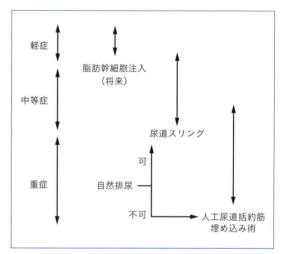

図2 24時間パッドテストからみた適応
〔増田 均：男性尿失禁に対する手術療法. 臨泌 72：635, 2018〕

スク因子であるので，人工尿道括約筋埋め込み術が望ましい．術式（恥骨後式，腹腔鏡，ロボット支援手術），鼠径ヘルニア手術の既往の確認が重要である．

● **患者への説明のポイントのまとめ**

- 人工尿道括約筋の実物とビデオを見せる：メカニズムは簡単なので，誰でも納得できる。
- 自然排尿でなくなること：軽～中等症で手術を望まれる場合が問題。
- 尿失禁は残ること：カフ圧が 60～70 cmH$_2$O であるため（拡張期血圧を考慮して），咳などの突発的な腹圧上昇には耐えられない。使用パッド数を1枚（大半は予防パッド）にする手術。
- 感染と故障の可能性：絶対はない。5年間作動率は 75～80%。10年間作動率は 65～70%。
- 自転車：分割サドルのすすめ（欧米の医師は，自転車は気にしていないとのこと）。
- 緊急時対応：人工尿道括約筋 SOS などの情報提供。
- 飛行機は問題ない。
- MRI は問題ない。
- 埋め込み後に尿意切迫感がでる場合があるが，薬物治療で対処可能。

そのほか

本邦での問題点は，軽症～中等症で，保存的治療が抵抗性の場合である。海外では，自然排尿を担保するため，尿道スリング手術が広く実施されている。

①恥骨固定型スリング（InVance™：AMS, Minnesota），②経閉鎖孔型（TOT）スリング（AdVance™：AMS, Minnesota, I-Stop® TOMS®：CL Medical, France）[6]，③調節型スリング（Reemex：NeoMedic International, Spain, Argus：Promedon SA, Argentina）の3種類がキットとして主に普及している。現在では，TOT スリングが主流であるようだ。

本邦では現在，承認されておらず使用することができない。われわれを含めた一部の施設で，既存の材料を組み合わせたホームメードな尿道スリング手術を施行しているのが実状である。中等症までに適応を絞れば，その有効性の高さはほぼ確立されており，ほとんどの尿失禁患者が軽～中等症であることを勘案すれば，人工尿道括約筋埋め込み術以上に普及してしかるべき術式であるともいえる。単にロボット支援手術の普及や骨盤解剖に対する理解の向上に伴い，いわゆる重症尿失禁患者は減少しているが，軽～中等症患者が減少することはないであろう。本邦へのキットの導入が望まれる。

4 処方の実際

腹圧性尿失禁に合併する切迫性尿失禁に対する治療薬の例を示す。また，人工括約筋埋め込み術後に *de novo* urgency の出現した場合にも有用である。

抗コリン薬

処方例①
ベシケア®錠（5 mg）1回1錠　1日1回　食後

処方例②
トビエース®錠（4 mg）1回1錠　1日1回　食後

β$_3$ アドレナリン受容体刺激薬

処方例③
ベタニス®錠（50 mg）1回1錠　1日1回　食後

三環系抗うつ薬

処方例④
トフラニール®錠（25 mg）1回1錠　1日1回　食後

処方例⑤
トリプタノール®錠（25 mg）1回1錠　1日1回　食後

漢方薬

処方例⑥
ツムラ牛車腎気丸エキス顆粒（2.5 g）1回1包　1日3回　食前または食間

◆ 文献 ◆

1) Ates M, Teber D, Gozen AS, et al：A new postoperative predictor of time to urinary continence after laparoscopic radical prostatectomy：the urine loss ratio. Euro Urol 52：178-185, 2007
2) Comiter CV：Surgery Insight：surgical management of postprostatectomy incontinence：the artificial urinary sphincter and male sling. Nat Clin Pract Urol 4：615-624, 2007
3) Matsukawa Y, Hattori R, Yoshikawa Y, et al：Laparoscopic versus open radical prostatectomy：urodynamic evaluation of vesicourethral function. Int J Urol 16：393-396, 2009
4) 増田　均：尿失禁─前立腺癌治療後の主な合併症と対処法─前立腺癌の診療ナビゲーション─わかりやすく丁寧に！ 臨泌（増刊）68：253-258, 2014
5) 増田　均：男性尿失禁に対する手術療法．臨泌 72：634-638, 2018
6) Bauer RM, Soljanik I, Fullhase C, et al：Results of the AdVance transobturator male sling after radical prostatectomy and adjuvant radiotherapy. Urology 77：474-479, 2011

（増田　均）

リンパ浮腫

前立腺癌治療後のリンパ浮腫を訴えている患者です。

重要度ランク ★★ | 根治手術，リンパ節郭清後に起こりうる難治性の病態

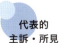
代表的主訴・所見
- 利尿薬で改善しない両側または片側の下肢浮腫

Point
- 予防が重要である。
- 治療は圧迫療法，運動療法，スキンケアの併用が第一選択である。
- 薬物療法は，圧迫療法，運動療法が無効の場合に行う。

1 診療の概要

リンパ浮腫は，リンパ液の貯留により組織が腫脹する治癒困難な病態である。続発性リンパ浮腫は，本邦では癌治療でのリンパ節郭清，放射線治療に起因するものが多いが，海外では外傷，フィラリア症などに続発するものもある。

癌の治療ではリンパ節郭清によりリンパ系の循環が障害され，リンパ液が身体の一部の間質に貯留し，二次的にリンパ浮腫となる。リンパ浮腫になると，疼痛や不快感を自覚し，腫れて変形し重くなり，運動障害，機能障害を併発する。さらに，身体的にも精神的にも生活の質（QOL）の低下をきたす。水が間質に貯留する通常の浮腫と異なり，リンパ浮腫は蛋白を多く含んだ体液が間質に貯留する。

治癒は困難であるが，リンパ浮腫を軽微なうちにみつけて適切な治療を行えば症状を緩和できる。癌の早期発見・早期治療が進み，癌が治癒する患者が増えるにつれ，リンパ浮腫も増加の傾向にある。乳癌，皮膚癌，婦人科癌，泌尿器癌，大腸癌，頭頸部癌の治療後にリンパ浮腫は好発する。

2 診療方針

診断

四肢（前立腺癌では下肢）周径の増大で診断するのが一般的である。

リンパシンチグラフィ，蛍光リンパ管造影，超音波検査，バイオインピーダンスなど[1]が海外では行われているが，本邦では多くの検査が保険適用外である。国際リンパ学会の病期分類を用いて病期（**表1**）を診断する。周径の測定は，『リンパ浮腫診療ガイドライン』[2]では，下肢においては足背，足関節，膝窩線をはさみ末梢側5 cm，中枢側10 cm，大腿根部と規定している。

後述する圧迫療法の適否を判定するために，足関節/上腕血圧比（ABPI）を測定する。ABPIが0.8未満であれば，下肢動脈の閉塞性疾患が疑われるので，圧迫療法は避けるべきである。

皮膚病変，痛みの評価，重症度（**表2**）の評価も重要である。

予防

本邦ではリンパ浮腫はほとんどが癌治療に起因

表 1 病期分類（国際リンパ学会）

0 期	リンパ液輸送が障害されているが，浮腫が明らかでない潜在性または無症候性の病態。
I 期	比較的蛋白成分が多い組織間液が貯留しているが，まだ初期であり，四肢を挙げることにより治まる。圧痕がみられることもある。
II 期	四肢の挙上だけではほとんど組織の腫脹が改善しなくなり，圧痕がはっきりする。
II 期後期	組織の線維化がみられ，圧痕がみられなくなる。
III 期	圧痕がみられないリンパ液うっ滞性象皮病のほか，アカントーシス（表皮肥厚），脂肪沈着などの皮膚変化がみられるようになる。

〔International Society of Lymphology : The diagnosis and treatment of peripheral lymphedema. 2009 Consensus Document of the International Society of Lymphology. Lymphology 42 : 51-60, 2009〕

表 2 重症度の評価となる指標（国際リンパ学会）

皮下組織の腫れ（軽度，中等度，重度：浮腫の有無）
皮膚の状態（肥厚，疣贅，凹凸，水疱，リンパ管拡張，創傷，潰瘍）
皮下組織の変化（脂肪の増加や線維化，浮腫の有無，硬化の有無）
患肢の形状の変化（局所的な変化あるいは全体的な変化があるか）
炎症・感染（蜂窩織炎）の頻度
内臓の合併症に関連するもの（例えば胸水や乳び腹水）
運動と機能（上肢・下肢や全身的な機能の悪化）
心理社会的な要因

〔International Society of Lymphology : The diagnosis and treatment of peripheral lymphedema. 2009 Consensus Document of the International Society of Lymphology. Lymphology 42 : 51-60, 2009〕

するものである。リンパ浮腫の発症リスクが高くなる治療（リンパ節郭清，放射線治療）を受けた患者に予防処置を行えば，発症リスクが減少するとする報告がある。

保険診療では，前立腺癌，子宮癌，卵巣癌，乳癌の術後にリンパ浮腫指導管理加算が算定できる。日常生活上の注意，肥満の防止，感染予防目的のスキンケアなどの指導を行う。

前立腺癌の場合には，根治手術前に両側下肢の周径を測定し，術後は患者自身で定期的にこれらの周径と体重を測定することによって，リンパ浮腫を早期発見できる。

皮膚の感染症が起こると，リンパ浮腫が増悪しやすいので，外傷などの皮膚傷害時のスキンケアはきわめて重要で感染症を起こさないようにする。下肢のリンパ浮腫に対してはエビデンスが乏しいが，エビデンスのある乳癌術後の上肢リンパ浮腫に準じて，肥満はリンパ浮腫増悪のリスク因子であり，術後に体重が増えないように指導する。

運動療法も上肢リンパ浮腫では，予防にも治療にも有効であり，下肢リンパ浮腫にも勧められる。

治療

リンパ浮腫は完治させることは不可能である。治療はリンパ浮腫の起こった四肢の体積を減少させ，それを維持し，合併症を防ぎ，四肢の機能を温存し，QOLを高めることを目的としたリンパ浮腫の管理が中心となる。

複合的治療（圧迫療法，スキンケア，運動療法，用手的リンパドレナージの併用），圧迫療法，スキンケア，運動療法，用手的リンパドレナージが行われる。これらの治療は，上肢のリンパ浮腫に対してはエビデンスが多いが，下肢のリンパ浮腫に対してのエビデンスはきわめて少ない。

ほかの治療としては，外科的治療（リンパ管静脈吻合術，脂肪吸引術など），薬物治療（漢方など），低レベルレーザーが行われるが，有効であるとの高度のエビデンスはない。

3 対処の実際

圧迫療法

Ⅰ期・Ⅱ期のリンパ浮腫は弾性着衣が有効である。前立腺癌術後のリンパ浮腫には弾性ストッキングを用いる。重症度に応じて着圧を選択する。重症では着圧の高いものが必要となるが，患者が耐えられない場合もある。正しい着脱の指導が重要である。20 mmHg以上の弾性着衣（弾性ストッキング，弾性スリーブ，弾性グローブ，弾性包帯）は，保険適用であり療養費が支給される。

運動療法

弾性着衣を装着しての運動を行う。標準化された運動の規格はない。圧迫療法＋運動療法でリンパドレナージを効率的に行うのがその主旨である。上肢のリンパ浮腫ではエビデンスがあるが，下肢のリンパ浮腫にはレベルの高いエビデンスはない。

スキンケア

皮膚の感染リスクを下げるためにスキンケアを行う。皮膚の清潔を保ち，皮膚軟化薬で皮膚の湿潤を維持する。皮膚の損傷（外傷，熱傷，虫刺され，注射など）を避けるように指導する。皮膚の露出を避けるように指導することも重要である。

用手的リンパドレナージ

間質に貯留したリンパ液をリンパ管に取り込ませるように皮膚のマッサージを行う。訓練を受けた専門家でなければ有効な用手的リンパドレナージは困難である。上肢のリンパ浮腫にはエビデンスがあるが，下肢のリンパ浮腫にはエビデンスは乏しい。

外科的治療

欧米ではリンパ管静脈吻合術が行われている。ほかの治療法が無効であったリンパ浮腫患者が対象となるが，標準化された術式はない。有効であるというエビデンスは少ないが，良好な治療成績も報告されている[3]。

低レベルレーザー治療

乳癌の術後ではレーザー治療で，リンパ浮腫の改善が1/3の患者で認められたと報告[4]されているが，下肢のリンパ浮腫では効果は不明である。

薬物治療

クマリン，ベンゾピロン，セレンなどが用いられているが，複数のランダム化比較試験で結果が一致して有効な薬剤はない。

利尿薬が用いられることがあるが，有効であるとのエビデンスはない。

柴苓湯，五苓散などの漢方薬が用いられることがあるが，多くは後方視的試験であり，有効性を示す高度のエビデンスはない。

4 処方の実際

処方例①

ツムラ柴苓湯エキス顆粒　1回3g　1日3回

処方例②

ツムラ五苓散エキス顆粒　1回2.5g　1日3回

◆ 文献 ◆

1) Paskett ED, Dean JA, Oliveri JM, et al：Cancer-related lymphedema risk factors, diagnosis, treatment, and impact：a review. J Clin Oncol 30：3726-3733, 2012
2) 日本リンパ浮腫学会（編）：リンパ浮腫診療ガイドライン2018年版．金原出版，東京，2018
3) Campisi C, Eretta C, Pertile D, et al：Microsurgery for treatment of peripheral lymphedema：long-term outcome and future perspectives. Microsurgery 27：333-338, 2007
4) Carati CJ, Anderson SN, Gannon BJ, et al：Treatment of postmastectomy lymphedema with low-level laser therapy：a double blind, placebo-controlled trial. Cancer 98：1114-1122, 2003

〔黒田　昌男，福本　亮，福井　辰成〕

術後血尿

前立腺癌術後の血尿を訴えている患者です。

重要度ランク ★ 肉眼的血尿自体は泌尿器科領域では頻繁に遭遇する。前立腺癌術後に限ると術後特有の合併症に注意する必要がある

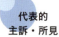
代表的主訴・所見
- 肉眼的血尿

Point
- 泌尿器癌における重複癌のなかでは前立腺癌の頻度が高い。
- 頻度は低いが結紮クリップの迷入や仮性動脈瘤による血尿に注意する。

1 診療の概要

前立腺癌術後に血尿の訴えがあった場合,すなわち肉眼的血尿を認めた場合は,通常の血尿の鑑別疾患および術後特有の合併症に留意する必要がある。肉眼的血尿は小児や25歳以下の若年者を除くと,ほとんどが泌尿器科疾患によるとされ,肉眼的血尿が強いほど疾患が多く発見される[1]。

前立腺全摘除術の周術期に薄い血尿を認めることは時に経験するが,通常は自然に軽快する。成書にも周術期合併症としての記載がなく,重篤なものは稀であると思われる[2,3]。問題となるのは術後フォロー中の血尿であり,随伴症状の有無によって検査を進めていくのは通常の血尿と同様である。『血尿診断ガイドライン2013』によると,無症候性肉眼的血尿の画像検査として腹部超音波検査が,尿路上皮癌の診断にはCT urography,膀胱・前立腺疾患に対してはMRI検査が推奨されている。また尿細胞診も推奨されている。症候性の場合は膿尿,細菌尿の有無や排尿症状,膀胱タンポナーデの有無などによって必要な検査や対応を行う。

2 診療方針

肉眼的血尿の鑑別診断

周術期に問題となる血尿は稀ではあるが,膀胱尿道吻合部の離開により出血,膀胱タンポナーデをきたしたという報告がある[4]。その論文によると周術期の合併症は7.8〜17.9%,吻合部のリークは10%程度で認めるが,その多くは保存的加療で改善し,積極的な治療介入が必要となるものは0.9〜2.3%とされており,周術期の血尿が問題となるのはさらに少ないと考えられる。

術後フォロー中の血尿についてであるが,通常の肉眼的血尿の鑑別診断については,佐々の報告に詳しく記されている[5]。すなわち随伴症状の有無により診断を進めることになる。無症候性の場合は各種画像検査,尿細胞診や膀胱鏡などの検査が必要になるが,個人的には,通常の外来受診時で膿尿がなく腹部超音波検査で異常所見がなければ,出血部位を確認する意味もあり膀胱鏡を行うことが多い。表1に鑑別疾患を示す。

前立腺癌術後にほかの尿路悪性腫瘍・癌が発生する,すなわち重複癌については花房らの2000年の報告時点で13.4%とされ[6],平均寿命の延長,

表1 通常の肉眼的血尿の鑑別診断

- 尿路悪性腫瘍・癌〔腎癌，腎盂癌，尿管癌，膀胱癌（最多）〕
- 尿路感染症，出血性膀胱炎
- 尿路結石症
- 腎出血（腎血管筋脂肪腫の破裂，腎動脈奇形，腎梗塞，ナットクラッカー症候群）
- 糸球体疾患
- 医原性（尿道カテーテル抜去後，泌尿器科での経尿道的手術後，前立腺針生検後）
- 特発性腎出血（原因不明の腎出血）
- 外傷（骨盤骨折，腎外傷）
- 骨盤内への放射線治療後

〔血尿診断ガイドライン編集委員会（編）：血尿診断ガイドライン2013, ライフサイエンス出版，東京，2013および佐々直人：臨泌72：224-227, 2018より作成〕

診断技術，治療技術の向上による癌患者の生存率の向上により，さらに増加傾向にある[7]。また泌尿器癌における重複癌のなかでは前立腺癌の頻度が高いとされており，尿路上皮癌や腎癌の合併には留意する必要がある。

術後合併症

手術に関する合併症としてヘモロック®，金属クリップの迷入や仮性動脈瘤による血尿の報告がある。

● ヘモロック®の迷入

非吸収性結紮用クリップであるヘモロック®（Teleflex社）はロッキング機構があるためクリップの脱落が少ない特徴をもつ。そのため血管や厚みのある組織のクリッピングに優れており，RALP（robot-assisted laparoscopic radical prostatectomy）や泌尿器腹腔鏡下手術における主要血管の処理などにおいて頻用されている。一方膀胱内へ逸脱し，結石形成，膀胱頸部硬化症をきたすことがある。RALP後膀胱頸部に迷入したヘモロック®に結石形成を伴い頻尿，血尿を認めた症例も報告されている[8]。RALP後のヘモロック®迷入に関する海外のレビューによると，570例中8例（1.4％）で手術室での回収が必要であったとされる。迷入の一番多い部位は膀胱頸部で発見までの平均期間は1.75年であった[9]。

診断には腹部超音波検査やCTによる画像評価や膀胱鏡を行う。治療は経尿道的な除去であるが，結石形成を伴っている場合は砕石術を行うこともある。

同様に金属クリップの迷入に関する報告も散見される。Yiらは前立腺全摘を施行した641例中6例にヘモロック®あるいは金属クリップの迷入を認め，膀胱頸部の拘縮やクリップに結石形成をきたしたと報告している[10]。筆者らもクリップの迷入症例を経験したことがある。RALP後1年間尿失禁が持続し，間欠的な血尿も出現，膀胱ファイバーにて膀胱頸部にDSクリップの露出を認めた。クリップの抜去後，血尿は消失し失禁もほぼ改善した。

● 仮性動脈瘤

泌尿器科の術後合併症として稀であるが，腎の手術よりも骨盤内手術後に起こりうるとされており，前立腺全摘後の血尿の際には念頭に置く必要がある。前立腺癌術後の発症に関する報告は数例にとどまるが，内陰部動脈や閉鎖動脈に発生し高度な血尿を伴うことが多く，血塊のため尿閉をきたすことや輸血を必要とした症例もある。Bazanらがまとめた5例の報告（1例は膀胱前立腺全摘後）[11]によると，診断はCTや血管造影で行われ，治療は全例で塞栓術が行われており4例で経皮的塞栓術，Bazanらは経直腸超音波下にトロンビンの注入を行っている。また膀胱鏡の所見の記載があった3例ともに観察時の出血は認めなかったものの，吻合部の一部離開や拍動が確認されている。

表2にそれぞれの合併症の特徴を示す。

3 対処・処方の実際

ショックバイタルや尿閉でなく血尿が軽度な場合

現在服用中の内服薬の確認（抗凝固薬）をする。

表2 術後合併症の特徴

合併症	血尿以外の症状	術後発症時期	行われている治療
ヘモロック®の迷入	・頻尿，残尿感などの排尿症状 ・腹痛 ・下部尿路閉塞	2〜39か月 （平均1.75年）	・ヘモロック®の除去 ・結石合併例では砕石術 ・下部尿路閉塞では内尿道切開や尿道拡張
仮性動脈瘤	・発熱，疼痛 ・（血塊による）尿閉	4日〜4週間	・経皮的塞栓術 ・経直腸的塞栓術

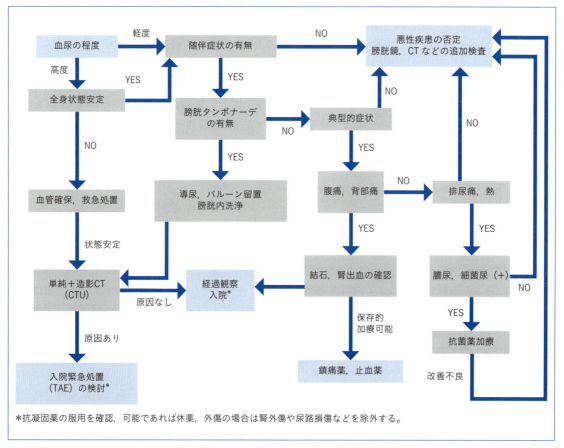

図1 前立腺癌術後肉眼的血尿に対する診断・治療のフローチャート
〔佐々直人：臨泌 72：226, 2018 より引用改変〕

抗凝固薬を内服中であれば，可能であれば中止を検討する。なお，抗凝固薬服用中の血尿の頻度はコントロール群と変わらないと報告されており，通常の肉眼的血尿の精査が必要である[1]。

処方例
アドナ®錠(10・30 mg) 1回1錠＋トランサミン®錠(250 mg) 1回1錠 1日3回

尿路感染であれば，尿培養検査を提出後，抗菌薬（セフェム系，ニューキノロン系など）を腎機能に合わせて処方する。

細菌尿，膿尿が抗菌薬加療後も続く場合は，悪性腫瘍や結石，排尿障害などを考え，画像検査，尿細胞診や尿流動態検査を行う。まず行う画像検査としては，簡便性と費用の点から超音波検査に

よる腎膀胱と残尿の評価でよい。

血尿が高度で救急外来を受診した場合

細胞外液での末梢ルート確保が望ましい。また，点滴によるアドナ®，トランサミン®投与も可能であるが，効果は限定的である。

原因が不明な場合や診断に迷う場合は，出血原因の同定のために，単純＋造影CTを検討する。可能であればダイナミックCT，CT urographyも撮像する。また動脈性出血が疑われる場合は，緊急的な止血術を考慮すべきである。腎出血や仮性動脈瘤からの出血であれば，IVR医師による血管内治療による塞栓術（TAE）が有効である。

外傷による骨盤骨折が疑われる場合

尿道造影や膀胱鏡により尿道断裂を除外する必要がある。

凝血塊による尿閉をきたしている場合

導尿，バルーン留置をする。その際は凝血塊除去および，凝血塊によるカテーテルの閉塞を予防するため太め（20〜22 Fr）のほうがよい。ただし前立腺癌術後で（膀胱尿道吻合後）であるため慎重に行い，膀胱鏡検査を躊躇すべきではない。膀胱鏡を行うことによりヘモロック®の迷入や仮性動脈瘤の診断にもつながる。

膀胱内洗浄

太めの三孔先穴カテーテル（富士システムズ株式会社）などが有用である。通常の留置バルーンは先穴がないため凝血塊の除去には不向きである。洗浄は生理食塩液で行い，注入しすぎないよう注意する。膀胱内圧の上昇により膀胱破裂を起こすことがある。また冷えた生理食塩液を大量に用いると低体温を引き起こすため注意が必要である。

診断，治療のフローチャートを図1に示す。

◆ 文献 ◆

1) 血尿診断ガイドライン編集委員会（編）：血尿診断ガイドライン 2013．pp25-31，ライフサイエンス出版，東京，2013
2) Schaeffer EM, Partin AW, Lepor H, et al：Radical retropubic and perineal prostatectomy. In Kavoussi LR, Novick AC, Partin AW, et al.(eds)：Campbell-Walsh Urology 10th Edition. pp2801-2829, Saunders, Philadelphia, 2012
3) Su LM, Smith, Jr. JA：Laparoscopic and robotic-Assisted laparoscopic radical prostatectomy and pelvic lymphadenectomy. In Kavoussi LR, Novick AC, Partin AW, et al.(eds)：Campbell-Walsh Urology 10th Edition. pp2830-2849, Saunders, Philadelphia, 2012
4) Paul CJ, Tobert CM and Tracy CR：Novel management of anastomotic disruption and persistent hematuria following robotic prostatectomy：Case report and review of the literature. Urol Case Rep 11：28-29, 2017
5) 佐々直人：肉眼的血尿・膀胱タンポナーデ．臨泌 72：224-227，2018
6) 花房隆範，中田　渡，福井辰成，他：同時期に発見された三重複癌の2例．泌紀 36：48-51，2008
7) 青木　洋，山辺史人，田中祝江，他：腎・膀胱・前立腺の同時性三重複癌．臨泌 69：873-875，2015
8) 青木　正，座光寺秀典，神家満　学，他：ロボット支援腹腔鏡下前立腺全摘除術時に用いた Hem-o-lok クリップが膀胱内に迷入した1例．日泌会誌 107：111-114，2016
9) Turini GA 3rd, Brito JM 3rd, Leone AR, et al：Intravesical hemostatic clip migration after robotic prostatectomy：Case series and review of the literature. J Laparoendosc Adv Surg Tech A 26：710-712, 2016
10) Yi JS, Kwak C, Kim HH, et al：Surgical clip-related complications after radical prostatectomy. Korean J Urol 51：683-687, 2010
11) Bazan F, Parrilla JS, Radosevic A, et al：Deep pelvic postprostatectomy pseudoaneurysm treated by transrectal ultrasound-guided thrombin injection. CardioVasc Intervent Radiol 37：544-547, 2014

〔上田　修史，杉元　幹史〕

術後勃起障害

前立腺癌術後の勃起障害を訴えている患者です。

重要度ランク ★★ 外来診療で一般的に遭遇する。対処法・最新情報を再確認しておく疾患

 代表的主訴・所見
- 性交時に勃起しない
- 早朝勃起（朝のエレクト）がない
- 勃起はするが持続しない

 Point
- 手術前に術後勃起障害が起こりうることを説明することが最も重要である。
- 治療はPDE5阻害薬による薬物療法が第一選択である。
- 術後PDE5阻害薬を使用した陰茎リハビリテーションも有効である。

1 診療の概要

勃起障害（ED）は「満足な性行為を行うのに十分な勃起が得られないか，または維持できない状態が持続または再発すること」と定義される[1]。勃起を司る神経線維が前立腺の周囲に存在しており，前立腺全摘術により，この勃起神経が障害されることにより，術後に勃起障害をきたす。

術後の勃起障害を予防するため，開腹下での恥骨後式前立腺全摘除術（RRP）が中心であった頃より神経温存手術が施行されている。しかし片側のみの神経温存では，術後勃起障害の発生率が高い。近年ロボット支援腹腔鏡下前立腺全摘除術（RARP）が広く行われており，解像度の高い3Dカメラと自由度の高い鉗子を使用することにより，前立腺周囲の勃起神経を詳細に温存することが可能になった。このためロボット手術が，従来から行われている開腹手術に比べて術後勃起障害が少ないとのエビデンスが増加している[1,2]。

術後勃起障害の治療はホスホジエステラーゼ（PDE）5阻害薬が中心となる。PDE5阻害薬は保険適用外であり，オンデマンドでの投薬が中心となる[1,2]。

術後の勃起機能の回復を目的とした治療として，PDE5阻害薬を使用した陰茎リハビリテーションがあり，有効である報告が多い[1,2]。

2 治療方針

診断

勃起障害の評価には，勃起機能問診票（Sexual Health Inventory for Men：SHIMスコア）が一般に用いられる。SHIMスコアは，従来から勃起機能問診票と使用されてきたIIEF-5（International Index of Erectile Function 5）スコアの改良版である[3,4]。SHIMスコアも5項目の質問より成り立ち，それぞれの質問に対して5段階に点数化し，25点満点中の合計点により勃起障害の重症度を評価することができる（**表1**）。またこの問診票はIIEF-5スコアと同様に，治療後の評価にも使用することができる。

表 1　勃起機能問診票（SHIM スコア）

この 6 か月に，

1. 勃起してそれを維持する自信はどの程度ありましたか？
    1 非常に低い
    2 低い
    3 中くらい
    4 高い
    5 非常に高い

2. 性的刺激によって勃起したとき，どれくらいの頻度で挿入可能な硬さになりましたか？
    0 性的刺激はなかった
    1 ほとんど，または全くならなかった
    2 たまになった（半分よりかなり低い頻度）
    3 時々なった（ほぼ半分の頻度）
    4 しばしばなった（半分よりかなり高い頻度）
    5 ほぼいつも，またはいつもなった

3. 性交の際，挿入後にどれくらいの頻度で勃起を維持できましたか？
    0 性交を試みなかった
    1 ほとんど，または全く維持できなかった
    2 たまに維持できた（半分よりかなり低い頻度）
    3 時々維持できた（ほぼ半分の頻度）
    4 しばしば維持できた（半分よりかなり高い頻度）
    5 ほぼいつも，またはいつも維持できた

4. 性交の際，性交を終了するまで勃起を維持するのはどれくらい困難でしたか？
    0 性交を試みなかった
    1 きわめて困難だった
    2 とても困難だった
    3 困難だった
    4 やや困難だった
    5 困難でなかった

5. 性交を試みたとき，どれくらいの頻度で性交に満足できましたか？
    0 性交を試みなかった
    1 ほとんど，または全く満足できなかった
    2 たまに満足できた（半分よりかなり低い頻度）
    3 時々満足できた（ほぼ半分の頻度）
    4 しばしば満足できた（半分よりかなり高い頻度）
    5 ほぼいつも，またはいつも満足できた

〔木元康介，他：日性機能会誌 24：295-308, 2009, Rosen RC, et al：Int J Impot Res 11：319-326, 1999 を一部改変〕

予防

　手術前に術後勃起障害の有害事象について，患者に十分な説明を行うことが最も重要である。前立腺全摘除術における神経温存手術は，性機能を保つ有効な手技と推奨されている[2]。個々の症例に関して前立腺癌の臨床病期や PSA 値，Gleason スコアにより，神経温存手術が可能かどうか，片側または両側の温存が可能かどうかを判断する[2,5]。また病期診断にはノモグラムが有用であり，神経温存手術の適応に関しても役立つ[2]。

　神経温存手術を行った場合でも，術後勃起障害が起こりうることと，病理学的断端陽性のリスクがあることも術前に説明する必要がある。術前に，外照射放射線療法や永久挿入密封小線源療法（ブラキセラピー）など，ほかの治療選択肢についての説明が必要である。また勃起障害などの有害事象についても説明する必要がある。ブラキセラピーは性機能の保持において，治療後早期では前立腺全摘除術よりも優れており，外照射放射線療法とはほぼ同等とされている[2]。

治療

　前立腺癌術後の勃起障害には PDE5 阻害薬の内服治療が中心となる。PDE5 は一酸化窒素（NO）の細胞内セカンドメッセンジャーである cyclic GMP（cGMP）を分解する酵素である。PDE5 は陰茎海綿体内に多く存在している。PDE5 阻害薬は，この PDE5 の作用を競合的に阻害し，陰茎海綿体平滑筋細胞内の cGMP 濃度を高めることで，陰茎海綿体平滑筋の弛緩をもたらし，勃起が持続する[1]。現在，バイアグラ®，シアリス®，レビトラ® の 3 剤が勃起障害の治療に使用可能である。それぞれの薬剤に，低用量と高用量があり，薬剤により効果持続時間などの特性がそれぞれに異なる。

　PDE5 阻害薬の代表的な併用禁忌薬剤として硝酸薬（ニトロ製剤）がある。PDE5 阻害薬と硝酸薬（ニトロ製剤）を併用すると全身の血圧低下を起こす可能性がある。このため投薬前に虚血性心疾患の既往がないことを確認し，硝酸薬（ニトロ製剤）の内服がないことを確認する。また PDE5 阻害薬の効果は性的刺激がなければ起こらないこと，薬剤によっては食事の影響を受けることを説明する。PDE5 阻害薬の重篤な有害事象の報告は少ないが，血管の拡張による頭痛，ほてりなどの有害事象が報告されている。

　PDE5 阻害薬が無効な前立腺癌術後の勃起障害

の症例は難治性である。漢方薬の処方も行われるが，前立腺癌術後の勃起障害に有効であるとのエビデンスはない。

3 対処の実際

陰茎リハビリテーション

前立腺全摘除術による勃起障害は，手術により前立腺周囲の勃起神経の損傷や，血管の損傷により起こる。このため，陰茎海綿体の線維化が生じ，血流低下のため陰茎海綿体内のNO産生の低下を認める。PDE5阻害薬の術後早期からの投与は陰茎海綿体内の線維化とNO産生低下を予防する効果があると考えられる。PDE5阻害薬による陰茎リハビリテーションの方法として，術後の継続的（定期的）な内服と，オンデマンドでの内服の方法があるが，現時点では定まった方法はない。また，開始時期，期間に関してエビデンスがないため，標準的な方法はない。しかし，患者の希望があれば，術後早期よりPDE5阻害薬を使用した陰茎リハビリテーションを考慮すべきである。

薬物療法

前立腺全摘除術において，神経温存手術は性機能を保つために有効である[2]。また術後勃起障害に対する有効な治療法としてPDE5阻害薬が推奨される[2]。PDE5阻害薬は現在3剤が使用可能であるが，いずれも保険適用外である。高齢者には低用量からの内服治療が勧められる。

PDE5阻害薬の初期投与により効果が認められない場合でも，高用量への変更，ほかのPDE5阻害薬への変更により効果が発現するケースがある。また誤った内服時間や，高脂肪食により効果が減弱する可能性があり，PDE5阻害薬の内服方法について問診し，正しく指導することが必要である。前立腺全摘除術後の勃起障害は術直後から発症し，その後徐々に改善していく。このため術後早期にPDE5阻害薬が無効な場合でも，時期を変えて再投与することも一法である。

PDE5阻害薬以外の治療として漢方薬も使用される。しかし，術後勃起障害に有効であるとのエビデンスはない。勃起障害に使用される代表的な漢方薬として，八味地黄丸（はちみじおうがん），柴胡加竜骨牡蛎湯（さいこかりゅうこつぼれいとう），桂枝加竜骨牡蛎湯（けいしかりゅうこつぼれいとう），補中益気湯（ほちゅうえっきとう）がある。

4 処方の実際

処方例①
バイアグラ®錠（25・50 mg）1回1錠　適時

処方例②
シアリス®錠（10・20 mg）1回1錠　適時

処方例③
レビトラ®錠（10・20 mg）1回1錠　適時

それぞれ内服のタイミングは性交の約1時間前とし，投与間隔は24時間以上あけることを指導する。

◆ 文献 ◆

1) 日本性機能学会・日本泌尿器科学会（編）：ED診療ガイドライン（第3版），リッチヒルメディカル，東京，2018
2) 日本泌尿器科学会（編）：前立腺癌診療ガイドライン2016年版．メディカルレビュー社，大阪，2016
3) 木元康介，池田俊也，永尾光一，他：International Index of Erectile Function（IIEF）およびその短縮版であるIIEF5の新しい日本語訳の作成．日性機能会誌 24：295-308, 2009
4) Rosen RC, Cappelleri JC, Smith MD, et al：Development and evaluation of an abridged, 5-item version of the International Index of Erectile Function (IIEF-5) as a diagnostic tool for erectile dysfunction. Int J Impot Res 11：319-326, 1999
5) EAU-ESTRO-ESUR-SIOG Guidelines on Prostate Cancer. Part I. Eur Urol 71：618-629, 2017

〔鞍作　克之〕

癌性疼痛

モルヒネ使用後の頑固なしびれ感がみられる患者です。

重要度ランク ★★ | オピオイドで十分な鎮痛が得られない場合に考慮すべき病態

代表的主訴・所見
- オピオイドを増量しても軽快しない疼痛，しびれ感。

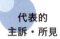
Point
- オピオイドは続けて投与する。
- 鎮痛補助薬(抗うつ薬，抗痙攣薬など)を併用する。
- 鎮痛補助薬を増量しても効かない場合には，別の鎮痛補助薬に変更するか併用する。

1 診療の概要

癌性疼痛は，癌の進行に従い強くなるが，鎮痛薬によって軽減できる。痛みの治療は，WHOの定めた癌性疼痛治療法の原則に従って行う。その原則は，①鎮痛薬は経口投与が基本(by mouth)，②時刻を決めて定期的に投与する(by the clock)，③WHOラダーに従い，痛みの強さに応じた薬剤を選択する(非ステロイド性消炎鎮痛薬 → 弱オピオイド → 強オピオイド)(by the ladder)，④患者ごとの適量を投与する(by the individual)，⑤副作用などに細かい配慮(with attention to detail)，からなる。

癌性疼痛は，体性痛，内臓痛，神経障害性疼痛に分類される。癌性疼痛の多くは，体性痛，内臓痛であり，非ステロイド性消炎鎮痛薬やオピオイドが有効である。神経障害性疼痛は，癌の末梢神経浸潤に伴いしびれ感を伴う痛みや脊椎転移の硬膜外浸潤，脊髄圧迫症候群に伴う背部痛などで，非ステロイド性消炎鎮痛薬やオピオイドで十分な効果が得られないこともあり，鎮痛補助薬が必要となることがある。また，化学療法後，放射線治療後にも癌の進行と無関係に，手・足の痛み，しびれ感などの神経障害性疼痛が起こることがある。

2 診療方針

痛みの原因の評価

痛みの原因を身体所見，画像検査，血液検査所見から総合的に評価する。癌患者の訴える痛みのすべてが癌に起因するものとはかぎらない。癌患者の痛みには鎮痛薬の投与などの痛みに対する治療とともに，外科治療，化学療法，放射線治療などの癌そのものに対する治療を検討する。癌治療による痛み（術後痛症候群，抗癌化学療法後神経障害性疼痛など）では，原因に応じた治療を行う。癌と関連のない痛み（脊柱管狭窄症など）にも注意する。特殊な疼痛症候群（神経障害性疼痛，骨転移痛，上腹部の内臓痛，会陰部の痛み，消化管閉塞など）には，それぞれの対応を検討する。

痛みの評価

痛みの日常生活への影響，痛みのパターン（持

表 1　鎮痛補助薬の投与方法の目安

分類	薬剤	用法・用量		主な薬物有害反応
抗うつ薬	アミトリプチリン アモキサピン ノルトリプチリン	開始量：10 mg/日　PO （就寝前）	維持量：10～75 mg/日　PO 1～3日ごとに副作用がなければ 20 mg → 30 mg → 50 mg と増量	眠気，口内乾燥，便秘，排尿障害，霧視など
	デュロキセチン	開始量：20 mg/日　PO （朝食後）	維持量：40～60 mg/日　PO 7日ごとに増量	悪心（開始初期に多い），食欲不振，頭痛，不眠，不安，興奮など
	パロキセチン	開始量：20 mg（高齢者は10 mg）/日　PO		
	フルボキサミン	開始量：25 mg/日　PO		
抗痙攣薬	プレガバリン	開始量：50～100 mg/日　PO （就寝前または分2）	維持量：300～600 mg/日　PO 3～7日ごとに増量	眠気，ふらつき，めまい，末梢性浮腫など
	ガバペンチン	開始量：200 mg/日　PO （就寝前）	維持量：2,400 mg/日　PO 1～3日ごとに眠気のない範囲で，400 mg 分2 → 600 mg 分2…と増量	眠気，ふらつき，めまい，末梢性浮腫など
	バルプロ酸	開始量：200 mg/日　PO （就寝前）	維持量：400～1,200 mg/日　PO	眠気，悪心，肝機能障害，高アンモニア血症など
	フェニトイン	維持量：150～300 mg/日　PO（分3）		眠気，運動失調，悪心，肝機能障害，皮膚症状など
	クロナゼパム	開始量：0.5 mg/日　PO （就寝前）	維持量：1～2 mg/日　PO 1～3日ごとに眠気のない範囲で，1 mg → 1.5 mg 就寝前まで増量	ふらつき，眠気，めまい，運動失調など
抗不整脈薬	メキシレチン	開始量：150 mg/日　PO （分3）	維持量：300 mg/日　PO（分3）	悪心，食欲不振，腹痛，胃腸障害など
	リドカイン	開始量：5 mg/kg/日　CIV，CSC	維持量：5～20 mg/kg/日　CIV，CSC 1～3日ごとに副作用のない範囲で，10 mg → 15 mg → 20 mg/kg/日まで増量	不整脈，耳鳴，興奮，痙攣，無感覚など
NMDA受容体拮抗薬	ケタミン	開始量：0.5～1 mg/kg/日　CIV，CSC	維持量：100～300 mg/日　CIV，CSC 1日ごとに精神症状を観察しながら 0.5～1 mg/kg ずつ増量	眠気，ふらつき，めまい，悪夢，悪心，せん妄，痙攣（脳圧亢進）など
中枢性筋弛緩薬	バクロフェン	開始量：10～15 mg/日　PO（分2～3）	維持量：15～30 mg/日　PO（分2～3）	眠気，頭痛，倦怠感，意識障害など
コルチコステロイド	ベタメタゾン デキサメタゾン	①漸減法 開始量：4～8 mg/日（分1～2：夕方以降の投与を避ける） 維持量：0.5～4 mg/日 ②漸増法 開始量：0.5 mg/日 維持量：4 mg/日		高血糖，骨粗鬆症，消化性潰瘍，易感染性など
ベンゾジアゼピン系抗不安薬	ジアゼパム	2～10 mg/回　1日3～4回		ふらつき，眠気，運動失調など

PO：経口，CIV：持続静注，CSC：持続皮下注，DIV：点滴静注，NMDA：N-methyl-D-aspartate.

〔日本緩和医療学会 緩和医療ガイドライン作成委員会（編）：がん疼痛の薬物療法に関するガイドライン2014年版，p79，金原出版，東京，2014 より一部改変〕

表 2　鎮痛補助薬の NNT と NNH

薬剤の種類		Finnerup, et al.[3]				Cochrane Review	
		神経障害性疼痛全般	中枢性疼痛	末梢性疼痛			
		NNT	NNT	NNT	NNH	NNT	NNH
抗うつ薬	抗うつ薬（全般）	3.3	3.1	3.1	16		
	三環系抗うつ薬	3.1	4	2.3	14.7	3.6	
	SSRI	6.8	ND	6.8	NS	NA	
	SNRI	5.5	ND	5.5	NS	ND	
	アミトリプチリン					3.1	6
	デシプラミン					2.6	
	イミプラミン					2.2	
抗てんかん薬	抗てんかん薬（全般）	4.2	NS	4.1	10.6		
	カルバマゼピン	2	3.4	2.3	21.7	2.5	3.7
	バルプロ酸	2.8	NS	2.4	NS		
	フェニトイン	2.1	ND	2.1	NS		3.2
	ガバペンチン	4.7	NA	4.3	17.8	4.3	3.7
抗不整脈薬	メキシレチン	7.8	NA	5.2	NS		
NMDA 受容体拮抗薬	NMDA 受容体拮抗薬（全般）	7.6	ND	5.5	12.5		
	デキストロメトルファン	4.4	ND	3.4	8.8		
オピオイド	オピオイド（全般）	2.5	ND	2.7	17.1		

ND：研究なし，NA：データなく算定不能，NS：有意差なし．
〔日本緩和医療学会・緩和医療ガイドライン作成委員会（編）：がん疼痛の薬物療法に関するガイドライン 2010 年版，p68，金原出版，東京，2010 より一部改変〕

続痛か突出痛か），痛みの強さ，痛みの部位，痛みの経過，痛みの性状，痛みの増悪因子と軽快因子，現在行っている治療の反応，レスキュー・ドーズの効果と副作用について評価する．その詳細は『がん疼痛の薬物療法に関するガイドライン』[1]に記載されている．

痛みの治療

WHO の定めた癌性疼痛治療法の原則に従って行う．まず痛みによって夜間の睡眠が妨げられないようにする．これが達成できれば，昼間の安静時の痛みをなくす．さらには体動によっても痛みが生じないようにすることが究極の目標となる．この目標に到達できるように鎮痛薬を，非ステロイド性消炎鎮痛薬，弱オピオイド，強オピオイドの順に投与し増量していく．体性痛や内臓痛は，これらの手順で消失ないし緩和されるが，しびれ感などの神経障害性の痛みは難治性で，これらの鎮痛薬では十分な効果が得られず，鎮痛補助薬が必要となることが多い．

鎮痛補助薬

オピオイド抵抗性の神経障害性の痛みには，各種の鎮痛補助薬が用いられる．癌が直接の原因となっている神経障害性の痛みに対する鎮痛補助薬の高度なエビデンスはないが，抗癌化学療法後の神経障害性の痛み，帯状疱疹後神経痛，糖尿病末梢神経障害による痛みでのエビデンスに従って，鎮痛補助薬が用いられる．

抗うつ薬，抗痙攣薬，抗不整脈薬などが用いられる．投与方法の目安を**表 1** に示す．薬物有害反応が少なく，治療効果の高い薬剤を選択する．鎮痛補助薬の NNT（number needed to treat：1 有効例を得るために必要な治療患者数）と NNH（number needed to harm：1 つの有害事象が起こるために必要な治療患者数）を**表 2**[2] に示す．

3 対処の実際

非ステロイド性消炎鎮痛薬やオピオイドは継続して投与する。鎮痛補助薬を**表1**に従って投与を開始する。いずれの薬剤も薬物有害反応があるので低用量から開始することが肝要である。**表2**に示すように，鎮痛補助薬の奏効率は低く，神経障害性の痛みが消失することは少ないので，少しでも効果があれば継続して投与する。

ある鎮痛補助薬を増量しても無効な場合には，別の分類の薬剤に変更するか併用を行う。

4 処方の実際

表1に示した鎮痛補助薬をオピオイドと併用する。オピオイドと併用すると中枢神経系の薬物有害反応がより強くなることがあるので，少量から開始して徐々に増量する。抗うつ薬あるいは抗痙攣薬が第一に選択されることが多い。

処方例

リリカ® カプセル（プレガバリン）1回 50 mg　1日2回　1週間以上かけて1回 150 mg に増量，効果不良なら1回 300 mg まで増量

◆ 文献 ◆

1) 日本緩和医療学会 緩和医療ガイドライン作成委員会（編）：がん疼痛の薬物療法に関するガイドライン 2014年版．金原出版，東京，2014
2) 日本緩和医療学会 緩和医療ガイドライン作成委員会（編）：がん疼痛の薬物療法に関するガイドライン 2010年版．金原出版，東京，2010
3) Finnerup NB, Otto M, McQuay HJ, et al：Algorithm for neuropathic pain treatment：an evidence based proposal. Pain 118：289-305, 2005

〔黒田　昌男，福本　亮，福井　辰成〕

内分泌疾患

原発性アルドステロン症

原発性アルドステロン症の手術を行いましたが，血圧コントロールに難渋している患者です。

重要度ランク ★★★ | 外来診療で頻繁に遭遇する。対処法は確実に押さえておくべき疾患

代表的主訴・所見
- 高血圧
- 低カリウム血症
- 治療抵抗性高血圧
- 脳心血管系合併症

Point
- 原発性アルドステロン症の手術適応は患者の手術希望，局在診断，患者の臨床的背景，腎機能などを考慮して総合的に判断する。
- 副腎静脈サンプリングは最も重要な局在診断法であるが，実施の適応と結果の判定は慎重に行う。
- 術後血圧コントロール不良の場合は，原因と背景を十分に吟味して，それぞれに対する適切な処置，薬物治療を行う。

1 診療の概要

原発性アルドステロン症（PA）には一側性（主にアルドステロン産生腺腫）と両側性（主に特発性アルドステロン症）がある。日本内分泌学会・日本内分泌外科学会から発表された「わが国の原発性アルドステロン症の診療に関するコンセンサス・ステートメント」[1]の診療アルゴリズムを示す（図1）。

頻度と臓器障害

全高血圧では約5%で，「PA高頻度の高血圧群」（表1）では約20%とされる。高血圧に加えて，アルドステロンの直接作用により脳卒中，左室肥大，左室拡張障害，心筋梗塞，心房細動，微量アルブミン尿の頻度が高いことが報告されている[2]。

スクリーニング対象と方法

低カリウム血症がない場合は本態性高血圧と鑑別できないため，すべての高血圧で疑う必要があるが，費用対効果の観点から，特に「PA高頻度群」でスクリーニングする。血漿アルドステロン濃度（PAC）と血漿レニン活性（PRA）の比（ARR）を用いる。

ARR>200が基準となるが，低レニンの影響が大きいため，特にPAC>120 pg/mLの場合を陽性と判断する。一方，PAC≦120 pg/mLでもPAは否定できない。まずは随時の条件下で実施し，必要に応じて，より厳密な条件（早朝空腹時，約30分の安静臥床後）で再検査する。降圧薬は影響の少ないCa拮抗薬，α遮断薬に変更後の測定が望ましいが，血圧コントロールが不十分な場合はARBやACE阻害薬を併用する。β遮断薬，レニン阻害薬はARR偽陽性を呈することから，他剤

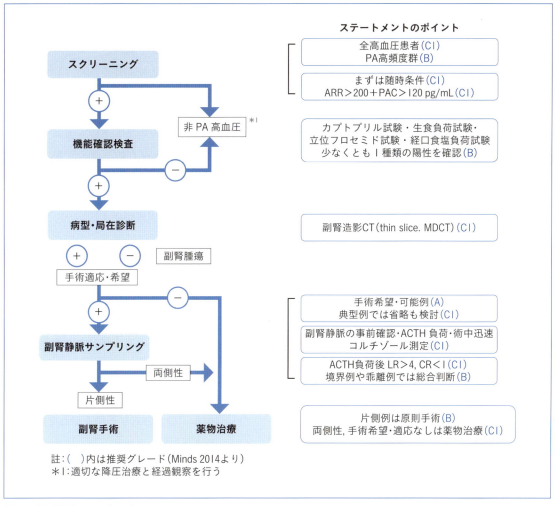

図1 PA診療アルゴリズム
〔日本内分泌学会・日本内分泌外科学会(編):わが国の原発性アルドステロン症診療に関するコンセンサス・ステートメント.日本内分泌学会雑誌 92 (Suppl.):2, 2016〕

表1 PA高頻度の高血圧群

1. 低カリウム血症合併例(利尿薬誘発例を含む)
2. 若年者の高血圧
3. Ⅱ度以上の高血圧
4. 治療抵抗性高血圧
5. 副腎偶発腫合併例
6. 40歳以下での脳血管障害発症例

〔日本内分泌学会・日本内分泌外科学会(編):わが国の原発性アルドステロン症診療に関するコンセンサス・ステートメント.日本内分泌学会雑誌 92 (Suppl.):17, 2016〕

への変更を考慮する.

機能確認検査

　アルドステロンの過剰分泌を確認するため機能確認検査(カプトプリル試験,生食負荷試験,立位フロセミド試験,経口食塩負荷試験)が少なくとも1種類陽性であることを確認する.外来での実施が容易なことから,まずカプトプリル試験を実施するが,生食負荷試験は最も特異性が高い.ARR>1,000, PAC>250 pg/mLでは,機能確認検査の省略を検討する.

病型・局在診断

副腎 CT の目的は，①副腎腫瘍の有無と患側の診断，②選択的副腎静脈サンプリング（AVS）に先立つ副腎静脈の確認，③副腎腫瘍の除外，などである．しかし，PA では 1 cm 以下の小腫瘍が多く約 60％は副腎 CT で明確な腫瘍が確認できないこと，一方，確認された腫瘍がアルドステロン過剰の原因とはかぎらないことから，確定的な局在診断には AVS が必要である．しかし，侵襲的であること，局在判定法が標準化されていないこと，右副腎静脈での成功率が低いことなどの課題があり，機械的に実施するのではなく，実施適応を慎重に選択する必要がある．

2 診療方針

治療方針の選択

一側性病変では腹腔鏡下副腎摘出術が第一選択である．手術適応や手術希望がない例，両側性例では，アルドステロン拮抗薬およびほかの降圧薬による薬物治療を行う．

手術適応の決定

手術適応の条件として，①患者の手術希望があること，②心血管系合併症の程度を考慮して手術適応があること，③一側性病変（原則としてアルドステロン産生腺腫）であることが条件である．患者の手術希望は医師の説明に大きく依存することから，手術によるベネフィットとリスクに関するインフォームド・コンセントが重要である．心血管系合併症の有無は，全身麻酔による手術のリスクとなることから，手術適応決定の重要な要素である．一方，手術により高血圧とアルドステロン過剰を改善することで，臓器障害の改善，進展阻止が期待できる．個々の症例で，手術による短期的なリスクと長期的ベネフィットを十分に検討する必要がある．

手術の治療効果

PA の病変が一側性であれば，理論的に術後高血圧は正常化することが期待される．しかし，バイオケミカルアウトカム（血清カリウム，PAC，PRA，ARR の正常化）の治癒率は約 80〜90％であるのに対して，クリニカルアウトカム（血圧の正常化〜改善）は治癒率が約 30％，改善は約 40％（治癒と改善で約 70％）と報告されており[3]，期待されているほど高くない．術後のアウトカムには主に下記の 2 つの要因が関係する．

術後アウトカムが不良である原因

これには①バイオケミカルアウトカムは良好であるが，クリニカルアウトカムが不良である場合，②バイオケミカルアウトカムとクリニカルアウトカムの両者が不良である場合とがある．背景となる要因を**表 2**に示す．

● バイオケミカルアウトカムは良好であるが，クリニカルアウトカムが不良である場合

性別，術前の高血圧の程度と罹病期間，肥満の有無，高血圧の家族歴など術後血圧の改善に影響することが報告されている．Zarneger ら[4]は，服用している降圧薬数が 2 種類以下を 2 点，BMI 25 未満，高血圧の罹病期間 6 年未満，女性の 3 つの因子のそれぞれを 1 点としてスコア化し，4 点以上の場合の高血圧治癒率は約 70％であるのに対して，1 点以下では治癒率は約 25％としている．Rossi ら[5]は高血圧罹病期間とともに，頸動脈中膜肥厚が術後血圧正常化に影響することを報告しており，二次的な動脈硬化性病変も関与する．さらに，Tanase-Nakao ら[6]は PA の約 38％が術後に CKD を呈すること，それには術前の腎機能（eGFR）と ARR が有意に関連することを示している．術後の CKD の進展は術後の血圧コントロールにも影響する．

以上のことから，術後に血圧コントロールが不良である原因には，AVS による局在診断判定が

表2 PA術後のクリニカルアウトカムに影響する要因

1. 臨床的背景
   - 性別（男性）
   - 高血圧に関する状況
   - 家族歴あり高血圧の罹病期間が長い（6年以上）
   - 高血圧の重症度が高い（降圧薬2種類以上）
   - 肥満の合併（BMI＞25）
2. 臨床検査
   - 動脈硬化の程度（頸動脈中膜肥厚など）
   - 術前の腎機能低下（eGFR低下，特に≦76.9 mL/min/1.73 m^2）
   - ARR高値（i.e.≧305）
3. 局在診断判定が不適切

不適切な場合，および術前の種々の臨床的背景，臨床検査の結果が関与する場合がある。術後に血圧コントロール不良の場合，それらを考慮して対処方法を検討する必要がある。

● バイオケミカルアウトカムとクリニカルアウトカムの両者が不良である場合

バイオケミカルアウトカムが不良な場合，クリニカルアウトカムが不良となり，局在診断の判断を再検討する必要がある。AVSは病型・局在診断のゴールドスタンダードとして推奨されており，その判定指標には，①カテーテルの成否の判定指標，②局在判定の指標がある。カテーテルの成否は下大静脈と副腎静脈のコルチゾールの比（selectivity index）＞5が一般に推奨されている。一方，局在判定にはアルドステロン過剰側を診断する目的で，PAC/コルチゾールの左右比であるlateralized ratio（LR）＞4，非病変側のアルドステロン産生抑制を診断する目的で，非腫瘍側と下大静脈のPAC/コルチゾール比率であるcontralateral ratio（CR）＜1が用いられている。

しかしながら，これまではさまざまな判定基準が使用されてきており，専門医間，施設間で差を認める。さらに，海外でもRossiら[7]の世界の主要施設を対象とした調査（AVIS研究）により，判定基準（指標，カットオフ）の国，施設間での差が大きいことが報告されている。すなわち，手術適応の前提となる病変の一側性か否かの診断は，用いる判定基準で変化する可能性を十分に考慮する必要がある。それゆえ，日本内分泌学会のコンセンサス・ステートメントではLR＞4かつCR＜1を片側性判定の基準として推奨している。一方，LR 2～4はいわゆる'グレーゾーン'で，長期的アウトカムからの判定基準の感度，特異度は必ずしも確立されていないため，低カリウム血症，副腎腫瘍の有無などの臨床所見，AVSにおけるCR＜1などを総合的に考慮して手術適応を決定する必要がある。

3 対処の実際

術後血圧の正常化の観点からは，①PAの早期発見と治療，②合併する肥満，糖尿病，脂質異常などの適切な治療，③AVSによる適切な局在判定，が重要なポイントとなる。手術に際しては，これらの複数の要因を考慮して，手術の適応決定および術後血圧のアウトカムを事前に評価しておくことが望ましい。

● バイオケミカルアウトカムは良好であるが，クリニカルアウトカムが不良である場合

術後，バイオケミカルアウトカム（PAC, PRA, ARR, 血清カリウム）が良好である場合，PAの病変局在の診断が適切であったと考えられる。それゆえ，術後の血圧コントロール不良な場合は，**表2**に記載した種々の臨床的背景を考慮して十分

な降圧治療を行う必要がある．術前すでに存在した動脈硬化性病変に対しては，それが進展しないように十分な降圧治療，脂質異常，肥満，糖代謝異常などに対する治療を行う．

術後の腎機能増悪は，術前のアルドステロン過剰とそれに伴う腎糸球体過剰濾過が術後に改善することで顕在化するもので，特に術前すでに腎機能が低下している場合や，ARRなどから評価しうるアルドステロン過剰程度が高度な場合に，より顕著である．この場合の対処方法は，循環血漿量減少による腎前性因子を緩和するため，術後の厳格な食塩制限を避けるとともに，低アルドステロン症が改善するまでの期間，ミネラルコルチコイド作用を有するフルドロコルチゾン（フロリネフ®）の少量投与も考慮するが，血圧コントロールが不良の場合には注意を要する．降圧薬としてはCa拮抗薬あるいはARBを単独あるいは併用で投与する．

● バイオケミカルアウトカムとクリニカルアウトカムの両者が不良である場合

術後，バイオケミカルアウトカムの改善が十分でない場合，反対側からのアルドステロン過剰があると考えられ，PAの病態が治癒していないと考えられる．局在診断の判定基準に関係すると思われることから，いわゆる'グレーゾーン'にある場合は，低カリウム血症やCTでの腫瘍の有無などの臨床所見や反対側副腎からのアルドステロン分泌抑制の有無（CR<1で判定）などを十分に考慮して，手術適応を判断する必要がある．この場合の対処方法は，術前あるいは非手術PA（両側性の特発性アルドステロン症を含む）の治療と原則的に同じで，アルドステロン拮抗薬を主として，Ca拮抗薬などその他の降圧薬を併用して治療を行う．

4 処方の実際

症例ごとに異なるため，一般的な処方例を示す．

● バイオケミカルアウトカムが改善している場合の降圧治療

処方例①
アムロジピンOD錠（5 mg）1回1錠　1日1〜2回

処方例②
アダラート®CR錠（40 mg）1回1錠　1日1〜2回

処方例③
ミカルディス®錠（20 mg）1回1〜2錠　1日1回

処方例④
オルメテック®OD錠（20 mg）1回1〜2錠　1日1回

①または②を主として，③または④のいずれかを適宜併用する．

③④は腎機能低下のある場合は慎重に用量を決定する必要あり．

● バイオケミカルアウトカムが改善しなかった場合の降圧治療

処方例⑤
アルダクトン®A錠（25 mg）1回1錠　1日1〜3回

処方例⑥
セララ®錠（50 mg）1回1錠　1日1〜2回

処方例⑦
アムロジピンOD錠（5 mg）1回1錠　1日1回

処方例⑧
アダラート®CR錠（40 mg）1回1錠　1日1回

処方例⑨
アジルバ®錠（20 mg）1回1錠　1日1回

処方例⑩
オルメテック®OD錠（20 mg）1回1錠　1日1回

⑤または⑥を主として，⑦⑧，⑨⑩のいずれかを適宜併用する．

◆ 文献 ◆

1) 日本内分泌学会・日本内分泌外科学会（編）：わが国の原発性アルドステロン症の診療に関するコンセンサス・ステートメント．日本内分泌学会雑誌 92（Suppl.）：1-49，2016
2) Ohno Y, Sone M, Inagaki N, et al：Prevalence of Cardiovascular Disease and Its Risk Factors in Primary Aldoste-

ronism : A Multicenter Study in Japan. Hypertension 71 : 530-537, 2018
3) Williams TA, Lenders JWM, Mulatero P, et al : Primary Aldosteronism Surgery Outcome (PASO) investigators. Outcomes after adrenalectomy for unilateral primary aldosteronism : an international consensus on outcome measures and analysis of remission rates in an international cohort. Lancet Diabetes Endocrinol 5 : 689-699, 2017
4) Zarnegar R, Young WF Jr, Lee J, et al : The aldosteronoma resolution score : predicting complete resolution of hypertension after adrenalectomy for aldosteronoma. Ann Surg 247 : 511-518, 2008
5) Rossi GP, Bolognesi M, Rizzoni D, et al : Vascular remodeling and duration of hypertension predict outcome of adrenalectomy in primary aldosteronism patients. Hypertension 51 : 1366-1371, 2008
6) Tanase-Nakao K, Naruse M, Nanba K, et al : Chronic kidney disease score for predicting postoperative masked renal insufficiency in patients with primary aldosteronism. Clin Endocrinol (Oxf) 81 : 665-670, 2014
7) Rossi GP, Barisa M, Allolio B, et al : The Adrenal Vein Sampling International Study (AVIS) for identifying the major subtypes of primary aldosteronism. J Clin Endocrinol Metab 97 : 1606-1614, 2012

〔成瀬　光栄, 立木　美香, 田上　哲也, 田辺　晶代〕

クッシング症候群の手術後の治療について

クッシング症候群の手術後の患者です。

重要度ランク

希少疾患であるが，診断の遅れはコルチゾール過剰による治療抵抗性の高血圧，糖尿病，心血管系合併症，骨関連事象，感染症，敗血症などを合併し，予後は不良である

代表的主訴・所見

- 特徴的なクッシング徴候
- 高血圧
- 糖尿病
- 骨粗鬆症，骨折
- 心血管系合併症

Point

- クッシング症候群では，内因性コルチゾール分泌が正常化するまでグルココルチコイド補充療法を要する。
- 周術期には静脈投与，その後は経口投与に変更し，約6か月から2年かけて補充量を漸減，中止する。
- 両側副腎摘出例はグルココルチコイドとミネラルコルチコイドの補充を終生継続する。
- 補充量減量中はステロイド離脱症候群，副腎クリーゼに対する十分なインフォームド・コンセントと対策を要する。

1 診療の概要

クッシング症候群は副腎皮質からのグルココルチコイド（コルチゾール）の慢性的な過剰分泌により惹起される。ACTH（adrenocorticotropic hormone）非依存性とACTH依存性に大別される。ACTH非依存性は主に副腎腺腫によるクッシング症候群（狭義）であるが，その他，ACTH非依存性大結節性副腎過形成（ACTH-independent macronodular adrenal hyperplasia：AIMAH），原発性副腎皮質小結節性異形成（primary pigmented nodular adrenal dysplasia：PPNAD）がある。さらに，副腎偶発腫瘍例でクッシング徴候を示さないが，コルチゾールの自律性分泌を示すサブクリニカルクッシング症候群（SCS）が注目されている。ACTH依存性には下垂体腫瘍によるクッシング症候群（クッシング病）と異所性ACTH産生腫瘍（肺小細胞癌，胸腺や気管支のカルチノイド，胸腺腫など）がある。以下に診断・治療の概要を解説する[1]。

特徴的身体所見（クッシング徴候：満月様顔貌，野牛様脂肪沈着，中心性肥満，赤色皮膚線条，皮下出血斑など）と非特異的所見（高血圧，糖尿病，骨粗鬆症，尿路結石，爪白癬，精神神経症状，易感染性など）がある。白血球（特に好中球）の増加，リンパ球・好酸球の減少，低カリウム血症，

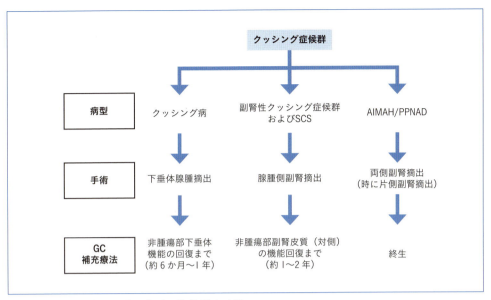

図1 クッシング症候群の病型と術後補充療法
GC：グルココルチコイド，SCS：サブクリニカルクッシング症候群，AIMAH：ACTH非依存性大結節性副腎過形成，PPNAD：原発性副腎皮質小結節性異形成。

脂質異常症，耐糖能障害などを認める。内分泌学的検査では，血中，尿中コルチゾールの増加，コルチゾールの日内変動の消失，デキサメタゾン抑制試験におけるコルチゾールの抑制欠如を認める。

一側性腺腫によるクッシング症候群では，腹腔鏡下副腎摘出術が第一選択である。SCSでは，悪性が示唆される場合は手術の絶対適応となるが，その他は相対的適応で，循環・代謝異常の程度，コルチゾール過剰の重症度などを考慮して治療方針を決定する。AIMAH，PPNADでは両側副腎摘出術が原則であるが，近年は片側副腎摘出も行われている。クッシング病では経蝶形骨洞腺腫摘出術が第一選択である。異所性ACTH産生腫瘍では，原疾患の診断と原発巣に対する治療が原則である。

2 診療方針

術後の治療で最も重要なのがグルココルチコイド補充療法である。補充が必要な病態は，①クッシング症候群の一側副腎摘出後，②SCSの一側副腎摘出後，③AIMAH，PPNADの両側副腎摘出術後，④クッシング病の下垂体腺腫摘出後，⑤治療困難なクッシング病の両側副腎摘出後，などである。補充にはグルココルチコイド作用とミネラルコルチコイド作用を有するヒドロコルチゾン，プレドニゾロンを用いることが多い。

周術期にはまず経静脈投与を行い，その後に経口投与に変更する。副腎腺腫によるクッシング症候群では，萎縮している対側副腎が機能を回復するまでの期間，約1〜2年かけて補充量を漸減中止する。クッシング病では視床下部・下垂体前葉の機能回復までの約6か月〜1年間かけて補充を継続，漸減する。両側副腎摘出例では，終生補充を継続する[2]（図1）。

3 対処の実際（図2）

周術期

投与量や期間は施設により異なる。通常，手術当日および術後2〜7日間は静注ないし点滴静注

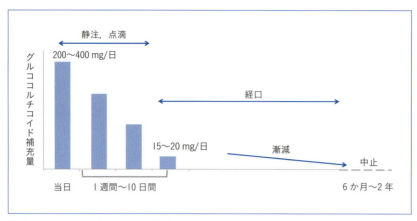

図2 周術期，維持療法期の投与量と漸減法

で投与し，以後，経口投与にして漸減する。日本内分泌学会臨床重要課題「副腎機能低下症」の指針[3]では，手術当日に静注用ヒドロコルチゾンを100〜200 mg静注後，24時間かけて同量を点滴静注する。翌日からは症状をみながら，100 mg/日から約1週間〜10日間かけて漸減し，維持量（コートリル® 15〜20 mg/日の経口投与）に変更する。周術期には副腎不全に対する懸念のため過量になる傾向があり，高血糖や低カリウム血症に注意する必要がある。

経口薬変更後

維持量に移行後，副腎腺腫によるクッシング症候群では術後約1〜2年，クッシング病では約6か月〜1年かけて漸減，中止する。漸減はステロイド離脱症状に注意しながら，2.5〜5 mg/2か月程度の速さで行う。中止時期は，①臨床症状，②朝の服薬前の血中コルチゾール濃度，③ACTH濃度の上昇，さらに，④CRH試験でのACTHの反応性回復（ACTH基礎値10 pg/mL以上，頂値が前値の1.5倍以上で正常反応），⑤迅速ACTH試験でのコルチゾールの反応性回復などで判断する（**表1**）。コートリル®内服中の血中コルチゾール値は判定指標とならない。

表1 クッシング症候群術後補充療法の中止判定指標

1) 臨床症状の消失
2) 服薬前の血中コルチゾール濃度の正常化
3) 血中ACTH濃度の正常化
4) CRH試験でのACTHの反応性回復
5) 迅速ACTH試験でのコルチゾールの反応性回復

ステロイド離脱症候群と副腎クリーゼの予防

補充量の減量速度が速すぎると，ステロイド離脱症候群（食欲不振，発熱，関節痛，倦怠感など）を認める。副腎機能低下を示唆する客観的所見（発熱，電解質異常など）を認める場合は，いったん増量して再度漸減を行う。相対的副腎不全が予想される場合（感染症，外傷，侵襲的検査・治療など）には，ヒドロコルチゾンの追加内服や静脈内投与を要する。患者や家族に緊急時の対応を十分に説明し，医療情報カードを携帯させる。一方，減量期間中には少なからず関節痛，倦怠感，食欲不振などを訴えることも多い。症状が軽度であれば，十分な説明後増量せずに同量を継続する。患者の訴えに応じて安易に補充量を増量すると，医原性クッシング症候群を引き起こす可能性もある。

4 処方の実際

手術当日

①②③の順に投与する。

処方例①
午前6時，水溶性ハイドロコートン®注 100 mg 静注

処方例②
午後12時（術中ないし術後），水溶性ハイドロコートン®注 100 mg 6時間で点滴静注

処方例③
午後6時，水溶性ハイドロコートン®注 100 mg 6時間で点滴静注

術後1日目

④⑤の順に投与する。

処方例④
午前8時，水溶性ハイドロコートン®注 100 mg 6時間で点滴静注

処方例⑤
午後6時，水溶性ハイドロコートン®注 50 mg 3時間で点滴静注

術後2〜5日目

漸減する。

術後6日目以降（維持療法期）

処方例⑥
コートリル®錠（10 mg）1回1錠 1日1回 朝食後
コートリル®錠（10 mg）1回0.5錠 1日1回 夕食後

約6か月〜2年かけて漸減，中止。

◆ 文献 ◆

1) 成瀬光栄，田辺晶代，立木美香：ACTH非依存性クッシング症候群の診断と治療のアルゴリズム．平田結喜緒，成瀬光栄（編）：クッシング症候群診療マニュアル．p152, 診断と治療社，東京，2009
2) 田辺晶代，立木美香，高木佐知子，他：クッシング症候群—術後の補充療法．平田結喜緒，成瀬光栄（編）：クッシング症候群診療マニュアル．p168, 診断と治療社，東京，2009
3) 日本内分泌学会（編）：副腎クリーゼを含む副腎皮質機能低下症の診断と治療に関する指針．日内分泌会誌91（Suppl.）：1-78, 2015

〔成瀬 光栄，立木 美香，田上 哲也，田辺 晶代〕

加齢男性性腺機能低下症候群
（LOH 症候群）

性機能低下，抑うつ症状を訴えている患者です。

重要度ランク ★★ | マスメディアに取り上げられるなど認知度が上がってきている。対応法を再確認しておくべき症候群

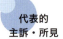
- 抑うつ，意欲低下，勃起障害など。不定愁訴も多い
- さまざまな臨床的，生化学的な症状を呈する

- 若年日本人男性の遊離テストステロン正常下限である 8.5 pg/mL が目安である。
- 質問紙で症状の把握を行うが，診断の特異度は低い。問題点があることを理解して，治療経過のモニタリングなどに使用する。
- 男性ホルモン補充療法施行中は，非生理的濃度にまで血中濃度が達しないように採血時期に注意してモニタリングする。

1 診療の概要

加齢男性性腺機能低下症候群（LOH 症候群）は国際学会である International Society For The Study of the Aging Male（ISSAM）の 2014 年の updated recommendation にて "a clinical and biochemical syndrome in men with advancing age (who have had normal pubertal development and normal male secondary characteristics) associated with low testosterone, age-related comorbidities, and deterioration in general health status" と定義されている[1]。加齢男性のテストステロンの低下，合併症，健康状態の低下などが関連したさまざまな臨床的，生化学的な症状を呈する症候群と考えられる。

この recommendation において，LOH 症候群のスクリーニングとして挙げられている症状・病態は，性欲低下，早朝勃起の減弱，勃起障害，抑うつ，疲労感，認知機能低下，インスリン抵抗性，肥満，メタボリック症候群，2 型糖尿病，筋容量・筋力の低下，骨密度低下と骨粗鬆症，活力（vitality）の低下，グルココルチコイド・オピオイド使用がある。このような症状・病態があればテストステロンの低下を疑い，確認を行う[1]。症状のスクリーニングとしては，Heinemann らによる aging males' symptoms（AMS）スコア（**表 1**）などの質問紙[2]を利用する方法もあるが，LOH 症候群において，質問紙には感度はよいものの特異度が低いという問題点がある。また，日本語を含む諸外国版と英語の原版との間では因子分析の結果が異なることも指摘されている[3]。しかしそのような問題点を踏まえても，全体の症状の評価としては十分に適切であると考えられ，後述するアンドロゲン補充療法（androgen replacement therapy：ART）の臨床的反応のモニタリングにも有用である。

上記の症状を認め，LOH 症候群を疑った場合は男性ホルモンの値を確認する。ART 導入の適

表 1 Aging males' symptoms（AMS）スコア 日本語訳試案（札幌医科大学医学部泌尿器科）の概要

5段階評価（なし，軽い，中等度，重い，非常に重い）		
1. 全般的な調子の低下	7. 神経質	13. 燃え尽きた感じ
2. 関節痛・筋肉痛	8. 不安感	14. 髭が伸びない
3. 多汗	9. 体力低下・元気がない	15. 性交回数の低下
4. 不眠	10. 筋力低下	16. 早朝勃起の回数の低下
5. 眠気・疲れ	11. 抑うつ気分	17. 性欲の低下
6. いらいら感	12. ピークをすぎた感じ	

1〜5, 9, 10：身体的因子。6〜8, 11, 13：心理的因子。12, 14〜17：性機能因子。

応基準としては海外での基準値として総テストステロン値や calculated 遊離テストステロン値を利用するものがあるが，本邦の『LOH 症候群診療の手引き』[4]では，遊離テストステロンを診断検査として推奨している。健常な日本人男性の検討より，20歳代の mean −2 SD である 8.5 pg/mL を正常下限と定めている。この値が診断，ART 導入の目安の1つとなる。

2 診療の方針

性欲低下，勃起障害，抑うつ，疲労感，筋力低下などのさまざまの症状により LOH 症候群を疑われた場合，男性ホルモン値を確認する必要がある。症状の確認において時間の限られた外来診療で簡便に行うには，問題点が指摘はされているものの AMS スコアなどの質問紙が簡便で有用である。その後の治療に伴う症状の推移をモニタリングするにも有用である[1]ので，初診時に質問紙を活用することに損はない。

LOH 症候群は多彩な症状を示すが，抑うつなどの精神症状はうつ病の症状と類似しているので注意が必要である[4]。本邦での男性更年期外来における自覚症状と内分泌所見の検討では，男性更年期外来を受診する患者は必ずしも男性ホルモンの低下を認めず，また30〜50歳代においては軽症のうつと判定される患者の割合が高かったことが報告されている[5]。抑うつ症状が強く自殺念慮などの重篤な症状を認める場合は，精神科や心療内科などにコンサルトすることが重要である。

男性ホルモンの測定は，日内変動があることから午前 7〜11 時に行うことが推奨されている。本邦では，診療の手引きより遊離テストステロンの測定を行い診断基準に用いる。遊離テストステロンが 8.5 pg/mL 未満で症状がある場合は，ART 導入の適応があると考える。

ART 導入に際しては，アンドロゲンが多くの臓器・組織に作用するステロイドホルモンであることを理解しておく必要がある。ART の副作用を懸念して，『LOH 症候群診療の手引き』では治療対象の除外基準として，前立腺癌，治療前 PSA 2.0 ng/mL 以上，中等度以上の前立腺肥大症，乳癌，多血症，重度の肝機能障害，重度の腎機能不全，うっ血性心不全，重度の高血圧，夜間睡眠時無呼吸が挙げられている。十分に除外基準を確認して，ART 導入を検討する[4]。

3 対処の実際

LOH 症候群を疑う症状を認め，遊離テストステロン測定で 8.5 pg/mL 未満であれば ART を導入する。先の除外基準を確認しておく。前立腺癌に関しては，sub-clinical 病変が臨床上発見可能な前立腺癌に ART によって転換したというエビデンスはないが[1]，治療前には直腸診と PSA 測定によって前立腺癌リスクを確認しておき，治療後も定期的にモニタリングする必要がある[4]。

抑うつ症状などで，すでに精神科や心療内科で薬物治療を受けている患者においては，内服薬の確認も重要である。スルピリドの処方を受けてい

表2 ARTに際して考慮すべき副作用

- 心血管系疾患
- 脂質代謝
- 多血症
- 肝毒性
- 睡眠時無呼吸症候群
- ざ瘡
- 精巣萎縮
- 前立腺疾患
- その他

る患者などは，薬剤性高プロラクチン血症を発症している場合もある．ART導入前にプロラクチン値も確認し，高値の場合は処方先に薬剤の変更が可能かコンサルトする．スルピリドが休薬できるなら，休薬後に再度男性ホルモンの測定を行う．スルピリド休薬により男性ホルモンの値が正常値に戻り，症状も改善することもあるので注意が必要である．

ARTの方法は，海外では経皮投与，経口投与，皮下投与などいろいろな製剤があるが，本邦の医療機関で広く使用されているのは筋肉内注射による投与方法である．一般薬局で市販されている軟膏製剤も利用可能であるが，医療機関で処方されるものとしては注射製剤が一般的である．治療開始後は，3か月ごとに評価を行い，副作用（**表2**）に注意して治療を継続する．症状が改善しなければ治療は中断となるが，各臓器において症状の改善までの期間が異なっているので[1]，一様に評価時期を決めることはできない．例えば，性欲は治療開始後3週以内に症状改善が始まり，最大6週までに改善が起こるとされており，勃起機能や射精機能は有意な症状改善まで6か月まで観察を必要とするとされている．抑うつ症状はART開始3〜6週後より効果が確認され，最大の改善は18〜30週後に起こるとされている．しかし，副作用の確認も必要であり，治療開始後3か月目に最初の治療効果を評価するのは妥当である．

本邦で一般的に使用されている注射製剤の1つであるテストステロンエナント酸エステル（エナルモンデポー®）では，注射後4〜7日後に血中テストステロンが最高値になる．過剰に投与すると，正常域を超えて非生理的濃度に達することがあるので注意が必要である．注射日に血液検査を行うのではなく，血中濃度を想定して注射後4〜7日ごろに採血して，遊離テストステロン値を確認することが診療の手引きでは推奨されている[4]．

4 処方の実際

処方例①
テストステロンエナント酸エステル（エナルモンデポー®）注　1回125 mg　1日1回　筋注　2週間ごと

処方例②
ヒト絨毛性性腺刺激ホルモン（ゴナトロピン®）注　1回3,000単位　1日1回　筋注　1〜2週間ごと

◆ 文献 ◆

1) Lunenfeld B, Mskhalaya G, Kalinchenko S, et al : Recommendations on the diagnosis, treatment and monitoring of late-onset hypogonadism in men : suggested update. Aging Male 16 : 143-150, 2013
2) Kobayashi K, Hashimoto K, Kato R, et al : The aging males' symptoms scale for Japanese men : reliability and applicability of the Japanese version. Int J Impot Res 20 : 544-548, 2008
3) 小林　皇, 加藤隆一, 橋本浩平, 他：Aging males' symptoms (AMS) スコアの因子分析. 泌尿紀要 55 : 475-478, 2009
4) 日本泌尿器科学会/日本Men's Health医学会「LOH症候群診療ガイドライン」検討ワーキング委員会（編）：加齢男性性腺機能低下症候群（LOH症候群）診療の手引き. じほう, 東京, 2007
5) 佐藤嘉一, 加藤修爾, 大西茂樹, 他：男性更年期外来受診患者の自覚症状および内分泌所見の分析. 日泌尿会誌 95 : 8-16, 2004

〔小林　皇, 舛森直哉〕

高度乏精子症

高度乏精子症と考えられる患者です。

重要度ランク ★★ 外来診療で頻繁に遭遇する。妻側の状況も考慮した対応が必要である

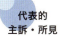
代表的主訴・所見
- 不妊

Point
- 原因不明の場合が多いが、基礎疾患が存在する場合もあり、各病態により対応が異なってくる。
- 妻の年齢も考慮し、体外受精や顕微授精を並行して行わなければならないケースが多いが、男性側の治療が不妊治療の成績を改善する。

1 診療の概要

精子濃度が1,500万/mL未満を乏精子症（oligozoospermia）と定義されるが、そのなかでも500万/mL未満の状態は高度乏精子症（severe oligozoospermia：severe oligo）と呼ばれ、一般的にタイミング法や人工授精（assisted insemination of husband sperm：AIH）での妊娠は非常に厳しい状態である。精子の運動率の低下や奇形率の増加も伴っていることが多く、oligo-astheno-teratozoospermia（OAT症候群）と呼ばれることもある。濃度が正常でも運動率が10～20％を下回るような症例は総運動精子数は少なく、なんらかの治療が奏効すれば精子濃度も含め全体的に精液所見が改善することから、そのような精液所見の場合でもsevere oligoに準じて対応している。大部分の症例がFSH高値で造精機能低下によるものであるが（表1）、FSHが高値ではない症例については、精路の不完全閉塞やなんらかの射精障害によることもあり、原因の精査により精液所見が著明に改善する場合もある。多くのケースは妻の精査中に指摘されることが多く、タイミング法やAIHへのステップダウンが可能となれば患者にとって非常に負担は軽くなり、体外受精や顕微授精（intracytoplasmic sperm injection：ICSI）などの補助生殖医療技術（assisted reproductive technology：ART）を行う場合でも、その治療成績の向上に貢献できる。

ARTの発展により、乏精子症においてはARTクリニックのみで治療される傾向がある。しかしARTの治療成績自体はこの10年間で顕著な進歩はなく、特にsevere oligoの場合は精子自体の損傷や機能の改善がARTの成績向上に関係してくるということに気づき始めた婦人科医も多い。泌尿器科医は精液所見の改善はさることながら、精子機能の改善といった面でsevere oligoに対応していかなければならない。

2 診療方針

まず精液検査がきちんとできているか、つまり精液のfirst fractionをこぼしたりしていないか、禁欲期間が1日などと極端に短くないかチェックする。精液検査自体の変動が大きいため、初回の

表 1　高度乏精子症の FSH 別の頻度，診断およびクロミッド® による治療成績（自験例）

FSH 値 (mIU/mL)	自験例での頻度	診断	クロミッド® による血清テストステロン上昇	クロミッド® による精子濃度上昇
低値（2.0＞）	5%	精路閉塞，逆行性射精などの除外も必要	95%	68%
正常（2.0≦　＜7.5）	32%		82%	53%
高値（7.5≦）	62%	原発性精巣機能障害	71%	19%

検査で severe oligo の場合は複数回精液検査を行う。精巣容積が 10 mL 未満など精巣萎縮を認めれば，造精機能低下による severe oligo の可能性が高い。内分泌的評価として LH，FSH，テストステロン，プロラクチンおよびエストラジオールのチェックを行う。FSH 値の正常値については専門家により意見が異なるが，クロミフェンを使用する場合においては，FSH 7.5 mIU/mL 以上を高値としている。

表 1 に示すように severe oligo は FSH が高値の場合が大部分であり，造精機能自体が低下しているが，FSH が正常または低値の場合は多様な病態が認められる。大部分の severe oligo は特発性であり原因不明であるが，精索静脈瘤の有無の評価は必須であり，精巣上体の硬結のチェックは精巣上体炎後に無精子症まではきたさずに，片側の完全閉塞と，対側の不完全閉塞をきたした結果，severe oligo をきたしている可能性を示唆する。精路の評価も重要であり，前立腺炎の有無や精子形成障害に関与する薬剤のチェックが必要である。最近経験した症例でもサラゾピリン® やデュタステリド，テストステロンが配合された OTC 医薬品であるグローミン® の投与がなされていた例などがある。また精液量が少ない場合（2 mL 未満）には射精管閉塞も考慮する必要があるため，経腹または経直腸的超音波断層法が必要である。

筆者らの AIH の適応基準は，精液量 2 mL 以上，精子濃度 1,000 万/mL 以上，運動率 40% 以上としているが，総運動精子数が多いほど妊娠率は上昇する傾向にあるため，精液所見が極端に悪くないにもかかわらず AIH にて妊娠に至らないケースについては早期の ART を勧めている。

無精子症ではないが，精液検査にてわずかに精子を認める（cryptozoospermia）症例においては，射出精子を用いるよりも精巣内精子を用いて ICSI を行ったほうが，着床・妊娠・出産率はいずれも良好であることが報告されている[1]。これは射出に至るまでの精路において，精子が種々のストレスを受けて損傷され，その質が低下していることが原因と考えられる。同様のことは，severe oligo の場合にもあてはまり，射出精子を用いた ICSI を数回行っても妊娠に至らない症例においては，射出精子を用いた ICSI にこだわるのではなく，精巣内精子採取術も考慮すべきである。

3　対処の実際

精索静脈瘤を認めた場合には精索静脈結紮術を勧めるが，severe oligo に対する低位結紮術後の精液所見が 1,000 万/mL 以上となる症例は，筆者らの成績では乏精子症での成績（約 70%）にやや劣り，50% 程度である。

特発性（原因不明）のことが多く，非特異的な薬物療法が治療の主体となっているが，必ずしも明確な理論的根拠に基づいた治療法とはいえず，効果に関して大規模な RCT の報告も少なく，決定的な治療法としての位置づけでは行われていない。一般的に使用される薬剤は，精子のエネルギー代謝 DNA 合成や抗酸化作用などに着目した薬剤が多く，ビタミン剤やカリクレイン製剤，各種酵素剤や微量元素製剤，漢方製剤などを用いた非内分泌療法と，クロミフェンやゴナドトロピン製剤などを用いた内分泌療法がある。精液検査所見や薬剤の特性を考慮して多剤併用で使用される

非内分泌療法

Empirical medical therapy とも呼ばれ、カリクレイン、ビタミン C, E, B$_{12}$, グルタチオン、pentoxifylline, カルニチン、リコピン、コエンザイム Q10 などが含まれる。漢方療法として補中益気湯、八味地黄丸、牛車腎気丸、柴胡加竜骨牡蛎湯、十全大補湯、枝加竜骨牡蛎湯などが用いられる。

筆者らはそのなかでも比較的報告の多い、カリクレインとビタミン B$_{12}$ を用いているが、無効であれば 6 か月ごとに治療の見直しを行っている。漢方療法も著効する場合が散見されるが、患者の「証」の判定をきちんと行うべきである。

処方例①
メチコバール®錠（500 μg）1 回 1 錠　1 日 3 回　食後

処方例②
カリクレイン®錠（10 単位）1 回 2 錠　1 日 3 回　食後

内分泌療法

● クロミフェン

抗エストロゲン薬であり、視床下部下垂体へのネガティブフィードバックを阻害することにより内因性の GnRH およびゴナドトロピンの分泌を促し、また精巣への直接作用にて精子形成を刺激する。1992 年に WHO から報告された RCT にて精液所見の改善および妊娠率においてその有効性が否定され[2]、男性不妊治療において依然保険適用外である。しかし、症例選択および投与法を考慮すれば非常に有効であり、世界的にも severe oligo に限らず男性不妊診療において広く使用されている薬剤である。

抗エストロゲン薬は比較的安価で安全な経口薬であるため繁用されるが、その効果は不確実であり、長期にわたり固執することなく ART などのより効果的な方法を検討すべきである。

常識的には高ゴナドトロピン症例においてはクロミッド®をはじめゴナドトロピン療法は無効と考えられているが、ある程度の反応はある。さまざまな投与法があるが、筆者らは少量より開始している。

処方例③
クロミッド®錠（50 mg）1 回 1 錠　朝食後　週 3 回

4 週後の採血にて有意なテストステロン上昇がない場合は、

処方例④
クロミッド®錠（50 mg）1 回 1 錠　朝食後　3 週連続投与、1 週休薬へ変更

いったん上昇したテストステロンが低下傾向を示す場合はクロミッド®に対する反応が減弱した状態であるため 2～3 か月休薬。

● テストステロンリバウンド療法および hCG リバウンド療法

テストステロンエナント酸エステル（エナルモンデポー®）250 mg を毎週、2～4 か月程度投与し、内因性のゴナドトロピンを抑制し、テストステロン投与を中止した後のゴナドトロピンが上昇してくる際に精子形成が刺激され、精液所見の改善を認めるというものである。治療後に持続性の無精子症を認めた症例もあり[3]、現在では用いられない。筆者らは hCG 3,000～5,000 単位、週 2～3 回皮下注による hCG 療法および hCG リバウンド療法を行う場合がある。テストステロンリバウンドとは異なり、hCG 投与中であってもネガティブフィードバックがかかるほどの血清テストステロン濃度が上昇せずに（500～700 ng/dL 台程度）精巣内テストステロンの上昇により精子形成が促進されるケースがあり、一方、血清テストステロン濃度が上昇し（800 ng/dL 以上）、ネガティブフィードバックがかかりゴナドトロピンが低下し、いったん精子数が 0 になるが、hCG を中止した際にテストステロンリバウンドと同様な機序で精子形成が著明に改善するケースがある。どうしても ART を拒否される場合などに行うが、開始にあたっては念のために精子の凍結保存を勧めて

いる。

内分泌療法に関しては，今後リコンビナントFSH製剤やアロマターゼ阻害薬などを用いた成績についての情報が蓄積されてくるものと思われる。

● **生活習慣病の治療**

高度乏精子症の原因の大部分は特発性であるが，精液所見が悪い男性ほど高血圧やメタボリック症候群などの生活習慣病の併存が多くなる[4]。それらの治療は生命予後の改善に寄与するのみならず，精液所見の改善も認めるケースもあることから，男性不妊診療で判明した生活習慣病や，以前から指摘はされているものの改善していない場合には，積極的にそれらの治療を行うべきである。

◆ 文献 ◆

1) Bendikson KA, Neri QV, Takeuchi T, et al : The outcome of intracytoplasmic sperm injection using occasional spermatozoa in the ejaculate of men with spermatogenic failure. J Urol 180 : 1060-1064, 2008
2) WHO : A double-blind trial of clomiphene citrate for the treatment of idiopathic male infertility. Int J Androl 15 : 299-307, 1992
3) Pasqualotto FF, Fonseca GP and Pasqualotto EB : Azoospermia after treatment with clomiphene citrate in patients with oligospermia. Fertil Steril 90 : 11-12, 2008
4) Shiraishi K and Matsuyama H : Effects of medical comorbidity on male infertility and comorbidity treatment on spermatogenesis. Fertil Steril 110 : 1006-1011, 2018

〔白石　晃司〕

精索静脈瘤

精索静脈瘤が疑われる患者です。

重要度ランク
外来診療で頻繁に遭遇する。手術を中心とした対処法は確実に押さえておくべき疾患

代表的主訴・所見
- 不妊
- 陰嚢の疼痛（左が多い）

Point
- 精索静脈瘤は健常男性においても15〜20％程度に認められ，造精機能に与える影響は個人差が大きい。
- 精索静脈結紮術を行うにこしたことはないが，妻の年齢や卵巣予備能次第で，体外受精や顕微授精も同時に急いで行うべき症例も多い。

1 診療の概要

小さな静脈瘤も含めれば，男性不妊外来の30〜40％の患者に認められ男性不妊の原因として最も頻度が高いが，一方，健常男性の15〜20％にも認められることからその手術適応については非常に議論がある。静脈瘤を有する男性の20〜30％に精液検査での異常を認める。解剖学的理由によりうっ血しやすい左内精静脈の拡張により生じ，その結果，陰嚢温度の上昇，精巣内の低酸素，toxic substanceの逆流や蓄積により造精機能障害が生じる[1]。酸化ストレスが主な病態の1つに挙げられており，さまざまな抗酸化薬などの有効性が報告されているが，現在のところ手術（顕微鏡下低位結紮術）が最も有効な治療法である。術後に精液所見の改善を認めない症例においても体外受精や顕微授精といった補助生殖医療技術（assisted reproductive technique：ART）の治療成績を向上させていることから，精子のDNA損傷などの精子機能の改善にも寄与していると考えられている。陰嚢痛や違和感を訴えて受診するケースもある。

2 診療方針

視診および触診にて容易に診断できる（図1）。grade 3：立位にて拡張した静脈瘤が確認できる，grade 2：立位にて触れる，grade 1：立位Valsalva法にて触れる。補助的な検査として超音波断層法による拡張した静脈（3 mm以上）やカラードップラーによるValsalva下での逆流の確認を行う。臥位では大部分の静脈瘤は見落とされるため，立位で1分以上かけ診察を行うべきである。

右側単独の静脈瘤は非常に稀であり，内臓逆位がないかぎり，単純CTの撮影を行う。筆者らは右腎下極の腎癌が右精巣静脈を圧迫していた症例を経験した。精索静脈瘤は，たまたま存在していることもしばしばあるので，既往歴の聴取，合併症や内服薬の有無，内分泌検査（LH，FSH，テストステロン，プロラクチン），精巣容積の測定，陰嚢内容の十分な診察は重要である。診療上の問題は手術適応と手術方法である。

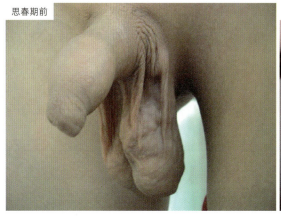
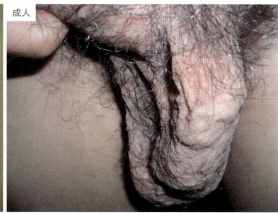

図1 grade 3 静脈瘤

3 対処の実際

手術適応

多くのメタアナリシスにより男性不妊治療における精索静脈結紮術は明らかに有効であり，妻の年齢や治療状況などを考慮し grade 2 以上の精索静脈瘤は積極的に手術されるべきである。しかしその効果判定は非常に難しく，患者に 60〜70% の精液所見の改善率を説明したところで実践的な情報とはなりえない。精液所見の効果判定にはさまざまな報告があるが，①t-検定にて術後に有意な総精子数の増加（無精子症の場合は術後に射出精子を認めた場合），②妻の治療のステップダウンが図れる，③ART も含め妊娠率の改善を認める，といった観点からのインフォームド・コンセントを筆者らは行っている。

過去 700 例の経験から①68%，②約 30%，③約 60% で手術の有効性を説明している。妻の治療のステップダウンが男性不妊治療の大きな意義の 1 つであるが，女性の晩婚化も顕著となり ART を急ぐカップルも多いため，②の観点からの有効性はやや低めとなっている。

一方で，タイミング法から顕微授精まで，手術群と非手術群を比較すると約 60% のカップルで手術群のほうが明らかに妊娠率が向上しており，精子濃度や運動率以外の要素も大いに関与していることがうかがえる。

精索静脈結紮術後の精液所見の改善を予測するノモグラムが開発されている[2]。また精巣での PCNA 染色などにより，DNA 合成の盛んな症例では術後の精液所見の改善は良好である[3]。筆者らは grade 2 以上の静脈瘤は原則手術を行い，grade 1 に関しては精巣温度測定を行った後に妻の因子も考慮し適応を決定している。女性因子はさまざまであるが，最も頻度が高いものは年齢 35 歳以上である。36 歳頃から卵巣予備能が低下し，採卵個数や卵の grade の低下を認め，その結果 ART での妊娠率が急激に低下することを考慮すれば，精液所見の改善がやや低い grade 1 の静脈瘤手術の効果に期待するのは妻の年齢が 30 歳台前半までとすべきである。

一方で③の観点からは，手術により精子 DNA の損傷の低下などの報告も多く認められるようになり，次回の ART を施行する前に速やかに手術を行うようにしている。結果的に精索静脈瘤に対する手術適応は広がってきているが，特に③については，術後にどのようなメカニズムで精子の quality が改善するかといった評価法の確立が急務である。

手術方法

内精静脈の塞栓術は再発率が高いため，一部の施設で行われているのみである．高位結紮法（Palomo法）はシンプルであり，精液所見の改善率も低位結紮に比べて劣り，精液所見の改善の早さ，再発率，術後の疼痛，美容面において低位結紮に劣る．腹腔鏡下の高位結紮は疼痛および美容面についてはクリアできるが，最近，腹腔鏡下に動脈やリンパ管を温存する試みもなされている．しかし，温存手術後の再発例に対する手術件数が増えてきており，再手術時には鼠径管内に拡張した静脈を認めることから，未処理の静脈が拡張した可能性が高く，安易な温存は避けるべきであると考えられる．

36の報告についてメタアナリシスを行った報告では，顕微鏡下の低位結紮が理想的な術式であるとされている[4]．顕微鏡下低位結紮にはsubinguinal, inguinalおよびhigh inguinalアプローチなどが含まれるが，gold standardであるsubinguinalアプローチは処理する静脈本数が多く，また太いため，マイクロサージェリーへの熟練を要する．high inguinalアプローチは処理する先述した神経の温存が確実に可能で，処理すべき血管の本数が少なく，静脈径が細く，また動脈の拍動がわかりやすく精管系の分離も容易であることから，マイクロサージェリーを開始する術者にとってはよい方法である[5]．

精管静脈の処理については議論があるが，筆者らはそれが結紮術後の静脈血の主な還流ルートと考え温存している．精管静脈と精巣静脈の区別もhigh inguinalアプローチでは容易である．

手術を行わない症例

精索静脈瘤による造精機能障害による薬物療法についてのエビデンスは存在しない．手術の拒否，妻の因子の存在などで精索静脈結紮術を行わない場合，筆者らはビタミンEおよびC併用の抗酸化療法を行っている．投与量および期間については解析中であるが，20〜30％の症例に精液所見の改善を認めている．

ビタミンCやE以外にも，L-カルニチンやコエンザイムQ10などを使用し抗酸化作用を期待した同様の研究が国内外でも進められており，今後の結果が期待される．エビデンスは少ないものの副作用の少なさ，安価といった観点から従来使用しているメチコバール®やカリクレイン®の投与も含め，無治療でフォローするよりはこのような非内分泌療法も有効と考えられる．

術後評価

当然であるが術後に一時的な静脈瘤の悪化は認めるが，立位Valsalva下での逆流は確実に術直後より消失している．術後3か月の時点で精液検査と創および静脈瘤のチェックを行っており，以後3か月ごとの精液検査を行っている．術後半年でLH，FSHおよびテストステロンの採血を行っており，造精機能が回復する症例においてはFSHの低下を認める場合もある．しかし，妻年齢も高いケースも多く，人工授精やART時に採精を行うので，その検査結果でもってフォローすることも多い．精液所見が改善する症例は術後6か月〜1年の間が最も多い．

疼痛などの不妊症でない場合の対応

精索静脈瘤の主訴は疼痛や違和感であることも多い．精索静脈結紮術（この場合は高位結紮でもかまわない）により，70〜80％の症例に症状の改善を認めるが，手術を勧める前に精巣上体炎や精巣腫瘍，時には陰嚢外の疾患として尿路結石などの場合もあるので，基礎疾患の精査は必須である．いまだ原因不明でるが慢性陰嚢痛（chronic orchialgia）のこともあるので，術後にも疼痛が消失せずトラブルをきたすことがある．筆者らは成人で疼痛が主訴の精索静脈瘤に対しては，慢性陰嚢痛に対する顕微鏡下精索除神経術（microsurgical denervation of spermatic cord：MDSC）を行っている[6]．

◆ 文献 ◆

1) Shiraishi K, Matsuyama H and Takihara H : The pathophysiology of varicocele in male infertility in the era of assisted reproductive technologies. Intl J Urol 19 : 538-550, 2012
2) Samplaski MK, Yu C, Kattan MW, et al : Nomograms for predicting changes in semen parameters in infertile men after varicocele repair. Fertil Steril 102 : 68-74, 2014
3) Shiraishi K, Oka S and Matsuyama H : Predictive factors for sperm recovery after varicocelectomy in men with non-obsturctive azoospermia. J Urol 197 : 485-490, 2017
4) Cayan S, Shavakhabov S and Kadioğlu A : Treatment of palpable varicocele in infertile men : a meta-analysis to define the best technique. J Androl 30 : 33-40, 2009
5) Shiraishi K, Oka S, Ito H, et al : Comparison of the results and complications of retroperitoneal, microsurgical subinguinal and high inguinal approaches in the treatment of varicocele. J Androl 33 : 1387-1393, 2012
6) 白石晃司：慢性陰嚢痛．臨泌 68：155-161, 2014

〔白石　晃司〕

閉塞性無精子症（精路閉塞）

小児期にヘルニア手術を行い，精路閉塞が強く疑われる患者です．

重要度ランク ★ | 男性不妊患者が泌尿器科外来を受診する機会が増えているなかで，対処法は押さえておくべき疾患

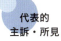

- 不妊，無精子症

- 閉塞性無精子症は，病歴の聴取，陰嚢の診察，内分泌検査により診断する．
- 治療法として，精路再建術もしくは精子採取による生殖補助医療技術がある．
- 患者カップルの年齢と社会的・経済的状況を考慮して治療法を選択する．

1 診療の概要

挙児を希望するカップルのうち5～10組に1組が不妊で悩まされており，その約半数に男性側の因子が関与している．男性不妊症の原因は，精巣での精子形成がなんらかの原因で低下した「造精機能障害」，精巣での精子形成能は保たれているものの精路になんらかの問題がある「精路通過障害」，そして勃起障害や射精障害などの「性機能障害」の3つに大きく分けられる．このうち，造精機能障害が約80％と最多を占める．精路通過障害は，本邦での1996年の調査では約15％と性機能障害（約5％）よりも頻度が高かったが，近年（2014年）行われた調査では精路通過障害が約5％，性機能障害が約15％と逆転している[1]．

無精子症は精子の通過路が閉塞ないしは欠損している「閉塞性無精子症」と，精巣での精子形成がないか非常に少ないため射精液中に精子の存在しない「非閉塞性無精子症」に大別される[2]．閉塞性無精子症と非閉塞性無精子症の鑑別は，病歴，精巣容積，精巣上体の腫大，閉塞部位の触知，内分泌検査により行う．一般に，閉塞性無精子症では精巣上体炎や鼠径ヘルニア手術などの既往があり，精巣容積は十分大きく，FSH（follicle stimulating hormone）の上昇はみられない．非閉塞性無精子症では，精巣容積は小さくFSHが上昇していることが多い．

閉塞性無精子症をきたす原因としては，**表1**に示したようにパイプカット，小児期鼠径ヘルニア手術時の精管損傷，精管炎，先天性精管欠損，精巣上体炎，射精管囊胞などが挙げられる．精路閉塞部位としては，精巣輸出管，精巣上体管，精管，射精管があるが，精管閉塞の診断を**表2**に示す．

本症例では，おそらく小児期の両側の鼠径ヘルニア手術時に両側精管損傷をきたしたために，閉塞性無精子症となったものと思われる．小児鼠径ヘルニア手術において最も頻度の高い合併症は精管損傷である．病歴の聴取と陰嚢の診察（精巣容積正常），精管の触知，内分泌検査（血清FSH正常）で鼠径ヘルニア術後精管閉塞と診断した後，患者年齢・配偶者の年齢を考慮して治療方針を決定する．

精管造影は過去には精路の通過障害を調べるために多く施行されてきたが，現在では精管閉塞診断目的での術前の精管造影は，穿刺した精管に侵襲をきたすのみでその意義はほとんどなく，行う

表1 男性不妊症の原因

造精機能障害	特発性
	精索静脈瘤
	内分泌異常
	染色体異常，遺伝子異常
	薬剤性
	停留精巣
	精巣腫瘍
	感染（ムンプス精巣炎など）
	放射線照射
	外傷
精路通過障害	パイプカット
	鼠径ヘルニア手術
	精管炎，精巣上体炎
	射精管囊胞
	先天性精管欠損
性機能障害	勃起障害
	脊髄損傷
	糖尿病
	後腹膜リンパ節郭清術
	膀胱・尿道の手術

表2 精管閉塞の診断

既往歴	パイプカット，鼠径ヘルニア手術
身体所見	精管を触知，精巣容積正常
内分泌検査	FSH値正常
精液検査	遠心後に精子なし

〔日浦義仁，松田公志：精管閉塞，岩本晃明，松田公志（編）：男性不妊症の臨床，p132，メジカルビュー社，東京，2007より引用改変〕

2 診療方針

遠心後の精液標本の沈降物に精子が認められなければ，無精子症とされる。精液検査に関しては2010年にWHO（世界保健機関）がマニュアルを発行しており[4]，それに準拠して施行されるべきである。禁欲期間は2日以上7日以下，1回のみの検査結果で判断するのではなく，複数回の検査結果で評価するべきである。

複数回の精液検査にて無精子症と診断した場合，まずは閉塞性無精子症と非閉塞性無精子症の鑑別が必要となる。この鑑別は病歴聴取，精巣容積，精巣上体の腫大，閉塞部位の触知，内分泌検査によって行う。特に閉塞性無精子症の診断については，過去の手術既往や精巣炎・精巣上体炎の既往の有無をしっかり聴取することが重要である。また，精液検査所見は同一個人でも大きく変動することが知られているが，検査前に有熱性疾患にかかっていたため一時的に精液所見が悪化していることはよく経験することであり，この観点からも病歴の聴取は非常に重要である。

陰嚢の診察において，精巣の大きさや精巣輸出管および精巣上体の硬結の有無は，閉塞性無精子症の診断に必須である。精巣容積の計測は超音波検査での計測が望ましいが，簡便にはオーキドメーターを用いて計測する。両側の精巣上体に硬結を認める場合は，閉塞を強く疑う。また，精管を丹念に触診し，触知できない場合は先天性精管欠損症を疑う。先述したように，精管閉塞を診断するための術前精管造影は，穿刺部精管に侵襲をきたすのみでその意義はほとんどなく，行うべきではない。

べきではないとされている[3]。

精管精管吻合術で閉塞部位をバイパスできる場合には，原則として精路再建術が適応となる。鼠径ヘルニア術後の吻合では，長時間の閉塞により精巣側精管断端と尿道側精管断端の内径差が大きく，パイプカット後の再吻合と比較すると難易度が高い。また，鼠径ヘルニア術後の精管閉塞では長期閉塞による二次的な精巣上体閉塞が起こりやすいと考えられており，精管吻合術後も精子の出現がみられない場合は，同側の精巣上体精管吻合術を考慮する必要がある。精路再建が不成功に終わる可能性や，手術後精子の出現までに時間がかかる可能性があり，配偶者を含めた年齢や社会的・経済的状況を考慮したうえで，顕微授精（intracytoplasmic sperm injection：ICSI）に備えた精子の採取を精巣精子採取術（testicular sperm extraction：TESE）にて精路再建と同時に行うことも考慮する。当然のことながら，術前の十分なインフォームド・コンセントが必要である。

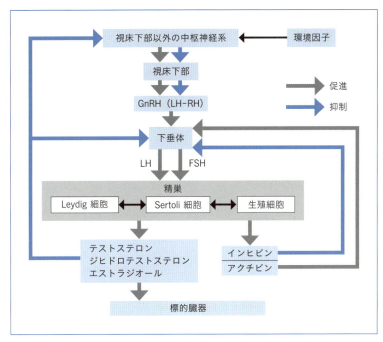

図1 精巣機能の内分泌的調節

内分泌検査では，採血にて総テストステロン，FSHおよびLH（luteinizing hormone）を測定する。また，必要に応じてプロラクチン（PRL）およびエストラジオール（E_2）も測定する。精巣機能は**図1**のように視床下部，下垂体からの刺激により調節されており，精巣で産生されたホルモンが視床下部，下垂体に対してフィードバック作用を有することで，一定の機能が維持されている。LHは精巣Leydig細胞に作用しテストステロン産生を促進，FSHはSertoli細胞に作用し精子形成に関与する。閉塞性無精子症の場合は，原則として造精機能は保たれているため，FSH値は正常範囲内である。これに対し，非閉塞性無精子症ではFSHは多くの症例で高値を示すが，精子成熟障害（maturation arrest）では高値を示さない場合もあるので注意が必要である。

3 対処の実際

閉塞性無精子症では，精路再建による自然妊娠を目指した治療と精巣精子あるいは精巣上体精子を用いた生殖補助医療技術（assisted reproductive technology：ART）のいずれかを選択することになる。

精路再建術

精路が先天的に欠損している先天性両側精管欠損症の場合を除いて，精路再建が第一選択になる。しかしながら，精路再建に成功しても自然妊娠するまでに1年以上の期間を要することが多く，精路再建は時間的余裕のあるカップルにおいて考慮されるべきである。再建法は手術用顕微鏡下に精管精管吻合ないしは精管精巣上体管吻合を行う[5]。近年行われた日本の調査では，前者の術後精路開存率は68.9％であったが，後者のそれは41.5％であった[6]。精巣輸出管再建術や射精管開放術は，手術成績の低さ[7]や術後早期の再閉塞が高頻度であることから，精路再建ではなく，次に述べる方法で精巣精子もしくは精巣上体精子を採取してICSIに用いるのが一般的である。また，精路再建不能の場合にも同様である。精路再建術の際には，精路再建が不可能または不成功に終わる

可能性について術前に十分な説明を行い，配偶者を含めた年齢や社会的・経済的状況を考慮したうえで，ICSIに備えた精子採取を同時に行うことも考慮する．

精巣精子採取術（TESE）

陰嚢皮膚を小切開し，鞘膜を切開した後，精巣白膜を切開して精細管組織を採取する．採取した組織は培養液中で細切し，精子の有無を確認する．精子が確認できれば，ICSIに備えて凍結保存を行う．小切開ですむためきわめて短時間で手術を終えることができる．

精巣上体精子回収術

経皮的に精巣上体を穿刺し，精巣上体精子を回収する経皮的精巣上体精子採取術（percutaneous epididymal sperm aspiration：PESA）と，陰嚢を切開して精巣上体を露出させ，顕微鏡下に精巣上体管から内容液を吸引する顕微鏡下精巣上体精子採取術（microsurgical epididymal sperm aspiration：MESA）がある．

◆ 文献 ◆

1) Yumura Y, Tsujimura A, Imamoto T, et al：Nationwide survey of urological specialists regarding male infertility：results from a 2015 questionnaire in Japan. Reprod Med Biol 17：44-51, 2017
2) Shin T, Iwahata T, Kobori Y, et al：Chromosomal abnormalities in 1354 Japanese patients with azoospermia due to spermatogenic dysfunction. Int J Urol 23：188-189, 2016
3) 日浦義仁，松田公志：精管閉塞．岩本晃明，松田公志（編）：男性不妊症の臨床．pp131-137, メジカルビュー社，東京，2007
4) World Health Organization, Department of Reproductive Health and Research：WHO laboratory manual for the examination and processing of human semen, Fifth edition. 2010
5) 岡田　弘，稲葉洋子：特集　私の行っている縫合と吻合の手技・3 精管・精管吻合，精管・精巣上体吻合．臨泌 56：1131-1137, 2002
6) Taniguchi H, Iwamoto T, Ichikawa T, et al：Contemporary outcomes of seminal tract re-anastomoses for obstructive azoospermia：a nationwide Japanese survey. Int J Urol 22：213-218, 2015
7) Jarow JP：Diagnosis and management of ejaculatory duct obstruction. Tech Urol 2：79-85, 1996

〔慎　武，岡田　弘〕

非閉塞性無精子症
（クラインフェルター症候群）

クラインフェルター症候群が疑われる患者です。

重要度ランク
★

男性不妊患者が泌尿器科外来を受診する機会が増えているなかで，対処法は押さえておくべき疾患

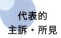
代表的主訴・所見
- 不妊，無精子症
- 精巣萎縮

Point
- 非閉塞性無精子症の診断では遺伝カウンセリングを前提とした染色体検査が必須である。
- 挙児希望のクラインフェルター患者では，早期の micro-TESE による精子回収が望ましい。

1 診療の概要

顕微授精（intracytoplasmic sperm injection：ICSI）技術の確立・普及によって，男性不妊症の多くの症例で受精，妊娠が可能となり，従来は絶対不妊とされていた無精子症においても精巣精子採取術（testicular sperm extraction：TESE）により挙児を得ることが可能となった。ICSIが生殖医療の標準治療となりつつある現代においては，精子の供給が可能であれば挙児のチャンスがあるといえる。射精液中に良好な精子が数多く存在する場合は問題がないが，射精液中に精子が存在しない無精子症患者に対する治療としては，男性不妊治療としての泌尿器科的アプローチが大きな役割を担ってくる。

男性不妊症の原因は，造精機能障害，精路通過障害，性機能障害の3つに大きく分けられ，その約80％は造精機能障害である。造精機能障害の原因としては原因不明の特発性が最も多いが，精索静脈瘤，内分泌異常などとともに染色体異常が挙げられる。

表1に示すように，無精子症患者では染色体異常の頻度が高い。600人以上の非閉塞性無精子症患者を解析した過去の報告では，実に16.7％に染色体異常が認められており，そのほとんどが性染色体異常であり，クラインフェルター症候群が最多であったとしている[1]。また1,000人を超える非閉塞性無精子症患者の染色体検査結果を分析した近年の報告では，クラインフェルター症候群の頻度は18.8％であった[2]。

クラインフェルター症候群は2つ以上のX染色体に加えて1つのY染色体が存在する異常であり，表現型は男性となる。出生男児500〜1,000人に1人発生する。身体的な特徴としては，高身長で四肢が長い，小さくて硬い精巣，女性化乳房などがあり，学習障害の素因があるとされるが，ほとんどの47,XXY男性は正常な外見と知能を有し，多くは不妊症精査の際に診断される。精巣に関しては，精細管が硝子化し造精機能を完全に失ったものから精細管構造が残存し精子を産生で

表 1　各精子濃度における染色体異常の割合

	無精子症		乏精子症			総計
	閉塞性	非閉塞性	高度 $<5\times10^6$/mL	中等度 $5\sim10\times10^6$/mL	軽度 $>10\times10^6$/mL	
症例数	144	648	648	628	583	2,651
性染色体異常						
X染色体		91	10			101
Y染色体	1	10	11	7	1	30
常染色体異常						
ロバートソン転座		3	26	8	1	38
相互転座	2	4	10	6	1	23
その他			6	6		12
染色体異常の総計	3	108	63	27	3	204
染色体異常の割合（％）	2.1	16.7	9.7	4.3	0.5	7.7

〔Vincent MC, et al：J Androl 23：18-22, 2002 より引用改変〕

きるものまである。内分泌検査では，通常，テストステロンは正常下限〜低値，LH（luteinizing hormone）およびFSH（follicle stimulating hormone）は高値を示す。症例の10〜15％は46,XY/47,XXYのモザイク型であり，精巣のXY細胞の数が多ければ射出精液中に精子を認める場合もある。

本症例では，クラインフェルター症候群が疑われる患者とのことなので，無精子症で，おそらくは精巣容積が小さく，内分泌検査ではテストステロンが低値，LH値およびFSH値が上昇していることが予想される。このような症例では染色体検査を行い，確定診断をした後，できれば日本人類遺伝学会もしくは日本遺伝カウンセリング学会で認定された臨床遺伝専門医または認定遺伝カウンセラーによる遺伝カウンセリングを推奨する。

本患者が挙児希望の場合，顕微鏡下精巣精子採取術（microdissection testicular sperm extraction：micro-TESE）を行う。精巣から精子を回収することができれば，ICSIによって挙児を期待することができる。Okadaら[3]の過去の検討から，クラインフェルター症候群において，35歳未満の患者では，35歳以上の患者に比べてmicro-TESEにおける精子回収率が高いことが判明している。

2　診療方針

以下に非閉塞性無精子症が疑われた際に行うべき検査を挙げる。

身体所見

外陰部二次性徴の判定にはTannerの分類が用いられる。陰毛や陰茎の発育が悪い場合は，性分化異常や内分泌学的異常などを疑う。精巣容積の日本人での正常値は14 mL以上とされている。

陰嚢超音波検査

陰嚢内に触診ではわからないような腫瘍性病変が潜んでいないかどうかをみるとともに，精索静脈瘤についても評価する。精索静脈瘤の評価にはドップラーエコーが望ましい。

内分泌検査

男性性腺機能は，視床下部-脳下垂体-精巣系のホルモン調節によって支配されている。無精子症の内分泌検査として，テストステロン，FSHおよびLHを測定する。必要に応じてプロラクチン（PRL）およびエストラジオール（E_2）も測定する。クラインフェルター症候群の場合は，通常テストステロンは低値，LHおよびFSHは高値を示

すことが多い。

染色体検査

表1からもわかるように一般に精子濃度が減少するにつれて染色体異常の頻度は増加する。近年の生殖補助医療技術の発展に伴い，染色体異常が次世代に伝播する可能性があるため，無精子症に対する検査として，染色体検査は非常に重要である。また，異常が認められた際への対応の観点から，遺伝カウンセリングは必須条件である。染色体検査には，通常は細胞分裂期の末梢血リンパ球培養細胞を用いる。無精子症患者において認められる染色体異常のなかでは，クラインフェルター症候群が最も多い[1,2]。

Y染色体微小欠失検査

Y染色体長腕上には精子形成を司る遺伝子群が存在しており，同部位の構造的な特徴のために数Mbpの範囲で欠失をきたし，その結果，無精子症から高度乏精子症の表現型を取ることがわかっている。同領域はazoospermia factor（AZF）と命名され，その欠失のパターンからVogtら[4]はAZF領域をAZFa，AZFb，AZFcの3つの領域に分類した。その後の報告から，AZFa領域の完全欠失をきたした場合にはmicro-TESEを行ったとしても精子回収の可能性はないことがわかっている。また，AZFb領域の完全欠失の場合もmicro-TESEによる精子回収はきわめて困難である。AZFc単独欠失においては，micro-TESEおよびICSIによって挙児が得られる可能性があるが，AZF欠失がある父親をもつ男児には必ずAZF欠失が受け継がれるため，精子回収や顕微授精の前に必ず遺伝カウンセリングが必要である。

3 対処の実際

染色体検査にてクラインフェルター症候群が確定し，患者が挙児希望の場合，薬物療法の適応はない。現在のところ，挙児を得るための唯一の手段がTESE-ICSIである。1990年代後半にクラインフェルター症候群患者からのTESE-ICSIによる健康な挙児が初めて報告されて以来[5]，TESE-ICSIは挙児希望のクラインフェルター症候群患者カップルにおける標準治療となっている。クラインフェルター症候群では，精巣内の限られたわずかな組織が精子を形成している場合があり，これを同定することが必要なため，micro-TESEが望ましい。

micro-TESEは，手術用顕微鏡を用いて拡大視野で行うTESEの術式であり，1999年にSchlegelら[6]が報告した。陰嚢皮膚を切開し，鞘膜を切開して陰嚢内容を創外に脱転させる。精巣白膜を切開し，白膜をその下の血管網から剝き下ろすようにして，隔壁で分けられた精細管が房状に観察できるようにする。手術用顕微鏡（10～30倍）で拡大して精細管を観察する。クラインフェルター症候群患者の精巣内を顕微鏡で観察すると，精細管構造が荒廃していることが多いが，一部に正常精細管構造が残存していることがある。このような精細管では精子形成が行われている可能性が高く，選択的に採取することができる。

クラインフェルター症候群におけるmicro-TESEでの精子採取率は一般にほかの原因による非閉塞性無精子症に比べて高いとされている。TESE前の精巣容積，テストステロン値，FSH値は精子採取の予測因子とならないが，過去の検討から，年齢が35歳以上では35歳未満と比較して精子採取率が低いことが判明している[3]。このことから，挙児希望のクラインフェルター症候群患者では，早期にmicro-TESEにて精子を回収すべきであると考えられる。

◆ 文献 ◆

1) Vincent MC, Daudin M, De MP, et al : Cytogenetic investigations of infertile men with low sperm counts : a 25-year experience. J Androl 23 : 18-22, 2002
2) Shin T, Iwahata T, Kobori Y, et al : Chromosomal abnormalities in 1354 Japanese patients with azoospermia due to spermatogenic dysfunction. Int J Urol 23 : 188-189,

2016
3) Okada H, Goda K, Yamamoto Y, et al : Age as a limiting factor for successful sperm retrieval in patients with non-mosaic Klinefelter's syndrome. Fertil Steril 84 : 1662-1664, 2005
4) Vogt PH, Edelmann A, Kirsch S, et al : Human Y chromosome azoospermia factors (AZF) mapped to different subregions in Yq11. Hum Mol Genet 5 : 933-943, 1996
5) Palermo GD, Schlegel PN, Sills ES, et al : Births after intracytoplasmic injection of sperm obtained by testicular extraction from men with nonmosaic Klinefelter's syndrome. N Engl J Med 338 : 588-590, 1998
6) Schlegel PN : Testicular sperm extraction : microdissection improves sperm yield with minimal tissue extraction. Hum Reprod 14 : 131-135, 1999

〔慎　武, 岡田　弘〕

性機能障害

勃起障害

勃起障害を訴えている患者です。

重要度ランク ★★ | 外来診療でよく遭遇する。対処法を確実に押さえておくべき疾患

代表的主訴・所見
- 十分な硬さの勃起を得られない，維持できない

Point
- 勃起障害は原因が多彩であるため，詳細な病歴聴取が重要である。
- PDE5阻害薬による治療がゴールドスタンダードである。
- PDE5阻害薬の無効例でも，ほかに有効な治療選択肢はある。

1 診療の概要

勃起障害（erectile dysfunction；ED）とは，満足な性行為を行うのに十分な勃起が得られないか，または（and/or）維持できない状態が持続，または（or）再発することをいう。その原因は，器質性，心因性，混合性の3つに大別でき，加齢，糖尿病，心理的および精神疾患的要素，薬剤性などリスク因子は多岐にわたる[1]。年齢を問わず生活の質（QOL）を低下させうる疾患であり，患者のニーズに合わせて治療を行うことが望ましい。あわせて，リスク因子をスクリーニングし，必要時には他診療科と連携して治療にあたる。

2 診療方針

病歴聴取はきわめて重要である。当科ではまず初診時に質問票を記入してもらっている。質問票は複数ある。初診時にはSexual Health Inventory for Men（SHIM）が有用といわれている[1]（235ページ参照）。しかし，詳細な病歴聴取が重要なのはいうまでもない。EDに対する治療効果判定目的にはInternational Index of Erectile Function（IIEF）を用いるとよい。より簡便なErection Hardness Score（EHS）も有用とされている。いずれも日本性機能学会のホームページから無料でダウンロード可能である。

当科ではSHIM，IIEFのほか，Aging Males' symptom（AMS）スコア，国際前立腺症状スコア（International Prostate Symptom Score：IPSS）も配布している。

質問票を参考にしながら，さらに詳細な病歴を聞き出す。発症時期，経過のほか，自慰が可能か，ほかの性機能障害（射精障害，オルガズム障害，性欲障害）の有無，起床時の勃起の有無，常用薬，既往歴，挙児希望の有無，普段の運動量，飲酒や喫煙などの嗜好，心理社会的状態などの情報を得る。OTC薬やインターネットで購入した健康補助食品の使用についてもチェックする。運動量を聴取するのは，予測酸素需要とおおよその心機能を推測するためである。性交は4～5 METsとされている。現在治療中の疾患のコントロール状態も可能なかぎり把握する。

続いて身体所見をとる。身長，体重，血圧に加え，精巣や精巣上体の硬さ，大きさ，陰茎の変形や精索静脈瘤の有無，神経学的所見を確認する。

表1　EDをきたしうる代表的な薬剤

- 降圧薬（利尿薬，交感神経抑制薬，β遮断薬，αβ遮断薬）
- 抗うつ薬（三環系抗うつ薬）
- 抗精神病薬（フェノチアジン系）
- 抗てんかん薬（イミノスチルベン系）
- 睡眠薬（バルビツール酸系）
- 抗潰瘍薬（H_2受容体拮抗薬，抗ドパミン薬）
- 抗男性ホルモン薬（抗アンドロゲン薬，LH-RHアゴニスト，LH-RHアンタゴニスト）
- 脂質異常症治療薬（フィブラート系）

50歳以上であれば，前立腺の触診も行うことが望ましい。

血液検査はEDの診断に必要ではないが，基礎疾患がみつかるケースがあり，例えば糖尿病や内分泌疾患などが疑われる場合には，積極的に行っておきたい。『ED診療ガイドライン』[1]には，1年以内に検査を受けていなければ血糖値などリスク因子に関係する項目をチェックするよう記載されている。当科では一般的な血算，生化学なども調べるようにしている。さらに，性腺機能低下症を否定できない所見があれば，総テストステロンあるいは遊離型テストステロンを測定し，テストステロンが低値であれば，プロラクチン値，黄体形成ホルモン（LH）値，卵胞刺激ホルモン（FSH）値もチェックする[1]。日内変動があるため，テストステロンの採血は午前中に行う。

心電図の必要性について触れると，心血管系リスクを有するED患者の治療に関するクリニカルクエスチョン，アルゴリズムが『ED診療ガイドライン』[1]に掲載されている。これによれば，リスク分類に必要な評価項目に心電図は含まれていないと解釈できる。しかし，EDはその後の心血管イベントの予測因子ともいわれているため[2]，運動能力評価で心血管イベントのリスクが高ければ，専門科へのコンサルトが優先される[1]。

このほかに，オプションとしてリジスキャンによる勃起現象の評価，海綿体注射による原因の鑑別，カラードップラー検査，画像検査などが挙げられるが，多くの泌尿器科医は経験がないと思われる。したがって，これらの検査が必要と判断したり，患者が希望した場合には，性機能専門医に紹介すべきである。

3　対処の実際

上述した検査結果に基づいて原因を推察し，治療を行う。リスク因子を排除するため，糖尿病や心血管疾患，精神疾患などが疑われる場合には，専門科にコンサルトする。禁煙や適度な運動といった，生活習慣の改善も重要である。薬剤性EDの可能性があれば，主治医と連絡をとり，可能であれば原因薬剤の変更や減量，中止を検討してもらうが，実際には難しいことも多く，また中止したからといって改善するともかぎらない（**表1**）。心因性EDであれば患者とパートナーとのカウンセリングや教育も有効であるが，状況に応じて心療内科へコンサルトしたほうがよい。

これらと並行して，あるいは単独で行われることが多いのがホスホジエステラーゼ（PDE）5阻害薬による治療である。PDE5阻害薬は，一酸化窒素の細胞内セカンドメッセンジャーである環状グアノシン1リン酸（cyclic guanosine monophosphate：cyclic GMP）の分解酵素であるPDE5の作用を阻害する。これにより，性的刺激があった際に陰茎海綿体内のcyclic GMP濃度が上昇し，陰茎海綿体平滑筋の弛緩が生じて勃起が成立する。現在本邦では，シルデナフィル（バイアグラ®），バルデナフィル（レビトラ®），タダラフィル（シアリス®）が使用可能である。有効率は70～80％にのぼるため[3,4]，禁忌に該当しなければ第

表2　PDE5阻害薬の特徴

	シルデナフィル	バルデナフィル	タダラフィル
Tmax（時間）	0.8	0.7〜0.9	2
T1/2（時間）	3〜5	4〜5	17.5
α遮断薬の併用	注意	注意	注意
硝酸薬の併用	禁忌	禁忌	禁忌
食事の影響	吸収/効果発現の遅延	なし（高脂肪食では効果が減弱）	なし

表3　PDE5阻害薬の用法用量

	シルデナフィル	バルデナフィル	タダラフィル
通常	1日1回25〜50 mg	1日1回10 mg。忍容性が良好な場合は20 mgに増量可	1日1回10 mg。忍容性が良好な場合は20 mgに増量可
肝障害	1日1回25 mgから開始	中等度では1日1回5 mgから開始，最高10 mgまで。重度では禁忌	軽度，中等度では1日1回10 mgを超えない
腎障害	重度（Ccr<30 mL/min）では1日1回25 mgから開始	血液透析患者では禁忌	中等度，重度では1日1回5 mgから開始，中等度では最高10 mgを超えず，10 mgの場合は投与間隔を48時間以上とする。重度では5 mgを超えない
内服のタイミング	性交の約1時間前	性交の約1時間前	性交の約1時間前
投与間隔	24時間以上	24時間以上	24時間以上

一選択の治療法と考えられる。

3剤の有効性は同等であり，薬理学的特徴や食事の影響，併用禁忌薬を内服していないかどうかなどを考慮したうえで，患者に選択してもらっている（表2）。硝酸薬はいずれの薬剤とも併用禁忌になっている。

さらに，日常臨床で高頻度で遭遇する肝障害や腎障害の患者，65歳以上の高齢者，$α_1$遮断薬内服中のケースにおいては，用量の制限や処方禁忌の場合もあるため，各薬剤の添付文書を参照する。また，PDE5阻害薬は服薬指導が重要である。食事時間や食事内容との関係，性的刺激が必要であること，催淫薬ではないこと，作用発現までの時間，作用持続時間について，患者向け小冊子を利用するなどして説明する。

PDE5阻害薬が無効であった場合，正規の薬剤を内服していたのかどうか，先述した指導事項が守られていたかどうかを再確認する。正しく服用していたにもかかわらず効果がなかった場合，増量をするか，あるいは別のPDE5阻害薬へ変更す

るのが現実的と思われる。血中テストステロンが低値である場合，テストステロン補充療法が有効な可能性がある[5]。ほかの治療オプションとしては，陰圧式勃起補助具，プロスタグランジンE_1海綿体注射，プロステーシス挿入手術，動脈バイパス手術があるが，いずれも性機能専門医に委ねるべきである。

4　処方の実際

PDE5阻害薬（表3）

● 65歳未満の場合

処方例①

バイアグラ®錠　1回25〜50 mg　24時間以上あけて必要時内服

処方例②

レビトラ®錠　1回10 mg　24時間以上あけて必要時内服，20 mgに増量可

処方例③

シアリス®錠　1回10 mg　24時間以上あけて必要時内服，20 mgに増量可

● **65歳以上の場合**

処方例④

バイアグラ®錠　1回25 mg　24時間以上あけて必要時内服，50 mgに増量可

処方例⑤

レビトラ®錠　1回5 mg　24時間以上あけて必要時内服，10 mgに増量可

シアリス®錠は慎重投与。

◆ 文献 ◆

1) 日本性機能学会・日本泌尿器科学会（編）：ED診療ガイドライン（第3版）．リッチヒルメディカル，東京，2018
2) Thompson IM, Tangen GM, Hoodman PJ, et al：Erectile dysfunction and subsequent cardiovascular disease. JAMA 294：2996-3002, 2005
3) Nagao K, Kimoto Y, Marumo K, et al：Efficacy and safety of tadalafil 5, 10, and 20 mg in Japanese men with erectile dysfunction：results of a multicenter, randomized, double-blind, placebo-controlled study. Urology 68：845-851, 2006
4) 天野俊康，今尾哲也，竹前克朗，他：シルデナフィルおよびバルデナフィル同時処方による両剤の比較調査～長野市における他施設共同研究．日泌会誌 100：1-6, 2009
5) 佐藤嘉一：性腺機能低下を伴うED．臨泌 65：385-391, 2011

〔小川　総一郎，片岡　政雄，小島　祥敬〕

持続勃起症

持続勃起症の患者です。

重要度ランク ★ 遭遇する機会は少ないが，対処法は押さえておくべき疾患

代表的主訴・所見
- 勃起がおさまらない

Point
- 虚血性と非虚血性の鑑別が最も重要である。
- 鑑別には，病歴，血液ガス分析，超音波カラードップラーが特に有用である。
- 各施設で治療アルゴリズムを定めておくことが望ましい。

1 診療の概要

持続勃起症とは，性的刺激・性的興奮と無関係である勃起が4時間を超えて持続している状態のことをいう。持続勃起症は，虚血性持続勃起症，非虚血性持続勃起症，stutteringに大別されるが，stutteringは鎌状赤血球症患者で認められる持続勃起症であり，本邦で遭遇する機会はきわめて少ないと考えられる。したがって本稿では，虚血性持続勃起症と非虚血性持続勃起症を概説する。

2 診療方針

虚血性持続勃起症では，勃起時に陰茎海綿体の静脈流出路が閉塞することによって，陰茎海綿体内に静脈血がうっ滞する。陰茎海綿体が虚血に陥り，やがて組織の壊死性変化をきたすため，緊急を要する。原因の60％は特発性であるが，40％は血液疾患や悪性疾患，神経疾患，薬剤性が占めるとされている。原因薬剤としては，血管作動薬や抗うつ薬，抗精神病薬，降圧薬が多い[1～3]。

一方，非虚血性持続勃起症の病態は，陰茎海綿体動脈やその分枝が破綻することによって，海綿体洞に動脈血が過剰に流入することにある。通常，陰茎や会陰，骨盤の外傷が契機となるが，必ずしも受傷直後に発症するとはかぎらない。動脈血の過剰流入が病態で虚血には至らないため，治療に緊急性はないことが虚血性持続勃起症との最大の違いである。

3 対処の実際

鑑別

虚血性と非虚血性で緊急性が全く異なるため，両者の鑑別が最も重要である。そのため，まず発症までの経過や発症時間，既往歴，常用薬を聴取する。OTC薬やインターネットで購入した健康補助食品の使用についてもチェックする。

続いて陰茎の診察を行う。勃起の状態や疼痛の有無をみる。虚血性では完全勃起の状態できわめて硬く，疼痛を伴うことが多い。これに対して非虚血性では，勃起は不完全とされ，疼痛を伴わない。

陰茎海綿体内の血液ガス分析は，虚血性と非虚血性を鑑別するための最も信頼性の高い検査と考

表1　陰茎海綿体内の血液ガス分析

	pH	pO₂ (mmHg)	pCO₂ (mmHg)
正常	7.35	40	50
虚血性持続勃起症	<7.25	<30	>60
非虚血性持続勃起症	～7.40	>90	<40

(Bassett J, et al：Rev Urol 12：56-63, 2010 を引用改変)

えられる。すなわち，虚血性では静脈血，非虚血性では動脈血が貯留しているため，pH，酸素分圧（pO$_2$），二酸化炭素分圧（pCO$_2$），などを参考として両者を見極めることが可能である（表1）[4]。血液ガス分析は必須検査といってよい。

超音波カラードップラーの有用性も報告されている[5]。虚血性持続勃起症においては，陰茎海綿体内に動脈のフローが全くあるいはほとんどみられない。逆に動脈の拍動がみられる場合には非虚血性持続勃起症を示唆する所見といわれている。また，非虚血性の場合，造影CTにおいて陰茎海綿体動脈からの造影剤の漏出を確認できることが多く[5]，施行する価値がある。一方，ガドリニウム造影MRIの有用性も報告されているが，一般的とは言いがたい。

治療

治療については，虚血性持続勃起症の場合，陰茎海綿体内を減圧し，虚血状態を改善することが目標である。そのためにまず行うべきは，脱血である。陰茎海綿体内に18G程度の翼状針を穿刺し，脱血を試みる。効率よく脱血できるよう，陰茎を圧迫しながら行う。1か所のみの穿刺では脱血が不十分である場合，複数か所に穿刺する。脱血の際に洗浄を行ったほうがよいかどうかは議論があるが，筆者らは施行している。

これらの処置で勃起状態の改善がみられない場合，次に交感神経刺激薬の注入を行う。例として，1 mL（5 mg/mL）のフェニレフリン（ネオシネジン®）を生理食塩液49 mLで希釈し，1～2 mLを注入する。2分経っても持続勃起の改善がみられない場合，再び1～2 mL追加する。2分ごとに繰り返し，合計10 mLを注入しても効果がない場合は中止する[4]。あるいは，1 mL（10 mg/mL）のエチレフリン（エホチール®）を生理食塩液9 mLで希釈し，1～2 mL投与する。または1 mL（1 mg/mL）のアドレナリン（ボスミン®）を生理食塩液9 mLで希釈し，0.1～0.3 mLを注入してもよい。バイタルサインに影響を及ぼしうる薬剤であるため，静脈路を確保し，血圧と心拍を監視のうえで投与すべきである。

これでも勃起が持続する場合，外科的治療を行う。原則としてはまず遠位シャント術を行い，効果がない場合には近位シャント術に移行するのが望ましい。遠位シャント術としては，亀頭から陰茎海綿体へ生検針やメスを刺入する方法がある（陰茎海綿体-亀頭シャント術）。これら経皮的な方法の場合，シャントが小さいと閉鎖してしまい，虚血性持続勃起症が再発する可能性があるので，十分なシャント径を作製することが肝要である。経皮的シャント術では効果が乏しい場合には，亀頭を切開して陰茎海綿体遠位端に到達し，その白膜を一部切除することによってシャントを作製する，開放遠位シャント術に移行する。

近位シャント術は，陰茎海綿体-尿道海綿体シャント術，陰茎海綿体-大伏在静脈シャント術に分けられる。

一方，非虚血性持続勃起症では，約60％で経過観察，対症療法にて持続勃起の改善が期待できる。改善しない場合には，両側の血管造影によって動脈破綻部位を同定し，塞栓術を行う。塞栓術の有効性は高いが，一方で合併症として勃起不全が起こりうる。その他の治療としては，外科的に血管を結紮する方法や，ホルモン療法が報告されている。

症例提示

持続勃起症は症例数が限られ，各泌尿器科医の経験症例数も少ないと思われる。したがって，遭遇した際にあわてないよう，あらかじめ各施設で治療アルゴリズムを定めておくことが望ましい。

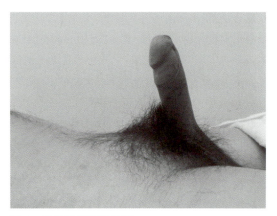

図1　虚血性持続勃起症

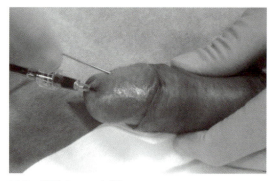

図2　遠位シャント術

筆者らの経験症例を提示する。

● 症例1

41歳，男性。既往症として非定型精神病，精神遅滞があり，抗うつ薬，抗精神病薬を常用していた。自殺企図でこれらを2倍量内服した翌朝，疼痛を伴う勃起が持続するため，当科を受診した。陰茎は完全勃起で硬く（図1），陰茎海綿体の血液ガス分析では，pH 6.996，pO_2 10.2 mmHg，pCO_2 93.5 mmHgであり，虚血性持続勃起症と診断した。陰茎海綿体に18Gの翼状針を穿刺して脱血後，ヘパリン入り生理食塩液で洗浄を行った。一時的に勃起は弱まったものの，すぐに勃起状態に戻ってしまったため，次に，交感神経刺激薬の注入を行った。具体的には，エフェドリン40 mgを生理食塩液100 mLに溶解し，5 mLずつ陰茎海綿体に注入した。しかし，勃起は持続したままであったため，遠位シャント術として亀頭から陰茎海綿体に向けて18G翼状針を穿刺したところ（図2），勃起が消退した。

● 症例2

17歳，男性。特記すべき既往症はない。地面のスケートボードを拾おうとして足で踏んだところ，これが跳ねて会陰部に直撃した。不完全な勃起状態が続くため，受傷から8日後に当科を受診した。陰茎海綿体の血液ガス分析では，pH 7.439，pO_2 86.6 mmHg，pCO_2 37.3 mmHgだったことから，非虚血性持続勃起症と診断した。経過観察のみで勃起は消失した。

◆　文献　◆

1) Burnett AL and Bivalacqua TJ：Priapism：current principles and practice. Urol Clin North Am 34：631-642, 2007
2) Ralph DJ, Garaffa G, Muneer A, et al：The immediate insertion of a penile prosthesis for acute ischaemic priapism. Eur Urol 56：1033-1038, 2009
3) Broderick GA, Kadioglu A, Bivalacqua TJ, et al：Priapism：pathogenesis, epidemiology, and management. J Sex Med 7：476-500, 2010
4) Bassett J and Rajfer J：Diagnostic and therapeutic options for the management of ischemic and nonischemic priapism. Rev Urol 12：56-63, 2010
5) 佐々木春明，山本健郎，青木慶一郎，他：持続勃起症―虚血性持続勃起症と非虚血性持続勃起症．臨泌 65：399-406, 2011

〔小川　総一郎，秦　淳也，小島　祥敬〕

ペロニー病

勃起時の疼痛を訴えている患者です。

重要度ランク ★ | 潜在的患者を含めた頻度は高い（0.5〜20％）といわれるが，健康男性における QOL にかかわる疾患のため治療を必要として病院を訪れる患者は多くない

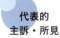

- 勃起時の陰茎の変形
- 陰茎硬結
- 陰茎疼痛

- 中高年に発症する陰茎の変形，疼痛を主訴とする疾患である。
- 陰茎海綿体白膜の部分的肥厚による。勃起した陰茎に微小な外傷が重なり，その治癒過程で発症すると考えられているが，詳細な過程は不明である。
- 性交障害や排尿障害を主訴として受診するが，局所のしこりを癌と心配して受診する患者も少なくない。
- 急性期の疼痛は，鎮痛薬や自然経過で緩和することが多く，変形も急性期においては一部であるが自然寛解することもある。しかし，現時点でプラークの縮小や陰茎の変形に対して有効性が示されている薬剤は日本においては一般的ではなく，変形の強いものは手術が必要である。

1 診察の概要

勃起時の陰茎の疼痛を訴える患者を診察する際，勃起していない陰茎を診察しても所見がとれない。勃起時の変形や，白膜の部分的肥厚（プラーク）の触知があればペロニー病（Peyronie's disease）と診断できる。

診断が難しければ，自身で勃起時の写真を撮ってきてもらう（変形による屈曲方向がわかるように2方向から撮ってもらう）。プラークの場所や大きさ，石灰化の有無も方針を決めるにあたり必要で，超音波検査やMRIが有用である。原因の詳細は不明だが，特定の体質をもった患者において勃起陰茎に微小な外傷が重なった場合，その治癒過程で海綿体白膜に異常な線維化が起こり，白膜肥厚が生じると考えられている。同様な線維化の異常疾患として手掌にできるデュプイトラン拘縮（Dupuytren's contracture）があり，ペロニー病患者での合併も報告されている。ペロニー病は主に40歳代以降の中高年に多く発症し，先天性陰茎彎曲症や尿道下裂などの先天奇形に伴う陰茎彎曲症と区別する必要がある。またペロニー病患者の3割に糖尿病の合併があり，肥満，高血圧，脂質異常症，喫煙との関係も指摘されている[1]。

2 診療方針

基本的に悪性疾患ではないので，どの程度困っているのかを尋ねる。中高年で癌を心配する場合には局所を生検することもある。病期は二期に分かれ，急性期は疼痛などの炎症症状が主体で6〜18か月続き，その後安定期に入りゆっくりと線維

化が進行する．急性期においては炎症が治まるまで手術療法を控える．まず薬物療法や経過観察などの保存療法を行い，困窮度が強ければ手術療法を検討する

3　対処の実際

　痛みは発症後急性期に強く，自然に寛解することが多い．痛みが強ければ鎮痛薬の内服やステロイドを局注することもある．

　治療の第一選択は薬物療法であるが，病態の詳細がいまだ不明であり，どの治療法も効果が確実といえないところがある．一方で急性期の場合は自然治癒や改善も期待できるので，経過観察することも可能である．最新のカナダのガイドラインでも経口薬はまとまったデータの裏付けがなく，推奨されるものがない[2]．

　ビタミンEはペロニー病で線維化が起こる際に生ずるフリーラジカルを除去する意味で一般的に使用されているが，RCTではプラセボとの有意差はなかった．しかし相乗効果を期待してほかの内服薬と併用することがある．

　パラアミノ安息香酸（POTABA）も用いられ，白膜肥厚の大きさが有意に縮小すると報告されている．しかし副作用として胃痛や消化器症状があり，日本ではサプリメントとして入手可能であるものの，1日に3gずつ4回の内服が必要なことや，コストが高いことなどから一般的になっていない．

　またトラニラストは，もともと抗アレルギー薬でケロイドや肥厚性瘢痕の治療薬としても用いられるが，ペロニーの線維性増殖にも効果があるという[3]（RCTは行われていない）．

　ペントキシフィリンはTGFβが関与する炎症を抑制するといわれ，ビタミンEとの比較試験で有効性が報告されている[4]（以前は脳循環代謝改善薬として日本で販売されていたが1999年発売中止．商品名：トレンタール®）．

　コルヒチンは抗炎症作用がありコラーゲン合成を抑制するとされるが，単独使用ではRCT上プラセボより優位性を示さなかった．使用する場合はビタミンEとの併用だが，消化器症状と骨髄抑制のため一般的ではない．

　また，局注療法としてデキサメタゾンやベラパミルの白膜内注射がある．ステロイド局注は当初は期待されたが，結果に再現性がなく，優位性を示せないことから推奨されていない．カルシウムチャンネルブロッカーであるベラパミルの局注も局所療法として優位性を報告する論文もあるが，否定する結果もある．

　最近，コラゲナーゼ（collagenase clostridium histolyticum）の局注が陰茎の変形やプラークの縮小に効果があることが報告され[5]，2013年12月からFDAがペロニー病での使用を認可しており，今後標準治療になる可能性がある．しかし，すでに変形した陰茎を薬物で修正するのは難しく，急性期から症状が安定する保存期6か月程度経ても症状が改善しなければ，性交時の交接障害や勃起時の排尿障害など困窮度に応じて手術療法も検討する（図1）．

　手術法としてはplication法，グラフトによるパッチ法，陰茎のプロステーシスなどがある．

　手術にあたっては十分な説明と同意が必要で，再発する可能性，EDになる可能性，知覚鈍麻が起こる可能性について了解を得る必要がある．彎曲がマイルドで砂時計変形などがなければ，比較的手術が容易なplication法を行う．この方法は，変形部の対側の白膜を縫い縮めるので陰茎が短くなることを了解してもらう必要がある．変形が強い場合や，陰茎が短小な場合は変形部の白膜を切開し，グラフトを当てて伸展するパッチ法が行われる．グラフトとしては静脈，筋膜，精巣鞘膜などが用いられるが，伏在静脈が一般的である[6]．

　ED治療を希望する患者に対してはプロステーシス挿入を検討する．変形が軽度なものではプロステーシス挿入のみでも改善するが，高度な場合はplication法，グラフトによるパッチ法と組み合わせて行う．プロステーシスにはノンインフレータブルタイプとインフレータブルタイプがある

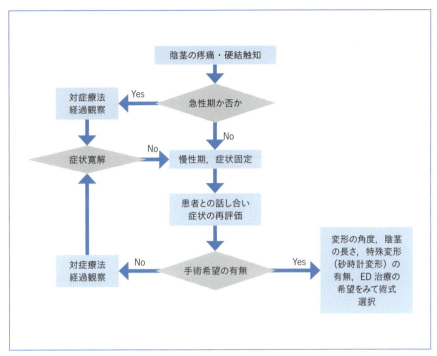

図 1 ペロニー病の診断と治療のアルゴリズム

が，ノンインフレータブルタイプの場合の術後満足度は必ずしも高くないため十分な説明が必要である[6]。本邦で認可されているインフレータブルタイプはリザーバーの水を注入するポンプ式のもので，AMS700 CXM™（AMS 社製）のみである。

4 処方の実際

処方例①
ビタミンE：トコフェロールニコチン酸〔ユベラN® ソフトカプセル（200 mg） 1回1カプセル 1日3回 食後〕

処方例②
トラニラスト〔リザベン® カプセル（100 mg） 1回1カプセル 1日3回 食後〕

処方例③
ポタシウム・パラアミノ安息香酸塩（POTABA）（500 mg）1回6錠 1日4回

処方例④
コルヒチン錠（0.5 mg） 1回1〜2錠 1日1〜2回

3〜5か月

◆ 文献 ◆

1) Ralph D, Gonzalez-Cadavid N, Mirone V, et al : The management of Peyronie's disease : evidence-based 2010 guidelines. J Sex Med 7 : 2359-2374, 2010
2) Bella AJ, Lee JC, Grober ED, et al : 2018 Canadian Urological Association guideline for Peyronie's disease and congenital penile curvature. Can Urol Assoc J 12 : E197-E209, 2018
3) 永尾光一, 小林秀行, 田井俊宏, 他：陰茎彎曲症とペロニー病の治療―保存的治療と観血的治療. 臨泌 5：409-415, 2011
4) Smith JF, Shindel AW, Huang YC, et al : Pentoxifylline treatment and penile calcifications in men with Peyronie's disease. Asian J Androl 13 : 322, 2011
5) Gelbard M, Goldstein I, Hellstrom WJ, et al : Clinical efficacy, safety and tolerability of collagenase clostridium histolyticum for the treatment of peyronie disease in 2 large double-blind, randomized, placebo controlled phase 3 studies. J Urol 190 : 199-207, 2013
6) Kadioglu A, Akman T, Sanli O, et al : Surgical treatment of Peyronie's disease : a critical analysis. Eur Urol 50 : 235-248, 2006

〔上平 修〕

射精障害

自慰および腟内射精が不能であると訴えている患者です。

重要度ランク ★ 勃起障害に比し射精障害の診療指針は十分ではないが，頻度は少なくなく，的確な診断・治療は重要である

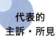
- 勃起しても射精に至らない
- 射精もオルガズムも得られない

- 射精遅延や無射精といった射精障害に対し，アルゴリズムを参照にして原因を検索する。
- 必要に応じてEDの治療を先行させ，行動療法，薬物療法による射精障害治療を行う。
- 挙児希望を確認して，男性不妊治療も並行して進めていく。

1 診察の概要

男性の性機能障害には，①性欲障害，②勃起障害，③射精障害，④オルガズム障害がある。PDE5阻害薬であるシルデナフィルが登場して以来，勃起障害に対する治療は飛躍的進歩をとげた。しかしながら，①性欲障害には男性ホルモンの関与以外，性に対する嗜好などの個人差が大きく，泌尿器科的には取り扱いが困難であり，オルガズムは射精に伴って起こり，その単独の④オルガズム障害の頻度は低く[1]，臨床的に重要となるのは，③射精障害である。

2009年のInternational Consultation on Sexual Dysfunctionによると，男性性機能障害のうち射精障害はorgasm and ejaculation disorders in menとして，premature ejaculation（PE）とorgasmic dysfunctionに分類されている[2]。海外での早漏（PE）は，ejaculation disorderの多数を占め，診断・治療とも大きく扱われているが，本邦においてはPEの受診者自体が少ないのが現状であり[3]，本邦から提唱された分類[4]も有用である。

一方，腟内射精障害などの射精困難を主訴とした受診者は比較的多く，その治療の困難さも含め，問題となっている。

射精困難を訴える受診者に対しては，その状況を十分に聴取して，病状の把握と治療の目的〔勃起障害（ED）を伴っているか，射精障害のみの問題か，男性不妊症も問題となっているか，など〕を明らかにして診療を進めていく。

2 治療方針

まず勃起障害（ED）を伴っている射精障害に対しては，シルデナフィル，バルデナフィル，タダラフィルといったPDE5阻害薬によるED治療を行うことが前提となる。

図1に射精困難マネジメントのアルゴリズムを示す[2]。射精の遅延，無射精，無オルガズムといった射精困難患者において，まずオルガズムの有無を確認する。オルガズムが「なし」，または「時々あり」の場合は，射出障害，オルガズム障害が疑

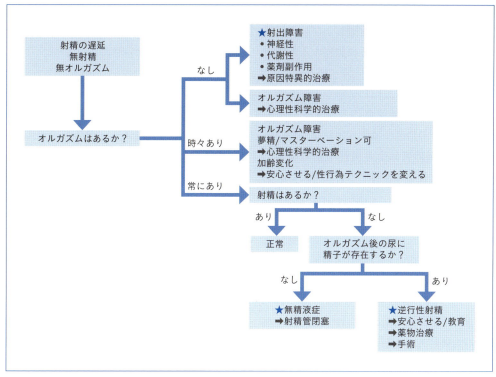

図1 射精障害マネジメントのアルゴリズム
〔Montorsi F, et al：J Sex Med 7：3572-3588, 2010 より改変〕

われる。オルガズムが常にある場合は，射精があれば正常であり，射精がなければオルガズム後の検尿所見から，無射精か逆行性射精が考えられる。このような手順で射精困難の成因を診断して，それに応じた治療法を選択する。

パートナーのオルガズムとのタイミングの乖離の点から，男性の射精が遅れる遅漏は，パートナーが疲れてしまったり，腟の疼痛を生じたりすることなどが問題となるが，射精は腟内で可能であり，オルガズム，射精ともに生じるので，正常の範疇に入る。

本邦において，臨床的によくみられる腟内射精障害は，マスターベーションは可能だが，腟内では射精ができない状態である。腟内射精障害の原因としては，心因性，糖尿病，神経障害，内分泌障害，薬物障害などが挙げられるが，最も問題となるのは，陰茎の擦り付けや過度の握力などの不適切なマスターベーションである。アルゴリズムにおいては，腟内射精障害はオルガズムが「なし」あるいは「時々あり」に属し，図1ではオルガズム障害に分類されるものと思われる。

「自慰および腟内射精が不能」である場合は，オルガズムがなければ，射出障害が疑われる。射出障害は，精液が後部尿道口に排出される emission，精液が前部尿道を通過し外尿道口から放出される ejaculation のいずれか，または両方の障害である。射出障害の原因として，神経障害，糖尿病，薬剤性（特に前立腺肥大症のシロドシンなど）が挙げられるが，原因不明の場合も認められる。

オルガズムがあり，その後の尿に精子が確認されれば，内尿道口の閉鎖不全による逆行性射精と考えられる。内尿道口の閉鎖は下腹神経由来とされており，この神経が障害される糖尿病などや，経尿道的前立腺切除術（TUR-P）といった内尿道口の損傷などが原因として挙げられる。オルガズムがあり，その後の尿に精子がなければ，射精管

閉塞などの無精液症と考えられる。

以上より、**図1**において「自慰および腟内射精が不能」は、★を付したところに該当すると考えられる。

治療方針は射精障害の原因によっても異なり、まず原疾患の治療を開始することが重要であるが、射出障害自体の治療にはすぐに結びつかないことも多い。射精障害による男性不妊の場合には、不妊治療を合わせて検討する必要がある。

3 対処の実際

遅漏や腟内射精障害といった射精障害に対しては、行動療法・薬物療法などが行われる。しかしながら、「自慰および腟内射精が不能」、すなわち射出障害または逆行性射精の場合は、このような行動療法の効果はあまり期待できず、薬物療法を行う。精路閉塞による無精液症であれば、TURなどの手術療法が適応となる。挙児希望があれば、男性不妊治療も並行して行っていく。

行動療法

元来、早漏の治療法として行われるセマンズ法やスクイーズ・テクニックといった stop and start method は、遅漏や腟内射精障害にも適応となる。masturbation AID（TENGA®）による射精トレーニングも行われて、腟内射精障害などの射精困難に対して、75%が masturbation AID で射精可能となり、31%が腟内射精可能となったと報告されている[5]。

薬物療法

射精の遅延、無射精に対する薬物療法は、健康保険の適用外使用であるが、三環系抗うつ薬であるイミプラミン（トフラニール®）やアモキサピン（アモキサン®）、OTC（over the counter）薬で交感神経α_2アンタゴニスト＋セロトニンアンタゴニストであるヨヒンビン製剤（ガラナポーン®）などが行われている。特に本邦では、アモキサピン（アモキサン®）が投与されることが多く、逆行性射精では81.0%、腟内射精障害では16.7%の有効率と報告されている[6]。

男性不妊治療

「自慰および腟内射精が不能」の場合、精液が射出されないことになり、男性不妊の原因となる。射出障害の場合、射精を誘発して精子を回収する方法として[7]、バイブレーターによる陰茎亀頭部刺激法、電気刺激発生装置（Seger）による電気射精法、ネオスチグミン脊髄内注入法などがある。逆行性射精の場合、オルガズム後の膀胱尿中より精子を回収する方法がある。しかしながら、射精誘発の有効率や回収された精子の質の低下、さらに手技の煩雑さや副作用といった問題点が多く、近年では挙児を希望する場合には、精巣内精子回収（TESE）を中心とした補助的生殖技術（ART）による妊娠・出産をめざした治療方針が主流となっている。

射精障害が不妊の原因となっているカップルでは、射精障害を治療して自然妊娠を希望する場合も多いが、射精障害の治療が必ずしも有効ではなく、時間を費やすこともあり、不妊治療を並行して進めていくことが必要である。

4 処方の実際

射精が認められない射出障害や逆行性射精に対する治療薬の一例を示す。ただし、健康保険の適用外やOTC薬であることに留意する必要がある。

三環系抗うつ薬

処方例①
トフラニール®錠（25 mg）1回1錠　1日2回　食後

処方例②
アモキサン®カプセル（25 mg）1回1カプセル　1日1〜3回　食後

ヨヒンビン製剤（OTC薬）

処方例③

ガラナポーン®錠（ヨヒンビン5 mg）1回1錠　1日3回　食後

◆ 文献 ◆

1) 天野俊康, 今尾哲也, 竹前克朗：オルガズム単独障害と考えられた1例. 日性会誌 24：31-34, 2009
2) Montorsi F, Adaikan G, Becher E, et al：Summary of the recommendations on sexual dysfunctions in men. J Sex Med 7：3572-3588, 2010
3) 天野俊康, 今尾哲也, 竹前克朗：当科における premature ejaculation の臨床的検討. 日性会誌 29：9-13, 2014
4) 小谷俊一：射精障害の臨床―私の対処法（1）. 泌尿器外科 26：1385-1390, 2013
5) 小堀善友, 青木裕章, 西尾浩二郎, 他：腟内射精障害患者に対するマスターベーションエイドを用いた射精リハビリテーション. 日泌尿会誌 103：548-551, 2012
6) 山中幹基, 上阪裕香, 伊藤伸一郎, 他：射精障害における三環系抗うつ薬アモキサピンの有効性の検討. 日性会誌 21：255-260, 2006
7) 小谷俊一, 伊藤裕一, 千田基宏：今, 射精障害にどう対処するか？―射精障害治療の変遷と現状. 日性会誌 19：203-223, 2004

〔天野　俊康〕

血精液症

精液に血が混じると訴えている患者です。

重要度ランク ★ ひと通りの精査は必要だが，悪性疾患が原因となることは稀で，多くは経過観察や対症療法が行われる

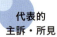
代表的主訴・所見
- 射出精液に血液が混じる
- ほかの随伴症状は稀である

Point
- 血精液症は特発性が多く，悪性疾患は稀であるが，尿路性器の精査が必要である。
- 特発性血精液症は改善まで時間がかかる場合もあるが，無治療経過観察を行う。
- 血尿や炎症・感染を伴う場合は，必要に応じて対症療法を行う。

1　診察の概要

　精液に血液が混じる血精液症は，泌尿器科医にとってはしばしば経験する病態である。精液に出血するという症状に患者自身が驚いて悪性を心配して受診するが，原因が特定できないことも多く，悪性腫瘍の合併は稀である。しかしながら，血精液症の原因検索，悪性疾患の除外など，精路の精査を行うことは重要である。

　血精液症は，前立腺・精囊などの精路に出血原因があり，そのために精液に血液が混じる病態である。しかしながら，前立腺部尿道以下は，精路と尿路は共通の経路を用いて，精液・尿を体外に排出するため，精路のみ問題のある血精液症であるか，血尿も合併した下部尿路に異常があるのか，検討する必要がある。

　血精液症の出血部位や原因検索のため，精路の精査が必須である。理学的所見として，陰囊，精巣，精巣上体，前立腺の診察を行う。検尿，尿細胞診，精液の細胞診，PSA 採血など，悪性所見の有無を確認する。経直腸的前立腺超音波検査（TRUS）は低侵襲で有用な検査法である[1]。MRI も精路の画像診断には有効である。尿道膀胱鏡も尿道〜膀胱内の観察には有用である。

　すべての血精液症患者にこれらの検査を行う必要はないものの，年齢や随伴症状，さらに患者の希望なども考慮して検査を進めていく。

　また，血精液症の色調が，暗黒色なら陳旧性の出血で，鮮赤色であれば比較的新鮮な出血と考えられる。排尿痛などの症状があれば，感染症も念頭に置く必要がある。

2　治療方針

　血精液症の治療方針は，原因となる疾患や合併症を検索し，それに応じた治療を行う。52 か月の観察期間中央値で 88.9％自然消失したと報告されており[2]，尿路からの出血（血尿）や性交後血尿などとの鑑別診断を行い，明らかな原因が同定されない特発性血精液症と診断された場合は，経過観察や対症療法が主体となる。

　血精液症を主訴として受診された場合，検尿に

表1 血精液症に対する主な検査

(1) スクリーニング
- 一般診察
- 検尿
- TRUS or/and MRI
- 精液の細胞診（？）
- 50歳以上ではPSA

(2) 血尿のある場合
- 尿細胞診
- 腎US，腹部CT
- 膀胱尿道鏡（特に性交後血尿）

(3) 前立腺炎など感染が疑われる場合
- 尿または精液の培養検査

表2 血精液症に対する主な治療法

(1) 明らかな原因が認められない特発性
  無治療経過観察

(2) 鮮赤色の血精液症が継続する場合
  止血薬の投与を考慮

(3) 尿路性器感染が疑われる場合
  抗菌薬投与

(4) 慢性前立腺炎が疑われる場合
  植物エキス製剤などの投与

(5) 血尿を認める場合
- 血尿の原因に応じた治療法
- 性交後血尿で尿道ポリープなどからの出血 → 経尿道的手術

(6) 悪性疾患が疑われる場合
  それぞれの診断に応じた治療

て尿路性器の感染の有無をチェックする。排尿痛や直腸診での前立腺の圧痛なども確認し，尿路性器感染症が疑われれば，抗菌薬による加療を行う。

TRUSは，前立腺肥大症，前立腺癌，前立腺結石，前立腺囊胞，精囊囊胞，精囊出血，精囊結石などの診断に有用である[1]。さらに，TRUSガイド下の精囊や前立腺囊胞などの穿刺・吸引にも有用である。

MRIは非侵襲的であるため，第一選択として推奨し，精囊が主な出血部位であったとの報告もある[2]。

検尿にて，血尿も認める場合には，通常の血尿の精査と同様に尿路の精査を行う。性交後血尿には，血精液症を合併することもないこともあるが，重篤な病変は認められず，原因不明なことが多い[3]。しかし，尿道ポリープなどの可能性もあり，尿道膀胱鏡による下部尿路の精査を行う。

膿尿があれば，尿路性器感染症に準じて，抗菌薬・消炎鎮痛薬などで必要に応じて加療を行う。慢性前立腺炎などが疑われれば，前立腺マッサージも診断の一助となる。50歳以上であれば，PSA測定も行っておく。

上記のような尿路性器の精査を行い，血精液症の原因を検索するが，悪性疾患は稀で，原因不明のことが多い[1,2]。

表1に血精液症に対する主な検査を挙げる。

3 対処の実際

上記の治療方針に沿って，血精液症患者における基礎疾患，特に悪性腫瘍の有無を確認し，明らかな原因が認められない特発性の場合は，特に治療の必要はない。ただし，前立腺や精囊内に出血した際には，再出血がなくても改善にまで1～2か月かかることがある点を十分に説明する。

血精液症の色調が暗黒色なら陳旧性の出血と考えられ，やはり無治療経過観察となる。比較的新鮮な出血と考えられる鮮赤色で再発・継続するようであれば，止血薬の使用を考慮してもよい。

検尿などにて，尿路性器感染症が認められる場合には，抗菌薬投与を行ってみる。症状や前立腺の所見などより，慢性前立腺炎が疑われ，治療希望のある場合には植物エキス製剤などを投与する。

血尿がある場合には，通常の血尿の原因検索と治療を行う。性交後血尿で後部尿道ポリープなどによる出血の場合，経尿道的凝固術の適応となる。

頻度は低いものの，膀胱癌や前立腺癌などが疑われた場合には，それぞれに応じて精査・加療を進めていく。

表2に血精液症の主な治療法を列記した。

4 処方の実際

尿路性器系の精査において明らかな原因や合併症が認められず，特発性と考えられた場合は，無治療経過観察でもよいが，種々の状況において対症療法としての治療薬の1例を示す。

鮮赤色の血精液症が継続する場合：止血薬

処方例①
アドナ®錠（30 mg）1回1錠　1日3回　食後

処方例②
トランサミン®カプセル（250 mg）1回1カプセル　1日3回　食後

尿路性器感染が疑われる場合：抗菌薬

処方例③
クラビット®錠（500 mg）1回1錠　1日1回　食後

慢性前立腺炎が疑われる場合：植物エキス製剤

処方例④
セルニルトン®錠　1回2錠　1日3回　食後

◆ 文献 ◆

1) Amano T, Kunimi K and Ohkawa M：Transrectal ultrasonography of the prostate and seminal vesicles with hemospermia. Urol Int 53：139-142, 1994
2) Furuya S, Masumori N, Takayanagi A：Natural history of hematospermia in 189 Japanese men. Int J Urol 23：934-940, 2016
3) Amano T, Oyani T, Ryuge T, et al：Male post-coital hematuria：Any considerable complications？ J Men Health 8：136-138, 2011

〔天野　俊康〕

腎不全

急性腎障害（薬剤性）

造影剤投与後に尿量の減少および浮腫をきたした患者です。

重要度ランク ★★　臨床現場で遭遇することが多いが，診断されずに放置された場合，腎不全が進行することもあるので，原因が不明な急性腎障害の鑑別診断として基本的な知識を確認する

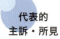
代表的主訴・所見
- 新規薬剤開始後にみられる血清クレアチニン値の上昇
- 自他覚症状に乏しく，血液検査，尿検査で発見されることが多い

Point
- 薬剤性腎障害（drug-induced kidney injury：DKI）とは「薬剤の投与により，新たに発症した腎障害，あるいは既存の腎障害のさらなる悪化を認める場合」と定義される。
- 脱水，血圧低下，尿路閉塞などほかに腎障害をきたす病態が明らかでなく腎障害が進行する患者をみたら薬剤性腎障害を疑う。
- すべての薬剤が腎障害を起こしうるが，腎障害を起こしやすい薬剤，患者背景を知っておく。
- 診断基準は，①該当する薬剤の投与後に新たに発生した腎障害であること，②該当薬剤の中止により腎障害の消失，進行の停止を認めること，の両者を満たし，ほかの原因が否定できる場合である。
- 治療の基本は該当薬剤を可能なかぎり早期に同定し，中止することである
- 『薬剤性腎障害診療ガイドライン 2016』を参考に予防，診断，治療を行う[1]。
- ヨード造影剤を用いた検査・処置を行う機会が増えている。造影剤を使用することによる腎機能障害，すなわち「造影剤腎症」は薬剤性腎障害の1つである。学会合同で作成された『腎障害患者におけるヨード造影剤使用に関するガイドライン 2018』を参考に適切なリスク評価と予防が求められる[2]。

1　薬剤性腎障害の概要

薬剤性腎障害の分類は，発症機序に基づき，①腎に作用して直接の毒性を示す中毒性腎障害，②アレルギー機序による急性間質性腎炎（過敏性腎障害），③薬剤による電解質異常，腎血流量減少などを介した間接毒性，④薬剤による結晶形成，結石形成による尿路閉塞性腎障害，に分類できる。本邦で行われた，腎専門医施設で発生した薬剤性腎障害のアンケート調査（2007〜2009年）では原因薬剤は，非ステロイド性抗炎症薬（NSAIDs）25.1％，抗腫瘍薬18.0％，抗菌薬17.5％，造影剤5.7％であり，腎障害機序は，「直接型腎障害」54.6％，「過敏型腎障害」19.0％であった[1]。発症機序による薬剤性腎障害の主な臨床病型，病態と原因薬剤を表1に示す。

診断基準は，①該当する薬剤の投与後に新たに発生した腎障害であること，②該当薬剤の中止により腎障害の消失，進行の停止を認めること，の両者を満たし，ほかの原因が否定できる場合であ

表1 発症機序による薬剤性腎障害の主な臨床病型，病態と原因薬剤

発症機序	主な臨床病型	病態	主要薬剤
中毒性	急性腎障害，慢性腎不全	尿細管毒性物質による急性尿細管壊死，尿細管萎縮	アミノグリコシド系抗菌薬，白金製剤，ヨード造影剤，バンコマイシン，コリスチン，浸透圧製剤
	慢性腎不全	慢性間質性腎炎	非ステロイド性抗炎症薬（NSAIDs），重金属，アリストロキア酸
	急性腎障害	血栓性微小血管症	カルシニューリン阻害薬，マイトマイシンC
	近位尿細管障害（尿糖，尿細管性アシドーシス，ファンコニ症候群）	近位尿細管での各種障害	アミノグリコシド系抗菌薬
	遠位尿細管障害（濃縮力障害，尿細管性アシドーシス，高カリウム血症）	集合管での各種障害	リチウム製剤，アムホテリシンB，ST合剤，カルシニューリン阻害薬
アレルギー・免疫学的機序	急性腎障害	急性尿細管間質性腎炎	抗菌薬，H₂ブロッカー，NSAIDsなど多数
	ネフローゼ	微小変化型ネフローゼ	金製剤，D-ペニシラミン，NSAIDs，リチウム製剤，インターフェロンα，トリメタジオン
	蛋白尿〜ネフローゼ	膜性腎症	金製剤，D-ペニシラミン，ブシラミン，NSAIDs，カプトプリル，インフリキシマブ
	急性腎障害〜慢性腎不全	半月体形成性腎炎	D-ペニシラミン，ブシラミン
		ANCA関連血管炎	プロピルチオウラシル（PTU），アロプリノール，D-ペニシラミン
間接毒性	急性腎障害	腎血流量の低下　脱水/血圧低下に併発する急性尿細管障害	NSAIDs，RAS系阻害薬（ACE阻害薬，ARB，抗アルドステロン薬）
		腎血流障害の遷延による急性尿細管壊死	
		横紋筋融解症による尿細管障害→尿細管壊死	各種向精神薬，スタチン，フィブラート系薬
	電解質異常（低ナトリウム血症，低カリウム血症）	主に遠位尿細管障害	NSAIDs
	多尿	高カルシウム血症による浸透圧利尿	ビタミンD製剤，カルシウム製剤
	慢性腎不全	慢性低カリウム血症による尿細管障害	利尿薬，下剤
尿路閉塞性	急性腎障害，水腎症	過剰にプリン体生成の結果，尿酸結石により閉塞	抗癌薬による腫瘍崩壊症候群
	急性腎障害	結晶形成性薬剤による尿細管閉塞	溶解度の低い抗ウイルス薬，抗菌薬の一部，トピラマート

〔厚生労働省科学研究費補助金　平成27年度日本医療開発機構　腎疾患実用化研究事業「慢性腎臓病の進行を促進する薬剤等による腎障害の早期診断法と治療法の開発」薬剤性腎障害の診療ガイドライン　作成委員会：薬剤性腎障害診療ガイドライン2016．日腎会誌58：492, 2016〕

る。治療の基本は，該当薬剤を可能なかぎり早期に同定し，中止することである。

鎮痛薬による腎障害

NSAIDsによる一般的な腎障害は，シクロオキシゲナーゼ阻害に起因する虚血性腎障害であり，急性腎障害を呈する。薬剤中止により数日以内に改善することが多い。虚血性腎障害以外に，急性間質性腎炎，間質性腎炎を伴うネフローゼ症候群，急性尿細管壊死を発症することがある。

アセトアミノフェンは腎障害を生じるリスクは少なく，腎機能障害を有する患者の鎮痛薬としてNSAIDsを避けアセトアミノフェンを使用することが一般的となっている。しかし大量投与によって腎乳頭壊死・石灰化，慢性間質性腎炎による慢性腎不全を発症することがある。いずれの鎮痛薬

による腎障害においても，治療の原則は薬剤の中止である。

抗菌薬，抗癌薬による腎障害

アミノグリコシド系抗菌薬，グリコペプチド系抗菌薬（バンコマイシン）による腎障害に注意する。慢性腎臓病（CKD）患者への抗菌薬投与時には，腎機能に応じて投与量の減量または投与間隔の延長による調節を行う。腎機能に応じた投与法の設定が求められており，アミノグリコシド系抗菌薬，グリコペプチド系抗菌薬を投与する場合は治療薬物モニタリング（TDM）によるトラフ値測定を行うことが望ましい。

さまざまな抗癌薬が糸球体障害，急性尿細管壊死などの腎障害を生じる。シスプラチンによる急性尿細管壊死，メトトレキサートによる結晶形成などが有名であるが，分子標的薬による血栓性微小血管症（TMA），免疫チェックポイント阻害薬による急性間質性腎炎も知られている。『がん薬物療法時の腎障害診療ガイドライン2016』を参考に適切な診断，予防措置を講じる[3]。

薬剤性急性間質性腎炎

薬剤に感作されたなんらかのアレルギー反応により，尿細管・間質を場に炎症が波及するものである。あらゆる薬剤で，薬剤の投与量や投与期間にかかわらず発症する。原因不明の急性腎障害をみたときには，鑑別診断として必ず念頭に置くことが大切である。βラクタム系抗菌薬，抗てんかん薬，H_2阻害薬，プロトンポンプ阻害薬，NSAIDsなどで報告が多い。典型例では薬剤投与2～3週後に，発熱，皮疹，下痢，関節痛などのアレルギー症状や血液好酸球の増多，好酸球尿を伴い発症するが，腎機能低下，血清クレアチニンの上昇のみで発見される例も多い。尿中好酸球は薬剤のアレルギー性機序・免疫学的機序による急性尿細管間質性腎炎で検出される場合があるが，偽陰性率が高くその診断に有用なバイオマーカーとはいえない。尿中好酸球が陽性である場合には急性尿細管壊死の除外に有用である。治療は被疑薬中止であるが，中止後も腎障害が遷延する際は，ステロイド療法を検討してもよい。

2 造影剤腎症（CIN）

以下，本稿の症例である造影剤投与後の腎障害について詳述する。

診断基準とリスク因子

日本腎臓学会，日本医学放射線学会，日本循環器学会合同の『腎障害患者におけるヨード造影剤使用に関するガイドライン2018』[2]では「ヨード造影剤投与後72時間以内に血清クレアチニン値が前値より0.5 mg/dL以上または25％以上増加した場合をCINと診断する。また，CINは急性腎障害（AKI）の1つでもあるので，AKIの診断基準を用いて評価することも行われている」としている。欧州泌尿生殖器放射線学会（European Society of Urogenital Radiology），カナダ放射線学会の基準もほぼ同じである。

尿量減少が生じた場合には造影剤腎症を含めた急性腎障害の鑑別診断と治療を行う。国際的な腎臓ガイドライン構築をめざす非営利組織，KDIGOは造影剤による急性腎障害（contrast-induced acute kidney injury）という新たな用語を提唱し，急性腎障害と同じ基準で診断することとしている[4]。AKIの診断基準は「48時間以内に血清クレアチニン値の1.5倍以上または0.3 mg/dL以上の増加，または6時間以上の尿量減少（<0.5 mL/kg/hr）」なので，尿量の減少でも診断される。

正常な腎機能を有する患者では，CIN発症のリスクは低く，1～2％未満である。しかし，腎臓病の既往，GFR<60 mL/min/1.73 m^2の糖尿病，うっ血性心不全，加齢，腎毒性ある薬物併用などのリスク因子があればCIN発症リスクが高まり，発症率は25％にもなりうる。造影CTなど経静脈投与の画像診断でヨード造影剤を使用した場合に

は eGFR＜30 mL/min/1.73 m^2，カテーテル検査を含む侵襲的処置では eGFR＜60 mL/min/1.73 m^2 で CIN 発症のリスクが高くなる。

診療方針

　CIN の多くは可逆的で，血清クレアチニン値は 3～5 日後にピークに達した後，7～14 日後に前値に戻る。稀に腎機能低下が進行し，透析療法が必要となる場合もあるが，その場合でも，ほかに急性腎障害を起こす原因がなければ腎機能が回復する可能性が高い。eGFR が 50 mL/min/1.73 m^2 未満で冠動脈造影を実施した患者 509 人の腎機能予後を検討した研究では，77 名（15.1％）が CIN を発症したが，14 名（2.8％）を除き，残りの全例で腎機能は 2 か月以内に回復している。半年後まで腎機能が回復しなかったのは 7 例のみで，これらの患者は心原性ショックか敗血症性ショックを合併していた[5]。ヨード造影剤だけが急性腎障害の原因の場合には，腎機能が回復するまでの間，腎血流，腎灌流を維持し，腎毒性のある薬物投与を避け，必要があれば透析療法を行って全身状態を維持する。

対処の実際

　いったん発症した CIN に特異的な治療法はない。そのため，CIN のリスク因子がある患者に対しては，造影剤を投与する前後に十分な補液による予防措置をとることが推奨される。CIN を予防するための輸液を検討すべき患者の目安は，造影 CT などの静脈からの非侵襲的造影では GFR 30 mL/min/1.73 m^2 未満，集中治療患者や重症の救急外来患者では GFR 45 mL/min/1.73 m^2 未満，CAG（冠動脈血管造影法）などの動脈からの侵襲的造影では GFR 60 mL/min/1.73 m^2 未満である。生理食塩液を投与する場合には，造影剤投与前後 6～12 時間の間，1 mL/kg/hr 以上で投与することが多い。等張性重曹液〔Na 濃度 152 mEq/L，1.26％炭酸水素ナトリウム「フソウ」など〕を投与する場合には，造影剤投与前 1 時間から 3 mL/kg/hr，投与後 6 時間以上は 1 mL/kg/hr の速度で投与することが一般的である[2]。

　CIN が発症した後に腎機能障害の進行を抑制させるためのさまざまな治療が試みられてきた。残念ながら，発症後にループ利尿薬，低用量ドパミン投与，hANP 投与を行っても腎機能障害の進行を抑制しないので，腎機能回復目的の使用は推奨されない[2]。しかし，乏尿，浮腫，体液過剰によって，うっ血性心不全，肺水腫などの症状をきたしかねない場合には，対症療法として利尿薬を使用する。高カリウム血症が出現すれば，食事でのカリウム制限や血清カリウムを低下させるためにグルコース・インスリン療法，イオン交換樹脂（ケイキサレート®，カリメート® など）といった薬物療法を行う。

　乏尿，浮腫，血清クレアチニン値の上昇だけでは透析療法の適応にはならないし，透析療法を行っても腎機能予後を改善することはない。しかし，体液量，電解質，酸塩基平衡の致死的になりうる変化がある場合には，速やかに透析療法を実施する。この場合の透析療法の開始基準は，ほかの急性腎障害と同じである。

◆ 文献 ◆

1) 厚生労働省科学研究費補助金 平成 27 年度日本医療開発機構 腎疾患実用化研究事業「慢性腎臓病の進行を促進する薬剤等による腎障害の早期診断法と治療法の開発」薬剤性腎障害の診療ガイドライン 作成委員会：薬剤性腎障害診療ガイドライン 2016．日腎会誌 58：488-555，2016
2) 日本腎臓学会，日本医学放射線学会，日本循環器学会（編）：腎障害患者におけるヨード造影剤使用に関するガイドライン 2018．東京医学社，東京，2018
3) 日本腎臓学会，日本癌治療学会，日本臨床腫瘍学会，他（編）：がん薬物療法時の腎障害診療ガイドライン 2016．ライフサイエンス出版，東京，2016
4) KDIGO：Contrast-induced AKI. Kidney Int Suppl 2：69-88, 2012
5) Nomura S, Taki F, Tamagaki K, et al：Renal outcome of contrast-induced nephropathy after coronary angiography in patients with chronic kidney disease. Int J Cardiol 146：295-296, 2011

〔小松　康宏〕

急性腎不全（腎後性）

子宮頸癌術後に，無尿になった患者です。

重要度ランク ★★★ 遭遇する頻度は低いが，泌尿器科医として対処法をしっかり押さえておくべき疾患

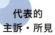
代表的主訴・所見
- 術中損傷に気づいた場合：当該科から応援依頼
- 術中損傷に気づかなかった場合：ドレーン排液の異常（排液量増加），血清クレアチニン値上昇，水腎症
- 稀ではあるが両側損傷の場合：無尿

Point
- 産婦人科手術の術式の特徴，産婦人科手術に関連した尿路合併症を把握しておくと比較的スムーズに診断を進めていくことができる。
- 医原性の尿路損傷であった場合，医事紛争の原因となりうるため，病状の説明や治療を行うにあたってのインフォームド・コンセントや患者への対応は慎重に行わなければならない。

1 診療の概要

産婦人科手術に関連する尿路合併症は，文献的に頻度の高い合併症ではないが，解剖学的位置関係から決して稀ではなく，われわれの日々の診療のなかで一定の頻度で遭遇するものである。

Nawazら[1]によると，18,533例の産科・婦人科の手術で110例（0.59％）の尿路損傷を報告している。尿路損傷のうち71例（64.5％）が膀胱損傷で，39例（35.5％）が尿管の損傷であった。産科手術における膀胱損傷と尿管損傷の割合は0.25％と0.02％で，婦人科手術における膀胱損傷と尿管損傷の割合は0.7％と0.6％であった。婦人科手術において尿路損傷の頻度が増し，また婦人科手術のほうが尿管損傷の割合が増える傾向にあった。産婦人科手術に関連して起こりうる尿路合併症を表1に示す。

本症例は子宮頸癌術後の患者であるが，子宮頸癌に対する手術療法には子宮円錐切除術，単純子

表1 産婦人科手術に関連して起こる尿路合併症

① 膀胱損傷
② 尿管損傷（尿管狭窄）
③ 膀胱腟瘻
④ 尿管腟瘻
⑤ 神経因性膀胱
⑥ 尿路感染

宮全摘除術，準広汎子宮全摘除術，広汎子宮全摘除術がある。それぞれ臨床病期に応じて手術法が決定されるが，広汎子宮全摘除術は子宮，傍子宮組織（基靱帯，膀胱子宮靱帯，仙骨子宮靱帯）とともに腟上部を癌病巣の遠位部で摘出し，所属リンパ節を郭清する侵襲の大きな術式の1つで，術中・術後の合併症が起きやすい。広汎子宮全摘除術後の合併症としては，通常の開腹術後の合併症に加え，尿路系合併症，直腸機能障害，リンパ路障害，性交障害といった特徴的な合併症がある。尿路系合併症には尿管損傷，尿管狭窄が含まれて

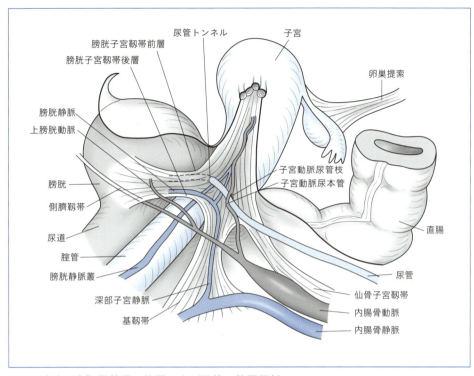

図1　膀胱子宮靱帯前層，後層および尿管の位置関係
〔藤井信吾：産科と婦人科 76：199-210，2009 より作成〕

おり，尿管損傷は膀胱子宮靱帯の処理時に発生することが最も多い。膀胱子宮靱帯の前層・後層に位置する尿管トンネル入口部から，前層を処理する際に尿管が鉗子などに巻き込まれる直接的な損傷や，尿管の結紮による損傷が起きる（**図1**）[2]。また，直接的な損傷がなくても尿管の剥離操作による血流障害や機能麻痺，凝固止血による熱損傷，その他術後の炎症や瘢痕によって尿管の狭窄（通過障害）が生じることがある。

無尿とは1日尿量が100 mL以下になった状態であり，膀胱に尿は貯留するが排出できない尿閉とは区別される。腎前性，腎性，腎後性のいずれかの原因で無尿となるが，周術期であれば腎前性および腎性の要因も十分に考えられ，その否定は必要である。本症例では子宮頸癌術後に発生した無尿（腎後性の急性腎不全）であり，その原因としては子宮頸癌に対する手術の合併症，特に無尿になる可能性の高い尿管損傷，尿管狭窄（通過障害）を念頭に置いて診療にあたる。

2　診療方針

広汎子宮全摘除術などの高侵襲の手術が行われていれば尿路合併症が起きる可能性が高くなるので，子宮頸癌の病期の確認，術式の確認を行う必要がある。また，発生時期の確認も必要である。尿管の直接的な損傷（例えば尿管の結紮やシーリングデバイスによる切断など）であれば，術中あるいは術後すぐから徴候が表れてくるであろうし，尿管の剥離操作に伴う血流障害や機能麻痺などであれば，術後しばらく経過して出現してくる可能性が高い。本症例では発生時期には言及しておらず，いずれの場合も念頭に置いて診療を進める。また，広汎子宮全摘除術の場合，骨盤神経と下腹神経の損傷により膀胱機能麻痺を起こし，尿閉をきたすことがある[3]。膀胱機能麻痺は広汎子

宮全摘除術の尿路合併症のうち，最も頻度が高く，遭遇する可能性が高いため，今回の無尿との鑑別は必須である。

子宮頸癌術後で骨盤腔に放射線照射を追加された患者の場合，両側水腎をきたして，腎後性腎不全となるケースは日常診療でもしばしば遭遇するが，通常，手術療法のみで両側の尿管を同時に損傷する（または血流障害や機能麻痺に陥る）ことはかなり稀で，このようなケースで紹介される機会は少ないと考えられるが，一側の尿管損傷はしばしば経験するため，一側の尿管損傷も念頭に置いて診療を進めることとする。

診療を進めるにあたって以下の検査を行う。

問診

子宮頸癌の病期，術式，放射線療法の既往の有無などを確認する。また，尿が出なくなった時期（術後からどれくらい経過しているか），尿量，尿意の有無などの確認が必要である。術後間もなくであればドレーン排液の性状の確認も必要であろう（尿路外への尿の流出が起きた場合，尿量は減少しドレーンの排液量は増える。腹腔内に尿が流出すれば尿の再吸収でクレアチニンの上昇をみることがある）。膀胱腔瘻や尿管腔瘻も合併症として起きる可能性があり，尿量減少の鑑別として腔からの失禁がないかの確認も必要である。

採血

クレアチニン上昇の確認，腎性，腎前性の除外など。

超音波検査

水腎，残尿（尿閉）の有無を確認する。

CT

無尿（腎後性）の原因箇所の同定に有用である。骨盤内の手術であるため，下部尿管に原因があることが多い。一側尿管の損傷で腎機能に問題がない場合，造影剤を使用すると損傷部位から造影剤

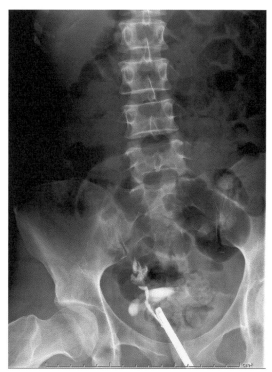

図2　逆行性腎盂造影
造影剤の溢流を認め，右下部尿管損傷が疑われる。

の溢流がみられ，原因箇所の同定にさらに有用である。

逆行性腎盂造影

CTなどで腎不全の原因が尿管にあることが疑われた場合，逆行性腎盂造影を行うことでより詳細に尿管の損傷部位，程度を確認できる（**図2**）。血流障害や機能麻痺などによる尿管狭窄（通過障害）であれば，引き続き尿管ステントの留置も可能である。また，懸念があれば膀胱造影も行っておくとその他の尿路合併症の有無も確認できる。

以上の検査を行い，損傷部位，程度，術後経過日数，患者の状態などを考慮し，今後の対応を考えていく。

3 対処の実際

尿管ステント留置と腎瘻造設術

尿管剝離操作による血流障害や機能麻痺などによる尿管狭窄（通過障害），尿管の不完全損傷の場合で，ガイドワイヤーが通過できれば尿管ステント留置を行う．逆行性に尿管ステント留置が困難な場合は，腎機能確保のため腎瘻造設術を行う．

尿管再建手術

術中に尿管損傷が確認されれば，その場で対応することになる．術後に判明した場合，数日以内で癒着が軽微と予想される場合は早期の再建術を検討しても大きな支障はないが，術後数週間を経過した場合や，感染合併例で高度な癒着が予想される場合は数か月期間を置き，待機的に再建術を考慮する．

再建術には，①尿管端々吻合，②尿管膀胱新吻合，③Psoas hitch 法，④Boari 法，⑤腸管を利用した再建術があるが，詳細については成書を参照されたい．

腎機能障害が高度になり改善が見込めない例や，再建を行っても不成功である可能性が高い例，腸管を利用した再建が必要だが高齢で合併症もあり腸管を利用した再建術に耐えられそうにない例など，場合によっては腎臓摘出術が必要になることがある．尿管損傷を起こさないことが最も肝要であり，尿管損傷予防のため術前に尿管ステントを挿入して損傷のリスクを下げる試みもある[4]．近年産婦人科の手術でも腹腔鏡手術が増えてきており，腹腔鏡手術のほうが開放手術に比べて尿管損傷の頻度が高い．腹腔鏡手術時の尿管損傷予防のため，発光尿管ステントの使用も報告されており[5]，尿管損傷を最小限にする努力が必要である．

子宮頸癌の好発年齢は30〜40代と比較的若く，尿管損傷にかぎらず尿路の合併症を起こすとその後のQOLに大きく影響することがある．尿路合併症が起きないよう最大限の努力をするのはもちろんのこと（例えば当院では高侵襲の産婦人科手術の場合には，尿管ステントを術前に留置するようにしている），起きた場合にはQOLを損なわないような尿路の再建が必要である．

◆ 文献 ◆

1) Nawaz FH, Khan ZE and Rizvi J : Urinary tract injuries during obstetrics and gynaecological surgical procedures at the Aga Khan University Hospital Karachi, Pakistan : a 20-year review. Urol Int 78 : 106-111, 2007
2) 藤井信吾：産婦人科手術療法マニュアル―婦人科手術 悪性 広汎性子宮全摘術，準広汎性子宮全摘術．産科と婦人科 76 : 199-210, 2009
3) 関戸哲利：神経因性膀胱―骨盤内手術後の神経因性膀胱．臨泌 68 : 261-267, 2014
4) Merriitt AJ, Crosbie EJ, Charova J, et al : Prophylactic pre-operative bilateral ureteric catheters for major gynaecological surgery. Arch Gynecol Obstet 288 : 1061-1066, 2013
5) 郭 翔志，清水良彦，脇ノ上史郎，他：腹腔鏡下手術における発光尿管カテーテルを用いた尿管損傷予防の工夫．日産婦内視鏡学会 26 : 541-544, 2010

〔澁谷　忠正，三股　浩光〕

慢性腎不全（慢性腎臓病）

過去に蛋白尿を指摘されたことがあるという患者です。

重要度ランク ★★ 外来診療で頻繁に遭遇する。末期腎不全へと不可逆的転帰をたどる場合もあるため，対処法は確実に押さえておくべき疾患

代表的主訴・所見

- 慢性腎臓病はネフローゼ症候群レベル（1日3.5g以上）の蛋白尿や，末期腎不全に至る直前まで症状がほぼ皆無であることに注意。検尿や採血のみで判明することが多い。
- ネフローゼ症候群レベルの蛋白尿では，尿の泡立ちや全身の浮腫症状としての体重の急激な増加で気づくこともある。
- 末期腎不全では全身倦怠感や全身瘙痒感などがあるが，非特異的な症状であることに注意。

Point

- 慢性腎臓病は罹患率の高さから，腎臓内科専門医に限らず広く非専門医による早期発見・介入が最重要である。
- 蛋白尿指摘患者は体調を整えて再度蛋白尿をチェック（可能なら早朝尿）する。
- 3か月以上にわたり2回以上，蛋白尿が1+以上であれば慢性腎臓病と診断し，一度腎臓内科医への依頼を検討する。
- 上記の場合は，糸球体高血圧の解除を目的にレニン・アンジオテンシン系阻害薬を中心とした十分な降圧が必須である。

1 診療の概要

2002年に米国腎臓財団（NKF）のKidney Disease Outcomes Quality Initiative（KDOQI）から慢性腎臓病（chronic kidney disease：CKD）の定義がされた。その後Kidney Disease Improving Global Outcomes（KDIGO）から一部最終の修正がされたが，専門医以外の医師が知っておくべきポイントは以下である。

つまり，3か月以上，①腎糸球体濾過量（eGFRで代替可能）が60 mL/min/1.73 m² 未満，もしくは，②アルブミン尿が30 mg/gCr以上，および尿定性反応で蛋白が1+以上であるときにCKDと診断される。この定義に従うと日本人の13%，およそ1,000万人以上がCKD患者となり，「腎臓病」が腎臓内科医に限られた稀な疾患ではなく，一般内科医も扱うごく普通の疾患となった[1]。

さらに，CKDは末期腎不全進展へのリスク因子であると同時に，全身病である心血管疾患（CVD）のリスク因子であることが認識された。また，CKDの大多数が末期腎不全に至るまでにCVDの発症により死亡していることも特筆すべきである。さらに，CKD患者への治療介入は腎保護効果およびCVDへの予防効果があり，その効果は，早期であればあるほど恩恵が大きいことが多数報告されたことで，CKDの早期診断，予防・管理が重要であることが広く示されることとなった。

原疾患	蛋白尿区分		A1	A2	A3
糖尿病	尿アルブミン定量 (mg/日) 尿アルブミン/Cr比 (mg/gCr)		正常	微量アルブミン尿	顕性アルブミン尿
			30 未満	30〜299	300 以上
高血圧 腎炎 多発性嚢胞腎 移植腎 不明 その他	尿蛋白定量 (g/日) 尿蛋白/Cr比 (g/gCr)		正常	軽度蛋白尿	高度蛋白尿
			0.15 未満	0.15〜0.49	0.50 以上
GFR区分 (mL/分/1.73m²)	G1	正常または高値 ≧90			
	G2	正常または軽度低下 60〜89			
	G3a	軽度〜中等度低下 45〜59			
	G3b	中等度〜高度低下 30〜44			
	G4	高度低下 15〜29			
	G5	末期腎不全 (ESKD) <15			

重症度は原疾患・GFR区分・蛋白尿区分を合わせたステージにより評価する。CKDの重症度は死亡，末期腎不全，心血管死亡発症のリスクを緑 のステージを基準に，黄，オレンジ ，赤 の順にステージが上昇するほどリスクは上昇する。(KDIGO CKD guideline 2012を日本人用に改変)

図1 慢性腎臓病の重症度分類
〔日本腎臓学会 (編):エビデンスに基づくCKD診療ガイドライン2018, p3, 東京医学社, 東京, 2018〕

実際，日本でもCKD対策が開始され，維持透析患者数は増加はしているものの，新規の透析導入患者は2009年より減少に転じている。日本腎臓学会の『エビデンスに基づくCKD診療ガイドライン2018』の日本人用に改訂されたステージ分類がわかりやすい表になっているので，参照されたい (図1)[2]。

本稿のテーマは蛋白尿を過去に指摘された患者の管理であるので，ここでは，CKDの定義のうち，②の尿定性反応で蛋白が1+以上が3か月にわたり少なくとも2回以上過去に指摘された患者を対象とする。なお，尿蛋白定性試験は激しい運動，発熱，ストレスのかかったとき，例えば脱水や感冒・尿路感染中の尿などでは，健常人でも±〜+となりうるし，起立性蛋白尿は健常人の0.5%でも見受けられ，これらは生理的蛋白尿といい，病的意義はない。したがって，蛋白尿が一度過去に指摘されたからといって直ちに腎臓病であるとはかぎらない。このため，尿蛋白が1+以上であった場合は，患者の体調を整えて再度尿蛋白を検査する。そして，再度，尿蛋白が1+以上であった場合は，CKD(②)である可能性が高くなるため，次に蛋白定量を実行するのが望ましいが，この時点で腎臓内科への紹介が推奨されている。

具体的方法は，尿定量で尿蛋白濃度および尿Cr濃度を検査し，単純に尿中蛋白濃度を尿中Cr濃度で割る，つまり尿蛋白量/Cr (mg/gCr) が1日の概算での蛋白量となる。これは標準体型 (1.73 m²) の成人のCr排泄量が1日でおよそ1g程度であることを利用しており，蓄尿で1日の蛋白排泄量を計測するのに比較してはるかに簡便である

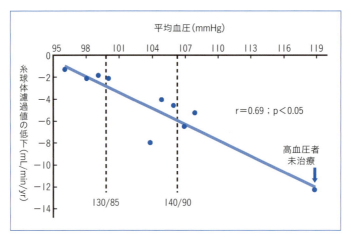

図2　血圧とGFR低下速度との関連
〔Bakris GL, et al：Am J Kidney Dis 36：646-661, 2000〕

ため，外来で施行でき，かつ蓄尿との相関性も高いことが知られているためで，腎臓内科専門医でなくともぜひ外来で施行することをお勧めしたい。健常人でも0.15 g/日程度までの蛋白尿は出現している。

尿蛋白が0.15 g/gCr以上（軽度蛋白尿：尿定性で1＋程度）であったとき，特に病的意義をもち始める高度蛋白尿の0.5 g/gCr以上（尿定性でおよそ2＋以上）であった場合は，速やかに腎臓内科専門医へコンサルトすることが望ましい。なお，0.15～0.5 g/gCrの軽度蛋白尿でも，同時に血尿を認めた場合は末期腎不全へのリスクがより高くなるため，腎臓内科へコンサルトすることが推奨される。

なお，本邦では尿アルブミン測定は早期の糖尿病性腎症に限定されて保険適用が認められているため，糖尿病患者では尿アルブミン量を，非糖尿病患者では尿蛋白量を使用することがCKDガイドラインで勧められている。そのため，ここでの「蛋白尿」はアルブミン尿中心の蛋白尿を指すこととする（間質性腎炎・骨髄腫などのアルブミン以外の成分での蛋白尿はここでは触れない）。

2　診療方針

上記のような蛋白尿患者に対する治療は，どのような病態であれ，まず高血圧，糖尿病，脂質異常症をはじめとした動脈硬化のリスク因子に対しての積極的な介入が重要となる。そのなかでもCVD・CKDの介入としては糖尿病の管理とともに，十分な降圧をめざすことが最も重要である。

Bakrisら[3]による有名なメタ解析の報告では，糖尿病・非糖尿病にかかわらず，平均血圧の低下によりGFR低下速度が有意に低下することが示されている（図2）。ただし，レニン・アンジオテンシン系（RAS）阻害薬を使用しながら血圧をBP＜130/85 mmHgに十分にコントロールしても蛋白尿が出現していれば，平均してGFRにして1年で3 mL/min/1.73 m^2 程度下がることは注目に値する。もし降圧が不十分であればGFRの低下速度はBP＞140/90 mmHgで，およそ1年で6 mL/min/1.73 m^2 低下し，未治療であれば比例的にその増悪速度が大きくなるのである。十分な降圧がいかに大切かがわかる報告として注目に値する。

また，GFR減少速度を下げることが，末期腎不全の発生率を下げるだけでなく，心血管イベント発生率も有意に下げるという報告も多数存在する[4]。

腎臓内科専門医とプライマリケア医での降圧に

対するアプローチの違いは，降圧目標を明確にもち，その達成に向けては多種類の降圧薬を使用することを躊躇しないことであろう．Minutoloらの報告によると，プライマリケア医の降圧薬処方数は2種類以上が66％程度，3種類以上が25％に対し，腎臓内科専門医は2種類以上が80％以上，3種類以上が50％弱程度と有意な差がある．降圧目標に達するには，平均で3.2種類の降圧薬を使用した，との報告もある．重ねて十分な降圧が重要であることの証左となろう．

なお，蛋白尿の病態生理は糸球体過剰濾過（糸球体高血圧）であるため，体血圧を十分に下げることや，そのなかでもRAS阻害薬を使用することが，この糸球体の過剰濾過の軽減に重要であることから，特に蛋白尿が出現している患者にはRAS阻害薬が第一選択薬として推奨されている．

また，RAS阻害薬を開始して最初の3か月で，eGFRにして30％程度までの増悪はむしろ長期的な腎保護になることが多い．これは，RAS阻害薬の投与により糸球体過剰濾過が解除されていることを示す現象と考えられ，その後継続して腎機能が増悪しなければRAS阻害薬の中止はしない．大切なのは，RAS阻害薬に忍容性がなくなってしまうほどの広義の虚血性腎症をきたす前のなるべく早い段階でRAS阻害薬を投与することである．このことからもCKDの早期発見・介入は重要である．

さらに，RAS阻害薬を導入する際は高カリウム血症をきたさないよう，カリウム制限としての果物・生野菜の栄養指導や，一過性であっても腎虚血をきたさないよう脱水などの体液管理に注意することは必須である．

3　対処の実際[2)]

降圧に関して

糖尿病の合併や，蛋白尿が（＋）以上を呈するCKD患者はRAS阻害薬を第一選択薬とする降圧薬を使用し，降圧目標は75歳未満なら血圧130/80 mmHg未満，75歳以上なら血圧150/90 mmHg未満が推奨されている．使用する降圧薬は，RAS阻害薬，Ca拮抗薬，利尿薬（サイアザイド系）をステージごとに使い分ける．例えば，CKD 4～5ではRAS阻害薬による難治性高カリウム血症や，75歳以上の高齢者では脱水や虚血に対する脆弱性を考慮しCa拮抗薬が推奨されている．

80歳以上の超高齢患者の場合は降圧のエビデンスが乏しく，唯一あるHYVET試験によると降圧目標はサイアザイド系の利尿薬およびRAS阻害薬を使用しながら，まずは血圧＜150/80 mmHgをめざし，忍容性のある患者ではさらに血圧＜140/90 mmHgをゆるやかにめざすのが望ましい．また，80歳以上の超高齢患者や，80歳未満の患者であっても65歳以上の高齢者，高度の動脈硬化症例では，過度の降圧はかえって急性腎障害（AKI）や臓器虚血をきたすため，収縮期血圧は110 mmHgを下回らないよう十分留意する．

血圧管理のためには，塩分制限6 g/日程度をめざすことは重要である．また，ほかの動脈硬化リスク因子があれば同時に治療する．以下，具体的な対処法を述べる．

糖尿病に関して

糖管理は早期腎症から顕性腎症への進行を抑制するためHbA1cにて7.0％未満が推奨されているが，顕性腎症以降の進行抑制に関するエビデンスは不十分である．このステージ以降のHbA1c 7.0％未満は，特に低血糖に気をつける．

肥満

3％以上の体重減少が脂質異常，耐糖能異常，肝機能異常の改善につながり，5％以上の体重減少が高血圧，高尿酸血症の改善につながるため，特にメタボリックシンドロームを呈するCKD患者では現体重の3％以上の体重減少から始めるのが望ましい．

脂質異常症

冠動脈疾患の一時予防という観点で，主にスタチン（時にエゼチミブを加えて）LDL-C＜120 mg/dL を，二次予防では＜100 mg/dL をめざす．参考までに，K/DOQI の脂質異常症治療ガイドラインでは，ステージ G5 の CKD における脂質管理目標を LDL-C 100 mg/dL 未満としている．

喫煙患者

積極的に禁煙を促す．

飲酒

過度の飲酒は生命予後が悪いため避ける．具体的には，エタノール換算で女性で 10〜20 mL/日以下，男性で 20〜30 mL/日（日本酒 1 合）以下が推奨されている．

高尿酸血症

痛風発作や尿酸結石のない，つまり無症状の慢性高尿酸血症に対する治療介入が末期腎不全発症を抑制する，という高いエビデンスは乏しい．症状がある場合は，尿酸値を 6 mg/dL 未満にすることが望ましい．なお，CKD 診療ガイドラインでは血清尿酸値 8.0 mg/dL 以上で薬物治療を開始，6.0 mg/dL 以下を目標とする，とされている．

4 処方の実際

ここでは，0.15 g/日以上の蛋白尿をきたした患者への治療例を示す．

RAS 阻害薬

CVD・CKD 予防のエビデンスは ACE 阻害薬が圧倒的に豊富であるが，日本ではブラジキニン産生のない ARB が空咳，血管性浮腫（angioedema）などの副作用が少なく，肝排泄のため CKD には好んで用いられている．

処方例①
ニューロタン®錠（25 mg）1 回 1〜4 錠　1 日 1 回

処方例②
オルメテック® OD 錠（20 mg）1 回 0.5〜2 錠　1 日 1 回

処方例③
ミカルディス®錠（40 mg）1 回 1〜2 錠　1 日 1 回

Ca 拮抗薬

処方例④
ノルバスク®錠（2.5 mg）1 回 1〜4 錠　1 日 1 回

処方例⑤
カルブロック®錠（8 mg）1 回 1〜2 錠　1 日 1 回

利尿薬

処方例⑥
ラシックス®錠（40 mg）1 回 1〜2 錠　1 日 1 回　朝

処方例⑦
フルイトラン®錠（2 mg）1 回 0.5〜1 錠　1 日 1 回　朝

◆ 文献 ◆

1) National Kidney Foundation : K/DOQI clinical practice guidelines for chronic kidney disease : evaluation, classification, and stratification. Am J Kidney Dis 39（2 Suppl 1）: S1-266, 2002
2) 日本腎臓学会（編）：エビデンスに基づく CKD 診療ガイドライン 2018．東京医学社，東京，2018
3) Bakris GL, Williams M, Dworkin L, et al : Preserving renal function in adults with hypertension and diabetes : a consensus approach. National Kidney Foundation Hypertension and Diabetes Executive Committees Working Group. Am J Kidney Dis 36 : 646-661, 2000
4) Lazarus JM, Bourgoignie JJ, Buckalew VM, et al : Achievement and safety of a low BP goal in chronic renal disease. The modification of Diet in Renal Disease Study Group. Hypertension 29 : 641-650, 1997

〔ヒース　雪，小松　康宏〕

尿路・性器損傷

腎損傷

スキーで転倒した後に，肉眼的血尿がみられる患者です。

重要度ランク ★★★ 頻度は高くないが，重症度では腎機能喪失の可能性がある．必ず押さえておくべき疾患

代表的主訴・所見
- 上腹部や側腹部の痛み，血尿など
- 重度の場合，出血性ショックや貧血も認める

Point
- 腎損傷は手術を考慮しうる泌尿器科救急疾患であるが，画像診断およびinterventional radiology(IVR)の進歩により非手術療法(non-operative management：NOM)が主である．
- CTでの画像診断と腎損傷分類，手術の絶対適応，NOMの実際を泌尿器科医として理解しておく必要がある．

1 診療の概要

2016年に日本泌尿器科学会の編集で『腎外傷診療ガイドライン2016年版』が発刊された[1]．診療アルゴリズムも示されており参考にしていただきたい．

腎損傷はその受傷機転から鈍的外傷と穿通性外傷に分類される．日本外傷データバンクによる受傷機転別の外傷患者数の割合によると，最多は交通外傷で33％，次いで転倒29％，墜落・転落21％と鈍的外傷が多く，刺創・切創2％，銃創0.03％と穿通性外傷は少ない[2]．この頻度は腎外傷でも同様で，交通外傷が最も頻度が高い[1]．腎単独損傷よりも他臓器の合併損傷を有することが多い．また，スポーツによる腎損傷はコンタクトスポーツよりも提示症例のようにスキーやスノーボード，サイクリングがハイリスクとされる[1]．

腎損傷の治療目標は，救命，腎機能温存，合併症に対する適切な対応である．患者の全身状態の把握，CTによる画像診断と分類，他臓器合併損傷の有無などから，手術の必要性，損傷腎の機能温存の可能性を判断し，治療方針を決定する．NOMには保存的治療（経過観察）や経カテーテル動脈塞栓術（transcatheter arterial embolization：TAE），尿ドレナージが含まれるが，保存的治療を選択して合併症が発生した際には，泌尿器科医が適切な時期に適切な処置を行う．

2 診療方針

診断で重要なのは損傷分類に基づく重症度の判定である．本邦では日本外傷学会の腎損傷分類2008（以下，JAST分類，図1）[3]が用いられ，重症度と治療成績の関連が示されている．治療方針を決定するためにはこの分類が大きく寄与する．後述するCTをもとに分類することになる．

診断の流れとして，まずバイタルサインの確認，問診による受傷機転の聴取，腹部の身体所見の確認を行う．尿検査・血液生化学検査は必須である．われわれの経験では，肉眼的血尿の出現率は鈍的腎外傷全体で69％で，JAST分類Ⅰ型40％，Ⅱ型64％，Ⅲ型87％と重症度により上昇傾

腎損傷分類 2008（日本外傷学会）

I型	被膜下損傷	Subcapsular injury
a.	被膜下血腫	Subcapsular hematoma
b.	実質内血腫	Intraparenchymal hematoma
II型	表在性損傷	Superficial injury
III型	深在性損傷	Deep injury
a.	単純深在性損傷	Simple deep injury
b.	複雑深在性損傷	Complex deep injury

Appendix：
- PV　腎茎部血管損傷
- H1　血腫の広がりが Gerota 筋膜内
- H2　血腫の広がりが Gerota 筋膜を超える
- U1　尿漏が Gerota 筋膜内
- U2　尿漏が Gerota 筋膜を超える

分類のシェーマ

  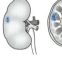 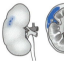

Ia型 被膜下血腫　　Ib型 実質内血腫　　II型 表在性損傷

 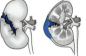 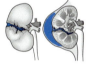

IIIa型 単純深在性損傷　　IIIb型 複雑深在性損傷

図1　日本外傷学会腎損傷分類（JAST分類）
〔日本外傷学会臓器損傷分類委員会：腎損傷分類 2008（日本外傷学会）．日外傷会誌 22：265, 2008 より引用改変〕

向であるが，腎茎部血管損傷（**図1**では PV）では69％であった[4]。肉眼的血尿の有無は重要だが，腎損傷の程度を必ずしも反映しない。

続く画像診断ではCTが最も重要かつ有用であり，腎実質損傷の程度，出血の程度，血管損傷の有無，尿溢流の有無の評価を行う。造影CTのみでは腎実質損傷を過大評価する可能性があるので，可能であれば単純CTも併せて行う。単純CTは急性期の出血，血腫は高吸収域に描出されるため，造影CTでともに低吸収域に描出される出血と梗塞の鑑別に有用である。また，尿溢流の診断にも注意が必要である。尿溢流は造影剤注入後15分を経過しないと描出できないことがあるので，造影剤注入15分後の遅延相のCTや腎尿管膀胱部単純撮影（KUB）を撮影し，尿溢流の有無や損傷部位の詳細な評価を行うことも有用である。

初期診療の際に救急外来で第一に求められることは，即時手術の要否の判断である。腎損傷に対する即時手術の絶対適応は，①急速輸液や輸血にもかかわらず血圧が不安定なとき，②他臓器の重篤な合併損傷で開腹したとき，③開腹時に認めた増大あるいは拍動性の腎周囲血腫の存在，④造影

CTで腎茎部血管損傷の存在（JAST分類PV），が挙げられる[4,5]）。

NOMの適応としては，①血圧が安定した腎単独損傷，②TAEにて出血のコントロールが可能，③経皮的ドレナージ，尿管ステント挿入で尿貯留腫や感染コントロールが可能，④JAST分類Ⅰ～Ⅲa型で循環動態が安定し血腫や貧血の進行がない，などの症例が挙げられる。

初期診療におけるTAEの適応はバイタルサインの安定化が大前提であり，造影CTで造影剤の血管外漏出を認めたり，血腫が広がっている場合，さらに仮性動脈瘤が存在するときはTAEの適応である[1]）。CT上の腎周囲血腫の厚さで判断したり，JAST分類のH2所見があればTAEの適応とする報告も認められる[6]）。

3 対処の実際

手術療法

即時手術の目的は出血のコントロールと腎機能温存である。腹部正中切開による経腹的アプローチが推奨される。先に腎茎部血管を露出する方法と，先にGerota筋膜を切開して腎臓を引き出して血管クランプをかける方法があり，いずれが好ましいか結論は出ていない。高度の実質損傷や腎茎部血管損傷は腎摘除の適応となる。腎温存が可能なら縫合あるいは部分切除を行う[1,4,5]）。

NOM

血液生化学検査を定期的に行う。3～4日ごとに造影CTを施行し，後出血の原因となる仮性動脈瘤や尿貯留腫の有無を確認する。改善傾向にある損傷腎の周囲血腫は徐々に吸収されて縮小する。安静度は血清ヘモグロビン値，造影CT，肉眼的血尿の有無を判断材料とするが，JAST分類Ⅰ～Ⅱ型で進行性出血がなければ4日間のベッド上安静，Ⅲ型なら7日間を目安としている。経過中に弛張熱が出現して尿貯留腫が確認されれば，尿管ステント留置か経皮的ドレナージを考慮する[1,4]）。

◆ 文献 ◆

1) 日本泌尿器科学会（編）：腎外傷診療ガイドライン2016年版．金原出版，東京，2016
2) 日本外傷学会トラウマレジストリー検討委員会，日本救急医学会診療の質評価指標に関する委員会：日本外傷データバンクレポート2018（2013-2017），https://www.jtcr-jatec.org/traumabank/dataroom/data/JTDB2018.pdf（2019年2月閲覧）
3) 日本外傷学会臓器損傷分類委員会：腎損傷分類2008（日本外傷学会）．日外傷会誌 22：265，2008
4) 中島洋介：16．外傷・救急医療 泌尿器科外傷 I．腎外傷・尿管損傷．日本泌尿器科学会2010年卒後教育テキスト（第15巻1号），pp359-365，2010
5) Kitrey ND, Djakovic N, Kuehhas FE, et al：Guideline on Urological Trauma, European Association of Urology 2018, http://uroweb.org/guideline/urological-trauma/（2019年2月閲覧）
6) Fu CY, Wu SC, Chen RJ, et al：Evaluation of need for angioembolization in blunt renal injury：discontinuity of Gerota's fascia has an increased probability of requiring angioembolization. Am J Surg 199：154-159, 2010

〔矢澤　聰，大家　基嗣，中島　洋介〕

尿道損傷

ハシゴから落下して会陰部を強打し，痛みを訴えている患者です．

重要度ランク ★★ 遭遇する頻度は低いが，適切な初期対応と続発する尿道狭窄症の治療法を知っておく必要がある

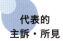
代表的主訴・所見
- 尿道出血，会陰部血腫，尿閉

Point
- 外傷後急性期は尿道カテーテル留置や損傷部の外科的修復を避け，膀胱瘻を造設し，感染をコントロールする．
- 外傷後3か月以上経過してから尿道を評価し，狭窄があれば尿道形成術を行う．
- 外傷性尿道狭窄症に対する内尿道切開，尿道ブジー，尿道ステント留置は成功率がきわめて低いだけでなく狭窄を複雑化させる．

1 診療の概要

先進国において，特発性を除く尿道狭窄症の原因として最も多いのは医原性（経尿道的操作）であり，外傷性狭窄はその次に頻度が高い[1,2]．尿道外傷の多くは鈍的外傷である．鈍的尿道外傷は，会陰部への鈍的な衝撃により恥骨下縁との間で球部尿道が圧挫される騎乗型尿道外傷（straddle-type injury）と，骨盤骨折に伴う後部尿道外傷（pelvic fracture urethral injury）に分類される．前部尿道外傷は騎乗型尿道外傷（図1）が大半を占める[3]．

本症例は典型的な騎乗型球部尿道外傷の一例である．尿道外傷自体は決して致命的な外傷ではないが，高率に続発する尿道狭窄症のマネジメントは非常に重要であり，不適切な治療法を選択すると患者のQOLを大きく損なうことになる．外尿道口からの出血や，排尿初期の肉眼的血尿は尿道損傷を疑う症状であるが，出血の程度と外傷の程度は必ずしも相関しない．また，外傷後の排尿困難や尿閉も尿道損傷を疑う重要な症状である．

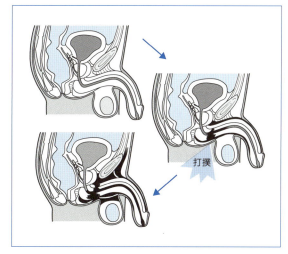
図1 会陰損傷による騎乗型球部尿道外傷のイメージ

2 診療方針

球部尿道外傷が疑われたら，直ちに逆行性尿道造影を行い，損傷の有無を確認する（図2a）．尿

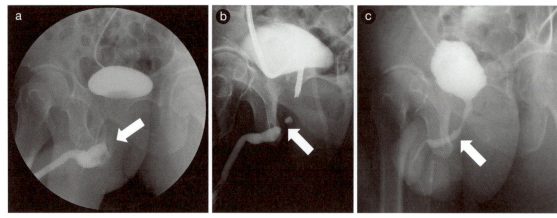

図2 会陰損傷による騎乗型球部尿道外傷の画像所見
a：受傷直後の逆行性尿道造影。球部尿道の途絶像と尿道海綿体周囲への尿溢流を認める（矢印）。b：受傷3か月後の尿道造影。球部尿道の完全閉塞を認める（矢印）。c：狭窄部切除，尿道端々吻合術後の排尿時膀胱尿道造影。矢印は吻合部を示す。

道外への造影剤の溢流や，尿道内腔の閉塞が認められた場合は，尿道カテーテル留置や内視鏡などの尿道操作を一切行わず，直ちに膀胱瘻を造設する。仮に尿道造影で尿道の連続性が確認できても，尿道カテーテル留置は続発する尿道狭窄症のリスクを上昇させ，より複雑な狭窄に発展させる可能性があるため避けるべきである[4]。

急性期に留意すべき合併症は感染である。尿道外に溢流した血液と尿が感染を誘発し，尿道周囲や会陰部に膿瘍を形成することがあるため，速やかな膀胱瘻造設による尿ドレナージと抗菌薬投与が重要である。外傷後急性期では，出血や浮腫の影響により挫滅した尿道と正常な尿道の見極めが非常に難しいため，急性期の尿道損傷部の修復は行ってはならない。

外傷後の炎症や感染が鎮静化する時期（通常は外傷後3か月以上経過してから）を見計らって尿道の評価を行い，続発する尿道狭窄症の治療を行う。外傷後は高率に尿道狭窄症を合併するため，たとえ外傷直後に自排尿が可能であったとしても，少なくとも1年間は慎重にフォローアップするべきである。

3 対処の実際

外傷後3か月以上経過し，炎症や感染が完全に鎮静化してから尿道造影，MRI，内視鏡検査を行い，狭窄部位と狭窄長を同定する。尿道造影は逆行性尿道造影だけでは後部尿道や狭窄部の中枢側の評価ができないため，必ず順行性造影（排尿時膀胱尿道造影）を併せて行う。自排尿不能な場合でも，膀胱を造影剤で充満して膀胱頸部を開大させ，狭窄部の中枢側まで造影し，逆行性尿道造影と同時に撮影する（up-and-downgram，はさみうち造影，図2b）。尿道造影は狭窄長を過小評価することがあり，尿道周囲の情報が得られないため，矢状断での正確な尿道狭窄長の評価，尿道周囲の瘢痕や瘻孔の評価，尿道海綿体白膜の断裂の有無を確認する目的でMRIを行う。MRIは尿道周囲の瘢痕や瘻孔，尿道海綿体白膜の評価，術式の決定に有用である[5]。また，狭窄部周囲尿道粘膜の状態を確認するために，外尿道口および膀胱瘻から軟性膀胱鏡を用いて狭窄部の観察を行う。膀胱瘻からの観察に備え，膀胱瘻は事前に少なくとも16 Fr以上に拡張しておく。

外傷性球部尿道狭窄症の理想的な治療は開放手術による尿道形成術であり，成功率（症状の悪化

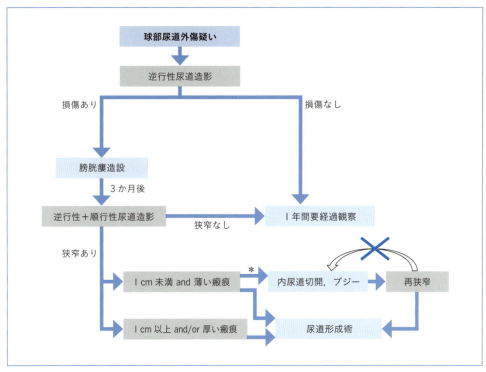

図3 球部尿道外傷の治療アルゴリズム
＊：瘢痕がごく薄い例に限り，1回は試してもよい。
〔Summerton DJ, et al：EAU guidelines on urological trauma. European Association of Urology, 2014 より引用改変〕

がなく，ブジーなどの追加処置を一切要さないこと）は90％以上ときわめて良好である[6]。一方，内尿道切開，尿道ブジー，尿道ステント留置といった尿道形成術以外の治療（経尿道的治療）は，比較的簡便で短期間で治療可能であるが，外傷性尿道狭窄症にはきわめて成功率が低く，推奨されていない[7]。

外傷性尿道狭窄症は尿道海綿体の強い挫滅や厚い瘢痕を伴っており，たとえ狭窄が短くても尿道形成術による修復が理想的である。経尿道的治療を繰り返しても狭窄が改善することはなく，逆に狭窄が長く複雑になるため，より難易度の高い修復を要求される[8]。また，経尿道的治療には偽尿道形成，直腸損傷などが合併症として報告されており，必ずしも低侵襲な治療ではない。漫然と繰り返される経尿道的治療は医原性尿道損傷そのものであり，厳に慎むべきである。球部尿道外傷の治療アルゴリズムを**図3**に示す。

尿道形成術の周術期に重要なのは感染のコントロールである。尿道狭窄症患者の多くはカテーテル管理されているか，多量の残尿を有している。尿道形成術における周術期の創感染や尿道周囲膿瘍は再狭窄の原因になる。したがって，術前の尿路感染症のコントロールはきわめて重要である。術前に尿培養のモニタリングをして，手術1～2週間前から培養の感受性にあった抗菌薬の投与を行う。術直前に尿培養を再検し，膿尿が消失していることを確認してから手術を行う。

ほとんどすべての外傷性尿道狭窄症は，瘢痕が厚くても狭窄長は短いため，経尿道的治療を繰り返して狭窄をこじらせないかぎり，最もシンプルで成功率の高い尿道狭窄部切除，尿道端々吻合術で修復できる（**図2c**）。尿道狭窄部切除，尿道端々吻合術を成功させるコツは，外傷後の瘢痕を妥協

せずに除去して正常な尿道粘膜を露出すること，球部尿道を十分に授動して緊張のない尿道吻合を達成することにある[9]。術後2週間後に外尿道口からサーフロー針の外套を用いて尿道カテーテル周囲の造影を行い，吻合部に造影剤の溢流がなければ尿道カテーテルを抜去して自排尿を開始する。数日間排尿状態をモニタリングし，排尿状態の悪化がなければ膀胱瘻を抜去して退院とする。術後3か月，6か月，1年後に排尿状態の問診，尿流測定，内視鏡，尿道造影を行い再狭窄の有無を確認する。

◆ 文献 ◆

1) Lumen N, Hoebeke P, Willemsen P, et al：Etiology of urethral stricture disease in the 21st century. J Urol 182：983-987, 2009
2) Latini JM, McAninch JW, Brandes SB, et al：SIU/ICUD Consultation On Urethral Strictures：Epidemiology, etiology, anatomy, and nomenclature of urethral stenoses, strictures, and pelvic fracture urethral disruption injuries. Urology 83（3 Suppl）：S1-7, 2014
3) Summerton DJ, Djakovic N, Kitrey ND, et al：EAU guidelines on urological trauma. European Association of Urology 2014
4) Brandes S：Initial management of anterior and posterior urethral injuries. Urol Clin North Am 33：87-95, 2006
5) Horiguchi A, Edo H, Soga S, et al：Pubourethral stump angle measured on preoperative magnetic resonance imaging predicts urethroplasty type for pelvic fracture urethral injury repair. Urology 112：198-204, 2018
6) Santucci RA, Mario LA and McAninch JW：Anastomotic urethroplasty for bulbar urethral stricture：analysis of 168 patients. J Urol 167：1715-1719, 2002
7) Buckley JC, Heyns C, Gilling P, et al：SIU/ICUD Consultation on Urethral Strictures：Dilation, internal urethrotomy, and stenting of male anterior urethral strictures. Urology 83（3 Suppl）：S18-22, 2014
8) Hudak SJ, Atkinson TH and Morey AF：Repeat transurethral manipulation of bulbar urethral strictures is associated with increased stricture complexity and prolonged disease duration. J Urol 187：1691-1695, 2012
9) 堀口明男，東　隆一，辻田裕二郎，他：手術手技 Up to date 尿道狭窄症に対する尿道形成術．Audio-Visual Journal of JUA 20（9），2014

〔新地　祐介，堀口　明男〕

膀胱損傷

バイク事故で骨盤を骨折し，肉眼的血尿および下腹部痛がみられる患者です．

重要度ランク 　骨盤骨折の合併損傷で見逃されやすいので注意が必要である．損傷部位で対応が変わることを知っておく必要がある

代表的主訴・所見
- 肉眼的血尿，腹部圧痛，腹部打撲跡

Point
- 骨盤骨折患者に肉眼的血尿が認められる場合，膀胱外傷を高頻度に合併している．
- 膀胱外傷が疑われる場合は直ちに膀胱造影，もしくは CT cystography を行う．
- 骨盤腔外や腹腔内に尿溢流が認められる場合は外科的な修復が必要である．

1 診療の概要

鈍的膀胱外傷の大半（60〜90％）は骨盤骨折に起因する[1]．交通外傷や労働作業中の事故による骨盤骨折の患者に肉眼的血尿を認めた場合，高頻度（約30％）に膀胱外傷を合併している[2,3]．膀胱外傷は高エネルギー外傷による多臓器外傷の1つであることが大半であり，膀胱単独外傷はほとんどない[4]．膀胱以外の臓器損傷（骨盤骨折，肝損傷や腸管損傷など）が重篤であることが多く，それらの治療が優先されるため，膀胱外傷は試験開腹の際に偶然発見されたり，見逃されることもある[4]．したがって，膀胱外傷のリスクの高い外傷や肉眼的血尿以外の症状を知っておくことが重要である．例えば，骨盤骨折のなかでも恥骨結合離開や恥骨枝骨折は特に膀胱外傷のリスクが高く，たとえ肉眼的血尿がなくても膀胱外傷を念頭に置く必要がある[2]．肉眼的血尿のほかにも腹部の圧痛，尿閉，恥骨上部の打撲跡などは膀胱外傷を疑う重要な症状である．また，骨盤骨折の10％程度に後部尿道外傷を合併することも留意しておく必要がある．

膀胱外傷は損傷部位によって腹膜内損傷と腹膜外損傷に分類される．腹膜内損傷は膀胱が緊満しているほど起こりやすく，シートベルトによる突然の腹圧上昇によって緊満した膀胱の最も弱い部位である膀胱頂部が損傷を受ける[2,4]．腹膜外損傷は骨盤輪のねじれによって膀胱前側壁が裂けたり，骨片が直接膀胱を穿破することによって生じる[2]．腹膜外損傷は，尿溢流が骨盤腔内に限定される単純性腹膜外損傷と，前腹壁や大腿部，陰嚢などに尿溢流が拡張する複雑性腹膜外損傷に分類される[4]．会陰部，大腿部への尿溢流，腫脹は複雑性腹膜外損傷の症状である．米国外傷外科学会（The American Association of Surgery of Trauma：AAST）は膀胱の損傷部位と範囲によって，膀胱外傷の重症度を5段階に分類している（**表 I**）[5]．

2 診療方針（診断方法）

本症例のように骨盤骨折患者で肉眼的血尿を認める場合，膀胱外傷が強く疑われるため，速やかに画像評価を行い，損傷の有無と部位を確認す

表 I　AAST 膀胱外傷スケール

Grade	損傷レベル
I	挫傷，粘膜下血腫，部分裂傷
II	2 cm 未満の腹膜外裂傷
III	2 cm 以上の腹膜外裂傷，もしくは 2 cm 未満の腹膜内裂傷
IV	2 cm 以上の腹膜内裂傷
V	膀胱頸部，もしくは尿管口，膀胱三角部におよぶ裂傷

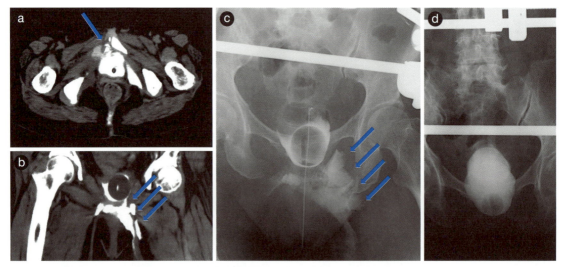

図 I　交通外傷による骨盤骨折，膀胱外傷（複雑性腹膜外損傷）の画像所見
受傷直後の骨盤部 CT cystography（a：横断面，b：冠状断）と，c：膀胱造影。前腹壁から会陰，左大腿部に広範囲な尿溢流を認める（矢印）。d：外科的修復後の膀胱造影所見。

る[1〜3]。膀胱造影，そして造影剤で膀胱内を満たしてから行う CT（CT cystography）は，いずれも膀胱外傷の検出，損傷部位の評価において有用な検査方法である[1]。特に，後者はほかの腹部外傷を同時に評価できるという点で優れている。いずれの方法も外尿道口から逆行性に，少なくとも 300〜350 mL の造影剤を注入して膀胱を十分に緊満させることが肝要である[1]。まず膀胱充満時に撮影を行い，その後に造影剤をすべて排出させてから撮影を行う。膀胱外傷の約 10％は充満時の撮影だけでは診断がつかない[1]。造影剤を少量しか注入しなかった場合や造影剤排出後の撮影を省略した場合，膀胱外傷は見逃されやすい[1]。単純性腹膜外損傷では，造影剤排出後に骨盤腔内に造影剤の貯留が認められる[1]。また，複雑性腹膜外損傷では，陰部，大腿部，腹壁に造影剤の貯留が確認される（図 I）。腹膜内損傷では，腸管壁のループや結腸外縁に造影剤の貯留が広範囲に確認される[1]。

一方，造影 CT の排泄相や静脈性腎盂造影では，膀胱外傷を正確に診断することはできない。造影剤が尿で希釈されてしまうこと，膀胱内圧が不十分であること，造影剤は比重が高く，膀胱の背側に溜まるため，損傷部から流出しにくいこと，腹膜内損傷の場合に腹水と尿の鑑別ができないことが理由である。軟性膀胱鏡は膀胱損傷部および膀胱頸部や膀胱三角部への損傷の波及を直視下で観察可能な方法であるが，血尿が強い場合には視野が確保しにくく，損傷部の同定が困難なことがある。

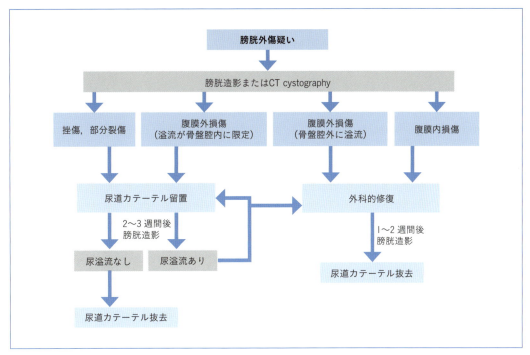

図2 膀胱外傷の治療アルゴリズム

3 対処の実際（治療方法）

　膀胱造影により損傷部位を確認して治療方法を決定する（図2）。尿の溢流が骨盤腔内に限定される単純性腹膜外損傷では，たとえ広範囲な尿溢流を認めていても大部分は尿道カテーテル留置による尿ドレナージだけでほぼ自然治癒する[2～4]。留置2～3週間後に膀胱造影を再検し，膀胱壁の閉鎖を確認してから尿道カテーテルを抜去する。尿溢流が残存している場合には，留置期間を延長して自然治癒を待機するが，閉鎖しない場合には外科的に損傷部を修復する。膀胱頸部に損傷が波及している場合や，骨片が膀胱壁を貫いている場合，腹壁や大腿部，会陰部に尿溢流が波及している複雑性腹膜外損傷では，尿道カテーテルによる尿のドレナージ単独で自然治癒する可能性は低い。溢流した尿が瘻孔を形成し，膿瘍などの感染源になる可能性があり，瘻孔切除を含めた外科的な修復が必要である[2～4]。尿が溢流していたスペースには必ずドレーンを留置する。

　逆に腹膜内損傷では，たとえ小さな損傷でも溢流した尿が腹腔内を広範囲に汚染し，腹膜炎や敗血症の原因となりうるため，可及的速やかに開腹して膀胱壁の閉鎖を行う必要がある。3-0か4-0の吸収糸を用いて二層縫合（粘膜層と筋層）で膀胱壁を修復する。膀胱が閉鎖できれば，通常は尿道カテーテルからの尿ドレナージのみで十分であり，追加で膀胱瘻を造設する必要はない。最後に腹腔内を温生理食塩液で十分に洗浄し，Douglas窩にドレーンを留置する。膀胱の損傷程度にもよるが，術後1～2週間後に膀胱造影を行い，明らかな造影剤の溢流がなければ尿道カテーテルを抜去する。

◆ 文献 ◆

1) Ramchandani P and Buckler PM：Imaging of genitourinary trauma. AJR Am J Roentgenol 192：1514-1523, 2009
2) Summerton DJ, Kitrey ND, Kuehhas FE, et al：EAU guidelines on urological trauma. Eur Urol. 2014
3) Morey AF, Brandes S, Dugi DD 3rd, et al：Urotrauma：

AUA Guideline. J Urol. 2014
4) Pereira BM, de Campos CC, Calderan TR, et al：Bladder injuries after external trauma：20 years experience report in a population-based cross-sectional view. World J Urol 31：913-917, 2013
5) Moore EE, Cogbill TH, Jurkovich GJ, et al：Organ injury scaling. Ⅲ：Chest wall, abdominal vascular, ureter, bladder, and urethra. J Trauma 33：337-339, 1992

〔新地　祐介，堀口　明男〕

陰茎折症

陰茎の疼痛および変形でパニックになっている患者です。

重要度ランク
★★ | 頻度は低いが，緊急手術が必要であり必ず対処法を覚えておくべき疾患

代表的
主訴・所見
- （クラッキング音の後に出現する）陰茎腫脹，陰茎痛
- 性交時や自慰行為時に発症

Point
- 陰茎折症を疑ったら，すぐに手術の準備をする。
- 緊急手術で陰茎海綿体白膜の断裂部を確認し，縫合を行う。
- 腹側に断裂がある場合は，断裂部近傍の尿道海綿体を陰茎海綿体より剥離して断裂部をしっかり確認する必要がある。

1 診療の概要

陰茎折症は，陰茎海綿体白膜が勃起時に鈍的外力により断裂することにより発症する。発症の契機は，激しい性交，自慰，睡眠時勃起中の寝返り，勃起時の転倒などが挙げられる。本邦では自慰行為および自慰類似行為（勃起時に手で曲げたりする行為）が発症のきっかけの約半数を占め，性交時の発症は約18％と報告されている[1]。一方，欧米では30〜50％が性交時の発症であり本邦より性交時発症の頻度が高い[2]。

白膜断裂時に通常は"ボキッ"と異常音を発し，その後に局所の痛みと皮下の出血が起こる。出血は皮下の血腫を形成し，陰茎の腫脹・変形，変色につながる（図I）。白膜の断裂部より出血・血腫を形成するため，非断裂部に向かって変形することが多い。尿道よりの出血や血尿があれば，尿道の合併損傷が疑われるが，本邦では欧米に比べて尿道損傷合併率は少ないと報告されている[1,2]。

陰茎折症は，性交や自慰などが発症の契機となることから，患者の羞恥心によりなかなか問診で事実を聞き出しにくかったり，異常音に患者が気

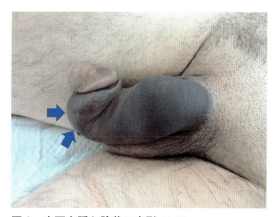

図I　皮下血腫と陰茎の変形（矢印）

づかない場合も稀にあるが，勃起時に起こったという発症の契機と陰茎の腫脹・変形の症状で容易に診断できる。画像診断ではMRIが診断に有用との報告があるが[3]，実臨床において診断は比較的容易であることや，緊急でMRIの撮影が困難な場合もあると考えられ，それほど診断には重要ではないと考える。

確定診断は，手術による白膜断裂部の確認である。後述する治療においても外科治療が重要となるので，陰茎折症が疑われた場合は速やかに手術

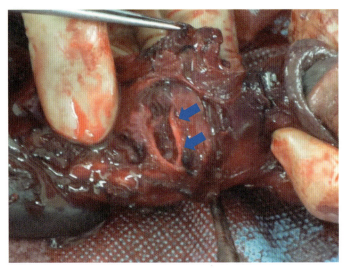

図2 白膜の断裂部（矢印）

の準備を行ったほうがよい。

また，発症の契機の性交が風俗店であったり，自慰であったりした場合には，家族にはその事実を知られたくないと患者が訴えることもある。臨機応変な対応を迫られることがあるので注意を要する。

2 診療方針

陰茎折症が疑われた場合は，直ちに外科的修復を行うべきである。先に述べた確定診断にも，陰茎海綿体白膜の断裂部の確認が必要となるが，治療においても外科的修復が重要となる。それは，緊急手術での修復は結果的により早い回復につながり，長期的にも陰茎彎曲の発生が少ないと報告されているからである。圧迫，固定といった保存的加療では，高率に陰茎痛（勃起時），硬結，陰茎変形，勃起障害が認められたと報告されている。

Yapanogluら[4]の陰茎折症42名の検討では，手術を拒否した5名に保存的治療を行い，そのうち4名（80%）は上記などの合併症が起こり，治療後18か月目まで症状が継続していたが，手術を行った37名では4名（10.8%）に勃起時の陰茎痛が残ったが，術後3か月目には完全に消失したこ

とが報告されている。

以上より，治療方針としては積極的に外科治療をするべきと考える。もちろん，内服治療で断裂部が修復されるようなこともない。外科治療に消極的になる患者もいるが，手術が最も適切な治療法であることを理解しておきたい。

3 対処の実際

先に述べたとおり，診断は発症の契機や症状より容易である。また，緊急手術での修復がより早い回復につながり，その後の合併症の頻度も抑える。画像診断も臨床上では重要度は低く，手術においては白膜断裂部の確認も可能で確定診断につながることから，修復目的に速やかに手術を準備する。患者が焦ってパニックを起こしているときや手術に消極的なときも，十分にその旨を説明し，落ち着かせて外科的修復を受けるように説得するべきである。

手術手技を以下に簡単に説明する。

①陰茎冠状溝下で包皮を環状切開し，陰茎包皮をdegloveする。

②血腫を除去し，白膜の断裂部を確認する（**図2**）。生理食塩液で洗浄すると結合織にしみ込ん

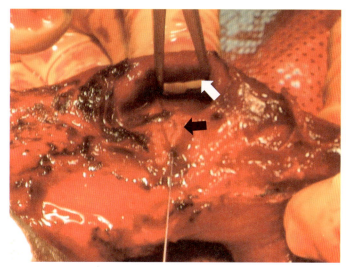

図3 尿道を剝離（白矢印）
腹側の断裂部（黒矢印）を確認する。

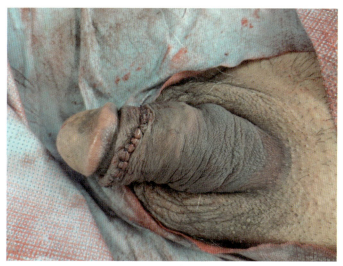

図4 図1の症例の修復後の陰茎
腫脹は消失し，変形も是正されている。

だ血液が流れ，確認がしやすくなる。断裂部が腹側にある場合は，白膜断裂が尿道海綿体の裏側にまで及んでいる場合がある。そのため，腹側の断裂の場合は，尿道海綿体を陰茎海綿体より剝離して裏側に断裂が及んでいないか確認する必要がある（**図3**）。

③白膜の断裂部を確認したら，断裂部を3-0 Vicrylなどの吸収糸で密に結節縫合する。

④断裂部を修復後，陰茎基部をネラトンカテーテルで絞扼し21 G翼状針を陰茎海綿体に刺入，生理食塩液を注入して人工勃起させ，断裂部より生理食塩液の漏れがないか確認する。漏れがあるときは，断裂部の縫合を追加する。また，人工勃起時に陰茎に彎曲がないかも同時に確認し，彎曲があるときは適宜plicationを追加する。

⑤包皮を戻して切開部を縫合する（**図4**）。

⑥弾性包帯で陰茎を圧迫固定し，尿道カテーテルを留置する。

術後尿道カテーテルは翌日抜去可能である。尿道損傷が合併していれば，1～2週間留置しておいたほうがよい。完全に尿道が断裂していた場合は尿道を形成修復し，長期の留置が必要である[5]。

陰茎折症修復後の性交再開は，1～2か月後が目安となる。性交が発症のきっかけの場合は，患者が性交再開に不安を感じていることがあるが，外科治療でしっかり修復していれば特に問題ないことを説明して不安を取り除く。

陰茎折症発症直後は，患者も動揺してパニックを起こすこともあるが，外科治療にて修復が可能であることを落ち着いて説明する。また，手術後の勃起障害は0～5％と低率であり[5]，基本的には問題ないことを十分に説明し治療していくことが重要となる。

◆ 文献 ◆

1) 岡田由典, 上山 裕, 高月健太郎, 他：陰茎折症の臨床的検討. 西日泌尿 55：33-35, 1993
2) Al-Shaiji TF, Amann J and Brock GB：Fractured penis：diagnosis and management. J Sex Med 6：3231-3240, 2009
3) 岡田裕作：性器損傷. 吉田 修（監）：ベッドサイド泌尿器科学 改訂第4版. pp927-929, 南江堂, 東京, 2013
4) Yapanoglu T, Aksoy Y, Adanur S, et al：Seventeen years' experience of penile fracture：conservative vs surgical treatment. J Sex Med 6：2058-2063, 2009
5) 永尾光一, 石井延久：陰茎折症の手術. 冨田善彦（編）：新 Urologic Surgery シリーズ 8―外傷の手術と救急処置. pp93-97, メジカルビュー社, 東京, 2011

〔小林　皇, 舛森直哉〕

腎性高血圧・腎血管性病変

腎血管性高血圧症

腎動脈狭窄が疑われる腎血管性高血圧症の患者です。

重要度ランク ★ | 高血圧患者のなかでは頻度は低いが，確定診断のための検査法や治療法について再確認の必要がある

代表的主訴・所見
- 薬剤抵抗性高血圧
- 若年女性の高血圧
- 中高年で急激に悪化した高血圧
- 心機能，腎機能障害を合併する高血圧

Point
- 腎動脈狭窄を有する高血圧症がすべて経皮的血管形成術(PTRA)の適応ではないということに注意する。3剤以上の降圧薬を要し，有意な腎動脈狭窄を有する症例にのみPTRAを考慮するべきである。
- 腎機能障害を有する患者におけるPTRAの有効性に関しては，RADAR試験の結果が待たれる。
- 観血的腎動脈形成もときには考慮すべき症例も存在することを忘れてはならない。PTRAでも重篤な合併症や再狭窄の問題もあるので，安易な治療決定は患者にとって有害となる。

1 診療の概要

腎血管性高血圧は，腎動脈狭窄によって生じる高血圧症で高血圧患者の1〜6%程度の頻度といわれているが，腎動脈狭窄と腎血管性高血圧は1対1対応でないことに注意しなければいけない。腎血管性高血圧は腎動脈狭窄症の1病態であり，無症候性腎動脈狭窄が存在することに留意する必要がある。日常診療では，内科での高血圧精査中にみつかった腎動脈狭窄でコンサルテーションを受けることもあるが，最近では他疾患の画像精査中に偶然みつかった腎動脈狭窄でコンサルテーションを受ける機会も多い。腎動脈狭窄症に対し，降圧療法単独と，経皮的血管形成術(percutaneous transluminal renal angioplasty：PTRA)併用を比較したrandomized trialが行われてきた[1〜3]が，慎重な解釈を要する結果であった。これらをふまえ，腎血管性高血圧症の診療方針をどう立てるか解説する。

2 診療方針

診療方針を立てるうえでいくつかの重要なポイントが挙げられる。

診断に必要な検査

- CT angiography
  腎機能障害時に注意。
- MRI
  造影CTの実施が困難なとき。
- ドップラーエコー
  確定診断，および治療適応を決めるうえで最も

表 1 ACC/AHA 2005 peripheral arterial disease guideline（renal arterial disease）

項目	クラス分類	適応（エビデンスレベル）
心機能障害の誘発	Class I	繰り返す原因不明の心不全や突然の肺水腫（B）
	Class II a	不安定狭心症（B）
高血圧	Class II a	治療抵抗性高血圧，悪性高血圧，原因不明の片側腎萎縮を伴う片腎の狭窄（B）
		降圧薬内服不可能な高血圧を呈し，血行動態的に有意な腎動脈狭窄（B）
腎機能	Class II a	両側もしくは，片腎しか残されていない患者に対する進行性の腎機能障害を伴った腎動脈狭窄（B）
	Class II b	片側の腎動脈狭窄を有する慢性腎機能障害患者（C）
無症候性狭窄	Class II b	血行動態的に有意な狭窄で，生存可能な片側しか残されていない腎動脈狭窄，または両側の狭窄（C）
	Class II b	血行動態的に有意な片腎に対する腎動脈狭窄（C）

〔Hirsch AT, et al：J Am Coll Cardiol 47：1239-1312, 2006 より作成〕

有用な検査。

- カプトプリルテスト，カプトプリルシンチグラフィ

以前は第一選択の検査とされてきたが偽陰性，偽陽性率が高く，現在はエビデンスレベルの低い検査とされている。

- レニン活性測定

カプトプリルテストなどと同様に偽陽性率が高い（本態性高血圧でも上昇）。

腎動脈狭窄は有意であるか否か

腎動脈には自動調節能があるので，腎灌流圧が40％以下に低下するまでは腎血流が維持される。腎灌流圧40％以下とは腎動脈の狭窄度としては70～80％程度に相当し，日本循環器学会のガイドラインでは，有意狭窄は50～70％の狭窄かつ平均で10 mmHg以上の圧較差を伴うもの，または70％以上の狭窄と定義されている。

別な指標として，腎動脈の狭窄前後の圧測定結果より，狭窄前（aortic pressure：Pa），狭窄後（distal pressure：Pd）の比（Pd/Pa）を計算し，0.9以下になると，レニン分泌が亢進されるという報告がある[4]。注意すべきは，この結果を考えると上述の10 mmHg以上の圧較差は一部の病変を過大評価してしまう可能性がある点である。

評価法として非侵襲的方法としてドップラーエコー，MDCT，造影MRAなどがある。ドップラーエコーは，特に有用性が高く，最大収縮期血流速度（peak systolic velocity：PSV）とPSV-大動脈血流速度比（renal-aortic ratio：RAR）を測定し，PSV＞180～200 cm/sec，またはRAR＞3.5の場合に有意狭窄ありと判定される[5]。血管造影は侵襲的検査であるが，適応としては上記非侵襲的評価法で判定がつかない場合，もしくは症候性腎動脈狭窄症の疑いが強く，冠動脈評価を含めたほかの血管病変評価の際に同時に行う場合が考えられる。

症候性の腎動脈狭窄か否か

本稿のテーマは高血圧症状を有する腎動脈狭窄症であるが，症候性腎動脈狭窄の他症状として腎機能障害，うっ血性心不全，不安定狭心症などがある。ACC/AHAガイドライン2005では，症候性腎動脈狭窄に対する治療介入，治療選択に関して明確に表記されている（表 1）。腎機能障害を有する症例は注意が必要である。腎動脈狭窄のみならず，その他の原因で不可逆性の腎実質障害が及んでしまっていると血行再建による治療効果は期待できない。ドップラーエコーにて（PSV-拡張末期血流速）/PSVにより求められるResistive Index（RI），24時間尿蛋白量，GFRなどで評価されることが多い。RI＜0.8，尿蛋白＜1 g/dayの場合には腎実質障害の程度は軽く，血行再建術の効果が期待される。

Randomized trial の解釈

これまで施行された腎動脈狭窄症に対するPTRAの意義を問うrandomized trialとしてSTAR試験[1]，ASTRAL試験[2]，CORAL試験[3]が行われた。いずれの試験も，降圧療法単独群とPTRA併用群を比較したものであり，PTRAを降圧療法に併用しても臨床的にはなんらbenefitはないという結論であるが，いくつかの重大な注意点がある。ASTRAL試験，STAR試験においては，患者選定基準の甘さがあげられる。腎動脈狭窄度が70％以下の有意狭窄でないと判定されうる症例がASTRAL試験では40％近く含まれ，またSTAR試験ではそもそも対象症例が狭窄度50％以上とされている。狭窄前後の圧較差が計測されておらず，また不可逆性腎実質障害が及んでしまっている症例が含まれている（腎サイズ<6 cm），合併症発生率が高い（症例数が少なく手技的に問題のある施設が多数含まれていた可能性が示唆される）など，枚挙にいとまがない。また，CORAL試験は，登録数947例（実際の割り付け数は931例）で3つの試験のなかで最大数であり，狭窄度80％または60～80％の症例では圧較差が20 mmHg以上あることを患者選定基準にしている点からも論文の信頼性は高い。血管造影評価がcore laboratory（The University of Virginia）で行われていることも評価に値する。しかし，血清Cr>4.0 mg/dLが除外基準とされているため，不可逆性腎実質障害が及んでいる症例も含まれている可能性がある。ステント併用群では，薬物単独群に比し有意に収縮期血圧の下降がなされたという結果が示されている。これはASTRAL試験，STAR試験では出されなかった結論であり，きちんと有意狭窄患者のみを選定すれば，少なくとも降圧に関してはPTRAの意義はありそうであることが示された。腎機能改善効果については，患者選定の問題があるので結論は出せない。少なくとも，不慣れな施設で行われると重篤な合併症をきたしうることは示された形である。

3 対処の実際

薬物抵抗性の高血圧症であるのか否か

血圧管理に3剤以上の降圧薬を要しているのかどうかがポイントである。2剤以下であれば，降圧療法がまだ不十分といわざるをえない。

有意な腎動脈狭窄があるか否か

前項の薬剤抵抗性高血圧があるのみではPTRAの治療適応にはならない。そこに有意な腎動脈狭窄があることを証明しなければならない。有意狭窄およびそれに伴う腎灌流低下の評価に関してはすでに「診療方針」で述べている。非侵襲検査（ドップラーエコー，MDCT，MRA）で狭窄度評価を行い，これらの組み合わせで有意狭窄の可能性ありと判定した症例が適応でありPTRA前に必ず狭窄度評価と圧較差測定を行い，診断基準に合わないときはステント挿入を行わないことを考慮しなければならない。

不可逆性の腎実質障害がないか

不可逆性の腎実質障害が及んでいると示唆されている場合は，PTRAの効果は期待できない可能性が高い。「診療方針」の「症候性の腎動脈狭窄か否か」で述べているようにドップラーエコーにてRI≧0.8，もしくは1日尿蛋白≧1 g/dayの場合には，治療適応を慎重に判断する必要がある。現在行われているRADAR試験は，primary endpointとしてeGFRの変化が設定されており，また対象者はeGFR>10 mL/minの患者であり（CKDステージ4，5の患者も含まれている），その結果が大いに興味深いところである[6]。

ステント留置か観血的腎血管形成術か

PTRAでは，やはりステントを留置する必要性があると思われる。バルーン血管形成術はステント留置に対し有意に手術成功率が低く（77％ vs 98％，p<0.001），また再狭窄率が高いという報告

がある[7]。再狭窄率に関しては，約15～20%といわれ，その頻度はステント径に比例する。ステント径が6.0 mm 以上，4.5～6.0 mm，4.5 mm 未満の場合，再狭窄率はそれぞれ8%，18%，38%であった[8]。合併症にも注意を払う必要がある。多いのがアテローム塞栓症と造影剤誘発性腎障害であるが，近年は塞栓保護デバイスを用いたり，また炭酸ガス造影などの対策がとられている。

観血的腎動脈形成術の適応はより限られてくる。大動脈瘤や解離性大動脈瘤を有したり，泌尿器科的疾患を合併して同時の外科的治療を要すなどの経皮的血管形成術が施行しづらい症例が適応になる。ただし，上述のとおり，経皮的血管形成術がすべて安全に施行しうるわけでなく，不慣れな術者が行う経皮的血管形成は合併症発生率が高く，なかには致死的になる場合があるので，熟練した術者が行うべきであることはいうまでもない。熟練した IVR 施行医がいない病院は，熟練した医師のいる病院への紹介を検討する。

◆ 文献 ◆

1) Bax L, Woittiez AJ, Kouwenberg HJ, et al：Stent placement in patients with atherosclerotic renal artery stenosis and impaired renal function：a randomized trial. Ann Intern Med 150：840-848, 2009
2) The ASTRAL Investigators：Revascularization versus medical therapy for renal-artery stenosis. N Engl J Med 361：1953-1962, 2009
3) Cooper CJ, Murphy TP, Cutlip DE, et al：Stenting and medical therapy for atherosclerotic renal-artery stenosis. N Engl J Med 370：13-22, 2014
4) De Bruyne B, Manohoran G, Pijls NH, et al：Assessment of renal artery stenosis severity by pressure gradient measurements. J Am Coll Cardiol 48：1851-1855, 2006
5) Olin JW, Piedmonte MR, Young JR, et al：The utility of duplex ultrasound scanning of the renal arteries for diagnosing significant renal artery stenosis. Ann Intern Med 122：833-838, 1995
6) Schwarzwalder U, Hauk M, and Zeller T：RADAR-A randomized, multi-centre, prospective study comparing best medical treatment versus best medical treatment plus renal artery stenting in patients with haemodynamically relevant atherosclerotic renal artery stenosis. Trials 10：60, 2009
7) Leertouwer TC, Gussenhoven EJ, Bosch JL, et al：Stent placement for renal arterial stenosis：where do we stand? A meta-analysis. Radiology 216：78-85, 2000
8) Lederman RJ, Mendelsohn FO, Santos R, et al：Primary renal artery stenting：characteristics and outcomes after 363 procedures. Am Heart J 142：314-323, 2001

〔篠田　和伸，大家　基嗣〕

腎梗塞

疝痛様の側腹部痛および発熱がみられる患者です。

重要度ランク ★★ 腎機能の救済のために，側腹部痛の鑑別疾患として常に念頭に置き，治療では他科との協力が必要である

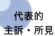
- 側腹部痛，悪心，嘔吐
- 超音波で水腎症がない（腎結石との相違）

- 突然発症し，側腹部痛を主訴とする場合が多く，尿路結石との鑑別が最も重要である。
- 心血管系の合併症を伴わない例もあり，超音波検査で水腎症を認めない場合，腎梗塞を念頭に置く必要がある。
- 循環器科，放射線科との連携が最も重要であることはいうまでもない。

1 診療の概要

　腎梗塞は，片側あるいは両側性に腎動脈主幹部もしくはその分枝がなんらかの原因により閉塞し，虚血・低酸素により腎組織が障害を受ける疾患である。患者の約70％は心房細動，弁膜症，虚血性心疾患に併発する塞栓性閉塞が要因であるが，動脈硬化を基盤とする腎動脈狭窄などに起因することもあり，既往歴や心血管系リスクなど臨床的背景の把握が必須である。さらに塞栓症の要因として，人工弁置換術，血管カテーテル操作などの医療行為も挙げられる。

　問診・診察のポイントを述べる。症状は，突然発症する激しい側腹部痛・背部痛，それに伴う悪心・嘔吐・発熱であり，初診時には尿管結石との鑑別が重要である。急激な血圧上昇がみられる場合もある。高齢に多くみられ，性差はない。梗塞の程度が高度であるとかえって血尿は出ないと考えられている。

　背景因子の確認は重要で，心房細動，弁膜症，心内膜炎，心筋梗塞，心臓手術など心房・心室内血栓症のリスクの確認が重要である。特に心房細動は6割強の症例で認められる。これらの血栓形成のリスクもなく発症することもあり，これは renal paradoxical embolism と呼ばれる。卵円孔開存により深部静脈血栓が左室系に入り，それが腎動脈塞栓となる。動脈硬化のリスク因子である糖尿病，高血圧，脂質異常症，喫煙などの有無の確認，また，線維筋性異形成，大動脈炎症候群，解離性大動脈瘤などの合併のチェックは必須である。線維筋性異形成が腎動脈に病変としてある場合，高血圧を示すことが多いが，急性の腎梗塞を示すことがある。

　検査所見としては，尿検査では肉眼的・顕微鏡的血尿，尿蛋白が，血液検査では，白血球数増加，LDH異常高値（アイソザイムⅠ，Ⅱ），レニン活性の上昇，クレアチニン値の上昇（広範な梗塞）である。腎以外の検査として，心電図，左房・左室内血栓の可能性の有無の検索から心エコーは必須である。

　画像検査では，単純CT，腹部超音波検査で特徴的な所見がなく，結石陰影や水腎症といった尿

路結石を疑う所見が乏しいことが診断の助けとなる。ただし，ドップラーエコーは有用である。

　確定診断をつけるには，造影CTやガドリニウム造影MRIで梗塞部の陰影欠損像，腎動脈シンチグラフィで腎血流の低下，血管造影での腎動脈血流の途絶を示す。造影CTの所見として，腎動脈本幹レベルでの閉塞では腎実質の広範な領域が非造影域となる広範梗塞（global infarction）となり，分枝レベルでの閉塞では皮質を底辺とする楔状の非造影域を示す部分梗塞（focal infarction）となる。

　血管造影は侵襲が大きく，新たな梗塞誘発の可能性があり慎重にすべきとの意見もあるが，発症後数時間しか経過していない症例ではCTによる診断が困難な場合があり，血管造影の診断上の意義は大きく，選択的血栓溶解療法にすぐに移行できることから，躊躇すべきではない。

2　治療方針

　基本方針は，初期からヘパリンを使用し，発症後の時間が短く腎機能回復が見込まれる場合は選択的腎動脈内線溶療法，血栓除去，血管形成術，経皮的な治療の適応がない場合，ワルファリンを早期に適応する。

　痛みが高度の場合は，梗塞サイズが広い場合が多い。造影CTと腎動態シンチグラフィで残存腎機能を評価し，重症度を判定する。画像上，腎臓がすでに萎縮している場合は，血行再建しても腎機能が改善することはないが，萎縮がみられない場合は時間が経過していても血行再建で患側腎機能の廃絶を避けられる場合もある。いずれにしろ，腎の萎縮がない場合は選択的腎動脈内線溶療法が第一選択である。Golden timeに関する明確な基準がなく，発症後20時間以内とする報告もあるが，閉塞部位と側腹血行路の存在により，発症7日後に選択的腎動脈内線溶療法を行い有効であったとする報告もある。

　選択的腎動脈内線溶療法は低侵襲であるが，治療自体が新たな梗塞を誘発する危険があり，カテーテル操作による血栓の播種や血栓溶解後のリバウンド現象として血小板凝集能の亢進や凝固系の活性化が報告されている。ウロキナーゼよりも，血栓のフィブリンに対して高い親和性をもつ組織プラスミノゲンアクチベータが有効とする報告もある[1]。ただし，超急性腎梗塞（3時間以内発症）に限られ，脳・心臓以外の血管閉塞症に対する保険適用はない。

　外科的治療は線溶療法が無効な場合のみ選択される治療法である。動脈硬化や線維筋性異形成を契機とした閉塞の治療には，経皮的血管形成術を施行しステントを留置する。術後も抗凝固薬，抗血小板薬を使う。血管形成が不成功で両側性で高度な腎機能障害がある場合は，原則として外科的に閉塞部位を解除するかバイパス術を施行する必要がある。両側性あるいは単腎の場合，急性腎不全が出現すれば透析療法を考慮する。

3　対処の実際

　症状がある場合は当然であるが，症状がなく軽症の場合でも短期に再発する例もあり，リスク評価を含め入院することが望まれる。

　尿路結石，尿路感染症との早期鑑別のための尿・血液検査と画像検査が重要である。採血（PT，APTT，Dダイマーを含む），採尿，胸部12誘導，胸部X線，心臓・腹部超音波，腹部単純・造影CTまでは必須となる。高頻度にみられる心房細動，心弁膜症，心内膜炎，心筋梗塞後のチェック，CTでの結石の除外，動脈硬化，腹部大動脈瘤，線維筋性異形成のチェックも重要である。造影CTで診断が不明確な患者では，腎動脈シンチグラフィを考慮する。フローチャートを図1に示す。

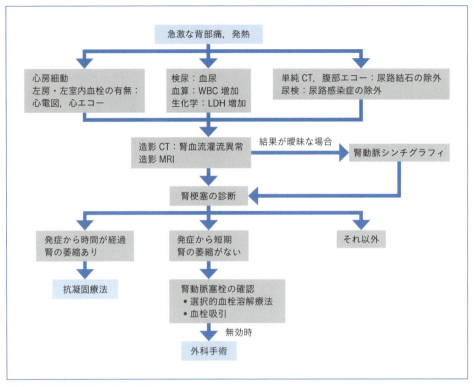

図1 対処のフローチャート
〔伊藤千春,長田太助:腎梗塞.永井良三,他(編):今日の臨床サポート.エルゼビアジャパン,https://clinicalsup.jp/contentlist/1282.html(2019年2月閲覧)より引用改変〕

4 処方の実際

処方例①

ヘパリンナトリウム注 急速飽和量:1回50単位/kg,維持量:10,000〜20,000単位/日 24時間で持続投与。活性部分トロンボプラスチンが投与前の2〜3倍になるように調節

初期から必須な治療である。

処方例②

ワーファリン錠(1 mg) 初回1〜5 mg 1日1回。凝固能検査を行い維持量を調節。PT-INRの目標値は,70歳未満では2.0〜3.0,70歳以上では1.6〜2.6を目標とする

経口ビタミンK拮抗薬。経口薬に移行するときの必須の治療である。

処方例③

ウロキナーゼ注(12万単位) 選択的腎動脈内注入で24万単位まで保険適用がある

全身投与は出血の副作用が考えられるので選択的動脈内注入が用いられる。

退院後は,基礎疾患に応じて循環器科で経過観察が望ましい。重症度,再発可能性に応じて再診させる。定期的に画像診断(特に造影CT)を施行して,新たな梗塞の発症がないことを確認する。

◆ 文献 ◆

1) Cheng BC, Ko SF, Chuang FR, et al:Successful management of acute renal artery thromboembolism by intra-arterial thrombolytic therapy with recombinant tissue plasminogen activator. Ren Fail 25:665-670, 2003

〔増田 均〕

腎動脈瘤

健診で腎動脈瘤を指摘された患者です。

重要度ランク 　治療適応，治療法の選択肢について再確認が必要である

代表的主訴・所見

- 高血圧
- 側腹部痛
- 血尿
- 腹部雑音
- 拍動性腫瘤

Point

- 治療適応に関しては，従来は 2 cm 以上で完全石灰化されていないものとされてきたが，治療適応はサイズによらないということに留意する。
- 当該施設で慣れている方法で治療を行うべきである。一定の確率で morbidity は発生するので，治療に慣れていなければ症例数の多い病院へ紹介すべきである。

1 診療の概要

腎動脈瘤は稀な疾患であるとされてきたが，近年では健診などで偶然みつかる症例が増えてきている。ポイントは，どのような腎動脈瘤が治療介入の適応になるかということと，治療の選択肢としてなにがあるかという点である。以上の点について記述する。

2 診療方針

多くの腎動脈瘤は不顕性であるが，症状としては高血圧，側腹部痛，血尿，腹部雑音，拍動性腫瘤などが挙げられる。破裂の危険性がある腫瘤として動脈瘤の非石灰化もしくは不完全石灰化，口径 2 cm 以上，高血圧の合併，妊娠などがいわれている。形状から囊状（saccular），紡錘状（fusiform），解離型（dissecting），腎内型（intrarenal）に分けられ，囊状型が75％を占めるとされている。Novick ら[1]によれば，治療介入の必要な動脈瘤はそのサイズによらず以下の項目に該当するものとされている。①腎虚血や高血圧の原因となっているもの，②解離性動脈瘤，③側腹部痛などの局所症状や血尿などの症状を呈しているもの，④妊娠，出産の予定がある女性に発生した動脈瘤，⑤有意な腎動脈狭窄を合併しているもの，⑥放射線検査により経時的に増大しているもの，⑦造影検査により瘤内血栓が確認され，末梢で梗塞が生じているもの。

これらに該当しない口径 2 cm 以下の動脈瘤で非石灰化もしくは不完全石灰化のものは画像フォローでよいとされ，また完全石灰化している 2 cm 以下の動脈瘤に関しては，治療介入は必要でないとされている[1]。

方針を立てるうえで必要な検査は造影 CT もしくは造影 MRI であるが，上記のように身体所見な

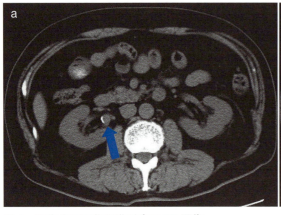
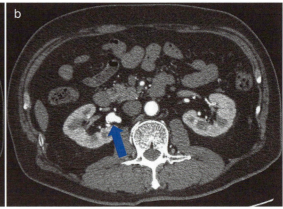

図1 不完全石灰化腎動脈瘤のCT画像
a：単純, b：造影動脈相。

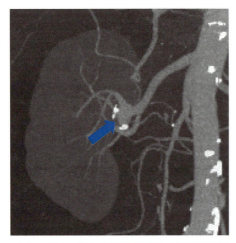

図2 不完全石灰化腎動脈瘤の3D血管構築画像

どの情報も重要になってくる。また, 3D血管構築は治療計画を立てるうえで非常に有益な情報を与えてくれる。

図1は不完全石灰化の腎動脈瘤であるが, サイズは15 mmで症状もなく, 経時的にも変化がないので経過観察をしている。今後治療介入が必要となれば, 図2のような3D血管構築画像が治療計画を立てるうえで有用になる。

3 対処の実際

過去の報告ではHenkeら[2)]の168人の患者における252腎動脈瘤が最も症例数の多いものであるが, それによると好発部位は第1分枝分岐部が60％と最も多く, 腎動脈本幹発生が最も少ないという結果であった。121人が外科的治療を要し, そのうち96人（79.3％）に瘤切除と腎動脈形成が施行され, 63人に分枝閉鎖もしくは再吻合が行われ, 33人はバイパスグラフトを用いた血管再構築が行われた。また計画的腎摘は25人（20.7％）に施行された。初期治療が奏効せず, 二次治療で腎摘が施行されたのは8人（8/96＝8.3％）であった。

腎動脈形成の方法としては, 瘤壁を利用するtailoring, 大伏在静脈, ePTFE graft, homologous vein graft, 内腸骨動脈を用いた再建などが挙げられる。また近年では, 血管内治療の進歩によりコイル塞栓術やステントグラフトなどの治療も行われるようになっている。

腎動脈瘤に対して, 現在までに外科的血管形成術と血管内治療を比較した前向き試験は行われていない。

インフォームド・コンセントをきちんと行う必要はあるが, 治療選択は当該施設で慣れている方法を行うという考え方で問題ないように思われる。血管内治療にも, コイル塞栓による腎梗塞やガイドワイヤーによる瘤損傷などのリスクはあるので, すべてにおいて低侵襲であるという考え方は危険である。Expert IVR施行医であれば, 従来

は施行困難であった広頸の腎動脈瘤も，バルーンカテーテルの使用とframingのテクニックにて施行可能であるといった報告もみられる[3]。

外科的治療の場合，*in situ* で行うか *ex vivo* で瘤切除，血管形成，自家腎移植を行うかは，瘤の発生位置やアプローチのしやすさなどを参考に決める必要がある。治療計画を立てるうえで，前述のダイナミックCTによる3D血管構築画像が大いに参考になる。第2分枝に発生した3cmの腎動脈瘤を血流遮断せず，*in situ* で瘤切除を施行しえたという報告もある[4]。

◆ 文献 ◆

1) Novick, AC and Fergany A：Renovascular hypertension and ischemic nephropathy. In Kavoussi LR, et al.(eds)：Campbell-Walsh Urology 9th ed. pp1187-1189, Saunders, Philadelphia, 2007
2) Henke PK, Cardneau JD, Welling Ⅲ TH, et al：Renal artery aneurysms a 35-year clinical experience with 252 aneurysms in 168 patients. Ann Surg 234：454-463, 2001
3) 戸邉武蔵，伊藤敬一，梅田　俊，他：コイルを用いた塞栓術により治療しえた広頸の腎動脈瘤．臨泌63：817-821，2009
4) 伊藤敬一，中川　健，成松芳明，他：*In situ* にて切除可能であった腎動脈瘤の1例．腎移植・血管外科11：50-54，1999

〔篠田　和伸，大家　基嗣〕

腎動静脈瘻

針生検を行った後に，腎部に拍動性腫瘤を触知する患者です。

重要度ランク ★ | 頻度は稀だが血管内治療（IVR）を必要とする疾患として頭に入れておく必要がある

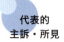
- 観血的検査・治療後の肉眼的血尿

- 腎動静脈瘻の頻度は多くないが，生検などの後に肉眼的血尿が認められた場合は積極的に疑う。
- 造影CTで疑われる場合は，速やかに治療を考慮したほうが安全である。

1　診療の概要

腎動静脈瘻（renal arteriovenous fistula：AVF）は腎内で，毛細管レベルより中枢側で腎動脈の本幹あるいは分枝と静脈が直接交通する状態である。1か所での交通により生じる状態がAVFと呼ばれる[1]。これに対して先天的に静脈洞と動脈が複数か所で交通した状態は腎動静脈奇形（renal arteriovenous malformation：AVM）と呼ばれる[1]。AVMの頻度は少なく70～80％はAVFである。

AVFは，先天性，後天性に分類され，先天性AVFは先天性AVMの一亜型と考えられている。75％のAVFは後天性で，外傷，悪性腫瘍，炎症によって生じるが，経皮的生検，手術などの医原性であることが多い[2]。自己腎や移植腎に対する生検はAVFの原因として多く，経皮的腎生検後の1～18％に発症すると報告されている[3]。80～95％の症例で2～3か月以内に自然消退するが，13％では治療が必要となる[2]。

臨床症状としては肉眼的血尿が最も多く，75％の症例で認められる[4]。凝血塊により膀胱タンポナーデとなり急性尿閉となることもある。高血圧は腎動脈の血流動態の変化によって生じるといわれている[5]。AVFの状態が長期に及ぶと，高血圧，腎機能低下や，心臓への静脈還流量増加により心不全をきたすこともある。

2　診療の方針

既往歴の聴取は重要である。理学的所見では腹部血管雑音の聴取が重要で，75％の症例に認められる。動脈瘤や静脈拡張が著明となると拍動性の腫瘤として触知できる。

超音波検査では，通常のBモードでは拡張した静脈が低エコーを示し水腎症のようにみえるが，ドップラー法では低エコー域に乱流を伴う血流を認め，confetti-like mosaic pattern（紙吹雪様モザイクパターン）と呼ばれる（**図1**）[6]。

造影CTにより，拡張した動脈と動脈瘤の形成，および早期から描出される拡張し蛇行した静脈が認められる（**図2**）[7]。また動脈瘤の破裂などにより周囲の血腫を形成していることもある。AVMでは複数の小動脈が蛇行しfeeding arteryとなり，流出静脈が早期に描出されてくる[1]。

血管造影により拡張し蛇行した静脈を描出でき

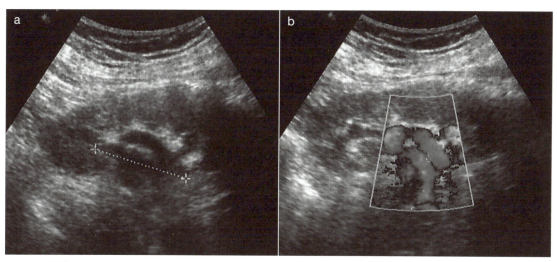

図1 腎動静脈瘻の症例の超音波検査所見
a：Bモード，b：ドップラー法。Bモードでは腎洞部に低エコー域が広がり一見水腎症様であるが，ドップラー法では低エコー域に一致して乱流を伴う血流を認め，confetti-like mosaic pattern（紙吹雪様モザイクパターン）を呈する。
〔Lusenti T, et al：J Ultrasound 14：233-236, 2011〕

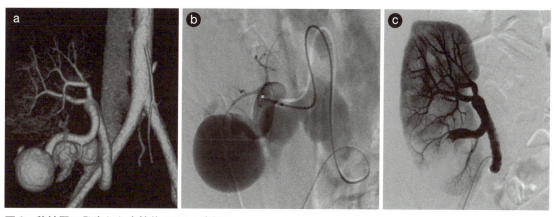

図2 移植腎に発生した生検後 AVF の症例
a：3D-CT 画像，b：血管造影，c：動脈塞栓後。3D-CT では腎下極に向かう動脈の拡張，その末梢での動脈瘤の形成，流出静脈の蛇行および拡張を認める。血管造影でも同様の所見である。責任動脈を選択的に塞栓し，静脈への異常流出は消失している。
〔Kamei K, et al：Pediatr Transplant 18：E216-219, 2014〕

れば確定診断に至る。動脈造影により静脈との交通を生じている責任動脈を明らかにすることができる（図2）。

3 対処の実際

血尿，血腫が明らかに存在し，画像的に診断できるような AVF がある場合は治療が必要である。致死的な出血となることも報告されており，速やかな処置が必要となる。

以前は腎摘除，腎部分切除，腎動静脈瘻結紮術などが行われていたが，現在は経皮的動脈塞栓術が最も一般的な治療方法である。近年は coaxial カテーテルを用いた超選択的動脈塞栓術により，

正常腎実質の梗塞を最小限にとどめる[8]。塞栓物質としては金属コイル，ゼラチン，n-butyl cyanoacrylate (NBCA) glue やアルコールなどの液状物質が用いられる。

動静脈の瘻孔が大きく流出血流が多い場合，塞栓物質が静脈系に入り肺梗塞をきたすリスクも報告されている[1]。これを防ぐ目的で，interlocking detachable coil (IDC) を用いたり，occlusion balloon を用いて血流を一時的に遮断する方法 (stop-flow technique) などが報告されている。

◆ 文献 ◆

1) Cura M, Elmerhi F, Suri R, et al : Vascular malformations and arteriovenous fistulas of the kidney. Acta Radiol 51 : 144-149, 2010
2) Tarif N, Dunne PM, Parachuru PR, et al : Life-threatening hematuria from an arteriovenous fistula complicating an open renal biopsy. Nephron 80 : 66-70, 1998
3) Bilge I, Rozanes I, Acunas B, et al : Endovascular treatment of arteriovenous fistulas complicating percutaneous renal biopsy in three paediatric cases. Nephrol Dial Transplant 14 : 2726-2730, 1999
4) Crotty KL, Orihuela E, Warren MM, et al : Recent advances in the diagnosis and treatment of renal arteriovenous malformations and fistulas. J Urol 150 : 1355-1359, 1993
5) Hatzidakis A, Rossi M, Mamoulakis C, et al : Management of renal arteriovenous malformations : a pictorial review. Insights Imaging 5 : 523-530, 2014
6) Lusenti T, Fiorini F and Barozzi L : Renal arteriovenous fistula simulating hydronephrosis : a case report. J Ultrasound 14 : 233-236, 2011
7) Kamei K, Ogura M, Miyazaki O, et al : Aneurysmal dilatation associated with arteriovenous fistula in a transplanted kidney after renal biopsies. Pediatr Transplant 18 : 216-219, 2014
8) Lorenzen J, Schneider A, Korner K, et al : Post-biopsy arteriovenous fistula in transplant kidney : treatment with superselective transcatheter embolisation. Eur J Radiol 81 : e721-726, 2012

〔近藤　恒徳〕

ナットクラッカー現象

やせていて背が高く，側腹部痛を訴えている患者です．

重要度ランク 　悪性腫瘍などを除外した後，やせている患者では念頭に置く必要がある

代表的主訴・所見
- 無症候性肉眼的血尿

- ナットクラッカー症候群(NCS)は稀であるが，肉眼的血尿の患者では鑑別診断として念頭に置くべき疾患である．
- 造影CTで疑われる所見がある場合は，超音波検査，静脈造影などで診断をつける．
- 現時点で治療の第一選択は，血管内ステント留置になると思われる．

1 診療の概要

ナットクラッカー現象（nutcracker phenomenon：NCP）は，左腎静脈が大動脈と上腸間膜動脈（SMA）に挟まれたことにより狭窄状態となり，腎静脈の末梢側が拡張した状態である．NCPにより臨床症状を出現している状態をナットクラッカー症候群（nutcracker syndrome：NCS）と呼んでいる．

どの年齢層でも発症するが，思春期の内臓の成長期にはSMAと大動脈の角度が急峻となりやすく症状が出やすい[1]．特に女児，女性でその頻度が高い．またbody mass indexの低いやせ型の症例でその頻度が高い[2]．腫瘍，動脈瘤，妊娠子宮による機械的閉塞のこともあるが，頻度は低い[3]．

血行動態的には，左腎静脈狭窄により左腎のうっ血，側副路の発達を生じる．特に立位になると内臓が下降するため，SMAと大動脈の角度が急峻となり，左腎静脈の狭窄が増悪し，その結果腎のうっ血も増悪する．

臨床症状としては血尿が最も多く，これは腎うっ血により小静脈が尿路に穿破するためである[3]．狭窄の程度により血尿の程度も変わる．小児の特発性血尿のうち33％がNCSであるとする報告もある[4]．また，立位によって狭窄が増悪し，起立性蛋白尿を生ずることもある．側腹部痛や精索静脈瘤も比較的よくみられる症状であり，NCSの5％に精索静脈瘤が認められる[5]．

2 診療の方針

臨床症状として，血尿（顕微鏡的あるいは肉眼的），蛋白尿，側腹部痛，精索静脈瘤などを認めた場合，NCSを疑う必要がある．

画像検査ではドップラーエコーが有用である．狭窄部の中枢（腎静脈）と末梢側（下大静脈）で静脈内圧を測定し，末梢と圧較差が3 mmHg以上であればNCSと診断できる（正常は1 mmHg以下）[6]．また狭窄部の静脈血流速度が15分の立位後100 cm/secを超えること，狭窄部と腎門部の腎静脈内径の比が，仰臥位で3以上，15分の立位後5以上あることもNCSの所見であるとされて

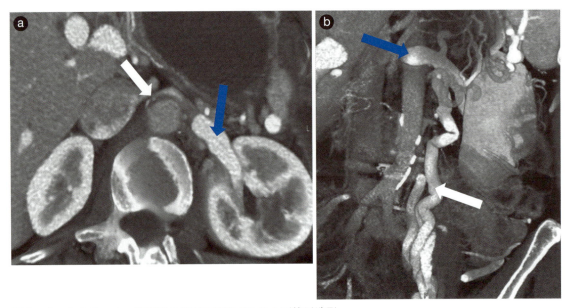

図1 ナットクラッカー症候群の患者の造影CTおよび静脈造影
a：造影CT水平断．左腎静脈がSMAと大動脈で狭まれる部分で狭窄し（白矢印），末梢側で拡張している（青矢印）．b：CT静脈造影では，左腎静脈の狭窄（青矢印）と拡張した性腺静脈（白矢印）を認める．
〔Kurklinsky AK, et al：Mayo Clin Proc 85：552-559, 2010〕

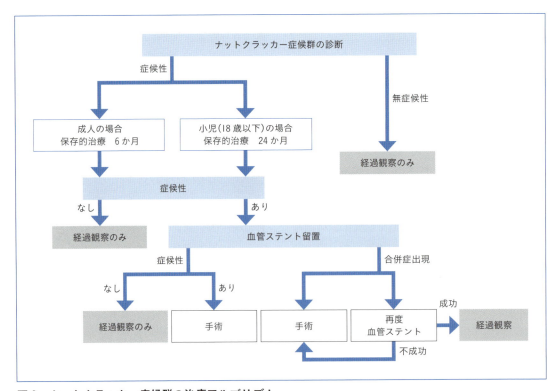

図2 ナットクラッカー症候群の治療アルゴリズム
〔He Y, et al：Urology 83：12-17, 2014 より引用改変〕

いる[7]。CT angiographyによって，大動脈とSMAの角度を測定し，90°以下（NCSの多くは35°以下）であることが確認できる。また左腎静脈の圧迫部での狭窄，末梢側の拡張，性腺静脈などの側副路の発達を確認することも診断の補助となる（図1）[8]。

確定診断は静脈造影であり，左腎静脈と下大静脈の間の圧較差が3 mmHg以上であればNCSと診断できる[3]。

3 対処の実際

治療法についてはまだ確立していないが，現在考えられる治療アルゴリズムを図2に示す[3]。思春期の患者に対しては成長によって改善する可能性があるため，18歳以下で24か月，成人でも6か月以上保存的治療を行うことが勧められている。経過観察期間中に改善がなければ，さらなる治療介入を考慮する。

開腹手術で最も行われるのは，左腎静脈再吻合術である。これは左腎静脈をさらに尾側移動して下大静脈に再吻合するもので，SMAによる圧迫の影響がないようにするものである。しかし，左腎静脈の血栓形成などのリスクや，肉眼的血尿が消失しない場合もあり，その場合は自家腎移植が勧められる。このほかにSMA転位術や人工血管によるバイパス術，脾静脈-腎静脈シャント術などもあるが，合併症などの点からあまり行われていない。

近年は血管内治療（IVR）が主流になりつつある[3]。狭窄部に自己拡張型の金属ステントを留置する方法は開腹手術よりも低侵襲であり，中長期でもよい成績が報告されている[6]。

◆ 文献 ◆

1) Mahmood SK, Oliveira GR and Rosovsky RP : An easily missed diagnosis : flank pain and nutcracker syndrome. BMJ Case Rep 2013 : 2013
2) Ozkurt H, Cenker MM, Bas N, et al : Measurement of the distance and angle between the aorta and superior mesenteric artery : normal values in different BMI categories. Surg Radiol Anat 29 : 595-599, 2007
3) He Y, Wu Z, Chen S, et al : Nutcracker syndrome--how well do we know it? Urology 83 : 12-17, 2014
4) Shin JI, Park JM, Lee JS, et al : Effect of renal Doppler ultrasound on the detection of nutcracker syndrome in children with hematuria. Eur J Pediatr 166 : 399-404, 2007
5) Poyraz AK, Firdolas F, Onur MR, et al : Evaluation of left renal vein entrapment using multidetector computed tomography. Acta Radiol 54 : 144-148, 2013
6) Venkatachalam S, Bumpus K, Kapadia SR, et al : The nutcracker syndrome. Ann Vasc Surg 25 : 1154-1164, 2011
7) Zhang H, Li M, Jin W, et al : The left renal entrapment syndrome : diagnosis and treatment. Ann Vasc Surg 21 : 198-203, 2007
8) Kurklinsky AK and Rooke TW : Nutcracker phenomenon and nutcracker syndrome. Mayo Clin Proc 85 : 552-559, 2010

〔近藤　恒徳〕

小児泌尿器疾患

多囊胞性異形成腎

胎児超音波検査で右腎臓に囊胞が多発していた患児です。

重要度ランク ★★ 胎児期水腎症もしくは腹部囊胞性病変として鑑別が必要で，生後すぐ治療方針を決める。無用な外科的切除は慎むべきである

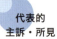
代表的主訴・所見
- 胎児期・出生時の腎の囊胞性変化
- 腹部圧排所見
- 囊胞性変化を伴う無機能腎
- 囊胞性病変の自然消退

Point
- 出生時に腎に囊胞性疾患を認めた際に最も鑑別すべき疾患である。
- 低・異形成を伴う先天性水腎症などとの鑑別が必要な場合がある。
- 出生後，分腎機能の確認と対側尿路も含めた先天性尿路異常の評価が必要。
- 基本的治療は経過観察。

1 診療の概要

多囊胞性異形成腎（multicystic dysplastic kidney：MCDK）は，胎生10週以前の尿管芽と後腎の癒合不全によって起こると考えられている腎異形成の形態であり，強度の閉塞性尿路疾患が成因とも考えられている。通常片側であり，異形成に伴う多数の囊胞性病変を呈し，腎機能は消失しているのが特徴である（図1）。

胎児期に徐々に大きくなることが経験されることもあるが，出生後には通常萎縮傾向を認めることが多く，自然消退もしくはそのまま残存する形となる。

出生後に行うべき検査としては，超音波検査とDMSA腎シンチグラフィである。超音波所見としては多発性のさまざまなサイズの囊胞性病変が確認され，特徴的なのは腎盂にあたる部位が確認されない点と腎実質が不明な点である。機能低下した低・異形成腎に伴う先天性水腎症と鑑別は重要であるが，腎盂が存在するかどうかは重要な鑑別点となる。また少しでも腎シンチグラムで取り込みが確認される場合は低・異形成腎である可能性が高く，MCDKではシンチグラム上，腎機能が消失し cold spot になることが重要である。

名前でよく混乱される病態としては多発性囊胞腎があるが，小児で認められる常染色体劣性多発性囊胞腎（ARPKD）は，超音波検査上，両側腎臓が全体的に echogenicity が高く腎が腫大しているのが特徴で，囊胞は小さく2mm未満のマイクロシストがほとんどである。大きくても2cm以下の囊胞であり，MCDKとの鑑別は容易である。

MCDKの治療上，重要なのは機能的単腎であるうえに尿路の合併異常が多い点である。対側尿路の合併奇形が多いことが報告され，特に膀胱尿管逆流（VUR）・水腎症の頻度が高く，対側腎臓に26.4％と高頻度にVUR合併が認められた報告[1]もあり，VUR合併を高頻度に認める報告は多い。ただし，そのVURが自然改善率も高いことも報告されており，排尿時膀胱尿道造影（VCUG）を行うべきかは一致した見解を得ていない。ただ

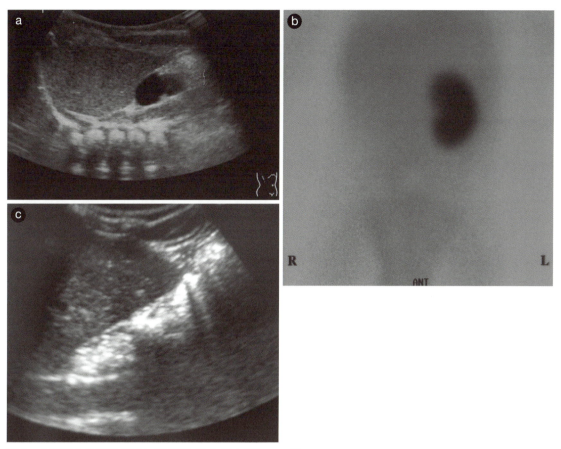

図1 水腎症と鑑別が必要なMCDK（8か月女児）の一例
嚢胞が多発していないため水腎症様に見える（a）が，腎シンチグラムで集積はなく（b），5歳時には消失（c）している。

し，対側に尿路異常がないときは慢性腎臓病（CKD）へ進展する例は認めないが，異常がある場合に50％がCKDに進展していたという報告[2]があり，10年の経過観察で4.7％がCKDに進展したとの報告[3]もあることを考えると，VCUGも含め尿路評価を一度は行うことの重要性を示唆している。

生殖器系合併症として，停留精巣の合併率が高く，4.9〜12.7％[1,4]で停留精巣を認めることが報告されている。右側57.1％，両側33.3％，左側は9.5％で，MCDKと同側が61.9％とされ，MCDK側もしくは両側の停留精巣に留意する必要があることが示されている。

2 診療方針

MCDKの治療は，自然消退が期待されるため現在では経過観察が基本である。自然消失率は1歳で9.8％，5歳で38.5％，10歳で53.5％，15歳で64.9％と年々消退することも示され[1]長期経過の後，消失する可能性が報告されている。その自然消失に重要な因子として発見時のMCDKサイズが5 cm以下との報告[5]があり，1歳未満のMCDKサイズが自然消失群3.8±0.3 cm，非消失群が5.8±0.2 cmとの報告[1]もある。しかし，臨床的にはもっと大きいサイズでも消失することも経験され，経過観察が基本となる。このため，1歳まで経過観察してMCDKの増大がなければ，基本的に経過観察も中止するという報告もある。当

センターでは，青年期まで数年単位で血圧測定のうえ超音波検査を行い，経過観察している．

手術的摘出の適応に関しては，以前は悪性腫瘍発生のリスクや単腎に伴う影響が考慮されて摘出が行われていた時期があったが，現在，高血圧や悪性腫瘍発生に関してはほとんどないことが確認されている．悪性化のリスクに関しては，300人以上の患児の30年以上の経過観察で1例も認めず，Wilms腫瘍化のリスクもないことが確認され[6]，悪性化は問題ないと判断されている．

高血圧の発生に関しては通常の頻度と変わりないとの報告[7]がある一方，0.8〜3％に高血圧を認めたとの報告[1,4]や，MCDK患児で有意に高血圧の頻度が高かったとの報告[8]もあるが，MCDKによるというより，単腎症患児での代償性肥大に伴う反応であることが示唆されている．

手術適応になる病態としては，囊胞性病変が占拠性病変として新生児期の呼吸障害・哺乳障害・嘔吐の原因，MCDKのサイズが大きくなる，感染などが経験されるが，かなり限定的である．

手術治療は，MCDKに対してよりMCDKの原因となりうるような尿路の合併奇形の有無や対側尿路異常を診断し，必要ならば手術することが重要である．前出の対側尿路異常以外に同側の尿路生殖器系の異常がないかも確認する必要があり，尿管異所開口に伴うと考えられる拡張した尿管遺残や女児のGartner管囊胞，男児の精囊腺囊胞などを合併する可能性もあり，症状がなくとも，MCDKであると診断だけするのでなく，一度は尿路生殖器系の精査を行うことが必要である．

最新の報告では，MCDK患児の52.9％が腎機能低下を示し，平均9.4±4.2歳でeGFR値が低下し，12.5±4.2歳に腎障害の所見が確認されたとの報告[9]があり，腎機能に関して単腎症として長期経過観察が必要であることが示唆されている．

3 対処の実際

初回検査

MCDKを疑う場合，まずは超音波検査を行い，MCDKかその他の尿路生殖器系異常（対側水腎症の有無など）を評価する．そのうえでMCDKと確実に断言できない場合，腎シンチグラフィを施行して腎機能を評価し，腎機能を認めない場合はMCDKと診断する．MCDKと診断した場合，嘔吐や呼吸障害などの腹部圧排所見などがないかを経過観察する．

また，同意が得られればVCUG検査を生後3か月以降に行うことも考慮する．

フォロー検査

MCDKのサイズが5 cm以上の大きいものであった場合，1か月後程度に超音波再検を行い，サイズの増大がなければ3〜6か月ごとに超音波検査を行う．

経過観察中に尿路感染やその他の尿路異常に伴う異常と考えられる所見を認めた際は，MCDK側のみならず対側も含めてVCUGなどによる尿路評価をさらに進める．

1歳の時点で超音波検査上の問題がなければ，その後の経過観察をどのようにしていくか，患児家族と相談する必要がある．当センターでは，2〜3年ごとに対側腎臓機能・血圧などを含め，成人期まで経過をみている．

◆ 文献 ◆

1) Eickmeyer AB, Casanova NF, He C, et al：The natural history of the multicystic dysplastic kidney：is limited follow-up warranted？ J Pediatr Urol 10：655-661, 2014
2) Feldenberg L and Siegel NJ：Clinical course and outcome for children with multicystic dysplastic kidneys. Pediatr Nephrol 14：1098-1101, 2000
3) Aslam M and Watson AR；Trent & Anglia MCDK Study Group：Unilateral multicystic dysplastic kidney：long-term outcomes. Arch Dis Child 91：820-823, 2006
4) Kara A, Gurgoze MK, Aydin M, et al：Clinical features of

children with multicystic dysplastic kidney. Pediatr Int 60 : 750-754, 2018
5) Hays WN and Watson AR ; Trent & Anglia MCDK Study Group : Unilateral multicystic dysplastic kidney : does initial size matter? Pediatr Nephrol 27 : 1335-1340, 2012
6) Narchi H : Risk of Wilms'tumour with multicystic kidney disease : a systematic review. Arch Dis Child 90 : 147-149, 2005
7) Mitsnefes MM : Hypertension in children and adolescents. Pediatr Clin North Am 53 : 493-512, 2006
8) Zambaiti E, Sergio M, Baldanza F, et al : Correlation between hypertrophy and risk of hypertension in congenital solitary functioning kidney. Pediatr Surg Int 35 : 167-174, 2019
9) Matsumura K, Sugii K and Awazu M : Trajectory of estimated glomerular filtration rate predicts renal injury in children with multicystic dysplastic kidney. Nephron 140 : 18-23, 2018

〔佐藤　裕之〕

先天性水腎症

腹部超音波検査で水腎症が疑われたため受診した患児です。

重要度ランク ★★★ │ 胎生期・生直後に泌尿器科的判断を必要とされる疾患であり，その手術適応を理解する必要がある

代表的主訴・所見
- 腹部膨満・腹部腫瘤
- 嘔吐
- ミルク摂取不良
- 血尿
- 腹痛・側背部痛

Point
- 先天性水腎症では尿路感染・腹痛・血尿などを伴う症候性水腎症と症状のない無症候性水腎症がある。
- 症候性水腎症であれば手術治療を選択する。
- 無症候性水腎症では，水腎症の程度・分腎機能・発見時年齢を考慮して治療方針を立てる必要があり，幼少期には待機的に経過観察する治療選択がある。
- 小児期には尿管径の細さやほかの尿路異常の問題・水腎症の自然改善の可能性もあり，無症候性の場合，安易に手術を行ってはならない。

1 診療の概要

胎児期，新生児期に水腎症は最も多く確認される尿路異常である。胎児超音波検査でも容易に診断が可能であるため，近年新生児の水腎症は診断機会が増えており，胎児超音波検査で水腎症を認める頻度は1〜5％程度とされているが，このうち最も多く認められるのが先天性水腎症（腎盂尿管移行部通過障害：UPJO）である。胎児超音波では水腎症という症状が確認できるだけであり，出生後に水腎症を呈する疾患を鑑別することが必要である。

出生後，胎児水腎症の鑑別に重要な点は，①腎盂（および腎杯）のみが拡張している，②腎盂のみならず尿管も拡張している，③腎盂拡張が指摘されているがはっきりしない，の3つの状態を判別することである。②に該当する疾患としては，巨大尿管症，尿管瘤，神経因性膀胱，後部尿道弁などの先天的尿路異常と機能異常があり，③に該当する疾患としては，原発性もしくは二次性の膀胱尿管逆流症（VUR）の可能性がある。②③を鑑別して①であれば，多くはUPJOである。

近年，先天性水腎症の診療アルゴリズムが日本小児泌尿器科学会編集の診療手引き[1]により示され，UPJOとそれ以外の原因による水腎症に分類した後，UPJOは症候性と無症候性に，それ以外の水腎症は器質性障害か機能性障害かを鑑別することが示されている。

胎児期の水腎症と診断されたものの44〜88％が一過性の水腎症であり，10〜30％が先天性水腎症，VURが10〜20％であるといわれ，胎児水腎症ではVURの頻度が高いため，出生後に水腎症

が改善する症例に占める VUR の存在は注意が必要であるが，先天性水腎症と VUR が合併する率は 10％程度とされており，必ずしも VUR の検索が必要ではないとされている[1,2]。

先天性水腎症は，なんらかの成因で腎盂尿管移行部の相対的もしくは絶対的な狭窄状態のために水腎症を呈する病態であり，尿管の平滑筋形成不全や腎と尿管の結合異常，異常血管による圧排，尿管ポリープなどが成因として報告されている。特徴的なのは，水腎症を呈しているが必ずしも器質的に狭窄しているとはかぎらず機能的狭窄である可能性も高いためか，高度の水腎症を呈しても出生後の分腎機能評価では必ずしも機能低下が認められないことも多い点である。このために治療方針が明確化されていないのが現状である。

小児では，超音波を用いた水腎症分類である Society for Fetal Urology の提唱する SFU 分類もしくはこれを改変した日本小児泌尿器科学会分類（図1）が用いられている。水腎症の程度を評価することは治療方針を決定するうえで重要である。

胎児水腎症においては水腎症評価が難しく，腎盂拡張を伴った腎の前後径（APD）を測定し，妊娠後期では軽度：7～9 mm，中等度：9～15 mm，高度：＞15 mm と評価し，高度では出生後に 54.3％が先天性水腎症として経過観察が必要になることが報告[2]されている。

出生後は，症候性でないことを確認後，超音波検査により水腎症 grade を適切に評価し，無症候性水腎症の診療アルゴリズム[1]に示されているような水腎症の程度別の方針が必要である。特に高度水腎症の場合，レノグラムによる分腎機能を評価し，分腎機能低下例もしくは経過中に悪化する例には手術的介入が必要である。ただし，新生児では出生直後の腎機能は未熟であるため，生後1か月以降に行っている。また，生後1か月以内の変化は急激であることもあり，高度水腎症では数日から1週間間隔で超音波検査による形態確認を行っている。

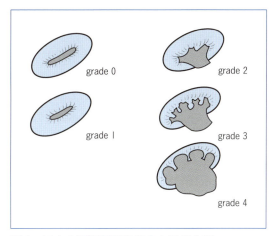

図1　日本小児泌尿器科学会水腎症分類
grade 0：腎杯の拡張なし。
grade 1：腎盂拡張のみが観察され，腎杯の拡張は認められない。
grade 2：腎盂拡張に加え，拡張した腎杯が数個観察される。
grade 3：すべての腎杯が拡張。
grade 4：すべての腎杯の拡張に加え，腎杯が凸型に実質内に張り出し，実質の菲薄化を認める。
〔日本小児泌尿器科学会（編）：小児先天性水腎症（腎盂尿管移行部通過障害）診療手引き2016，日小児泌会誌 25：1-76，2016 より作成〕

2　診療方針

待機的治療

先天性水腎症は自然改善を認めることが確認されており，無症候性水腎症では新生児期の積極的治療は否定的である。尿路感染，腹痛，背部痛，血尿や腹部占拠性病変として哺乳・食事摂取障害などの症候性の場合と，水腎症が画像的・機能的に悪化もしくは悪化が疑われる際が手術適応である。

軽度水腎症である grade 1，2 の水腎症では，多くの症例で生後18か月以内に自然改善することが報告[2]されているが，近年の報告では grade 1，2 でも 3.3％に悪化が認められ，その悪化時期は全例で発見後12か月以内であったことが報告[3]され，軽度水腎症でも少なくとも1歳までは経過観察が必要なことが示されている。さらには1～5％に，それ以降で悪化を認める可能性も示唆され，尿路感染も 1.3～12％に認められることより，軽

度水腎症でも改善不良では少なくとも1歳までの経過観察が勧められる。

高度水腎症では，片側高度先天性水腎症の報告では，grade 3，4 の高度水腎症に対して水腎症悪化時に手術適応としたとき，22％のみが手術適応となったことが報告[4]され，そのほかの報告でも有効性が示されたが，近年，SFU grade 3 で 19.5％，grade 4 で 68.6％が手術適応になった報告[5]や高度水腎症では最終的に 92％が手術となる報告[6]もあり，さらには 6 歳頃まで悪化が確認され[2]，安易に経過観察してはならない。

当センターでの検討[7]でも，分腎機能低下のない無症候性 grade 3，4 の水腎症 104 例で，3 か月ごとに定期的評価による待機的治療で grade 3 では 68.8％，grade 4 では 27.5％が grade 2 以下に改善しており，その平均改善時期は grade 3 では 1.83 歳，grade 4 では 2.07 歳であったが，一方，悪化は grade 3 では 22.2％，grade 4 では 65.0％に認め，その平均年齢は 2.42 歳，1.81 歳であることも確認しており，2 歳以降に長期的待機的治療の危険性も示唆される。当センターでは画像上の悪化もしくは分腎機能 5％以上の低下を悪化と定義しているが，悪化後 1 か月以内に手術することで術後の分腎機能低下なく改善することを確認している。

悪化の定義は明確でなく，画像検査上の水腎症の悪化か，分腎機能の 5～10％以下の低下を悪化としているのが現状である。また，待機的治療群のなかにはいったん軽快傾向を示した後，再悪化や腹痛発作を起こすことが知られ，当院でも 4.8％に認められている[7]。改善傾向だからとフォロー中止にしないことも重要である。

年長児では，症候性にみつかるか超音波検査での偶発的な発見がほとんどであり，すでに自然軽快が認められなかった状態と判断し，高度の場合は手術治療を考慮すべきである。

両側性の場合，分腎機能評価が判断材料にならないため，新生児期には自然軽快を期待して待機的治療とし経過観察するが，その後は自然軽快が不良な場合には少なくとも 1 側は手術治療を考慮し，両側腎臓の機能低下のリスクを回避すべきである。

高度水腎症では尿路感染発症率が高いことが確認されており，SFU grade 4 では実に 40％に至るとの報告[2]があり，高度水腎症では同じく 39％と高い報告もあり，高度水腎症の経過観察中には予防的抗菌療法が勧められる。

手術治療

手術治療は，発見時に分腎機能が低下している高度水腎症，尿路感染，腹痛，血尿，結石形成などを認めた症候性水腎症，正中を越えるような巨大水腎症，待機的治療のうえで水腎症悪化を認めた症例，年長児の高度水腎症が適応となる。

● 腎盂形成術

手術治療の方法としては，腎盂形成術が基本術式である。旧来の開放下手術は側臥位で，側腹部の斜切開や縦切開で後腹膜的に腎盂尿管移行部を展開し，腎盂尿管移行部の切除もしくは開放を行い，尿管と腎盂を再吻合する術式である。Anderson-Hynes 法に代表される腎盂尿管移行部狭窄部を切離したのち再吻合する Dismembered 法が主流であるが，high insertion と表現される腎盂に対し腎盂尿管移行部が高位にある症例には non-dismembered 法である Y-V 形成術が施行されることもある。そのほかの方法も報告されているが，この 2 法以外の良好な治療成績は報告されていない（図 2）。

近年では腹腔鏡下手術も保険収載され広く行われるようになっているが，新生児や年少児では尿管径や術野の問題があり，年長児以降に勧められる。手術成績はともに 95％以上の良好な成績が報告されている。

腎盂形成術の合併症として，腎盂尿管移行部の再狭窄があるが，そのリスク因子としては術前の逆行性腎盂造影の有無，皮膚切開方法など視野確保や術前評価を十分することの必要性を示唆する

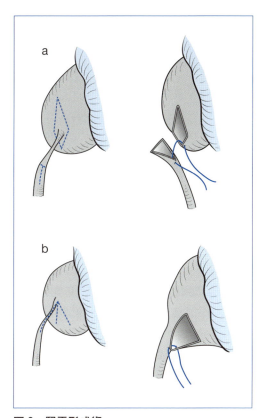

図2 腎盂形成術
a：Anderson-Hynes 法，b：Y-V 形成術。

報告[8]）があり，十分な評価のうえ，無理のない術野で手術を行うことは重要である．そのほかに吻合部のリークに伴う炎症，年齢が低いこと，持続的な腎瘻ドレナージ，異常血管の残存，過剰な腎盂壁の残存が報告され，手術技量が成績に影響することが示唆される．

　腎盂形成術後の腎機能予後はよいと考えられているが，術後早期に分腎機能が低下した症例は約半数で腎機能低下が進行していったという報告や，術前分腎機能が40％以上であっても組織学的変化が中等度以上の組織変化が21％に認められた報告，待機後に手術を行うより早期手術を行うほうが術後の腎機能回復が優れていたという報告もあり，分腎機能低下前はもちろん，分腎機能が良好でも組織学的変化の起こりうる可能性が示唆されている．待機的治療もしくは手術を適切な判断のもとに行いながら，ともに長期経過を確認す

ることが求められる．

● 内視鏡下手術

　成人で行われている内視鏡下手術（endopyelotomy，balloon dilation）は，使用できる内視鏡の問題やその手術治療の成績より行われることは少ない．最近は内視鏡の細径化に伴い再び試みられているが報告は少なく，これまでの報告からは，まだ小児では勧められる治療とはなっていない．

3　対処の実際

　水腎症の治療は，明確なガイドラインがない現時点では個々の患児に合わせて考える必要がある．新生児期は急激な腎機能低下がなければ経過観察を基本的に行い，1か月経過後は以下の方針を考慮する．新生児や幼児期に判明した水腎症に関して，これまでの報告をふまえた概略を示す．

　3～5歳以降の水腎症に関しては改善が不良であると判断し，将来の腎機能低下の可能性が高いことを説明のうえ，手術治療を勧める必要がある．

症候性水腎症

　尿路感染，腹痛，血尿，結石形成，幼児期の哺乳障害，食事摂取不良などの症状を呈する場合：手術治療（腎盂形成術）．

無症候性水腎症

● 片側水腎症

①軽度水腎症

　待機的治療を行い，悪化がなければそのまま続行する．初回は超音波検査，レノグラム，経過観察は6～12か月ごとの超音波検査を行う．悪化時にはレノグラムを追加する．

②高度水腎症

　初回は超音波検査，レノグラム，必要に応じて逆行性腎盂造影，IVP，MRIによる尿路・狭窄部評価を行う．

- 分腎機能低下例：速やかに手術治療を行う．

- 分腎機能正常例：悪化による腎機能低下の可能性を説明のうえ，手術もしくは待機的治療を行う。
- 待機的治療選択時：経過観察は3か月ごとの超音波検査，レノグラムを行う。悪化時は速やかに手術治療を行う。改善不良時には2歳頃に手術治療を考慮し，改善時も grade 1 以下になるまで経過観察を継続する。

両側水腎症

両側高度水腎症の場合，総腎機能評価と分腎機能評価を行い，機能低下が疑われるもしくは悪化の懸念が高い側は速やかに手術を行い，対側も改善不良であれば手術治療を考慮する。

◆ 文献 ◆

1) 日本小児泌尿器科学会（編）：小児先天性水腎症（腎盂尿管移行部通過障害）診療手引き 2016．日小児泌会誌 25：1-76，2016
2) Nguyen HT, Herndon CD, Cooper C, et al：The Society for Fetal Urology consensus statement on the evaluation and management of antenatal hydronephrosis. J Pediatr Urol 6：212-231, 2010
3) Madden-Fuentes RJ, McNamara ER, Nseyo U, et al：Resolution rate of isolated low-grade hydronephrosis diagnosed within the first year of life. J Pediatr Urol 10：639-644, 2014
4) Ulman I, Jayanthi VR and Koff SA：The long-term follow-up of newborns with severe unilateral hydronephrosis initially treated nonoperatively. J Urol 164：1101-1105, 2000
5) Onen A：Treatment and outcome of prenatally detected newborn hydronephrosis. J Pediatr Urol 3：469-476, 2007
6) Barbosa JA, Chow JS, Benson CB, et al：Postnatal longitudinal evaluation of children diagnosed with prenatal hydronephrosis：insights in natural history and referral pattern. Prenat Diagn 32：1242-1249, 2012
7) 佐藤裕之，坂井幸子，青木裕次郎，他：待機的治療の後手術的治療を必要とした高度先天性水腎症例の検討．日小外会誌 49：574，2013
8) Braga L, Armando L, Bagli, et al：Risk factors of recurrent ureteropelvic junction obstruction after open pyeloplasty in a large pediatric cohort. J Urol 180：1684-1688, 2008

〔佐藤　裕之〕

膀胱尿管逆流

有熱性尿路感染症を繰り返し，抗菌薬を内服している患児です。

重要度ランク ★★★ 外来で一般的に遭遇する疾患であり，適切な検査の実施，手術が必要な症例の判断が重要である

- 反復する有熱性尿路感染症

- 有熱性尿路感染症の再発防止に予防的抗菌薬投与は有効である。
- 逆流が高度な症例では手術治療が考慮される。
- 膀胱直腸障害の存在を確認することが重要である。

1 診療の概要

膀胱尿管逆流（VUR）は，膀胱内にたまった尿が，尿管口から上部尿路に逆流する現象で，VURの80～90％は尿路感染症（UTI）をきっかけに発見され，有熱性尿路感染症を起こす小児の30～50％にVURが認められる。VURは原発性と続発性に分類され，原発性VURは膀胱尿管移行部の解剖学的，機能的異常によるもので，続発性VURは神経因性膀胱や後部尿道弁などの下部尿路疾患による膀胱内圧の上昇に続発して発生するとされている。膀胱尿管逆流の存在は，腎への逆圧負荷とUTIをきたしやすく，それに起因する腎実質障害からいわゆる逆流性腎症を引き起こし，腎不全に至る症例も存在する。UTIの再発防止を目的とした予防的抗菌薬投与は有効であるとされているが，腎瘢痕リスクの低減には関連しないことが報告され[1]，逆流が高度な症例では，手術治療も考慮される。

2 診療方針

診断は，排尿時膀胱尿道造影（VCUG）で，膀胱内の尿が上部尿路へ逆流することが確認できれば容易に診断可能である。外来受診時には，まず発熱の有無を確認し，UTIの存在が疑われる場合には，検尿・尿培養を提出し，UTIの治療を優先する。病歴として，胎児期の超音波検査での異常の有無，出生後のUTIの既往，その加療歴を聴取し，特に予防的抗菌薬投与下であればUTI発症（breakthrough UTI）の有無は重要で，VURの存在，腎瘢痕の有無，保存的加療の限界を知る手がかりとなる。また，VURに関連する下部尿路の機能的・器質的疾患を知るうえで，普段の排尿・排便習慣，昼間遺尿，尿意切迫，頻尿，便秘の有無も確認する。特に，有熱性尿路感染症を呈する年長児では基礎疾患として，膀胱直腸障害（BBD）が存在していることも多く[2]，続発性のVURの可能性も考慮する必要がある。

検査

● 排尿時膀胱尿道造影（VCUG）

VURの存在を確認できる最も重要な画像検査である。検査時期は，UTI発症直後では膀胱粘膜の浮腫が残存し正確な評価が困難なため，できれば尿所見が改善してから2週間程度後が望まし

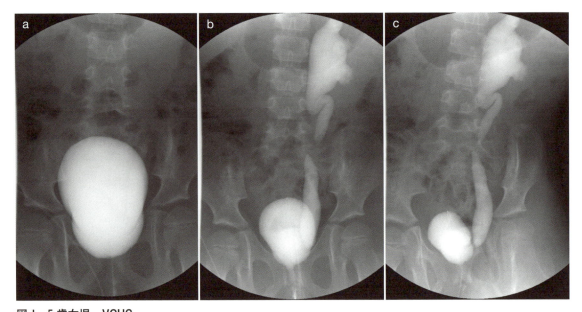

図1 5歳女児，VCUG
a：腹圧時，b：排尿時正面，c：排尿時斜位。蓄尿時は啼泣による腹圧でも VUR は認めず，排尿時に初めて左Ⅴ度の VUR が確認できる。

い。施行にあたっては，排尿時の尿道抵抗上昇を軽減するために細径のカテーテルを用いる。造影剤の注入は自然滴下を基本とし，膀胱内圧の急な上昇を避けて，注入量は予想最大膀胱容量〔乳児では体重（kg）×7 mL，幼児以上では（年齢＋2）×25 mL〕[3]で調節する。VUR が蓄尿時には認められず，排尿時のみに出現することも多いため，排尿時の画像を必ず撮影する（図1）。男児の場合には後部尿道の評価のため，排尿時の撮影は必ず斜位で行い，必ず尿道全長を描出する（図2）。また，VUR を認めた場合には，排尿後 delay 撮影を行い，腎盂・尿管から膀胱への通過障害の有無や非逆流下の尿管径を確認する。肉柱形成，Hutch 憩室，尿管瘤（図3），残尿の有無，男児の場合には尿道リング，尿道弁・尿道憩室などの有無を確認する。不要な VCUG を減らすことを目的として，まず腎シンチグラムで腎瘢痕を評価してから所見を認める患児にのみ VCUG を行う Top-Down アプローチも提唱されているが，VCUG を施行しないと VUR を見逃すという報告もあり，有熱性 UTI（fUTI）をきたした症例に対し，当科では全例 VCUG を施行している（Bottom-Up アプローチ）。VCUG における VUR の grade は，国際分類を用いて，Ⅰ～Ⅴに分類する[4]。

● 腎シンチグラム（DMSA）

^{99m}Tc-DMSA は投与した核種の約60％が近位尿細管に取り込まれ，良好な腎皮質像が得られるため，逆流性腎症に伴う腎瘢痕の評価に有効である。fUTI 後の急性期には一過性に腎機能低下を起こすことがあるため，腎機能・腎瘢痕の正確な評価を行う場合には発症から4～6か月以上を空けて行うことが望ましい。腎シンチグラムの腎瘢痕評価の分類には，スタンダードな分類は存在しないが，日本逆流性腎症フォーラムから提案されている腎障害分類[5]などを参考にするとよい。

● 腹部超音波検査

腹部超音波検査は，VUR や下部尿路疾患を疑わせる小児にまず行う検査である。fUTI の急性期で VCUG が施行困難な場合に非侵襲的に行うことが可能で，高度の VUR が存在する場合は腎

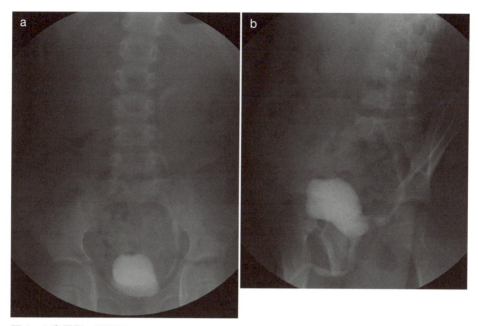

図2 8歳男児，VCUG
a：蓄尿時正面，b：排尿時斜位。男児の場合には排尿時には斜位で撮影を行い，尿道の全長を確認する。本例では下部尿路に異常はなく，左Ⅱ度のVURを認める。

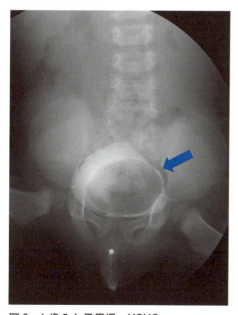

図3 1歳5か月男児，VCUG
有熱性尿路感染症の精査目的にVCUGを実施。造影剤注入途中にスポット透視を行い，左尿管瘤（矢印）を確認した。

盂尿管の拡張として描出されることがあり，排尿機能異常があれば，膀胱壁の肥厚や不整像が確認できる。また，腎サイズを測定することで，UTIの急性期でDMSAによる評価が困難でも高度の腎瘢痕や萎縮の有無を評価することが可能である。

3 対処の実際

当科では，初発の有熱性尿路感染症をきたした1歳未満のVUR患児に対しては，gradeに関係なく，予防的抗菌薬投与で経過観察を基本としている。経過観察中にbreakthrough UTIを発症すればその時点で手術治療を考慮する。予防的抗菌薬投与でUTIの発症がなければ，超音波検査，VCUGの再検を施行し，高度のVURが残存していれば手術治療を行う（図4）。軽度のVURの残存，もしくはgradeの低下を認めれば予防的抗菌薬投与を中止し，以後のUTIの発症に応じて手術治療を選択している。

本症例のように有熱性尿路感染症を繰り返し，

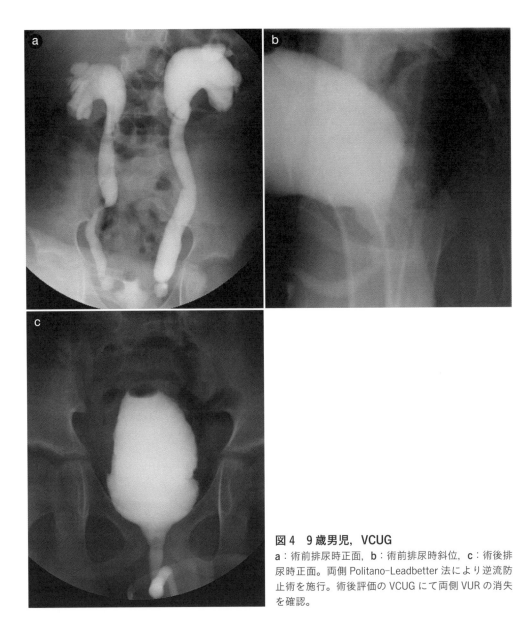

図4 9歳男児，VCUG
a：術前排尿時正面，b：術前排尿時斜位，c：術後排尿時正面。両側 Politano-Leadbetter 法により逆流防止術を施行。術後評価の VCUG にて両側 VUR の消失を確認。

すでに抗菌薬を内服している場合にはVCUGでVURの存在を確認し，腎シンチグラムを評価のうえ，手術治療を行う方針である。

◆ 文献 ◆

1) RIVUR Trial Investigators, Hoberman A, Greenfield SP, Mattoo TK, et al：Antimicrobial prophylaxis for children with vesicoureteral reflux. N Engl J Med 370：2367-2376, 2014
2) Peters CA, Skoog SJ, Arant BS, et al：Management and Screening of Primary Vesicoureteral Reflux in Children：AUA Guideline, 2010
3) Hamano S, Yamanishi T, Igarashi T, et al：Evaluation of functional bladder capacity in Japanese children. Int J Urol 6：226-228, 1999
4) Lebowitz RL, Olbing H, Parkkulainen KV, et al：International system of radiographic grading of vesicoureteric reflux. Pediatr Radiol 15：105-109, 1985
5) 坂井清英，竹本 淳，近田龍一郎，他：DMSA 腎シンチグラムによる VUR の腎障害の評価と落とし穴．日本小児泌尿器科学会雑誌 18：1622, 2009

〔佐藤 雄一，片岡 政雄，小島 祥敬〕

尿管瘤

水腎症の精査時に尿管瘤が指摘され受診した患児です。

重要度ランク ★ | 尿路感染症の精査などで稀に発見され，緊急性，瘤所属腎機能・膀胱尿管逆流の有無を考慮し治療方針を決める

代表的主訴・所見
- 尿路感染症
- 腹痛
- 瘤の尿道への脱出による排尿障害

Point
- 尿管瘤は瘤の解剖学的位置により，膀胱内尿管瘤と異所性尿管瘤に分類され，特に異所性尿管瘤は尿路感染症に対する管理を必要とする。

1 診療の概要

尿管瘤は，尿管の末端が囊胞状に拡張したもので，男児よりも女児に多くみられる。その発生原因は明らかではない。ほとんどの場合は尿が腎盂尿管に停滞するので，さまざまな程度の水腎水尿管症を呈する。高度な水腎水尿管症を伴う尿管瘤では，胎児期の超音波検査で発見される。しかし，胎児期に発見されない場合は，尿路感染症，腹痛，尿管瘤の脱出による排尿障害（図1）などで発見される。尿管瘤が膀胱内に位置するものを膀胱内尿管瘤，尿管瘤が膀胱頸部から尿道に達するものを異所性尿管瘤と呼ぶ。一般的に膀胱内尿管瘤は単一腎に，異所性尿管瘤は重複腎に合併することが多い。重複腎に伴う尿管瘤では膀胱尿管逆流（以下，VUR）の合併を同側の下腎50％，対側腎に20％認めるとされる。鑑別診断として，異所性尿管が水尿管となり膀胱内に隆起し，尿管瘤のようにみえる偽性尿管瘤がある。超音波検査にて囊胞状の病変が膀胱壁外に突出する場合は偽性尿管瘤を疑う。尿管瘤の診療は，尿路の解剖を確実に把握することが重要である。

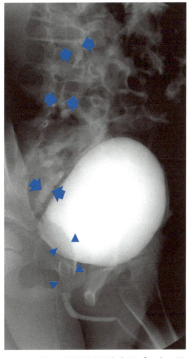

図1　排尿時膀胱尿道造影（5歳，男児，右膀胱内尿管瘤）
尿管瘤の尿道内脱出（三角）による排尿障害があり，また右膀胱尿管逆流（矢印）を認める。

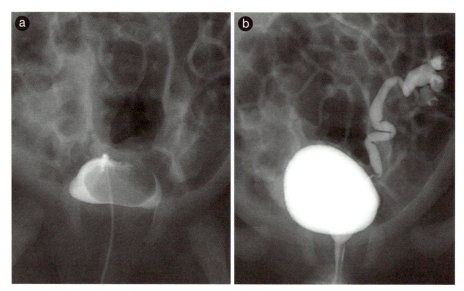

図2 膀胱尿道造影（7か月，女児，左異所性尿管瘤）
a：尿管瘤の陰影欠損（造影剤注入直後），b：排尿時の左下腎への膀胱尿管逆流。

2 診療方針

外来受診時や発熱時に尿検査などを行い，尿路感染症に対する管理を行う。画像検査で，尿管瘤の所属腎，対側腎あるいは重複腎に伴う尿管瘤の場合は下腎に関する情報を得る。超音波検査は非常に有用で，水腎水尿管症や瘤の経時的な診断や術後評価に用いられる。排尿時膀胱尿道造影（図2）はVURの有無や排尿時の尿管瘤の形態をチェックするのに必要不可欠で，術後VURを診断する際も用いられる。また，腎シンチグラフィ（図3）は手術法選択のための腎機能診断や，尿路感染症を合併した際の腎瘢痕の新生や進展のチェックに有用である。通常の左右腎でのROI（region of interest），そして尿管瘤の上下腎のROIから，上腎の分腎機能が計算可能となる。また，著明な水腎水尿管症を認める症例などでは，MRIは尿路全体の解剖を把握するのに有用である。異所性尿管瘤では尿失禁の原因となる括約筋の機能障害を合併することがあるので，長期観察が必要である。

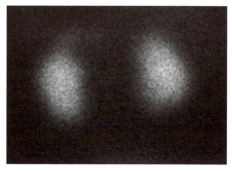

図3 腎シンチグラフィ（7か月，女児，左異所性尿管瘤）
左右腎のROIでは左腎：右腎＝49％：51％，左上腎と下腎のROIでは上腎：下腎＝18％：82％であったため，左上腎は総腎機能の8.8％（0.49×0.18×100）と判明した。

3 対処の実際

尿路感染症

尿路感染症の管理は非常に重要である。有熱性尿路感染症が生じた場合は，第2世代または第3世代セフェム系抗菌薬の点滴治療を行うが，尿性敗血症などの重症感染症では尿ドレナージのた

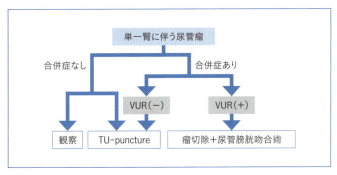

図4 単一腎に伴う尿管瘤の治療
合併症の有無，膀胱尿管逆流の有無により，治療を選択する。VUR：膀胱尿管逆流，TU-puncture：経尿道的瘤穿刺術。

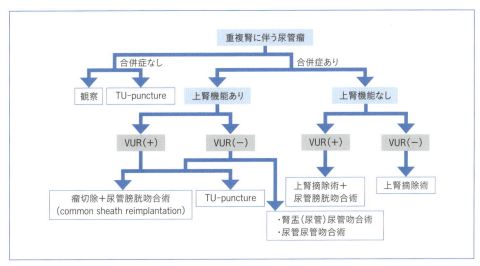

図5 重複腎に伴う尿管瘤の治療
合併症の有無，上腎機能の有無，膀胱尿管逆流の有無により，治療を選択する。VUR：膀胱尿管逆流，TU-puncture：経尿道的瘤穿刺術。

め，緊急に腎瘻造設術や経尿道的瘤穿刺術が行われることもある。VURを合併している症例や尿路感染症を繰り返す症例などでは，根治術が行われるまで予防的に抗菌薬を投与するのが一般的である[1]。

手術

単一腎に伴う尿管瘤（**図4**）では，瘤が小さく無症状で合併症を認めない場合は経過観察が選択されるが，術後VUR出現の可能性に関して，家族の同意を得たうえで，経尿道的瘤穿刺術が行われることもある。尿管瘤の穿刺には近年はレーザー（Ho-YAG，KTP-YAGなど）が用いられる[2]。VURを合併している場合は，瘤切除および尿管膀胱吻合術が行われる。

重複腎に伴う尿管瘤（**図5**）では，無症状でVURなどの合併症がない場合は経過観察も選択肢の1つとなる[3]が，このような症例は稀である。尿管瘤の所属腎である上腎機能とVURの合併の有無により手術法を選択する。上腎機能を有し，VURを合併している場合は瘤切除を行い，上下尿管をひとまとめにして膀胱に吻合するcommon sheath reimplantation が行われる。その際，上腎尿管は拡張しているので，尿管形成術を併せて行う。

患児の膀胱が小さく，根治術ができない場合は，尿路感染症の予防や拡張した尿管のドレナージを目的として経尿道的瘤穿刺術を行い，後の根治術に備えることもある。

上腎が温存可能でVURを認めない場合は，経尿道的瘤穿刺術，瘤切除術およびcommon sheath reimplantation，腎近傍での腎盂（尿管）尿管吻合術，膀胱近傍での尿管尿管吻合術のいずれかが，症例に応じて選択される。膀胱近傍での尿管尿管吻合術では，尿が下腎尿管から上腎尿管に逆流するYo-Yo現象に注意する[4]。上腎が無機能でVURを認める場合は，上腎摘除術ならびに尿管膀胱吻合術などVUR対する治療が必要となる。上腎が無機能で，VURを認めない場合は，上腎摘除術のみが行われるが，術後の下腎へのVURの出現に注意する。

4 処方の実際

有熱性尿路感染症を認める場合

処方例①
クラフォラン®注　1回30〜40 mg/kg（重症例では50 mg/kg）　1日3回　点滴静注　7〜14日間

処方例②
ロセフィン®注　1回25 mg/kg（重症例では60 mg/kg）　1日2回　点滴静注　7〜14日間

尿路感染症の予防

処方例③
ケフラール®細粒　1回5〜10 mg/kg　1日1回　眠前

処方例④
バクタ®配合顆粒　トリメトプリムとして1回2 mg/kg　1日1回　眠前（ただし，高ビリルビン血症を起こすことがあるので新生児は使用不可）

◆ 文献 ◆

1) Castagnetti M, Cimador M, Esposito C, et al：Antibiotic prophylaxis in antenatal nonrefluxing hydronephrosis, megaureter and ureterocele. Nat Rev Urol 9：321-329, 2012
2) Pagano MJ, van Batavia JP and Casale P：Laser ablation in the management of obstructive uropathy in neonates. J Endourol 29：611-614, 2015
3) Direnna T and Leonard MP：Watchful waiting for prenatally detected ureteroceles. J Urol 175：1493-1495, 2006
4) Chu WC, Chan KW and Metreweli C：Scintigraphic detection of 'yo-yo' phenomenon in incomplete ureteric duplication. Pediatr Radiol 33：59-61, 2003

〔杉多　良文〕

異所性尿管（尿管異所開口）

いつも下着が湿っている女児です。

重要度ランク ★ 尿意切迫などの下部尿路症状を認めない女児が昼夜の尿失禁を主訴とする場合，疑うべき疾患

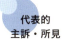
代表的主訴・所見
- 尿路感染症
- 尿失禁（女児のみ。男児ではみられない）
- 異所性尿管が精管に開口する場合は精巣上体炎（男児）
- 腹痛

Point
- 超音波検査，排尿時膀胱尿道造影，腎シンチグラフィを行い，腎・尿管・膀胱の形態，膀胱尿管逆流など下部尿路の合併疾患，腎機能の有無を調べる。
- 単一腎の異所性尿管では温存すべき腎機能は認めず，腎摘除術を行うことが多い。

1　診療の概要

　膀胱三角部と異なる位置に開口する異所性尿管は，尿管芽の発生異常によって生じる。欧米では重複腎に合併することが多いが，本邦では単一腎に合併することが多い。異所性尿管は男児よりも女児に多く，女児では尿道・腟前庭・腟・子宮・卵管に，男児では後部尿道・前立腺・精嚢・精管に開口する。女児では少量の尿が持続して漏れる尿管性尿失禁を呈し，トイレットトレーニングが終わっても，尿失禁が続くことで発見されることが多い。男児では前述のように異所性尿管は外括約筋より頭側に開口するので，尿失禁をきたすことはなく，超音波検査での水腎水尿管症やそれに伴う尿路感染症などから発見される。近年は胎児期や出生時の超音波検査における腎の形態異常から発見されることもある。無機能あるいは腎機能をほとんど認めない異所性尿管は腎摘除術が，腎機能を有する異所性尿管は尿管膀胱吻合術が選択される。女児では器質的月経困難症の原因となる腟閉鎖などを伴うことがあり，手術後も月経に問題がないか，思春期まで観察する必要がある。

2　診療方針

　女児では尿意切迫感の有無，1日の排尿回数ならびに1回排尿量などを聴取し，排尿に問題がないことを確認する。外陰部の診察は重要で，腟前庭や腟から尿の流出が観察できることがある。臀部の異常がないか視診し，発毛，皮膚の陥凹や腫瘤など中枢神経系疾患による尿失禁が疑われる場合は，脊椎のMRIを撮像する。超音波検査，排尿時膀胱尿道造影，腎シンチグラフィは必須で，腎・尿管・膀胱の形態，腎機能，膀胱尿管逆流（以下，VUR）など下部尿路の合併疾患の有無を調べる。

　女児の単一腎の異所性尿管では腎のサイズは小さく（図1），骨盤腎の異所性尿管など超音波検査で所属腎が同定できない場合は，腹部MRIや腹部CTを追加する。また，男児の単一腎の異所性尿

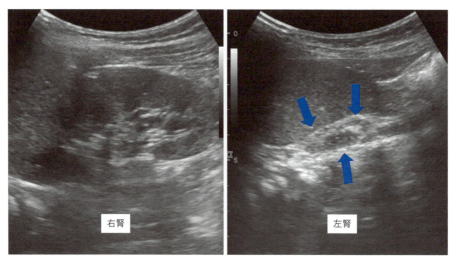

図1 腹部超音波像（4歳，女児，左異所性尿管）
左腎（矢印）は低形成で，右腎に比べかなり小さい。

管は著明な水腎水尿管症を呈することがあり，MRIは尿路の解剖を把握するのに有用である（**図2**）。腎シンチグラフィにて，温存すべき腎機能を有するか判断し，手術法を選択する。腎シンチグラフィでは，感度を上げる画像処理を行うと所属腎が同定しやすい場合がある（**図3**）。重複腎の場合，通常の左右腎のROI（region of interest）と異所性尿管の上下腎のROIの2つのデータから，上腎の分腎機能が計算可能となる（「尿管瘤」351ページ参照）。

3 対処の実際

本邦における典型的な異所性尿管は，本症例のように尿失禁を主訴とする女児の単一腎に伴う場合で，腎機能は無機能に近く，腎摘除術が行われる。従来は開放手術が行われたが，現在は腹腔鏡下腎摘除術が一般的で，臍を利用した単孔式腹腔鏡下腎摘除術[1]も行われている。尿失禁がごく微量で合併症がない場合は，経過観察されることもある。単一腎で，腎機能を有する異所性尿管では膀胱外で尿管を同定し，剥離・離断した後，膀胱に吻合する尿管膀胱吻合術が行われる（**図4**）。

重複腎に伴う異所性尿管（**図5**）では，所属す

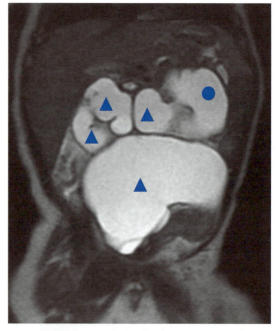

図2 腹部MRI T2強調画像（8か月，男児，左異所性尿管）
著明に拡張した水腎症（●）および蛇行した水尿管症（▲）を認める。

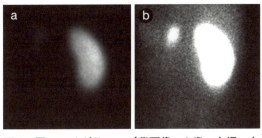

図3 腎シンチグラフィ（背面像，4歳，女児，左異所性尿管）
腎の同定が難しい場合（a）は感度を上げる画像処理を行うと同定しやすくなる（b）。

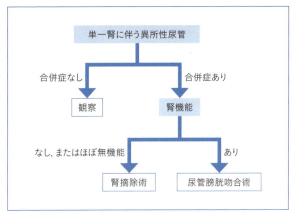

図4 単一腎に伴う異所性尿管の治療方針
合併症の有無，腎機能の有無がポイントである。

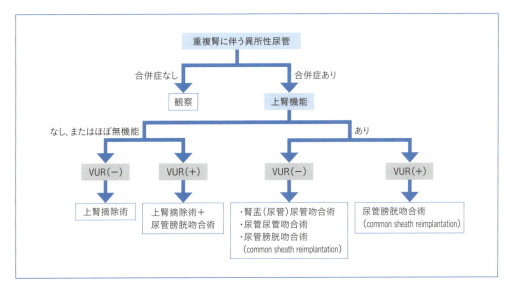

図5 重複腎に伴う異所性尿管の治療方針
合併症の有無，上腎機能の有無，下腎膀胱尿管逆流の有無がポイントである。VUR：膀胱尿管逆流。

る上腎が無機能あるいはほぼ無機能でVURを認めない場合は，上腎摘除術のみが施行される。VURを合併する場合は，上腎摘除術に加え，尿管膀胱吻合術などのVURに対する治療が必要になる。上腎機能を有し，VURを認めない場合は，上腹部アプローチとして腎盂（尿管）尿管吻合術が，下腹部アプローチとして，尿管尿管吻合術あるいは上下尿管をひとまとめにして膀胱と吻合する尿管膀胱吻合術（common sheath reimplantation）が行われる。

上腹部アプローチでは創が目立つという短所がある一方で，下腹部アプローチの尿管尿管吻合術では，下腎尿管から上腎尿管に尿が逆流するYo-Yo現象に注意が必要である。VURを合併している場合は尿管膀胱吻合術（common sheath reimplantation）を行う。上腎摘除後に遺残した尿管が問題を起こすことは少ないが[2]，稀に感染などの問題が生じる[3]。手術後は超音波検査を中心とした画像検査を行い，異常がないか確認する。女児の異所性尿管は重複子宮の一側腔閉鎖などを合併

する場合があるので[4]，思春期の月経に問題がないか経過観察する。

◆ 文献 ◆

1) Kawauchi A, Naitoh and Miki T : Laparoendoscopic single-site surgery for pediatric patients in urology. Curr Opin Urol 21 : 303-308, 2011
2) Hisamatsu E, Takagi S, Nakagawa Y, et al : Nephrectomy and upper pole heminephrectomy for poorly functioning kidney : is total ureterectomy necessary? Indian J Urol 28 : 271-274, 2012
3) Nishimura K, Hisamatsu E, Kuwabara H, et al : Male infant with a single-system ectopic ureter that required the removal of the ureteral stump after nephrectomy. Int J Urol 20 : 640-642, 2013
4) Wang ZJ, Daldrup-Link H, Coakley FV, et al : Ectopic ureter associated with uterine didelphys and obstructed hemivagina : preoperative diagnosis by MRI. Pediatr Radiol 40 : 358-360, 2010

〔杉多　良文〕

尿道下裂

外性器が男児か女児かわからない新生児です。

重要度ランク ★★ 泌尿器科外来診察で頻繁に遭遇する疾患ではないが，泌尿器科医として対応の仕方を確実に押さえておくべき疾患

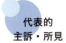
代表的主訴・所見

- 外陰部の形態異常

Point

- 両親は疾患，手術や検査，将来にわたる治療の方針についての説明を十分に受けられることを期待して受診するものである。
- インフォームド・コンセントのために書面あるいは簡単な冊子を準備する。
- 尿道下裂といっても病態はさまざまなので，個々の患者の病態，環境，両親のニーズに沿って適切な説明ができるように心がける。

1 診療の概要

尿道下裂の病態は，尿道口が亀頭先端に開口せずその近位に開口していること，陰茎が肛門側に向かって彎曲していること，および陰茎の背側に包皮の多くの部分が偏って存在していることである。無治療であっても乳児期に困ることはないが，幼児期・学童期になれば立位排尿がスムーズにできずに困る。成人後には性交渉が支障なくできずに悩むことになるが，その前の思春期の段階で，他者との外観的な違いを自覚し，社会生活に自己抑制を設けてしまうという，心理的なマイナス面も見過ごすことはできない。

めざすべき治療のゴールは，①排尿機能，②性機能，③外観，のいずれをも満足させる状況であり，われわれ泌尿器科医がかかわる診療期間は，診断の段階から術後早期，思春期・成人期までと長期にわたるため，きめの細かいケアとともに責任ある一貫した医療が要求される。

尿道下裂は，尿道口の位置によって遠位型（亀頭，冠状溝から陰茎中央部付近まで）と，近位型（陰茎近位部，陰茎陰嚢移行部から陰嚢部，会陰部まで）に分類できる。さらに陰茎の彎曲のない，あるいは軽度の症例から，90°以上の高度の彎曲を呈する症例まであり，開口部の重症度とおおむね一致しているが，彎曲が高度なうえに腹側があまりに短く，遠位型か近位型か決めきれない症例も存在する。

本稿で提示された尿道下裂は，「外性器が男児か女児かわからない新生児」とあるので，性別不詳の患児に対する診断から治療に至るプロセスを説明するなかで，尿道口が陰嚢部か会陰部に開口し，陰茎の高度の彎曲を呈する尿道下裂の対処について言及したい。その前提事項として，性決定の因子と関係遺伝子を概説する。

男女の性別を規定する因子として，①性染色体，②性腺，③内性器，④外性器，⑤性ホルモン，⑥法律上の性（戸籍登録），⑦心理的要素を含んだ社会的な性，などがあり，それらが男・女それぞれで統一された状態になる場合が一般に正常な性となる。各項目間に不一致が生ずる状態を性分化異常症・性分化疾患（disorders of sex development：DSD）という。

ヒトの性分化の過程における最初のステップは性染色体の構成である。1960年に国際的に哺乳動物の性染色体構成は，雄性がXY，雌性がXXであると取り決められた。性染色体の組み合わせからY染色体上に未分化な生殖腺を精巣に分化させる遺伝子が存在すると考えられ，その遺伝子産物が精巣決定因子（testis determining factor：TDF）と名付けられた。1989年にSry（sex-determining region Y：性決定遺伝子）がクローニングされ，1991年にマウスXX個体へのSryの遺伝子導入により雄性化が起こったことから，精巣決定因子としてSryが確定した。性分化機構の解明と同時にDSDの発生原因の解明が始まり，これまでにWT-1, SOX9, Ad4BP/SF-1, DAX-1などが性分化に不可欠な因子であることが明らかになってきた[1]。

尿道下裂の原因遺伝子として，外性器（尿道）の形成早期で，ホルモンの影響を受けない時期にはShh, FGFs, Bmps, Hoxなどの遺伝子が関与し，後期でホルモンの関与を受ける時期にはAR, SRD5A2, HSD17B3, FKBP52, MAMLD1/CXorf6などのアンドロゲン関連遺伝子とESR, ATF3などのエストロゲン関連遺伝子が関与していると報告されている[2]。

2 診療方針

性分化や外性器形成をつかさどる遺伝子の解明は徐々に発展を続けているが，それを利用してDSDや尿道下裂の発症を予防しようという遺伝子治療は進んでいない。したがって性別不詳な患児に対しては，過去の経験に基づき，個々の病態，社会的背景を総合して対応しているのが現状である。

タイトル副題の「外性器が男児か女児かわからない新生児」が出生した場合，男女の性別を規定する因子のうち外性器と性腺に注目すべきである。視診で外性器の異常として尿道下裂が判明すれば，触診で陰嚢内に精巣があるかどうか確認する。ない場合は鼠径部を触診する。

精巣を触知する場合

少なくとも片方の精巣を触知する尿道下裂であれば，男児として尿道下裂と停留精巣の手術が行われる。

両側精巣を触知しない場合

両側とも精巣を触知できない場合，尿道下裂状態であっても男児との判定は慎重でなければならない。女児の先天性副腎過形成も同様な所見を呈するからである。出生時のマススクリーニングの結果を早急に問い合わせつつ，染色体検査や副腎内分泌検査を迅速に行う必要がある。

● 性染色体が46,XXで，副腎内分泌検査が異常の場合

血清ACTH値，血清17-OHP値が高値を示せば，21水酸化酵素欠損症による先天性副腎過形成と考えて，至急ホルモン補充療法を開始すべきである。

● 性染色体が46,XXで，副腎内分泌検査が正常な場合

先天性副腎過形成が否定されれば，46,XX精巣性DSDあるいは46,XX卵精巣性DSDの可能性が高い。性染色体がXXの個体が精巣を形成する場合，SRYがその役割を果たすとされるが，DSDではSRYが陰性であることが多い。精巣組織の存在を証明するにはhCG負荷試験が重要な役割を果たすが，両疾患の鑑別は，最終的には試験開腹か腹腔鏡による性腺の組織診断が決め手になる。性腺は前者が精巣，後者は卵精巣＋精巣，卵精巣＋卵巣，卵精巣＋卵精巣，卵巣＋精巣の可能性がある。外性器の所見も兼ね合わせて性決定が行われ，男と性決定されれば，尿道下裂手術＋性腺に対する手術が行われる。

● **性染色体が 46,XY で，陰茎（外性器）のサイズが十分な場合**

尿道下裂の程度がいかに高度であろうが，陰茎サイズが十分な場合には，男性としての性決定に問題はなく，尿道下裂手術に備える。両側非触知精巣に対しては，hCG 負荷試験などの内分泌学的検査や MRI などの画像診断，最終的には腹腔鏡検査（手術）を行うことになるが，性決定後でさしつかえない。

● **性染色体が 46,XY であるが，陰茎が矮小な場合**

おそらく，本当の意味で「外性器が男児か女児かわからない新生児」とは矮小陰茎の場合であろう。それは精巣の触知・非触知にかかわらずである。外陰部に腟が開口している場合もあるし，genitography によって腟のサイズ，尿道への合流状態，子宮頸部・卵管が描出される場合もある。広い意味での 46,XY DSD である。

性決定においては，その後の治療計画が考慮されることが重要で，出産や直後のケアに携わる産科医や小児科医だけの診断でなく，小児内分泌科学，臨床遺伝学，小児精神保健学など内科的治療の専門家の意見，泌尿器科医や小児外科医など手術治療に携わる医師の経験，看護師サイドからの精神的ケア，およびソーシャルワーカーの立場からのサポートなど，総合的に進められることが望ましい。

男と性決定されれば，尿道下裂手術を行うことになるとはいえ，矮小陰茎のままでの手術は容易ではない。アンドロゲン不応症候群でない場合，出生半年までであれば内分泌（テストステロン）療法が効果を示すので，投与して陰茎を増大させてから手術に着手する。

● **その他の性染色体（モザイクなど）の場合**

性染色体が 46,XX/46,XY の場合は，一個体内に精巣組織と卵巣組織を兼ね備える卵精巣性 DSD である場合が多いので，外性器の状態（陰茎・腟）を中心として，外陰部・鼠径部に性腺を触知できるかどうかを補助情報として性別判定が行われる。

45,XO/46,XY の場合，混合型性腺形成不全症（異形成症，異常発生症）（mixed gonadal dysgenesis）のことが多いので，性腺は触知・非触知にかかわらず精巣と索状性腺であることは予測がつく。外性器の状態が性別判定の決め手になろう。

いずれも，男と性決定されれば尿道下裂手術と性腺に対する手術を行う。

3 対処の実際

ここでは，出生時には「外性器が男児か女児かわからない」とされ，筆者らの施設に紹介された高度の尿道下裂に対する実際の手術過程を，写真を提示して説明する。術後管理や術後合併症については，紙面の都合で他論文を照会されたい[3]。

実際の手術

陰嚢・会陰部に開口するような高度の尿道下裂では，一期的手術か二期的手術かの選択に迫られる。本稿では一期的手術として代表的な術式である Duckett 法（**図1**）[4] と Koyanagi 法の筆者らの変法（**図2**）[5] を示す。

手術に着手するにあたって

多くの手術書をみれば，わかりやすい図で手術過程が描かれているので，それに則って手術ができるような気がするかもしれないが，三次元の手術が二次元で示されているのである。実際と同じはずがない。また図示するときはどうしても頭の中の術野になる。その意味で本稿では実際の術中写真をそのまま提示したが，3〜5 時間の手術のエッセンスにすぎない。古来からの経験のみに基づく医療は，エビデンスに裏打ちされたサイエンスとは異なるけれども，小児泌尿器科手術のなかでも尿道下裂だけはラーニングカーブが存在しないのではないかと思うほど奥が深い。ビデオでは

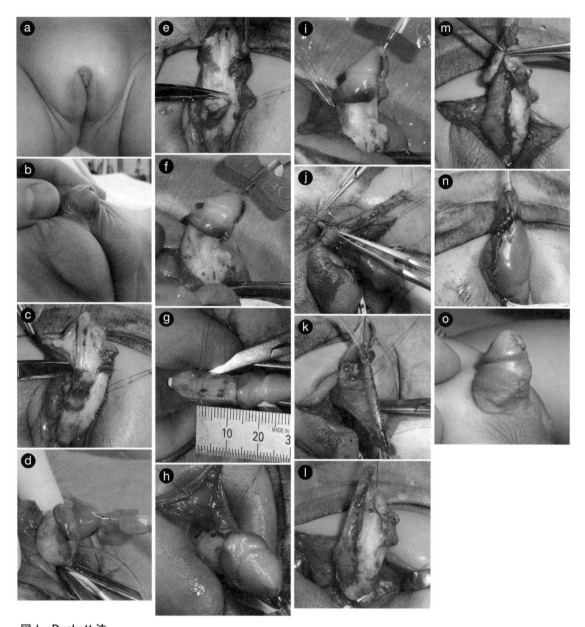

図 1　Duckett 法

a：出生した病院で性別判定困難と言われた患児の外陰部所見。b：尿道口は亀頭冠状溝部なのか陰嚢部なのか迷うほど，陰茎腹側は短い。c：尿道板を温存して皮膚剥離をした。d：人工勃起で 75°の彎曲あり。e：尿道板を切断した。f：人工勃起で，許容範囲を超える 30°の彎曲が残った。g, h：背側 12 時の位置を 8 mm 縫縮した。i：人工勃起で 5°（許容範囲）の彎曲に是正された。j～l：背側包皮で新尿道チューブを形成し，陰茎の右側を回して腹側へ移動し，旧尿道口と新尿道を端々吻合した。m, n：亀頭と皮膚を正中で縫合し，手術を終了した。o：術後 7 か月の外陰部所見。

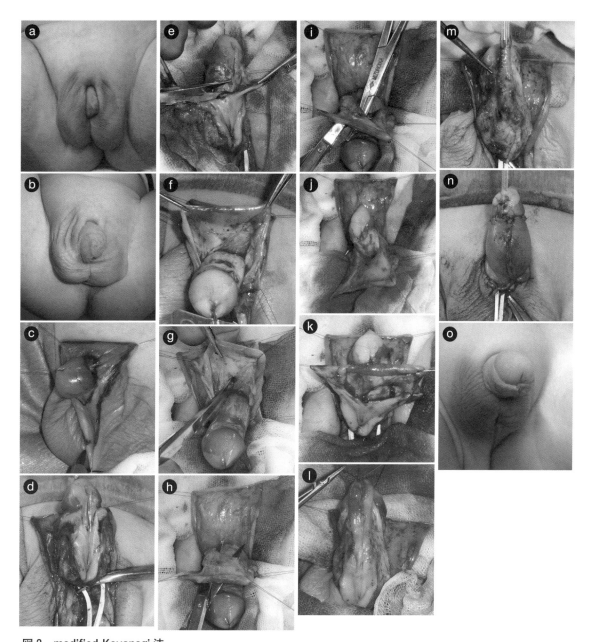

図2 modified Koyanagi 法
a：男児か女児か判別に悩むほどの患児の外陰部所見。b：出生5か月頃からのテストステロン療法により陰茎は増大した。c：Koyanagi 法に準じた皮膚切開ライン。d：外側の皮膚ラインの切開。e：内側の皮膚ラインの切開（尿道板の切断）。f：陰茎背側の切開剥離，肉様膜（dartos 筋膜）を温存した。g〜k：肉様膜の中央にボタンホールを開け，その中に亀頭を通して背側リング状皮膚弁を腹側に移動した。l：リング状皮膚弁の内側を縫合した。m：リング状皮膚弁の外側を縫合し，血流を温存した状態で新尿道の形成を完了した。n：亀頭と皮膚を正中で縫合し，手術を終了した。o：術後6か月の外陰部所見。

なく，経験ある医師の手術を実際に見学するしかない．患者が手術ルームに入室する前から待機し，使用する器材，患者の体位，学部生を含めたチームの配置などをよく観察すべきである．そして可能であれば，自分の夏季休暇などを利用して滞在期間を延ばし，経験のある医師が術後管理に四苦八苦している姿をまのあたりにするのがよい．手術技量を磨くために症例数を重ねればよいという考えが払拭されるはずである．

◆ 文献 ◆

1) 林　祐太郎：DSD（性分化異常症）の診断―小児泌尿器科：性分化異常の診断と治療．日本泌尿器科学会 2009年卒後教育テキスト．pp41-57, 日本泌尿器科学会，東京，2009
2) Kojima Y, Kohri K and Hayashi Y : Gene pathway of external genitalia formation and molecular etiology of hypospadias. J Pedatr Urol 6：346-354, 2010
3) Hayashi Y and Kojima Y : Current concepts in hypospadias surgery. Int J Urol 15：651-664, 2008
4) Hayashi Y, Kojima Y, Nakane A, et al : A strategy for repairing moderately severe hypospadias using onlay urethroplasty versus onlay-tube-onlay island. Urology 61：1019-1022, 2003
5) Catti M, Lottman H, Babloyan S, et al : Original Koyanagi urethroplasty versus modified Hayashi technique : outcome in 57 patients. J Pediatr Urol 5：300-306, 2009

〔林　祐太郎，水野　健太郎，西尾　英紀〕

包茎

包皮を翻転すべきかどうか迷っている患児です。

重要度ランク ★★ 泌尿器科外来診療で頻繁に遭遇する。救急外来で対応に迫られる状況も多いので，確実に押さえておくべき疾患

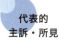
代表的主訴・所見
- 包茎相談

Point
- 乳幼児の包皮が翻転できないのは，病的な状態ではない。
- 無症状であれば，原則として小児包茎は治療を要しない。

1 診療の概要

"包茎"という用語ほど，使う人によりその意味合いが異なる医学用語はないであろう。医学用語としてだけでなく，一般のコミュニケーションのなかでも普通に使われる言葉であるため，余計に混乱と誤解を産んできたといえる。

厳密にいえば"包茎"は，包皮口が狭いために亀頭を露出させることができない状態をいい，ほとんどの新生児・乳児，多くの幼児がそうである。思春期を過ぎてもこの状態が続くのは病的とされ，本邦では真性包茎と称している。一方，包皮口が広くて用手的に亀頭が露出できるが，包皮が余剰なため普段は亀頭が露出していないものも"包茎"と扱われる場合がある。本邦では仮性包茎と呼称される。また包皮と亀頭が生理的に癒合していると，包皮口が狭くなくても亀頭は露出しない。生理的包茎と定義される状態であり，病的包茎としての真性包茎とは区別される。

男児の出生時に包皮口が開いていることは皆無に近く，包皮と亀頭は癒合しているため，亀頭が露出することは稀である。組織学的な機序は解明されていないが，成長とともに包皮口は開大し，分泌物（恥垢）の存在により亀頭と包皮の生理的癒合が剥がれ，亀頭の露出が可能になる。包皮は乳幼児期の繊細な外尿道口を保護する機能を果たしているため，強制的な包皮翻転や外科的治療には慎重であるべきである。無症状の小児包茎に対して局所ステロイド投与・用手的包皮口拡張操作・亀頭包皮剥離操作を行ったばかりに，かえって包皮口の瘢痕化や高度な癒着を引き起こして病的包茎に陥るリスクが高い。

男児の陰茎包皮の自然史は明らかにされており，95％以上の男児で思春期以降までに亀頭露出が可能になるので，無症状の小児包茎にむやみに治療介入すべきではない。

世界に目を向ければ，新生児から思春期までに宗教的儀式として割礼が行われる地域もあるし[1]，衛生環境やHIVやSTIなどの感染症のために予防的に環状切除術が行われる地域もあることは確かである[2]。

2 診療方針

質問にある「包皮を翻転すべきかどうか迷っている男児です」が母親からの質問で，母親がそうしようとしているのであれば，回答は「症状があろうがなかろうが，絶対におかあさんが包皮を強

引に剝いてはいけません」となる。その理由は後述する。

幼児を連れた母親が「うちの子, 包茎なんです。おちんちん, 剝けないので洗えません。治してもらえませんか？」と相談された泌尿器科医からの質問であっても,「無症状の小児包茎に治療の必要なし」というのが常識的な答えとなろう。

母親から「本を読んだら, 男の子のおちんちんは剝いてきれいに洗わないといけないと書いてあったんですが」といわれることがある。その本を見せてくれるようにいっても, お持ちではない。美容院か喫茶店で読んだ雑誌のようで, きちんとした子育ての雑誌ではない。繊細な亀頭組織を包皮が守っている幼少期のうちは, 包皮と亀頭が自然に癒合しており, 細菌が侵入しにくい状態になっていることを説明する。ただ屋外で遊んで汚れた手のままで外陰部を触らないように指導することを忘れてはいけない。

男児の陰茎包皮の自然史は数件の臨床研究により明らかにされている。二次性徴以降には, 95％以上の男性の包皮は翻転でき亀頭が露出可能になる。包皮翻転が全く不可能な男性は数％～1％以下ということである[3]。

ただ本邦では, 3歳児健診以降に外陰部の診察を行う健診は行われていないため, どのような陰茎の状態の児が, そのまま真性包茎になるのか明らかになっていない。したがって, 100人の男性の中で成人しても真性包茎の状態が続く運命である1～5名を幼少期に包皮が翻転できるようにするために, 自然の成長を待てば包皮翻転が可能になる95～99人に不必要な治療をすることになるわけである。実際, 真性包茎の治療としての環状切除術は, 成人になってからでも手遅れではないことも考え合わせれば, 無症状の幼少期の包茎に治療介入する必要はないと考えてよいだろう。現実に日本で無症状の乳幼児の包茎に対して手術を希望する保護者は滅多にいないであろうし, 手術を積極的に行う病院・泌尿器科医も稀と思われる。それは手術治療というものが明らかに侵襲を伴うことが保護者にも容易に理解できるからである。

しかし, 侵襲が少ないのであれば, 無症状の幼少期の包茎男児に治療介入してよいのであろうか。20世紀の終盤以降, 包皮口を広げて亀頭の露出を容易にすることを目的として, 包皮口にステロイド含有外用薬を塗布する試みが行われてきた。実際に短期的な効果が報告されているが, 長期的な観点での効果は証明されていない。無治療でも多くの男児では成長とともに包皮口は広がるわけだから, 薬剤投与例で長期持続効果が認められたとしても, それがステロイド投与による効果とはいえない。

ステロイドを用いた治療では, たとえ局所投与（外用）であっても副作用には注意すべきである。実際にステロイド投与による唾液中ホルモン濃度の異常が報告されている[4]。エストロゲン投与も試みられているが, 女性化乳房などの合併症が報告されている。有意に良好な長期成績が証明されない以上, 無症状の小児包茎にステロイドを局所投与することは慎重であるべきといえよう。

以上より, 男児の包皮を無理に翻転しようとする必要はないし, してはならないというのが, 無症状の小児包茎に対する治療指針といえる[3]。今後, 陰茎・包皮についての新生児から成人までの自然史がさらに解明され, 放置した場合, 成人しても真性包茎のままである1～5％の患児を確実に予測できるような解析結果が報告されれば, 無症状の小児包茎に対する診療指針に明白な方向性が示されるであろう。

一方, なんらかの症状が出現・継続する場合には適切な対応が必要になる。次項に有症状の小児包茎への実際の対処方法を示す。

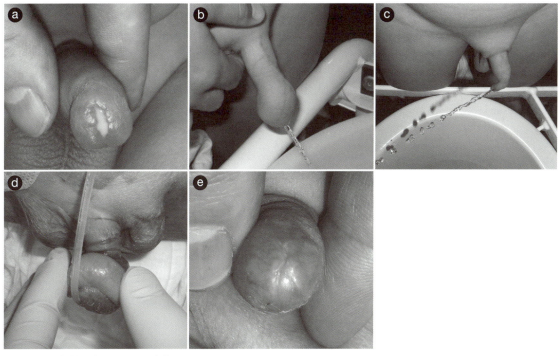

図1 小児包茎に起こりうる病態
a：亀頭包皮炎，包皮の発赤・腫脹に加え，排膿を認める。
b：バルーニング，排尿時に包皮が風船状に膨らむ。
c：尿線方向の異常，用手的に方向を定めればよい。
d：嵌頓包茎，尿道カテーテル留置時，包皮翻転のままにしたため嵌頓した。
e：BXO（閉塞性乾燥性亀頭炎），包皮口付近が硬く白色化している。

3 対処の実際

小児包茎に起こりうる病態と対処法

● 亀頭包皮炎

亀頭包皮炎は，亀頭と包皮との間に発生する感染症である。陰茎の発赤，疼痛，排膿などを呈する（図1a）。抗菌薬の内服と外用で治癒する。抗菌薬入りの外用のみで治癒する場合もあるが，下部尿路，上部尿路，生殖器の感染，さらにごく稀ながら敗血症を合併している場合もあるので，内服の抗菌薬も投与すべきであろう[5]。

発赤だけでなく腫脹が著明な場合，包皮内に膿が貯留していることがある。この場合に限って，包皮口から外科ゾンデを挿入して，包皮と亀頭の癒合を剥がして排膿せざるをえない。

● 排尿異常

【バルーニング】

包皮口が針孔のように狭いと，排尿時に包皮内に尿が貯留して風船状に膨らむ（バルーニング）ことがある（図1b）。排尿終了時に縮小し，超音波検査で残尿がなければ，排尿障害ではないと考えていいが，バルーニングが顕著な場合，筆者の経験では最終的には手術となることが多い。

【尿線方向の異常】

母親が「おしっこが変な方向に飛ぶ」と心配して男児を連れて来る場合がある。多くは横に向かって尿線を描く。包皮の長さに左右差が顕著な場合に起こりうる（図1c）。包皮口が広がって尿道口を露出できるようになると真直ぐに排尿できるようになる。それまでは用手的に方向を定めて

排尿するよう指導すればよい。上方向の尿線は埋没陰茎に多い。包皮を翻転した状態で尿線が下向く男児は，亀頭部開口型の尿道下裂の場合があるので確認したほうがいい。

● 嵌頓包茎

強制的な外力によって，亀頭が狭い包皮口をくぐり抜けて露出してしまい，元に戻れない状態を嵌頓包茎という。陰茎を絞扼するため，リンパや静脈の流れが停滞し，包皮の著明な浮腫をきたす。乳幼児の母親が，雑誌や友人の「男の子のおちんちんは剝いて洗わないといけないよ」という誤ったコメントに誘発されて嵌頓包茎にしてしまうことがある。また，他科の手術で，亀頭を露出して尿道カテーテルを留置し，そのままにしておいたために嵌頓包茎になることもある（図1d）。発症してすぐであれば用手的な整復が可能である。しかし用手整復ができない場合には，背面切開術などで緊急対応をし，後日，環状切除術などの根治術を行う。用手整復ができた場合でも再発のリスクが高いため，待機的に根治術を行うことが望ましい[5]。

● 閉塞性乾燥性亀頭炎

閉塞性乾燥性亀頭炎（balanitis xerotica obliterans：BXO）は，1928年にStuhmerが初めて報告した包皮および亀頭の慢性進行性の炎症疾患であり，皮膚硬化性疾患である硬化性萎縮性苔癬（lichen sclerosus et atrophicus：LSA）の一病型とされる。包皮口付近が白色に瘢痕化する病態であり，包皮の翻転はできない（図1e）。筆者の経験では，排尿時に著明なバルーニングを呈することが多い。ただ，尿線は細くても尿勢はよい。

初めは包皮に限局するが，放置すると亀頭，外尿道口，尿道へ進展し，外尿道口狭窄や尿道狭窄を引き起こす。その場合，術前に排尿時のバルーニングはみられず，尿勢が不良になるので注意が必要である。

環状切除術が適応になる数少ない包茎の病態の1つである[5]。その確定診断は病理診断であるが，特徴的な理学所見や症状などから手術を決定することになる。

手術治療の実際

● 背面切開術

包皮口の12時を縦切開して横縫いする術式であるが，余剰の包皮が腹側に垂れ下がって，術後の外観が芳しくないので，嵌頓包茎を用手整復できない場合などの緊急回避以外は安易に選択すべき術式ではない。

● 環状切除術

亀頭を覆っている包皮の外板・内板を切除し，断端同士を吻合する手術であるが，術後外観として亀頭が露出状態になるため，年少の小児には相応しくない。しかしBXOでは，包皮内板を多めに温存すると病変部を残すことになり，包皮口の狭窄が再発するリスクが高いため環状切除術が推奨される。

● 包皮形成術（包皮口拡大術）

背面切開術の切開長を少なめにして横縫いをする方法や，包皮口の近位にある絞扼輪に縦切開を入れて横縫いをする方法があるが，包皮翻転に抵抗が残りやすい。3点切開法やY-V形成術を行えば，スムーズな包皮翻転が可能になる[5]。ただ6時の位置の皮膚が余剰になりやすいので，余剰の部分の切除を加えればバランスのよい術後外観が得られる（partial circumcision）。

◆ 文献 ◆

1) Palmer JS, Herndon A, Hayashi Y, et al：International views on circumcision. Dial Pediatr Urol 30：1-8, 2009
2) Hayashi Y and Kohri K：Circumcision related to urinary tract infections, sexually transmitted infections, human immunodeficiency virus infections, and penile and cervical cancer. Int J Urol 20：769-775, 2013
3) Hayashi Y, Kojima Y, Mizuno K, et al：A Japanese view on circumcision：nonoperative management of normal and abnormal prepuce. Urology 76：21-24, 2010

4) Pileggi FO, Martinelli CE Jr, Tazima MFGS, et al : Is suppression of hypothalamic-pituitary-adrenal axis significant during clinical treatment of phimosis? J Urol 183 : 2327-2331, 2010
5) Hayashi Y, Kojima Y, Mizuno K, et al : Prepuce : phimosis, paraphimosis, and circumcision. Scientific World Journal 11 : 289-301, 2011

〔林　祐太郎，水野　健太郎，西尾　英紀〕

アンドロゲン不応症候群

無月経を訴えている女子高校生です。

重要度ランク ★ 性腺の摘除を依頼されることがあり，泌尿器科医として病態を把握しておく必要がある

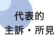
代表的主訴・所見
- 無月経
- 恥毛欠如，両側鼠径ヘルニア（ヘルニア内容は精巣）
- 乳房，外陰部，性同一性：女性型

Point
- 46,XY 性分化疾患で，性腺は精巣であるが，ミュラー管由来構造物（子宮）は存在しない。遺伝子異常によるアンドロゲン受容体異常が原因で完全型と部分型がある。完全型は女児として養育され，無月経の精査で判明する。
- 第二次性徴終了後，精巣摘除術を行い，女性ホルモン補充を行う。

1 診療の概要

性分化疾患（disorders of sex development：DSD）は，卵巣・精巣や性器の発育が非典型的である状態を指す。性分化疾患は，出生時の外陰部異常を中核症状とするが，広義には第二次性徴の発来異常も含まれる[1]。無月経の原因は，視床下部，下垂体，卵巣，子宮，腟の機能障害，内分泌疾患，薬剤，ストレス，染色体異常など多岐にわたる。13歳時に月経がなく，乳房発達などの第二次性徴がみられない場合，原発性無月経の精査が行われる。無月経を主訴に泌尿器科を受診することはないが，産婦人科から子宮がなく，性分化疾患を疑われ，泌尿器科に紹介された場合に適切に対応できるよう，基礎的な知識は必要である。

2 診療方針

通常，紹介元の産婦人科医もしくは小児科医によって，無月経の精査（乳房発育の有無，子宮の有無，FSH 測定）が施行されている。内診，USG，MRI 検査などで子宮がない場合は，染色体検査，血清テストステロン（T）測定を行う。染色体検査を行う際は，本人および両親の同意が必要である。正常男性の核型 46,XY であった場合，T 産生能精査のため，hCG 負荷試験を行う。陽性であれば，T/DHT（ジヒドロテストステロン）を測定し，T/DHT＜10 であれば，完全型アンドロゲン不応症候群（complete androgen insensitivity syndrome：CAIS）と診断される（図1）。

診断の後に，診断名，病因，病態，妊孕性を含めた性腺機能，腫瘍発生の危険性など，すべて患者本人に説明を行い，患者本人の意思および自己決定を尊重して治療方針を決定する必要がある。治療前から専門家による精神的なサポートが必要で，治療中，治療後も長期にわたって永続的に継続する必要がある。

3 CAIS の診断の実際

CAIS は，13万人に1人の稀な疾患である。患児の外陰部は完全女性型なので，疾患に気づかれ

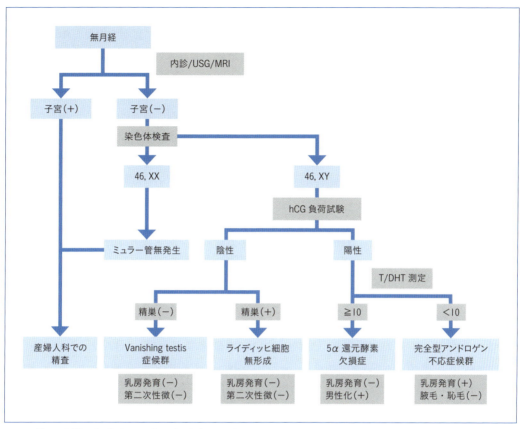

図1 泌尿器科に紹介される無月経患者の診断手順

ず女児として養育されることが多い。診断時期は，乳児期と思春期の2つあり，乳児期では両側鼠径ヘルニアや陰唇腫大を，思春期では，原発性無月経を主訴に医療機関を受診し判明する。

X染色体上のAR遺伝子変異による伴性劣性遺伝病であり，診断は，遺伝子診断によって確定される。アンドロゲン受容体（Xq11-12）のさまざまな遺伝子変異が報告され，データベース化されている（http://androgendb.mcgill.ca/）。

胎生9週頃より，セルトリ細胞から分泌される抗ミュラー（Müller）管ホルモン（AMH）がミュラー管（子宮，卵管，腟上部）を退縮させる。アンドロゲン作用がないため，ウォルフ（Wolff）管から男性内性器が分化しない。アンドロゲン受容体遺伝子の残存活性により3つの表現型を呈し，完全型（女性型），部分型，軽症型（男性型）に分

類されるスペクトラム病である[2]。

身体所見

● 外性器異常

完全女性型（無月経）から男性型（男性不妊症）までさまざまな程度の男性化障害を呈する。
- 性腺：精巣（鼠径部もしくは陰唇に触知）
- 内性器：子宮（なし），腟（盲端），ミュラー管構造物（卵管，子宮，腟の上1/3）は退縮
- 乳房：乳房発育がある

内分泌検査

● 幼少期

hCG負荷試験：陽性，T/DHT＜10

◉ 思春期後

LH：上昇，FSH：正常〜上昇，テストステロン：正常〜上昇，T/DHT＜10，AMH：正常，インヒビンB：正常，相対的E_2上昇：男性の基準値よりも高値（健常男性：14.6〜48.8 pg/mL）

染色体検査

46,XY

画像検査

MRI・超音波検査：腹腔内から鼠径部に精巣を認め，ミュラー管構造物（子宮）は認めない。

鑑別診断（思春期以降）

◉ 46,XX 性分化疾患

■ ミュラー管無発生，先天的腟欠損（Mayer-Rokitansky-Küster-Hauser syndrome）
- 出生時の外陰部：正常女児型
- 外観：女性型（乳房：正常発達，腋毛・恥毛：正常）
- 内分泌検査：正常の卵巣機能（血清T・E_2：正常）
- 治療：性的活動期に，段階を踏んで腟拡張や腟形成術が必要

◉ 46,XY 性分化疾患

以下の疾患は，CAIS 同様，女性化のための治療が必要になる。

■ ライディッヒ（Leydig）細胞無形成：LHCGR（luteinizing hormone/choriogonadotropin receptor gene）の不活性化突然変異
- 出生時の外陰部：正常女児型（Type 1）〜Ambiguous（Type 2）
- 外観：女性型〜低男性化（乳房：第二次性徴なし，腋毛・恥毛：第二次性徴なし）
- 内分泌検査：LH 高値，T 低値，E_2 低値（高ゴナドトロピン性性腺機能低下症），hCG 負荷試験は陰性

■ 5α還元酵素欠損症：SRD5A2 遺伝子変異
- 出生時の外陰部：正常女児型〜Ambiguous
- 外観：思春期に，著明な T 依存の男性化（陰毛，筋肉，声変わり）が起こる。5α還元酵素がないため DHT が分泌されず，DHT 依存の男性化（陰茎増大，前立腺発達）は起こらない
- 内分泌検査：血清 T は正常男性，hCG 負荷試験：陽性，T/DHT≧10，尿中 5α/5β テトラヒドロコルチゾンは低値

■ Vanishing testis 症候群：胎児期の精巣捻転症
- 出生時の外陰部：正常女児型〜正常男児型
- 外観：完全女性型（精巣が発達する在胎 8 週前の精巣捻転症の場合）
- 内分泌検査：T，E，MIS 分泌なし。FSH，LH 高値（高ゴナドトロピン性性腺機能低下症）

■ 先天性副腎皮質過形成のうち 0.9％を占める 17 水酸化酵素欠損症〔17α hydroxylase/17,20 lyase（CYP17A1）欠損症）〕[3]
- 外観：外陰部完全女性型，乳房は Tanner 分類 5，恥毛なし
- 内分泌検査：LH, FSH 高値，T 低値，DHEAS 低値，17-OH progesterone（17-OHP）高値，E_2 正常

4 治療の実際

養育

養育性は，一般に外性器の表現形により決定される。

女児として養育された場合

◉ 性腺摘除の時期（推奨グレード 2C）

幼少期から思春期までの性腺悪性化は，0.8〜2％と稀であることから[4]，早期の予防的性腺摘除は推奨されていない。しかし 6〜15 歳児に精巣上皮内癌がみられたとの報告[5,6]，年齢とともに悪性化の危険性が上昇し，成人では 16％と報告されているので，性腺摘除を考慮する。精巣から分泌

されたTは，アロマターゼの作用によりエストロゲンに変換され，二次性徴を起こす。そのため，性腺摘除は第二次性徴が発来し，女性化が完了するまで遅らせるのが望ましい。近年，整容性の問題から，性腺摘除は腹腔鏡下に行われている[7]。

● 女性ホルモン投与（推奨グレード 2B）

性腺摘除後から50歳頃まで，女性ホルモン投与が必要になる。第二次性徴発来前に性腺摘除した場合は，思春期発来のために投与を開始する。

● 腟形成

外陰形成術は不要であるが[2]，腟の内腔は短いため，性的活動期になれば，腟拡張を開始する[8]。腸管利用腟形成術は，手術結果に患者は必ずしも満足していないことが多いため，腟拡張が不成功に終わった際に考慮する。

男児として養育された場合

- 外陰形成：外陰形成術（尿道下裂修復術，陰茎形成術）を行う。
- 乳房：乳房縮小術を行う。
- 精巣：陰嚢内に触知しない場合，悪性化のリスクがあるため摘出を検討する。

5 精神的サポートの実際

患者および家族には，診断が確定すれば，十分な説明と同意を行う必要がある。X連鎖劣性遺伝であるため，患者同胞の女性の50％が無症状キャリアの可能性があり，遺伝相談も重要である[1]。
① チーム（家族，医師，看護師，臨床心理士，MSW）で対応する。
② 養育の性（女性）と，患者自身の gender identity が一致しているか確認する。性同一性は，ほとんどが女性だが，男性例も報告されていることに留意する必要がある[9]。本人が男性の性を選択した場合，性腺摘除をしていなければ精巣から精子を採取し，生殖医療で挙児ができるかもしれない。
③ 患児の成熟度を判断し，病状を理解できる時期に十分かつ正確に説明し，本人の決定を尊重する。
④ 治療に対するコンプライアンス：思春期から青年期は，無症状であれば手術を受けたがらないし，ホルモン治療も嫌がる傾向にある。さまざまな理由から，性腺を残したままにする患者が増えている。悪性化のリスクが低いのは思春期までで，それ以降は増加すること，画像診断でのモニタリングは困難であることから十分なカウンセリングが必要である[10]。
⑤ 染色体検査結果の説明には最大限の注意を払い，不注意な発言を控える。
⑥ アンドロゲン不応症候群の患者や家族の国際的な支援団体があるので，参考にする。
米国：http://www.aisdsd.org/
英国：http://www.aissg.org/
ドイツ：http://www.xy-frauen.de/
⑦ 治療で補充療法，機能抑制療法その他薬物療法のいずれか1つ以上を行っている場合，小児慢性特定疾患の対象となる[6]。

6 処方の実際

実際は，産婦人科医によって処方される。ここでは，性腺摘除後のホルモン療法の一例を示す。

エストロゲン製剤

思春期前に性腺摘除術を受けた場合，11～12歳からホルモン補充療法を開始する。経口，経皮のどちらでも，患者の好みに合わせてよい[2]。

処方例①
プレマリン®錠（0.625 mg）1回1～2錠　1日1回　経口投与

処方例②
エストラーナ®テープ（0.72 mg）　小児ではエストラジオールとして0.09 mgから開始。下腹部，臀部のいずれかに貼付し，2日ごとに貼り替える。その後，エ

ストラジオールとして 0.18 mg, 0.36 mg, 0.72 mg へ段階的に増量

◆ 文献 ◆

1) 小児慢性特定疾患情報センター：70 アンドロゲン不応症, https://www.shouman.jp/disease/details/05_31_070/（2019 年 2 月閲覧）
2) Batista RL, Costa EMF, Rodrigues AS, et al：Androgen insensitivity syndrome：a review. Arch Endocrinol Metab 62：227-235, 2018
3) Sarathi V, Reddy R, Atluri S, et al：A challenging case of primary amenorrhoea. BMJ Case Rep：bcr-2018-225447, 2018
4) Wünsch L, Holterhus PM, Wessel L, et al：Patients with disorders of sex development（DSD）at risk of gonadal tumour development：management based on laparoscopic biopsy and molecular diagnosis. BJU Int 110：E958-965, 2012
5) Kaprova-Pleskacova J, Stoop H, Brüggenwirth H, et al：Complete androgen insensitivity syndrome：factors influencing gonadal histology including germ cell pathology. Mod Pathol 27：721-730, 2014
6) 水野孝祐, 西中一幸, 木村幸子, 他：8 歳女児に精細管内胚細胞腫瘍を認めた完全型アンドロゲン不応症候群の 1 例. 日小児泌会誌 36：29-32, 2017
7) 河　元洋, 杉本ひとみ, 今中聖悟, 他：完全型アンドロゲン不応症に対する性腺摘出術. 日産婦内視鏡会誌 32：332-336, 2016
8) Ismail-Pratt IS, Bikoo M, Liao LM, et al：Normalization of the vagina by dilator treatment alone in Complete Androgen Insensitivity Syndrome and Mayer-Rokitansky-Küster-Hauser Syndrome. Hum Reprod 22：2020-2024, 2007
9) T'Sjoen G, De Cuypere G, Monstrey S, et al：Male gender identity in complete androgen insensitivity syndrome. Arch Sex Behav 40：635-638, 2011
10) Deans R, Creighton SM, Liao LM, et al：Timing of gonadectomy in adult women with complete androgen insensitivity syndrome（CAIS）：patient preferences and clinical evidence. Clin Endocrinol（Oxf）76：894-898, 2012

〔上仁　数義, 小林　憲市, 河内　明宏〕

先天性副腎過形成

陰核の肥大がある新生児です。

重要度ランク ★ | 比較的稀であるが,重症例では早期診断が必要で出生早期より副腎不全に至る。外陰部男性化に対し形成術を要する

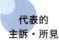
代表的
主訴・所見

- 塩類喪失型:哺乳力低下,不活発,体重増加不良,嘔吐,脱水
- 副腎不全の重症例:ショック,低血圧,痙攣
- 女児:陰核肥大,陰唇癒合,著明な色素沈着など外性器の男性化を認める

Point

- CAH のうち 21-hydroxylase 欠損症が約 90％を占めて最も多く,常染色体劣性遺伝の形式をとる。
- 女児では胎生期に過剰な副腎性アンドロゲンよる外性器の男性化がみられ,46,XX DSD の代表的な性分化疾患を呈す。
- 新生児マススクリーニングによって早期診断,早期治療が可能となった。
- 内分泌学的なホルモンコントロールが安定した後,女性化外陰部形成術として,生後早期に一期的に陰核形成術,腟形成術を施行する。

1 診療の概念

病態

先天性副腎過形成(congenital adrenal hyperplasia:CAH)は副腎由来の性ステロイドホルモンの合成にかかわる種々の酵素や蛋白の遺伝子異常によって引き起こされる病態である。

CAH として分類される酵素欠損は,①cholesterol desmolase 欠損症,②3β-hydroxysteroid dehydrogenase 欠損症,③21-hydroxylase 欠損症,④11β-hydroxylase 欠損症,⑤17α-hydroxylase 欠損症の 5 病型からなる[1]。そのうち 21-hydroxylase 欠損症が約 90％を占めて最も多く,発生頻度は約 1.5 万〜2 万人に 1 人であり,常染色体劣性遺伝の形式をとる疾患である。本症はこの酵素の欠損によってグルココルチコイドとミネラルコルチコイドの不足が生じ,副腎皮質刺激ホルモン,血漿レニンが上昇する。一方,女児では胎生期に過剰な副腎性アンドロゲンに曝露されるために外性器の男性化がみられて,46,XX DSD の代表的な性分化疾患(disorders of sex development:DSD)を呈す[2]。

本症はその重症度によって塩類喪失型,単純男性型,非古典型の 3 型に分類されるが,約 70％は塩類喪失型,約 20％は単純男性型である。

臨床症状

塩類喪失型では新生児早期より哺乳力低下,不活発,体重増加不良,嘔吐,脱水,皮膚色素沈着,低ナトリウム血症・高カリウム血症などが出現する。重症例ではショック,低血圧,痙攣などの副腎不全に至る。また,胎児期からの副腎性アンドロゲンによって,女児では陰核肥大,大陰唇の正中癒合および陰嚢様変化,尿生殖洞形成などの男性化現象を起こす。図 1 に典型的な ambiguous

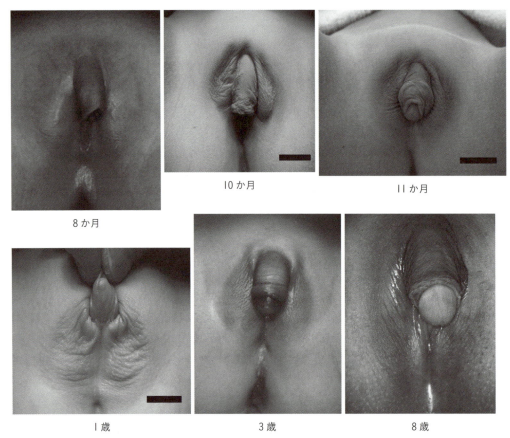

図1　副腎過形成症例（女児）

genitaliaの像を示した。女児としては陰核にあたる部分は大きく肥大し陰茎様にみえ，腟が存在する場合も未分化な尿生殖洞が残存しており，外尿道口と腟は区別できないことが多い。陰唇は癒合して陰嚢様の外観を呈し，著明な色素沈着がみられることがある。

外性器の男性化の程度は陰核がやや肥大したものから，完全男性型を呈する高度な異常までさまざまである。一方で，陰裂はアンドロゲン曝露の程度により外尿道口と腟口が分離した正常女児の状態から，尿道と腟が一穴に形成された尿生殖洞が括約筋よりも近位まで形成されるものまで種々存在する（図2：Prader分類）。男児では出生時は男性化現象が不明瞭な場合が多い。

単純男性型では，塩類喪失を伴う症状がなく，男性化現象が主症状となる。また非古典型では思春期になって副腎アンドロゲン過剰が顕著になり，女子の多毛などの男性化，無月経などで診断されることが多い。

2　診療方針

診断

CAH各型の症状はグルココルチコイド，ミネラルコルチコイド，さらに3種類のホルモンの欠落と過剰の症状の組み合わせからなる。ステロイドホルモン合成過程において欠損酵素の前段階の物質は増え，後段階の物質が減ることになる。このため，症状と血中および尿中ホルモン濃度の測定，ACTH負荷試験，デキサメタゾン抑制試験，hCG負荷試験といった内分泌検査，画像診断とし

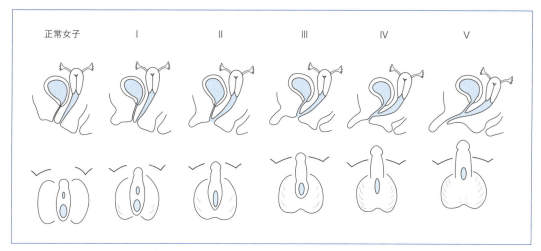

図2　女性外陰部の男性化（Prader Ⅰ～Ⅴ）
〔Prader A：Helv Paediatr Acta 9：231-248, 1954 より作成〕

て腹部超音波検査，副腎CTやMRI検査などを組み合わせて，CAHの病型分類や鑑別診断を行う。Ambiguous genitaliaを伴うDSDがあれば染色体検査も必要である。

　21-hydroxylase欠損症の塩類消失型やcholesterol desmolase欠損型では，診断と治療が遅れると，電解質異常などから生命の危険を伴う重篤な事態を招く恐れがある。したがって，CAHが疑われる場合には，検査のために治療開始が遅れることのないよう，直ちにステロイドホルモンを投与しなければならない。また，性の決定が困難なambiguous genitaliaを有するCAH新生児に遭遇した際には，決して性の判定を急いではならない。患児の一生を左右する重大な問題であることを考慮し，役所への性別および名の届出を一時保留し，上記の検査を速やかに実施して性の判定を行う。

新生児マススクリーニングの現状

　本症は，前述のように新生児期に重篤な副腎不全に陥る危険性と，外性器の男性化のために性の誤認が生じる可能性から早期診断，早期治療の必要性が問われてきた。このためこれを防止できるように1989年に新生児マススクリーニングが実施されるようになった。マススクリーニング検査で要精密検査と判定された児は，専門医療機関において速やかな確定診断と治療を受ける必要がある。このスクリーニングが実施されて以降，本症の死亡率，性誤認の頻度ともほぼゼロの状態になっている。

3　対処の実際

治療方針

　CAHの治療は，欠乏したステロイドホルモンによる副腎不全を改善することと，生物学的活性をもつステロイドホルモンの過剰産生のある病型では，その分泌抑制を目的として欠乏ホルモンを補償することである。治療はステロイドホルモン大量投与を中心とした初期治療と，漸減後の維持療法に大別される。治療の詳細は，日本小児内分泌学会と日本マス・スクリーニング学会から発表された先天性副腎皮質過形成のガイドライン[3]を参照されたい。

女性化外陰部形成術

　女性化外陰部形成術の手術手技は，陰核形成術

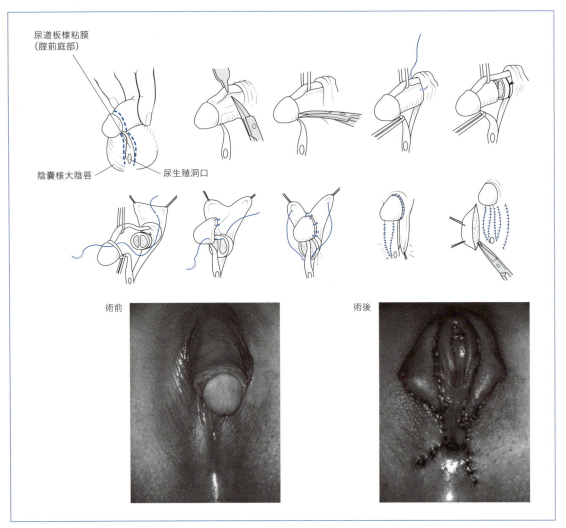

図3　女性化外陰部形成術（clitoroplasty）

と腟形成術に大別される．陰核形成術の主な目的は陰核の縮小を図ることであり，同時に小陰唇形成術も行われる．陰核形成術は肥大の主原因となっている陰核体部の海綿体を切除し，背側にある神経血管束ならびに陰核亀頭部を温存する方法（clitoroplasty）である（**図3**）．本術式によって陰核亀頭部の感覚は良好に保たれ，手術による重篤な知覚障害はないとされている．

　腟形成術でその難易度を決定するのは，腟・子宮の発育の程度と，腟と尿道の分岐部の位置関係である．腟と尿道の分岐部が高位になればなるほど，十分な腟口を前庭部に形成するのが難しくな

る．低位であれば陰核形成術と同時に会陰部皮膚を逆U字型に遊離し，その皮膚弁を用いて腟口を形成する（flap vaginoplasty）．しかし腟開口部が尿道括約筋よりも近位にあるような場合には，手術侵襲も大きくなる．

　近年は経会陰的アプローチによる一期的腟形成術が可能になり，腟と尿道を一塊として剝離する方法がとられる．本術式は元々総排泄腔遺残症症例において尿道前面を pelvic diaphragm 上まで剝離する total urogenital sinus mobilization（TUM）法を基本としており，尿失禁のリスクなどを考慮し，剝離範囲を恥骨尿道靱帯下までに縮

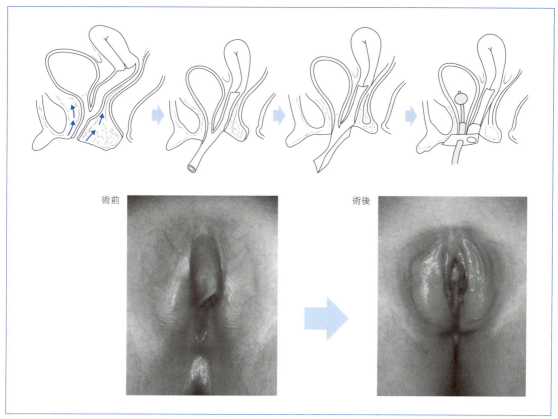

図4 Partial urogenital sinus mobilization（PUM）法
本例は生後6か月にて手術を施行した。

小したpartial urogenital sinus mobilization（PUM）法である（**図4**)[4]。

手術時期

　CAHでは内分泌学的コントロールが安定すれば手術は可能である。近年は手術時期も低年齢化しており、なかには母体や胎盤からのエストロゲンの影響で、女性器が相対的によく発達している新生児期の手術を勧める報告もある。小児泌尿器診療を専門とする医師にとっては、出生直後のまだ組織がルーズな時期のほうがかえって形成手術が容易であり、患児の精神的ケアにも好都合のことが多く、可能なかぎり生後6か月以内に陰核形成術と腟形成術を一期的に施行するようにしている。今後さらに女性化外陰部形成術の低年齢化は進んでいくものと思われる。

◆ 文献 ◆

1) 藤枝憲二：性分化異常症の診断と治療―特に先天性副腎過形成を中心に．日小泌会誌 16：125-129, 2007
2) Speiser, P and White PC：Congenital adrenal hyperplasia. New Engl J Med 349：776-788, 2003
3) 日本小児内分泌学会マス・スクリーニング委員会・日本マス・スクリーニング学会（編）：21-水酸化酵素欠損症の診断・治療のガイドライン（2014年改訂版），http://jspe.umin.jp/medical/files/guide20140513.pdf（2019年2月閲覧）
4) Rink RC and Cain MP：Urogenital mobilization for urogenital sinus repair. BJU Int 102：1182-1197, 2008

〔山口　孝則〕

停留精巣

鼠径部に精巣を触知することができる生後6か月の患児です。

重要度ランク 　罹患率も高く外来で多く遭遇する。確実な診断手技と適切な治療時期を確認すべき疾患

代表的主訴・所見
- 陰囊内に精巣を「常に」認めない
- 将来の不妊症や悪性化のリスクとなる

Point
- 精巣の触診に習熟し，正しく停留精巣を診断する。
- 精巣の自然下降は生後6か月以降でほとんど期待できない。
- 2歳頃までのなるべく早い時期に精巣固定術を行うべきである。

1　診療の概要

停留精巣は，「常に」精巣が陰囊内に存在しない病態を示し（**図1**），小児泌尿器科領域のなかで最もよく経験する疾患である。左右差については出生直後で右：左＝52％：48％とやや右側が多いが，生後3か月で右：左＝50.5％：49.5％とほぼ同頻度となる。また出生直後で両側性：片側性＝39％：61％，生後3か月で両側性：片側性＝17％：83％とされる。出生時の罹患率は4.1〜6.9％だが，自然下降により生後3か月で1.0〜1.6％に減少する。それ以降の精巣下降は期待しにくく，1歳で1.0〜1.7％と報告されている。低出生体重児，早期産児では成熟児，正期産児に比べて自然下降率が高いが，それでも6か月までに自然下降はほぼ完了する。すなわち生後6か月はそれ以降の精巣自然下降が期待できないことから，治療方針の決定に重要な時期と考えられる。

停留精巣の類縁疾患としては遊走精巣（移動性精巣）が挙げられるが，遊走精巣は一時的にでも精巣が陰囊内に存在することが確認できるもので，停留精巣で問題となる妊孕性の低下の有無については明らかでない。

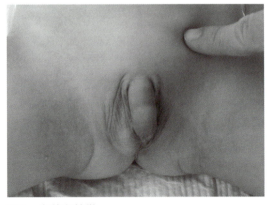

図1　左停留精巣
外鼠径輪に精巣が存在し，左陰囊内容は空虚である。

停留精巣の問題点は将来の妊孕性の低下と悪性化が主たるものである。本疾患の治療はほとんどが手術（精巣固定術）であるが，手術の時期により将来の妊孕性が異なる。停留精巣では1歳前から組織学的変化がみられる。精子形成には精子幹細胞であるAd精原細胞（adult dark spermatogonia）の存在が必須だが，停留精巣では手術時期が遅くなるにつれAd精原細胞が減少し，それに相関して精子数が低下すること，セルトリ（Sertoli）細胞の機能を示す血中Inhibin B値が2歳以降で

表1 停留精巣を合併する症候群

症候群	特徴	代表的な原因遺伝子や染色体異常
Kallman症候群	嗅覚障害・二次性徴の欠如	KAL-1遺伝子
Noonan症候群	翼状頸・心奇形・眼間開離・高口蓋	12番染色体上の遺伝子異常
Prune-belly症候群	腹壁筋欠損・腎尿路系奇形	13トリソミー，18トリソミー，21トリソミー
Prader-Willi症候群	肥満・矮小陰茎・知的障害・筋緊張低下	necdin（NDN）遺伝子

有意に低下することなどが知られている[1]。また，手術時期が遅れることで精子幹細胞の機能低下が生じる可能性も考えられている[2]。なお停留精巣で治療を受けない場合，片側例では43～83.5％，両側例ではほぼ全例が無精子症や乏精子症になる。一方，手術症例では片側例で77～84％，両側例で42～50％において精液所見が正常になると報告されている。父性獲得率については，片側例について2歳未満の手術症例が90％であるのに対し，2歳以降では30～50％とする報告もある。

また停留精巣の悪性化については，一般人口の3～10倍ほど高い。成人の精巣癌の2.9～10％が停留精巣を既往にもつと報告されている。早期の精巣固定術が精巣の悪性化のリスクを軽減できるわけではないが，癌化した場合に陰嚢内に精巣があれば早期発見につながる。また手術の時期が13歳以上になると癌化のリスクが倍加すると報告されており，発見時期が遅い症例においてもインフォームド・コンセントを十分に行ったうえで手術を検討する必要がある。

これらのことから，日本小児泌尿器科学会は2005年に『停留精巣診療ガイドライン』[3]を作成し，生後6か月までに自然下降しなかった停留精巣に対して，2歳頃までの早期の精巣固定術を推奨している。

なおKallman症候群，Noonan症候群，Prune-belly症候群，Prader-Willi症候群などは停留精巣が症候群の一症状として存在する。これらは小児科医によって診断されたのちに泌尿器科へ紹介されるが，各症候群の背景をある程度知っておく必要がある（表1）。

2 診療方針

問診で出生週齢，出生時体重，同胞の既往などを聴取する。自然下降の可能性の判断材料となる。停留精巣の診察で最も大切なのは触診である。両側例では尿道下裂の合併などを確認することで性分化過程の異常を見逃さないようにする。実際には患児に緊張を与えない状態で，精巣挙筋反射を起こさないように，温かくした手で触診する。両手指を使い，鼠径部を軽く押しつけながら，上から下に滑らせるように精巣を探す。精巣を発見できたら，サイズ，形状，硬さ，位置などを記録する。

触知可能な停留精巣に対して局在を確定するための画像診断は必要ないが，精巣内の微小石灰化（microlithiasis）や腫瘍の内包の有無の診断には超音波検査が役立つ。

本症例では出生週齢や出生時体重などの問診を行ったうえで，両側の精巣の触診と陰茎の診察を丁寧に行う。経過や既往に問題がなければ，生後6か月であり早期の精巣固定術を勧めるべきと考える。

3 対処の実際

停留精巣の治療法は，安全で確実な方法として手術（精巣固定術）が行われている。かつては欧州を中心にhCG筋注やゴナドトロピン放出ホルモン（GnRH）鼻腔内噴霧といったホルモン療法も行われ，本邦でも1975年にhCG筋注が停留精巣に対して保険適用となっている（投与法：1回300～1,000単位，1週1～3回を4～10週まで，ま

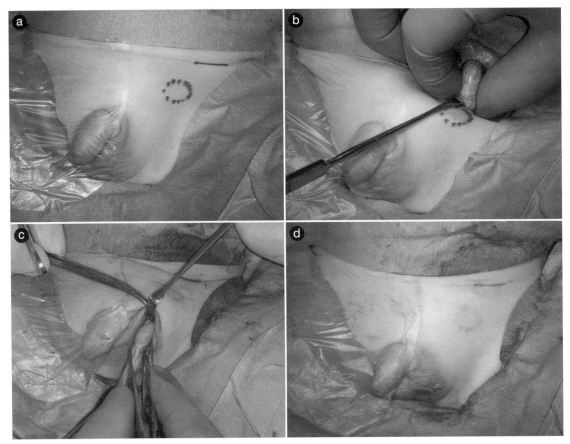

図2　左精巣固定術（鼠径アプローチ）
a：左鼠径部停留精巣（円）と皮膚切開ライン（線），b：創外に精巣を脱転，c：陰囊ポケットに精巣を誘導，d：術後創部。

たは1回3,000～5,000単位を3日間連続）。しかし，軽症例でも有効性が20％前後と低いうえに長期成績のエビデンスが示されていない。また，性早熟や骨端線の早期閉鎖などのリスクもある。これらのことから2014年に米国泌尿器科学会が発表した"Evaluation and treatment of cryptorchidism：AUA guideline"では，精巣下降を目的としたホルモン療法を行うべきではないと記している[4]。

精巣固定術で最もよく行われているのは鼠径アプローチである。鼠径部の皮膚割線に皮膚切開を置き，外鼠径輪を同定して鼠径管を開放する。鞘膜に包まれた精巣を同定し，精巣導帯を離断し精巣を脱転する。次に精索から腹膜鞘状突起（ヘルニア囊）を遊離して結紮切断する。精巣血管を後腹膜から剝離して，陰囊内に固定するために十分な長さの精索を確保する。陰囊真皮と肉様膜のあいだにポケットを作製して，肉様膜を通して精巣を陰囊内に誘導して陰囊底部に固定する（図2）。

また程度の軽い停留精巣には，陰囊皮膚を切開し精索の剝離をして固定術を行う陰囊アプローチも有用な方法かもしれない。ただし，いったん陰囊切開でアプローチしても鞘状突起が広く開存している症例では，鼠径部切開を追加し，鼠径管を開放する従来の方法にコンバートすべきである。

鼠径部に精巣を触知するものの腹腔に精巣が逃げてしまういわゆるpeeping testisについては，腹腔鏡下精巣固定術も選択肢となる。

術中の注意点として，精巣血管や精管を損傷しないことが挙げられる。特に精巣を陰囊底部まで

下降させる距離が十分に確保できない症例では，精索の剥離が過剰になりがちであるが，精巣血管と精管の間を過剰に剥離すると精巣血流が低下するために注意が必要である．また腹膜鞘状突起の処理が不十分な場合は，術後に鼠径ヘルニアを発症することがあるので，確実に手技を行う．止血に関しては，特に陰囊底の出血に留意する．術後に陰囊皮下血腫が生じると感染や疼痛を引き起こすことがあるため，丁寧な止血を心がける．

術後合併症として，めったにないが精巣萎縮や再上昇についてあらかじめ説明をしておいたほうがよい．

補足となるが，停留精巣はTDS（testicular dysgenesis syndrome）の一病型と考えられている．TDSとは，停留精巣が尿道下裂，男性不妊症および精巣癌などと発生起源を同じくしているとする概念であり[5]，これらの疾患の精巣には先天的な内在性要因があるため，妊孕性低下や悪性化には特に留意する．

◆ 文献 ◆

1) Hadziselimovic F and Herzog B：The importance of both an early orchidopexy and germ cell maturation for fertility. Lancet 358：1156-1157, 2001
2) Kamisawa H, Kojima Y, Hayashi Y, et al：Attenuation of spermatogonial stem cell activity in cryptorchid testes. J Urol 187：1047-1052, 2012
3) 日本小児泌尿器科学会学術委員会（編）：停留精巣診療ガイドライン．日小泌会誌 14：117-152, 2005
4) Kolon TF, Herndon CD, Baker LA, et al：Evaluation and treatment of cryptorchidism：AUA guideline. J Urol 192：337-345, 2014
5) Iwatsuki S, Kamisawa H, Hayashi Y, et al：Endocrine assessment of prepubertal boys with a history of cryptorchidism and/or hypospadias：a pilot study. J Urol 185：2444-2450, 2011

〔神沢　英幸〕

非触知精巣

右の精巣が触知できない患児です。

重要度ランク ★★　外来でしばしば遭遇する．精巣の有無を判断し，遅滞なく専門家へ適切なコンサルトをすべき疾患

代表的主訴・所見
- 精巣を触れることができない
- 両側例では尿道下裂などを合併することがある

Point
- 患側鼠径部以外にも対側精巣など十分に診察し，必要に応じて画像診断を行う．
- 非触知精巣では，腹腔鏡の診断に引き続き手術を行う．

1　診療の概要

停留精巣のうち，鼠径部に精巣を触知しないものを非触知精巣という．停留精巣の約20%が非触知精巣である．非触知精巣には，腹腔内精巣，一部の鼠径管内精巣，消退精巣（消失精巣），無精巣がある．

非触知精巣では精巣の存在を明らかにすることが，治療方針の決定に重要である．片側の非触知精巣において，反対側の陰囊内精巣の長径が21 mm以上，体積が16 mm^{3}以上であれば，95%以上で患側の精巣の欠損による代償性肥大であると報告されており[1]，対側精巣容積の計測は必須である．

画像診断については，超音波検査によって鼠径管内精巣や内鼠径輪近傍の腹腔内精巣の検出が可能である（図1）．理学的に代償性肥大が考えられず，超音波検査で精巣が同定されなかった場合には，MRI検査が有用である．精巣はMRIにおいてほぼ確実に描出される（図2）．消退精巣についても拡散強調T2画像と脂肪抑制T2画像で強信号を呈するため診断の一助となる[2]．なお2014年に米国泌尿器科学会が発表した"Evaluation and treatment of cryptorchidism：AUA guideline"では超音波検査は不要であるとされているが，これは家庭医や一般小児科医に対する提言であり，放射線科医や泌尿器科医による超音波検査の施行を妨げるものではないと考える．

また，腹腔鏡で腹腔内精巣を探索する方法もある．これは臍部に小切開を加えて内視鏡で確認する検査であり，全身麻酔下に行う．近年では腹腔鏡下手術が普及してきたため，腹腔鏡視にとどまらず，トロカーを追加して腹腔鏡下精巣固定術を行うことが多くなった．

内分泌学的診断は，両側の非触知精巣で施行すべき検査である．両側非触知精巣では，無精巣，消退精巣，腹腔内精巣，先天性副腎過形成（46,XX卵巣性DSD）などが考えられる．外陰部が尿道下裂の状態であれば，マススクリーニングの結果を早急に確かめるとともに染色体検査を至急施行し，先天性副腎過形成ではないかを確認する必要がある．両側の非触知例では，hCG試験を行って投与前に比べ血中テストステロン値が10倍以上に反応すれば，体内に精巣組織が存在すると考えるべきである．

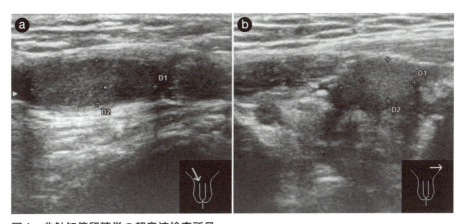

図1 非触知停留精巣の超音波検査所見
a：右鼠径管内，b：左内鼠径輪近傍の停留精巣が描出されている。

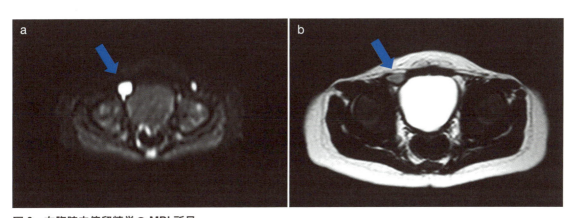

図2 右腹腔内停留精巣のMRI所見
a：拡散強調T2画像で精巣は強信号を呈する（矢印），b：脂肪抑制T2強調画像で精巣は軽度強信号を呈する（矢印）。

2　診療方針

　本症例は片側の非触知精巣だが，日を改めて診察すると触知できることがある。また別の医師が触診することで同定できることもある。反対側の陰囊内の精巣が正常のサイズで代償性肥大が考えられない場合には，画像診断を行い手術のプランを立てる。

　一方，反対側の陰囊内の精巣が代償性肥大していると考えられた場合でも，患側は精巣無発生と消退精巣の2つの可能性がある。前者とわかればそれ以上の検索は不要となるが，後者が否定できなければ手術を行うべきである。

　本症例には年齢（月齢）の記載がないが，たとえ生後3〜6か月未満で停留精巣の自然下降が可能とされる時期であっても，非触知精巣が最終的に陰囊内に下降することはないと考えて手術プランを立てる。

3　対処の実際

　画像診断で精巣が腹腔内高位に同定されるような症例では，通常の精巣固定術では精巣を陰囊内まで下降させられない場合がある。従来はFowler-Stephens法やJones法による精巣固定術が行われてきたが，近年では腹腔鏡下精巣固定術が行われることが多い。

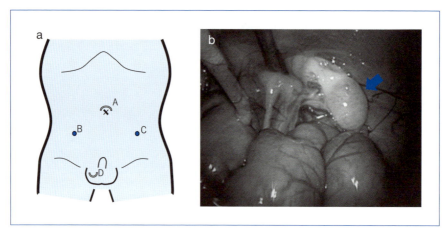

図3 腹腔鏡下精巣固定術
a:トロカー留置部(A:カメラポート,B・C:鉗子操作用,D:右陰囊内誘導用),b:右内鼠径輪直上の腹腔内に精巣を認める(矢印)。

Fowler-Stephens 法による精巣固定術

後腹膜腔の展開・剝離を最大限に行っても,精巣血管の距離の延長が困難な症例も存在する。精索を強く牽引しても陰囊起始部にさえ下降ができない場合は,やむなく陰囊の頭側に固定する方法もあるが,陰囊内へ精巣を収納するための最後の手段はFowler-Stephens法となる。これは精巣血管を結紮切断して精巣下降のための距離をかせぐという方法である。精巣から離れた位置で精巣血管を切断するhigh ligation法と精巣に近いところで切断するlow ligation法がある。この操作により精巣の上下を逆転させて精巣1個分の距離を延長することができる。

本術式は,精巣血管を切断するために,血流を遮断された精巣へは精管血管からの側副血行路に期待することになる。術後の精巣サイズや血流については障害が少ないとする報告があるが,停留精巣ラットの検討では,Fowler-Stephens法を行うと精細管構造が崩壊して造精機能が悪化することが証明されており[3],妊孕性獲得のためには,安易に血管切断を選択せずに本術式を極力回避すべく努力が必要と考える。

Jones 法による精巣固定術

内鼠径輪のやや頭側に2cmの皮膚切開を行い,浅腹筋膜切開後に外腹斜筋腱膜(筋膜)に3cmの横切開を行う。内腹斜筋を走行に沿って鈍的に分け,薄い腹横筋(筋膜)を切開し腹膜を開いて精巣を発見したら,創外に脱転して精巣導帯を切離する。精巣血管および精管を腹膜から切離・剝離して,切開した腹膜を閉鎖する。精巣血管を腹膜・周囲組織からできるだけ頭側まで剝離した後に精巣を陰囊内に収納する。

腹腔鏡下精巣固定術

全身麻酔下に頭低位をとり,臍部からカメラポートを挿入する。腹腔内を観察して精巣を認めた場合は,左右の腹直筋外縁に操作用ポートを挿入する(図3)。精巣血管の外側と精管の内側で壁側腹膜を切開・剝離し,精巣導帯を切離する。精索の距離に余裕がある場合には,陰囊底部から内鼠径輪に向けトロカーを通して精巣を陰囊内に収納する。精索の距離が不十分である場合には,臍動脈索の内側のルート(膀胱の外側)で下降させ,内鼠径輪を中心とする腹膜欠損部は縫合閉鎖する[4]。

精巣摘除術（testicular nubbin，精巣小塊）

　非触知精巣は，最終診断として消退精巣となる場合が約半数を占め，先端部分の遺残物は精巣小塊となっていることが多い。この機序については2つの説が提唱されている。1つ目の説として，胎児期の精巣下降完了後に生じた精巣捻転などの血行障害が原因であるというものがある。この説に従えば，消退精巣は停留精巣と発症機序が異なるために悪性化のリスクは低いはずで，小塊の摘除は不要という理論になる。さらに消退精巣は陰嚢内に下降した後で血流障害により萎縮したこととなり，小塊は陰嚢内に存在するはずである。しかし実際の手術では，小塊は鼠径部に存在することが多く，精索が捻転している所見を認めることもない。

　もう1つの説として，胎児期〔特にセルトリ（Sertoli）細胞形成後から精細管構造形成期までの間〕に生ずる精巣発育不全も消退精巣の発症に関与することが近年の研究結果から報告されている[5]。この説に従えば，精細胞（germ cell）の分化過程の早期から精巣発育不全が生じている可能性があり，これが悪性化を導く可能性は否定できない。

　消退精巣の発症機序についてはさらなる研究が求められるが，高温環境が精細胞の悪性化を惹起するという停留精巣での知見から考えれば，現時点では，片側消退精巣は摘除し，病理組織診断に供すべきである。精細管やgerm cell，石灰化やヘモジデリン沈着などの所見を認めれば，消退精巣を確実に摘除したと考えてよい。そうでない場合は，消退精巣を摘除したつもりでも，腹腔内精巣が残存している疑念が消えないため，腹腔鏡検査を行わざるをえない。その点で非触知精巣に対しては，陰嚢切開や鼠径部切開を先行する"bottom-up strategy"よりも，精巣の下降経路に従って探索する腹腔鏡を選択する"top-down strategy"が望ましいのではないかと考える。

◆ 文献 ◆

1) Shibata Y, Kamisawa H, Hayashi Y, et al：Optimal cutoff value of contralateral testicular size for prediction of absent testis in Japanese boys with nonpalpable testis. Urology 76：78-81, 2010
2) Kato T, Kamisawa H, Hayashi Y, et al：Findings of fat-suppressed T2-weighted and diffusion-weighted magnetic resonance imaging in the diagnosis of non-palpable testes. BJU Int 107：290-294, 2011
3) Kamisawa H, Kojima Y, Hayashi Y, et al：Spermatogenesis after 1-stage Fowler-Stephens orchiopexy in experimental cryptorchid rat model. J Urol 183：2380-2384, 2010
4) Kojima Y, Mizuno K, Hayashi Y, et al：Laparoscopic orchiectomy and subsequent internal ring closure for extra-abdominal testicular nubbin in children. Urology 73：515-519, 2009
5) Mizuno K, Kamisawa H, Hayashi Y, et al：Feasible etiology of vanishing testis regarding disturbance of testicular development：histopathological and immunohistochemical evaluation of testicular nubbins. Int J Urol 19：450-456, 2012

〔神沢　英幸〕

移動性精巣

精巣が陰嚢内と鼠径部を移動している患児です。

重要度ランク 　外来診療で遭遇する機会が多く，手術適応のある症例を確実に診断すべき疾患

代表的主訴・所見
- 陰嚢内に精巣を触れない
- 精巣が陰嚢外に移動する

Point
- 移動性精巣は，確実な診断をつけることが重要であるが，定義と診断方法から鑑別が困難な症例も存在する。
- 手術適応のある症例を見逃さないように，少なくとも年1回の定期的な診察を行うべきである。

1　診療の概要

2005年に日本小児泌尿器科学会で作成された『停留精巣診療ガイドライン』において，移動性精巣（移動精巣，遊走精巣）は，陰嚢内の上端から底部までを，あるいは陰嚢内から鼠径部までを容易に移動する精巣の状態と定義されている。多くは精巣挙筋の自然な収縮によって移動すると考えられ，陰嚢外にあるときに，精巣を用手的に陰嚢内に引きおろすことが可能で，手を離してもしばらくは陰嚢内に残留する。精巣の下降は完了しているが，精巣挙筋の過剰反射と精巣導帯の陰嚢内への固定不良によって挙上するとされる。ただし，入浴時や麻酔下では陰嚢内に下降していることがある。

生後6か月以降，精巣挙筋反射が起こり始め，寒いときや不安を感じるようなときには，精巣は陰嚢内から鼠径部に移動することがある。正常に下降した精巣であっても，精巣挙筋反射が最も顕著になる学童期前後になると移動しやすく，治療前に停留精巣と移動性精巣を鑑別することが重要である。

移動性精巣は，正常に発育し，将来正常な妊孕能を有するため，手術の必要はないとする考えが一般的であるが[1,2]，挙上（上昇）精巣になった場合や，遊走精巣の状態であっても年長学童期以降では生殖細胞数の減少など組織学的変化が起こる可能性も指摘されており[3]，手術の選択も考慮される。

挙上（上昇）精巣

一度陰嚢内に下降していた精巣が，その後に再上昇した停留精巣で，移動性精巣と異なり，麻酔下でも陰嚢内に引きおろすことができない（**図1**）。

診断基準として，①経験豊富な医師が精巣を陰嚢底にあることを確認，②同じ医師あるいは同等の経験をもつ医師が精巣が上昇していることを確認，③鼠径部に炎症や手術の既往がない，④麻酔下でも陰嚢内に下降していないなどが提案されている[4]。

2　診療方針

停留精巣との鑑別が容易な移動性精巣であれ

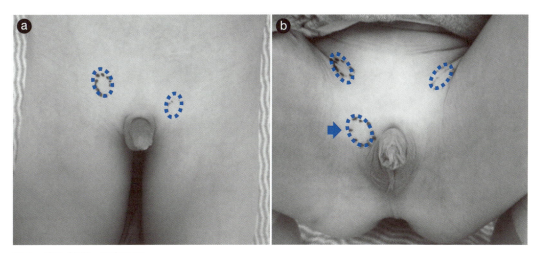

図1 挙上精巣，6歳男児
両側移動性精巣として，経過観察を行っていたが，6歳時に仰臥位（a），蹲踞（b）の状態でも精巣を陰嚢まで下降させることができなくなった〔左精巣は下降せず，右精巣（矢印）は陰嚢内まで下降しない〕。

ば，精巣挙筋反射の活性のある幼児期・年少学童期には原則として経過観察を行うことが望ましい。しかし，2～45％の頻度で挙上（上昇）精巣となる場合があるので，注意が必要である[5,6]。また，経過観察中に精巣サイズが小さくなった場合，鼠径ヘルニアを合併する場合，停留精巣との鑑別が困難な場合，年長学童期・思春期前になっても改善がない場合には，経過観察の継続か手術治療を選択するかについて，家族への十分なインフォームド・コンセントが必要である。

本症では，精巣の詳細な理学所見（精巣の大きさや位置，移動する状況など）の正確な評価が重要であり，正確な診断をしたうえで，年齢に応じた今後の方針を家族と相談する必要がある。

3　対処の実際

診察の方法

精巣を陰嚢内に認め，大腿部を刺激することで精巣挙筋反射を引き起こした場合に，陰嚢から精巣が脱出したら移動性精巣と判断する材料となる。反対に鼠径部に存在している状態で，理学的診断を行った場合，誤って停留精巣と診断してし

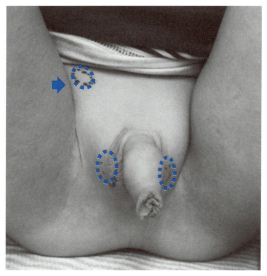

図2　移動性精巣，4歳男児
仰臥位での診察では，精巣は鼠径部（矢印）に認めるが，蹲踞での診察では両側ともに陰嚢内に触知可能である。

まう可能性があるため，診察の際には，暖かい部屋で，検者の手も温めて不安を取り除きながら行うのが望ましい。

また，仰臥位や立位では鼠径部に存在しても，蹲踞の姿勢にすると腹圧で陰嚢内に下降することも多い（図2）。普段の精巣の位置・状態を把握するうえで，入浴中・入浴後などに家族に観察して

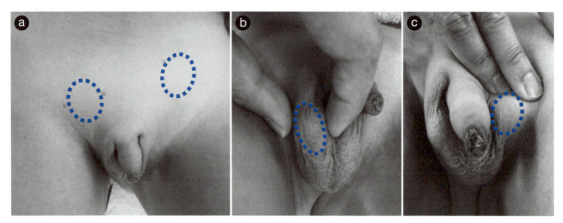

図3 7歳男児
術前両側精巣は触知困難で，超音波検査にて右精巣は外鼠径輪，左精巣は鼠径管内に認めた（a）．全身麻酔下に観察すると，右精巣は陰嚢内（b），左精巣は鼠径部から圧迫しても陰茎根部付近までしか下降しなかった（c）．

もらうことも診断の一助となる．

当科では，初診時に移動性精巣が疑われた患児に対し，家族に自宅での精巣の状態を観察するよう指導している．自宅での安静時，入浴の前後や入浴中にも精巣の位置をよく観察させ，可能な範囲で記録や写真を持参してもらい，再診時に普段の精巣の観察記録を診断の参考にしている．

鑑別診断

前述のように，移動性精巣は正確な診断が重要である．鼠径部に存在し，決して陰嚢内に下降しない停留精巣は，移動性精巣との鑑別に困ることはない．しかし，鼠径部にあるものの牽引すれば陰嚢内に引きおろせるような停留精巣は鑑別が困難である．精巣を陰嚢内に収納した状態で，しばらくは陰嚢内に残留するという"しばらくは"という表現が主観的であるため医師によって鑑別が異なるという問題がある．また，同一の医師であっても，診察時の状況により鑑別が異なる場合もあり，明らかな移動性精巣であっても，少なくとも年1回，鑑別が困難な症例であればそれ以上の頻度で定期的な診察を行うべきで，さらに経過観察中に挙上（上昇）精巣となる場合もあり，手術適応のある症例を見逃さないようにすることが重要である．

症例提示

7歳，男児．両側移動性精巣として近医で6歳10か月まで経過観察していたが，陰嚢内に精巣を触知できないということで当科紹介となる．術前診察では両側精巣は触知困難で，超音波検査にて右精巣は外鼠径輪，左精巣は鼠径管内に認め，両側停留精巣の診断で精巣固定術の方針とした（**図3a**）．全身麻酔下に観察すると，右精巣は陰嚢内（**図3b**），左精巣は鼠径部から圧迫しても陰茎根部付近であり（**図3c**），右移動性精巣，左停留精巣の診断で両側精巣固定術を行った．右の精巣導帯は陰嚢内，左の精巣導帯は鼠径管内に付着していた．この症例では，麻酔下の診察で右精巣は移動性精巣と診断できたが，年齢が7歳で左が停留精巣であったことから両側の固定術を行った．全身麻酔下の診察により，術前の診断と異なる可能性もあり，術前の家族へのインフォームド・コンセントが非常に重要であることを経験した症例であった．

◆ 文献 ◆

1) Wyllie GG：The retractile testis. Med J Aust 140：403-405, 1984
2) Puri P and Nixon HH：Bilateral retractile testes-subse-

quent effects on fertility. J Pediatr Surg 12:563-566, 1977
3) Han SW, Lee T, Kim JH, et al: Pathological difference between retractile and cryptorchid testes. J Urol 162:878-880, 1999
4) Wright JE: Testes do ascend. Pediatr Surg Int 4:269-272, 1989
5) Kolon TF, Herndon CD, Baker LA, et al: Evaluation and treatment of cryptorchidism: AUA Guideline. J Urol 192:337-345, 2014
6) Bae JJ, Kim BS, Chung SK, et al: Long-Term Outcomes of Retractile Testis. Korean J Urol 53:649-653, 2012

〔佐藤　雄一, 胡口　智之, 小島　祥敬〕

夜尿症

小学 2 年生ですが，まだ夜尿症が治らないという患児です。

重要度ランク ★★ 小児夜尿症は頻度が高い疾患で，非専門医であっても標準的な診断と治療を理解しておく必要がある

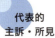
代表的主訴・所見
- 夜尿症，昼間尿失禁
- 便秘症，便失禁

Point
- 夜尿症は，患児・家族の生活の質に多大な影響を与えている。
- 治療によって改善が期待できることから，希望があれば，経過観察せずに積極的に介入すべきである。
- 1st line の治療は，抗利尿ホルモンもしくは夜尿アラームである。
- 患児・家族の夜尿症治療に対するモチベーションが維持できるように工夫する必要がある。

1 診療の概要

夜尿症診療ガイドラインの改訂

2016 年 Cochrane Library や，海外のガイドライン〔国際小児尿禁制学会（International Children's Continence Society：ICCS），英国国立医療技術評価機構〕を参考に，日本夜尿症学会から「夜尿症診療ガイドライン」が改訂された[1]。

夜尿症の病態

夜尿とは，夜間睡眠中に，無意識に覚醒することなく排尿することを指す。夜間多尿，夜間膀胱容量の低下，睡眠覚醒障害が複雑に関与している。トイレットトレーニング完了後の 5 歳以降の夜尿を病的と考え，夜尿症と定義されている。5 歳児の夜尿症の頻度は 15％ で，自然消失率が毎年 15％ と報告されている[2]。小学校 2 年生になると，9％ 前後になる。性差に関しては男児に多く，男女比は 3〜6：1 といわれている。

ICCS では，尿失禁を持続性と間欠性に分け，間欠性尿失禁を昼間尿失禁と夜尿症に分類している。夜尿症を，夜尿以外の症状のない単一症候性夜尿症と，昼間症状（昼間尿失禁，尿意切迫感）を伴う非単一症候性夜尿症に分類している[3]。生来夜尿が継続している原発性が 80％，少なくとも 6 か月以上，夜尿のない期間がある続発性は 20％ である。続発性は，ストレスのかかる出来事（両親の離婚，兄弟の出生など）で誘発されるが，原因は不明である。夜尿症児は，プライドが傷つき自尊心が低下していることが報告されているが，治療によって改善がみられる[4]。また患児のみならず家族の自尊心や生活の質にも多大な影響を与えている[5]。しかし，治療によって改善が期待できるため，患児が治療を希望した場合は経過観察せずに積極的に介入する必要がある。

夜尿症と基礎疾患

夜尿症患児を診る際に，頻度は少ないものの以下の重大な基礎疾患を除外する必要がある。

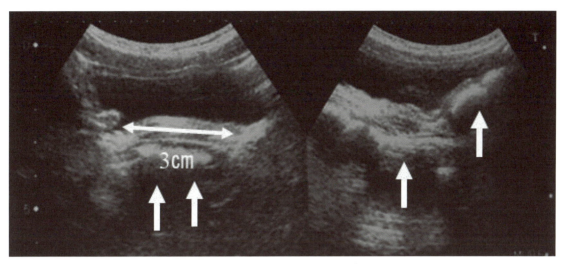

図 1　下腹部超音波検査
膀胱後面の直腸内に高輝度を呈する便塊が充満している（矢印）．

- 神経疾患：脳性麻痺，てんかん
- 耳鼻科疾患：睡眠時無呼吸症候群
- 内分泌疾患：尿崩症，糖尿病
- 脊髄疾患：潜在性二分脊椎症による神経因性膀胱
- 泌尿器疾患
  ▶ 腎の疾患：慢性腎不全（両側低形成・異形成腎）
  ▶ 尿管の疾患：女児の異所性尿管にみられ，腟への持続尿失禁（尿管性尿失禁）
  ▶ 尿道・膀胱の疾患：尿道狭窄（後部尿道弁も含む），過活動膀胱

2　診療方針

1st visit での診察

- 病歴聴取
- 触診：腹部（S状結腸の便の有無），仙骨部（潜在性二分脊椎の除外）
- 超音波検査：腎・膀胱・直腸〔水腎症，膀胱壁肥厚，便充満：便が充満した直腸が 3.0 cm 以上の場合は治療介入する[6]（**図 1**）〕，残尿測定
- 尿流測定：簡便かつ非侵襲的な検査で，泌尿器科外来に装備されている．尿流パターン（ベル型，タワー型，スタッカート型，中断型，プラトー型）で膀胱の状態を予測できる[3]．

「この子は，おねしょをしても朝まで知らん顔なのですよ」と親などが言うことがある．家族には，夜尿は故意にしていないことを説明し，叱責や，非難をしないように指導する．さらに検査結果から得られた問題点を十分に説明し，患児および家族に，生活指導（urotherapy[3]）（**表 1**）を行う．

● 昼間尿失禁に対する指導

- 便秘の改善
- 膀胱訓練（我慢訓練）を中止する
- 定時排尿（時間排尿）：2時間ごとに，尿意がなくても排尿する
- 学校：休み時間ごとにトイレに行く
- 自宅：2時間ごとに声かけをし，トイレに誘導する

● 次回受診時に持参していただくもの

- 排尿日記：早朝第1尿から翌日の早朝第1尿まで，すべての排尿時間と排尿量，夜尿量（使用後のオムツから測定する）を記載する．通常，

表 1　夜尿が治りやすくなる生活指導

1. 患児の病状に関する問題点と対処方法の説明
2. 下部尿路症状を改善するための生活指導
   - 定時排尿（尿意がなくてもトイレに行く習慣を身につける）
   - 正しい排尿姿勢（男児は下着をしっかり下げる，女児は開脚して排尿する）
   - 正しい排便姿勢（年少児には便座の足元に足台を置く）
   - 排尿や排便を我慢しない
3. 生活スタイルのアドバイス
   - バランスの取れた水分食事摂取
   - Fluid shifts（日中に水分を多く摂り，夕方以降は少なくする）
   - 目標とする日中の水分摂取量（体重×30 mL）
   - 塩分を多く含むスナック菓子の摂取をやめる
   - 頻尿を起こす食べ物（チョコレート，炭酸飲料，柑橘系果物・ジュース，カフェイン含有飲料）の摂りすぎに注意する
   - 夕食から就寝まで 3 時間空ける（就寝が 21 時なら夕食を食べ終わるのは 18 時とする）
   - 夕食時の水分摂取はコップ 1 杯 200 mL までとし，汁物は具のみとする
   - 便が出やすい食事（納豆，無糖ヨーグルト＋オリゴ糖）
   - 腹部マッサージ（夕食後 30 分などの決まった時間に）
   - 定時排便（マッサージ後，便座に 5 分座らせる）
4. 排尿日記，夜尿記録をつける
5. 励ましながらサポートする

学校のない土日に記録させる．最低 3 日間，連続しなくても可．

- 夜尿記録：就寝時間，起床時間，早朝第 1 尿，夜尿量を毎日記入する（1～3 か月間）
- 早朝尿：受診日の早朝第 1 尿を持参し，尿中浸透圧を測定する

1～3 か月間，生活指導に基づき経過観察させる．次回受診時に親のみ来院させるが，それまでに夜尿が治癒しなければ，経過観察，薬物療法，夜尿アラーム療法の 3 つのうち，どの治療を選択するか患児と家族で十分相談してもらう．

2nd visit 以降の診察

患児が就学児であれば学業を優先させ，受診するのは長期休暇時（夏休み，冬休み，春休み）とする．

● 排尿日記，夜尿記録，早朝尿浸透圧から判断する項目[3]

日本人の年齢相応の，推定膀胱容量（expected bladder capacity：EBC）は，（年齢＋2）×25 mL[7]．

- 排尿回数：正常は 3～8 回
- 最大排尿容量〔MVV：maximum voided volume（mL）〕：排尿日記のなかで，早朝第 1 尿を除く，最大の排尿量．正常は EBC の 65％以上，150％以下
- 早朝第 1 尿量（mL）：正常児は，夜間に機能的膀胱容量の 1.5～2 倍蓄尿可能
- 夜尿量（g）：使用後のオムツの重量－新品のオムツの重量
- 夜間尿量（g）：早朝第 1 尿量＋夜尿量
- 多尿：＞40 mL/kg/day もしくは，2.8 L（70 kg 以上の小児や思春期）
- 夜間多尿＞130％ EBC もしくは（年齢＋9）×20 mL
- 早朝尿浸透圧（mOsm/L）：正常は 850 以上

以上の結果から，①経過観察，②薬物療法，③夜尿アラーム療法を概説し，次回治癒していなければ，どの治療を選択するか患児と家族で相談してもらう．

3 対処の実際

生活指導（urotherapy）

生活指導単独で約20％の患者には効果がみられるが[8,9]，1～3か月程度の短期間だと効果は限定的であり，無効の場合は抗利尿ホルモンや夜尿アラーム療法を早期に開始したほうがよいと報告している[10,11]。Hascicek らは，推奨されている生活指導に準じたチェックリストを毎日記載することで，60％に効果がみられたと報告しており，患児や家族のモチベーションの維持の重要性を力説している[12]。生活指導（urotherapy）は，夜尿症治療の土台になるものなので，外来の度に遵守の状況を確認し，排尿記録などから患児の努力が確認できれば褒めてあげることが肝要である。

積極的治療を希望された場合，抗利尿ホルモン（ミニリンメルト® OD錠），もしくは夜尿アラームのどちらかを選択してもらう。宿泊研修などを控え，早急の治療を希望された場合，抗利尿ホルモンを処方する。MVVが正常で，夜間多尿，早朝尿浸透圧が低ければ，抗利尿ホルモンが推奨されている。その他の症例は，夜尿アラームが推奨されている。

薬物療法：抗利尿ホルモン

EvidenceレベルⅠaで有効性が証明されている（有効性70％，再発率70％）。

- 利点：使いやすく，即効性がある。過剰な水分摂取をしなければ無害。
- 欠点：過剰な水分摂取で重篤な副作用（水中毒），治癒の可能性は低い。

夜尿アラーム療法

EvidenceレベルⅠaで有効性が証明されている（長期成績70％，再発率15～0％）。

- 利点：副作用がなく，安価で治癒の可能性がある。
- 欠点：治癒まで時間がかかる，患児と家族のやる気が必要である。

● 夜尿アラーム療法の実際

アラームを装着して就寝させる。アラームが鳴ったときに家族が患児を起こしてトイレに誘導し，排尿させる。その後は，アラームを装着せずに就寝させる（アラーム使用は一晩で1回のみ）。アラームが鳴った時刻，漏れた夜尿量，トイレで排尿した尿量を記録しておく。通常，患児はアラームのみでは起きないので，家族が起こしてやる必要がある。起こすときに完全に目を覚まさせることが難しければ，完全に覚醒していなくてもよい。

● 本邦で入手可能な夜尿アラーム

- ウェットストップ3（株式会社MDK），有線式，音＋バイブレーション，http://wet-stop.ocnk.net/product/1
- ピスコール（株式会社アワジテック），無線式，音＋バイブレーション，http://pisscall.jp/ec/html/

● 1st line

- 薬物療法でスタートした場合

夜尿が消失するまで，増量または抗コリン薬を併用しながら3か月ほど行う。効果がみられない場合，夜尿アラーム療法に切り替える。

- 夜尿アラーム療法でスタートした場合

アラームホリデーはなく，少なくとも3か月間は継続する必要がある。無効な場合，薬物療法に切り替える。最初の2週間経過したあたりが，患児や家族にとって，夜尿アラーム療法が重荷となっていることが多いので電話などで励ましてあげると継続可能となりやすい。

● 2nd line

薬物療法と夜尿アラーム療法を併用する。

● 3rd line

心電図で，QT延長症候群などの異常がないこ

とを確認し，三環系抗うつ薬を処方する。

4 処方の実際

処方例①

抗利尿ホルモン単剤：ミニリンメルト® OD 錠（120 μg）1回1錠　眠前（寝る1時間前　舌下）

効果がみられない場合，ミニリンメルト® OD 錠（240 μg）まで増量可

処方例②

抗利尿ホルモンと抗コリン薬の併用：ミニリンメルト® OD 錠（120 μg もしくは 240 μg）1回1錠　寝る1時間前　舌下＋ベシケア®（2.5 mg もしくは 5 mg）1回1錠　1日1回　朝食後もしくは夕食後

ベシケア®処方時は過活動膀胱の保険病名が必要となる。

処方例③

処方例①，②が無効な場合，トフラニール®錠（25 mg）1回1〜2錠　眠前

抗利尿ホルモン服用中，夕食以降に水分を摂りすぎた場合は，副作用予防のため休薬するように指導する。

難治例の対応

薬物療法と夜尿アラーム療法を組み合わせる。昼間尿失禁や便失禁を併発し，かつ難治性の場合，注意欠如・多動性障害や自閉症スペクトラム障害などを疑い，小児発達の専門家にコンサルトする。

◆ 文献 ◆

1) 日本夜尿症学会（編）：夜尿症診療ガイドライン 2016, 日本夜尿症学会，東京，2016
2) Forsythe W and Redmond A：Enuresis and spontaneous cure rate. Study of 1129 enuretis. Arch Dis Child 49：259-263, 1974
3) Austin PF, Bauer SB, Bower W, et al：The standardization of terminology of lower urinary tract function in children and adolescents：update report from the Standardization Committee of the International Children's Continence Society. J Urol 191：1863-1865.e13, 2014
4) Hägglöf B, Andrén O, Bergström E, et al：Self-esteem in children with nocturnal enuresis and urinary incontinence：improvement of self-esteem after treatment. Eur Urol 33（Suppl 3）：16-19, 1998
5) Naitoh Y, Kawauchi A, Soh J, et al：Health related quality of life for monosymptomatic enuretic children and their mothers. J Urol 188：1910-1914, 2012
6) Joensson IM, Siggaard C, Rittig S, et al：Transabdominal ultrasound of rectum as a diagnostic tool in childhood constipation. J Urol 179：1997-2002, 2008
7) Hamano S, Yamanishi T, Igarashi T, et al：Evaluation of functional bladder capacity in Japanese children. Int J Urol 6：226-228, 1999
8) Neveus T, Eggert P, Evans J, et al：Evaluation of and treatment for monosymptomatic enuresis：a standardization document from the International Children's Continence Society. J Urol 183：441-447, 2010
9) Franco I, von Gontard A, De Gennaro M, et al：Evaluation and treatment of nonmonosymptomatic nocturnal enuresis：a standardization document from the International Children's Continence Society. J Pediatr Urol 9：234-243, 2013
10) Cederblad M, Sarkadi A, Engvall G, et al：No effect of basic bladder advice in enuresis：a randomized controlled trial. J Pediatr Urol 11：153.e1-5, 2015
11) Tkaczyk M, Maternik M, Krakowska A, et al：Evaluation of the effect of 3-month bladder basic advice in children with monosymptomatic nocturnal enuresis. J Pediatr Urol 13：615.e1-615.e6, 2017
12) Hascicek AM, Kilinc MF, Yildiz Y, et al：A new checklist method enhances treatment compliance and response of behavioural therapy for primary monosymptomatic nocturnal enuresis：a prospective randomised controlled trial. World J Urol 2018 Sep 6

〔上仁　数義，小林　憲市，河内　明宏〕

神経因性膀胱

脊髄髄膜瘤に対して出生直後，脳神経外科で手術を行った患児です。

重要度ランク ★★ | 施設によっては遭遇する機会は少ないが，不適切な対応は患者の生命予後を脅かす可能性がある

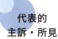
代表的主訴・所見
- 排尿困難
- 尿失禁
- 混濁尿

Point
- 脊髄髄膜瘤症例の尿路管理の目的は腎・尿路機能の温存である。
- 自排尿としての手圧排尿は原則的に推奨しない。
- 腎障害・症候性尿路感染のリスク因子の有無に常に留意すべき。

1 診療の概要

脊髄髄膜瘤とは先天的に脊椎の一部が欠損し脊髄が外に出ている状態で，脱出した神経組織が皮膚に覆われていないものである。同じ状態で神経組織が皮膚に覆われているものを潜在性二分脊椎と呼び，これら2つの病態の総称が二分脊椎となる。

脊髄髄膜瘤の場合は脊髄が体外に露出することにより患部より足側で神経障害が起こる。一般的に脊髄髄膜瘤は腰椎や仙椎に発生することが多く，歩行障害や排尿・排便障害の原因となる。

脊髄髄膜瘤症例の90%は正常な上部尿路の形態で生まれてくる[1]。しかしながら，適切な泌尿器科的介入なく成人まで経過した場合には50%の症例で上部尿路障害が起こるとされる[2]。脊髄髄膜瘤の成人症例の死因の30%を腎不全が占め，死因の1位である[3]。脊髄髄膜瘤症例の生下時以降の尿路管理の良し悪しは，患児の将来を左右するといっても過言ではない。

2 診療指針

まず脊髄髄膜瘤症例の尿路管理の目的は，①症候性尿路感染の回避，②腎機能の保持，③下部尿路機能の保持，の3点である。日本排尿機能学会・日本泌尿器科学会が作成した「二分脊椎に伴う下部尿路機能障害の診療ガイドライン(2017年版)」[4]では「新生児期，乳児期に診断された二分脊椎患児」と「晩期に発見された潜在性二分脊椎患児」に分けて診療アルゴリズムが作成された。本稿は「脊髄髄膜瘤に対して出生直後，脳神経外科で手術を行った患児」の対応法であるので前者のアルゴリズムに沿って考えていきたい。

3 対処の実際

このケースは「新生児期・乳児期に診断された二分脊椎患児の下部尿路機能障害診療アルゴリズム」(図1)に沿って対応することとなる。まず基本評価(※1)にて患児の症候性尿路感染の有無，腎機能，排尿状態を確認する。水腎症や多量の残尿，症候性尿路感染のいずれかを認める場合に

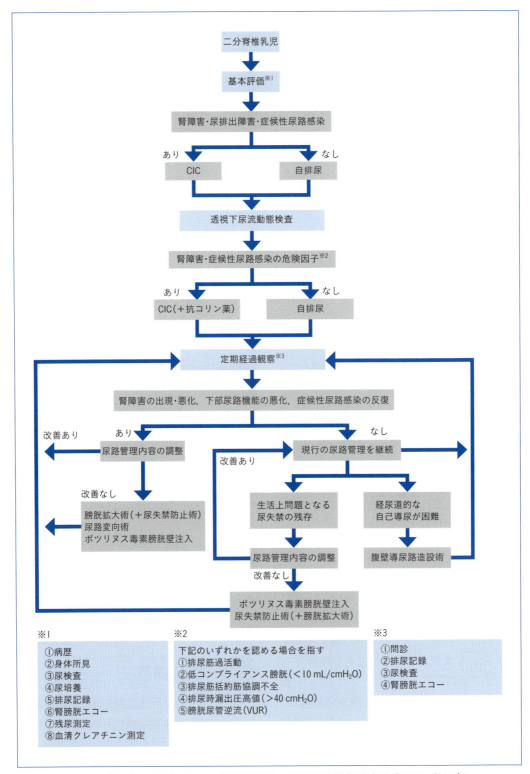

図1 新生児期・乳児期に診断された二分脊椎患児の下部尿路機能障害診療アルゴリズム
〔日本排尿機能学会・日本泌尿器科学会（編）：二分脊椎に伴う下部尿路機能障害の診療ガイドライン（2017年版），p6，リッチヒルメディカル，東京，2017 ©日本排尿機能学会より一部改変〕

は，速やかに清潔間欠導尿（clean intermittent catheterization, CIC）の適応と判断される．CICで使用するカテーテルの太さは男児：5〜8 Fr，女児：6〜10 Fr を用いる．昼間は 2〜4 時間の間隔で介護者が行い，本人，介護者の負担への配慮から，膀胱の過伸展を認めないかぎりは通常夜間は行わない．導尿を継続的に行うことに主眼を置くべきで，抗菌薬の予防的投与や厳密な消毒も不要である．

基本評価（※1）で腎障害，尿排出障害，症候性尿路感染のいずれも認めない場合には自排尿で尿路管理を行うが，定期経過観察を欠かさず行い，状況に変化がないことを確認すべきある．

脊髄髄膜瘤の術後 6〜12 週を目安に透視下尿流動態検査を実施する．透視下尿流動態検査の設備がない施設では，排尿時膀胱尿道造影と尿流動態検査を別々に行うことで代用可能である．排尿筋過活動，低コンプライアンス膀胱（<10 mL/cmH$_2$O），排尿筋括約筋協調不全，排尿時漏出圧高値（>40 cmH$_2$O），膀胱尿管逆流（VUR）などを認める場合には腎障害・症候性尿路感染のリスク因子であるので，腎シンチグラフィにて上部尿路障害の有無を確認し，抗コリン薬の投与を検討する．

腎障害や症候性尿路感染のリスク因子を認めるにもかかわらず，諸事情で CIC が実施できない場合は特に慎重な観察が必要で，すでに腎障害を生じている，あるいは，症候性尿路感染を反復する患児には膀胱皮膚瘻造設術を検討する．

透視下尿流動態検査にてリスク因子（※2）を認めなければ自排尿も可とするが，慎重な経過観察を継続する．定期経過観察（※3）に関しては 3〜4 か月ごとに行い腎膀胱エコーは小児期では 6 か月ごと，成人では年 1 回実施する．透視下尿流動態検査は学童期までは年 1 回，学童期から思春期は隔年での実施を目安として患者ごとに適宜調整する．

保存的な尿路管理内容の調整を最大限行っても高圧蓄尿状態が改善しない場合には膀胱拡大術なども検討されるが，出生直後に適応となることはなく，その場合には膀胱皮膚瘻造設術で上部尿路障害を回避しながら，成長を待つこととなる．

4 処方の実際

処方例①

オキシブチニン（ポラキス® 錠）
新生児，乳児，5 歳未満の幼児期：1 回 0.2 mg/kg　1 日 2〜4 回，または 1.0 mg/year of age　1 日 2 回
幼児・学童期（5〜10 歳）：1 回 0.2〜0.4 mg/kg（または 1 回 2.5〜5 mg）　1 日 3 回
学童期後半，思春期以降（10 歳以上）：2.0〜9.0 mg/日
（ただし，本邦では小児に対する保険適用は認められていない）

処方例②

プロピベリン（バップフォー®）
学童期後半，思春期以降（10 歳以上）：1 回 10〜20 mg　1 日 1 回．20 mg を 1 日 2 回まで増量可
（ただし，本邦では小児に対する保険適用は認められていない）

◆ 文献 ◆

1) Veenboer PW, Bosch JL, van Asbeck FW：Upper and lower urinary tract outcomes in adult myelomeningocele patients：a systematic review. PLoS One 7：e48399, 2012
2) Woodhouse CR, Neild GH, Yu RN, et al：Adult care of children from pediatric urology. J Urol 187：1164-1171, 2012
3) McDonnell GV and McCann JP：Why do adults with spina bifida and hydrocephalus die? A clinic-based study. Eur J Pediatr Surg 10（Suppl 1）：31-32, 2000
4) 日本排尿機能学会・日本泌尿器科学会（編）：二分脊椎に伴う下部尿路機能障害の診療ガイドライン（2017 年版）．リッチヒルメディカル，東京，2017

〔東武　昇平，野口　満〕

陰嚢水瘤

近医で陰嚢穿刺を行い水を抜いた患児です。

重要度ランク ★★ 外来診療で一般によく遭遇する疾患。自然治癒傾向が強く，原則として早期治療の必要はない

代表的主訴・所見
- 無痛性の陰嚢腫大を訴える
- 透光性を有す弾性軟の波動性のある腫瘤として触知する
- 超音波検査がきわめて有用

Point
- 小児水瘤のほとんどは腹膜鞘状突起の閉鎖不全に伴い，内容液は腹腔内由来の漿液である。
- 透光性腫瘤が特徴で，超音波検査で診断は容易である。
- 自然治癒傾向が強く，原則として早期治療の必要はない。
- 小児水瘤の多くは腹腔との交通性が大きな要因のため，穿刺は禁忌である。
- 長期間緊満した水瘤，年長児で発症した大きな水瘤，陰嚢から腹腔まで及ぶ巨大交通性水瘤（ASH）などが手術適応である。

1 診療の概念

病態

精巣固有鞘膜内に液が貯留し，陰嚢部や鼠径部が腫脹する病態である。小児にみられる水瘤のほとんどは腹膜鞘状突起の閉鎖不全によるもので，開存の程度によってさまざまな病態が存在する（図1）[1]。時に鼠径ヘルニアを合併することもあり，正常新生児の約6％に認められる。

小児水瘤の亜系として，abdominoscrotal hydrocele（ASH）という病態があり，水瘤は陰嚢部から腹腔内まで及び，特徴的な springing back ball sign（圧迫触診で縮小し解除ですぐ元に戻る）を示す。画像診断で陰嚢から鼠径部にかけて砂時計様の形状を呈することで診断される。

分類・用語

陰嚢内の精巣周囲に生じた場合は精巣水瘤（陰嚢水瘤，陰嚢水腫ともいう），精巣の上部から精索に沿って生じた場合は精索水瘤（精索水腫）という。近年，日本泌尿器科学会では精巣固有鞘膜腔内に腹膜滲出液が貯留した「水瘤」であって，組織の一部が腫れた「水腫」ではなく，用語は統一すべきという動きがある。

症状

無痛性で圧痛もなく，緊満がなければ精巣や精巣上体などの陰嚢内容は正常に触知する。小児水瘤では生後に鞘状突起の閉鎖が完了して非交通性となる症例もあるが，多くは交通性のため，朝方起床時には小さく，夕方入浴後に大きいといった日内変動を認めることが多い。時に緊満が強かったり，鞘膜の肥厚が高度で充実性腫瘤を疑わせる

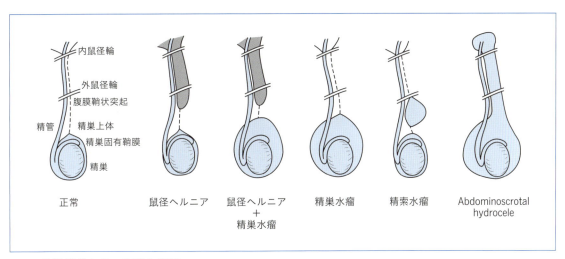

図1　腹膜鞘状突起の閉鎖と病態

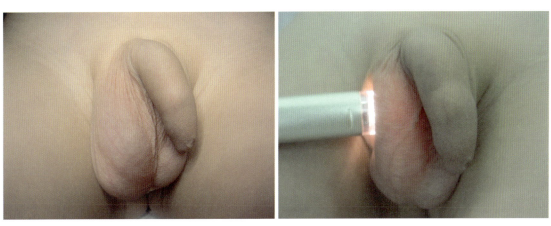

図2　右精巣水瘤
7歳男児，右陰嚢の透光性腫瘤を認める。

こともあり注意を要するが，鞘膜内容は漿液のため，大部分は弾性軟で波動感がある。

2　診療方針

診断

陰嚢皮膚の色調に変化はなく，ライトを当てることによって透光性を示すのが特徴である（**図2**）。しかし，ごく稀に消化管ガスの貯留でも透光性を示すことがある。そのため超音波検査によって容易に液貯留を確認できれば診断も容易で，同時に精巣の局在診断も可能である（**図3**）。

鑑別

陰嚢の腫大をきたすすべての疾患と鑑別が必要である。特に精巣腫瘍などの充実性腫瘤，鼠径ヘルニア，精索静脈瘤など無痛性に腫脹する疾患との鑑別は重要である。いずれも超音波検査によって鑑別が可能である。

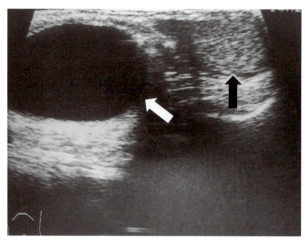

図3 精索水瘤の超音波所見
(白い矢印:水瘤,黒い矢印:精巣)

3 対処の実際

治療方針

　本疾患は自然治癒傾向の強い病態であり,水瘤そのものが特別な障害とならないことから,原則として早期治療の必要はない。乳児期の水瘤はそのほとんどが自然消失し,2～3歳頃までに自然治癒する可能性が高い。しかし,幼児期以降であっても半数以上は自然治癒傾向を示す症例も多く,発症後2～3年は原則として自然経過を観察することが勧められる[2]。しかし精索まで及ぶ緊満した水瘤,交通性の強い水瘤,年長児で発症する水瘤,ASHのような巨大な水瘤などでは自然治癒傾向は乏しくなる[2]。

　小児水瘤の多くは腹腔との交通性が大きな要因であることから,水瘤を経皮的に穿刺吸引することや,成人で行われる薬剤の硬化療法などは一般に禁忌である[3]。確かに小児水瘤においても穿刺によって14.3～41.7％程度で治癒してくる水瘤はある[3]が,これらはすべて臨床的に鞘状突起の閉鎖が完了した非交通性水瘤である。水瘤穿刺後の再貯留,発熱,血腫形成など合併症は決して少なくない。水瘤穿刺はかえって自然治癒を遅らせたり,ヘルニア発生の要因となることも指摘されており,患児の精神的苦痛も鑑みると小児ではやはり原則的に行うべきではない[3]。

手術適応

　自然治癒傾向の強い疾患であり,原則的に自然経過をみることでなんら支障はない。乳幼児早期から治療が必要となる水瘤はほとんどないが,①鼠径ヘルニアや停留精巣に合併した水瘤,②長期間緊満状態が続く水瘤,③年長児で発症し日常生活に支障をきたすような水瘤,④陰囊から腹腔まで及ぶASHなどでは手術を考慮するべきである。

手術法

　前述のように小児水瘤は腹腔との交通性が主因であるため,手術は鼠径部に小さな横切開をおき,鞘状突起中枢側の結紮離断を確実に行い,水瘤壁の開放を行うことで根治できる。

　成人の手術として古くから知られているWinkelmann法やBergmann法といった術式があるが,小児では精巣固有鞘膜を翻転したり切除したりといった操作はかえって精巣への血流障害による萎縮をきたす危険性が高く,むしろこうした手術法は禁忌とされる。

　また,皮膚切開は鼠径部に置くべきで,陰囊部切開では腹膜鞘状突起の高位結紮が不十分であ

り，術後精巣が上方に挙上して，医原性の停留精巣の原因となりうる[4]。

予後

一般に水瘤の存在によって精巣の発育には問題はなく[2]，将来の妊孕性に対しても影響はないとされる。しかし，長期に緊満した水瘤においては精巣自体への圧迫による精巣機能障害が危惧されるとする報告もあり，注意を要する。手術症例においては，鞘状突起の処置が確実に行われていれば術後再発はないが，腹腔との交通が残存している症例や，むやみに精巣固有鞘膜を大きく切除したりした症例では，術後再発の危険性や，精巣萎縮，精巣挙上などの合併症の危険性がある。

◆ 文献 ◆

1) 山口孝則：精巣・精索水瘤．豊原清臣，中尾 弘，松本壽通（監）：開業医の外来小児科学 第6版．pp729-730，南山堂，東京，2013
2) 山口孝則，永田豊春，濵砂良一，他：自然歴からみた小児精巣・精索水瘤に対する手術適応．日泌会誌87：1243-1249，1996
3) 山口孝則，長田幸夫，北田真一郎：自然歴からみた小児陰囊・精索水瘤穿刺の功罪．日小外会誌27：711-713，1991
4) 小林憲一：陰囊水腫（精巣水腫），精索水腫（精索水瘤）．島田憲次（編）：小児泌尿器疾患診療ガイドブック．pp149-151，診断と治療社，東京，2015

〔山口 孝則〕

急性陰嚢症

6時間前から右の陰嚢部の痛みを訴えている患児です。

重要度ランク ★★★ 泌尿器科救急疾患における最重要疾患といっても過言ではない。必ず押さえておくべき疾患

代表的主訴・所見
- 突然の陰嚢部痛
- 悪心，嘔吐

Point
- 急性陰嚢症の診断において超音波カラードップラー検査の有用性は高い。
- 突然の痛み，悪心，嘔吐，精巣位置異常，挙睾筋反射消失は精巣捻転症を示唆する。
- 精巣捻転症の疑いが否定できなければ，速やかに手術を行うべきである。

1 診療の概要

急性陰嚢症は陰嚢の急性発症の疼痛を主症状とする疾患である。捻転の場合は迅速な対応がなされなければ患児の将来に深刻な障害を残す恐れがある。このため泌尿器科医は，その対応には十分精通しておく必要がある。

2 診療指針

小児が陰嚢部に疼痛を訴えた場合，緊急対応が必要となる精巣捻転症を念頭に置いて診療を進めていくことになる。鑑別診断を**表1**に示す。これら鑑別診断を念頭に置いて診察し，精巣捻転症を決して見逃してはならない。精巣捻転症，精巣付属器捻転症，急性精巣上体炎で急性陰嚢症の90%以上を占めるとされ[1]，**図1**の診療アルゴリズムに従い，鑑別する順序としてはこれらの3疾患から開始し，これらが否定できた際に他疾患の鑑別を開始すべきである[2]。

表1 急性陰嚢症における鑑別診断

頻度が高い	頻度は高くない
精巣捻転症	急性精巣炎
精巣垂捻転症	鼠径ヘルニア嵌頓
精巣上体炎	外傷

精巣捻転症

精巣捻転症は，精索の急激な捻れにより精巣・精巣上体の血流が障害された状態で，放置すれば精巣壊死をきたすため，緊急に外科的な捻転の解除が必要である。急性陰嚢症イコール精巣捻転症という思考パターンになりがちであるが，急性陰嚢症にやみくもに試験開腹を行うことは不必要な侵襲を小児に与えることになるため，精巣捻転症とそれ以外の疾患を鑑別する努力が最大限必要で，その結果，少しでも精巣捻転症が疑われる状況ならば，迷わず手術に踏み切るべきである。

精巣捻転症は新生児・乳児期と思春期前後に二峰性の発症ピークがあり，12～18歳の思春期が全体の2/3を占めるとされる。この時期の少年たちは，恥ずかしさから急性陰嚢症であることを言わ

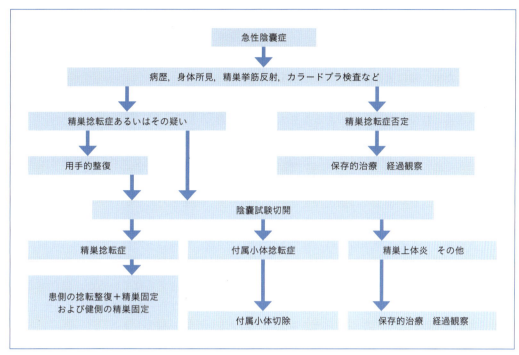

図 1　急性陰嚢症における診療アルゴリズム
〔日本泌尿器科学会（編）：急性陰嚢症診療ガイドライン 2014 年版．p41，金原出版，東京，2014 ©日本泌尿器科学会より転載〕

ず，下腹部痛として受診する子も多い．このため，外陰部の診察は決して省略してはならない．

　発症原因に関しては解剖学的な異常が多いとされる．病型として，鞘膜外捻転と鞘膜内捻転の 2 種類があり，新生児・乳児では前者が多く，思春期ではほとんどが後者である．このことから，手術時は鞘膜を開放し精索の状況を確認しないと，鞘膜内捻転を見落とす危険がある．

　乳児になると，陰嚢部痛，腹痛，嘔吐，不機嫌などの症状が出現することが多いが，異常に全く気がつかないこともある．消化器症状が中心で胃腸炎などと診断されることもあり，注意が必要である．思春期になると，陰嚢から下腹部にかけての疼痛で夜間それも明け方に発症しやすく，突然始まる激痛のことが多い．しばしば，悪心・嘔吐を伴う．過去に陰嚢部痛を繰り返しているときには，精巣捻転が自然解除していた可能性がある．

　近年，精巣に対する超音波カラードップラー検査の有用性を支持する報告は多い．精巣の血流を確認するだけではなく，エコー輝度の低下，内部エコーの不均一，精巣上体血流の低下などが有意な所見として報告され，これらを注意深く観察することで速やかな精巣捻転症の診断につながるとの報告がある[3]。

　超音波カラードップラー検査の感度は非常に高く有用であるが，感度，特異度ともに 100％ではないとの報告もある．Boettcher ら[1]の報告では，①24 時間以上持続しない痛み，②悪心（あるいは嘔吐），③挙睾筋反射の異常，④精巣挙上持続，これらの項目が 2 つ以上あてはまる症例は全例精巣捻転であったと報告しており，超音波カラードップラーで血流があるように見えても，これらの臨床症状を認める際には手術を検討すべきである．

精巣付属器捻転症

　ミュラー（Müller）管の遺残物としての精巣垂と，ウォルフ（Wolff）管の遺残物としての精巣上体垂の捻転は思春期前後にみられる．ホルモンの

刺激が増加するため，それらの小さな血管茎が捻れやすいとされる。

陰嚢部に限局した痛みで始まり，徐々に陰嚢の発赤・腫脹をきたす。時に鼠径部痛や下腹部痛を伴うこともある。

捻転した付属器は精巣上部に圧痛のある小豆大の硬結として触れ，陰嚢皮膚を通じて，暗青色を呈する blue dot sign と呼ばれる所見として認めることがある。

超音波カラードップラー検査では血流は正常あるいは増強を示し，超音波検査では腫脹した付属器を同定できる場合がある。検尿所見は正常であることが多い。診断が確定したら経過観察のみでよく，1〜2週間で無症状になるが，疼痛が遷延する場合には，捻転垂切除を検討する。精巣捻転症の疑いが残るようであれば，手術を行わざるをえない。

精巣上体炎

精巣上体炎の初期症状は，陰嚢の腫脹，発赤，疼痛である。精巣や精巣付属器の捻転が精巣上体炎と診断されることは少なくない。

精巣捻転が突然発症するのに対して，精巣上体炎は緩やかな発症・進展を示し，発熱を呈することがある。精巣捻転症では挙睾筋反射が消失しているが，精巣上体炎では挙睾筋反射が認められることが多い[4]。

誘因として，尿路感染症や前立腺炎，尿道炎，前立腺腫大があるが，小児では基礎疾患として，尿管異所開口，尿道狭窄，膀胱尿管逆流症，前立腺小室嚢胞など尿路の器質的疾患が存在することがある。

膿尿，細菌尿の存在は急性陰嚢症のなかで精巣上体炎と診断する重要な所見であるが，無菌尿であることも稀ではない。

血液検査での白血球の上昇は精巣捻転症や精巣垂捻転症では2割前後であるが，精巣上体炎では7割に出現する[5]。血液検査は精巣上体炎を診断するために有用ではあるが，白血球数上昇の所見のみで判断せずに，超音波カラードップラー検査で精巣上体の腫大と同部の血流増加なども参考にして診断される。

3 対処の実際

精巣捻転の診断がつき次第，緊急手術を行う。捻転解除後は温生食ガーゼで患側精巣を包み血管を拡張させる。精巣が温存できるか否かは時間との勝負で決まるため，いたずらに検査に時間をかけることは避け，精巣捻転の疑いが否定できなければ手術に踏み切ったほうがよい。一般に発症後6〜8時間以内に捻転を解除すれば，精巣機能の回復が望めると考えられているが，温存可能時間は捻転度に左右され，また個人差も大きく12〜24時間でも回復した報告もある。

手術を待つ間の用手的整復は試みる価値はある。用手的整復が成功した場合，精巣を温存できる可能性は高い[6,7]。多くは患者の尾側から見て，患側精巣は内側に捻転しているので，外側に回転させる。疼痛が増強したり，明らかな抵抗がある場合には中止する。成功すると疼痛は劇的に改善する。整復が成功した場合も，不完全に捻転が残存している場合があるので精巣固定術は必要となる。

『急性陰嚢症診療ガイドライン』[2]では，精巣温存率に関しては，①発症から捻転解除までに要した時間，②捻転の回転度の2つの条件があると述べている。つまり捻転の回転度が低ければ，いわゆるゴールデンタイムの6時間以上経過した症例でも精巣温存しうるとしている。

360°以上の回転があれば，発症から4時間以内に整復固定しても，精巣の萎縮が起こりうる。また180〜360°の捻転で発症から12時間までであれば，萎縮が起こらないこともある。しかし，360°以上の捻転で，かつ24時間以上経過した場合は，全例で精巣の萎縮または消失がみられたという報告もある[7]。

対側固定に関しては必要であるとする意見は多

い。その理由は捻転の発生機序が解剖学的理由によるものであり，対側の精巣も捻転を起こしやすい形状をしている可能性があるためである。新生児の鞘膜内捻転の場合，対側固定に関する意見はさまざまであるが固定が不要であることを裏付ける根拠は乏しく，現時点では固定は必要と考えられる[7]。

発症後24時間以上経過した場合にも緊急手術に準じた試験切開が必要で，その理由は診断が確定することと，精巣捻転であれば対側の精巣を固定し，捻転の予防ができることである。患側の精巣を捻転解除，固定するか，摘出するかに関しては一定の結論は出ていない。

◆ 文献 ◆

1) Boettcher M, Bergholz R, Krebs TF, et al：Clinical predictors of testicular torsion in children. Urology 79：670-674, 2012
2) 日本泌尿器科学会（編）：急性陰嚢症診療ガイドライン2014年版．金原出版，東京，2014
3) Liang T, Metcalfe P, Sevcik W, et al：Retrospective review of diagnosis and treatment in children presenting to the pediatric department with acute scrotum. AJR Am J Roentgenol 200：W444-449, 2013
4) Rabinowitz R：The importance of the cremasteric reflex in acute scrotal swelling in children. J Urol 132：89-90, 1984
5) Abul F, Al-Sayer H and Arun N：The acute scrotum：a review of 40 cases. Med Princ Pract 14：177-181, 2005
6) Cattolica EV, Karol JB, Rankin KN, et al：High testicular salvage rate in torsion of the spermatic cord. J Urol 128：66-68, 1982
7) 秦野　直，小川由英，松本哲朗，他：九州地方における精巣捻転の臨床的検討．西日泌尿 64：380-390, 2002

〔東武　昇平，野口　満〕

そのほか

腎下垂（遊走腎）

長時間の立位で腰背部痛が増強するという患者です。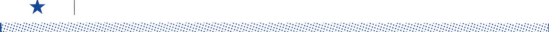

重要度ランク 外来診療でしばしば遭遇する。対処法を再確認しておくべき疾患

代表的主訴・所見
- 立位で増強する腰背部鈍痛
- 若いやせ型の女性に多い

Point
- 若いやせ型の女性の右腎に多く，腰背部痛，悪心・嘔吐，血尿などの症状を呈しうる。
- 症状を認める場合，ほかに原因疾患がないか，十分な除外診断を行う。
- 診断には，IVU のほか，ドップラーエコーや腎シンチグラフィが有用である。
- 手術適応は慎重に決定すべきである。腹腔鏡下腎固定術の有効性が報告されている。

1 診療の概要

　腎下垂（nephroptosis, renal ptosis）は，遊走腎（floating kidney）ともいわれ，仰臥位から立位となった際に，患側腎が2椎体あるいは5cmを超えて下降する状態を指す。下降した腎が，再び元の位置に戻り得る点で，異所性腎（ectopic kidney）と区別される。腎下垂という用語が初めて用いられたのは1885年であるが，疾患概念自体はそれより以前から認識されていたようである[1]。

　腎下垂は，若いやせ型の女性に多く（男女比＝3：100），患側は右腎が約70％を占めるとされる（左側10％，両側20％）。ほとんどの場合は無症状であるが，10～20％に症状を伴い，腰背部鈍痛（最多），悪心・嘔吐，腫瘤触知，間欠的血尿などを認めることがある。慢性の間欠的腹痛・腰痛のために試験腹腔鏡や虫垂切除，卵巣摘除などが施行されたものの，術後も症状が改善せず，最終的に腎下垂が原因だったと判明した症例も報告されており，臥位から立位への体位変換により出現・増悪する痛みや長時間の立位・歩行で増悪する痛み，車のシートベルトによる圧迫痛などを認める場合には，その原因として腎下垂も念頭に置く必要がある。また，稀に反復性尿路感染，尿路結石，高血圧などを引き起こすことがあるとされる。

　腎が下降する原因は，腎周囲の支持組織が脆弱なためと考えられるが，前述のような症状が引き起こされる直接的な原因は，完全には解明されていない。しかし，下降に伴う腎血管系，腎盂尿管移行部，尿管などの伸展・屈曲が関与していると考えられており，一時的な虚血・うっ血，尿路通過障害（水腎症）などが起こっている可能性が推定されている。

2 診療方針

　腎下垂は，やせ型の女性の20％程度にみられるとの報告があり，また，その多くは無症状であることから，その疾患意義・治療方針については，古くから懐疑的な見方や議論があった[2]。し

がって，前述のような症状を認めた場合でも，ほかに原因となる疾患（尿路結石，尿路感染，腎盂尿管移行部狭窄など）がないか，十分な除外診断を行う必要がある．

具体的な診療においては，まず触診で腎を触れる場合は，臥位と立位でその位置や可動域を確認する．続いて，画像診断として，従来からの排泄性腎盂造影（intravenous urography：IVU）による立位での腎降下の評価に加えて，近年はドップラーエコーや腎シンチグラフィが有用だとされている．こうした検査はいずれも臥位と立位で行って，その比較を行うことが望ましい．超音波検査では，腎の位置異常のみでなく，水腎症や軸偏位の有無なども確認する．さらに，ドップラーエコーでは，resistive index（RI）を測定することで，腎動脈血流低下の有無を観察できる．利尿 ^{99m}Tc-MAG3 や ^{99m}Tc-DMSA などの腎（動態）シンチグラフィは，IVU に代わる最も信頼性の高い検査として認知されつつあり，下垂だけでなく，立位での腎灌流（perfusion）の低下を検出することが可能である[3]．さらに，患側腎が典型的とされるテニスボール様の小球形を呈することもあるとされ，治療方針（手術適応）を検討するうえで，非常に有用なモダリティだと考えられている．

今後は，従来の IVU による解剖学的な腎降下のみで手術適応を決めるのではなく，ドップラーエコーや腎シンチグラフィによる腎血流や糸球体濾過量（glomerular filtration rate：GFR）の低下などを加味して，治療方針を決めることが求められるであろう．

3 対処の実際

診断が確定し，3 か月経過しても症状が改善しない場合に，腎固定術を考慮する．ただし，解剖学的な腎下垂のみで，前述のような腎灌流低下などの腎の機能的あるいは形態学的な変化が伴わなければ手術を勧めないとする報告があり，さらに加齢による自然軽快も期待される．したがって手術適応については，症状の程度や各種画像検査の結果を勘案しつつ，患者への十分なインフォームド・コンセントのうえで慎重に決定することが望ましい．

古くからいわれてきた体重の増量，腹壁を鍛える体操，コルセット装着などの保存的治療は，現在でも日常診療の場でしばしば実践されているが，その効果は十分実証されておらず，また仮に効果があっても一時的なものであるため，実用的ではないとの指摘もある．また，本邦では，少数例の検討ではあるが，漢方における気虚の概念をもとにした補中益気湯エキスの有効性が報告されている[4]．

手術に関する詳細は他書に譲るが，歴史的に，開腹下，経皮的アプローチ，腹腔鏡下，ロボット支援腹腔鏡下など，腎固定術の術式に関する報告は多岐にわたる．また，その固定方法もさまざまであり，Lapra-Ty® や tension-free vaginal tape を用いた報告などもみられる．ただし，いずれが優れているかを直接比較した研究が皆無であるため，最適な術式に関する明確なエビデンスはない．しかし，1993 年の Urban らによる最初の報告を皮切りに，最近では腹腔鏡下腎固定術の報告が多くみられ，その治療成績も比較的良好であることから，現時点では第一選択となる可能性が高いと思われる．実際に，腹腔鏡下腎固定術後，観察期間の中央値 8.16 年の比較的長期の後方視的研究では，94.1％が画像検査での腎下垂の改善を認め，90％以上に症状の改善が得られたと報告されており，その有効性が期待される[5]．

術後には，症状や IVU などでの解剖学的な腎降下の改善だけでなく，ドップラーエコーや腎シンチグラフィによる腎血流や GFR の改善の有無も評価することが望ましい．

◆ 文献 ◆

1) Srirangam SJ, Pollard AJ, Adeyoju AA, et al：Nephroptosis：seriously misunderstood? BJU Int 103：296-300,

2008
2) Barber NJ and Thompson PM : Nephroptosis and nephropexy : hung up on the past? Eur Urol 46 : 428-433, 2004
3) Murari SB, Gadepalli T, Rao VP, et al : Renal scintigraphy in diagnosis and management of nephroptosis. Indian J Nucl Med 27 : 52-54, 2012
4) 石戸則孝, 吉村耕治, 市岡健太郎：遊走腎患者における補中益気湯エキス細粒の QOL 改善効果. 漢方と最新治療 14：177-181, 2005
5) Gözen AS, Rassweiler JJ, Neuwinger F, et al : Long-term outcome of laparoscopic retroperitoneal nephropexy. J Endourol 22 : 2263-2267, 2008

〔秦　聡孝, 三股　浩光〕

水腎症

健康診断で水腎症を指摘されて受診した患者です。

重要度ランク ★★★ | 外来診療で頻繁に遭遇する。対処法は確実に押さえておくべき疾患

代表的主訴・所見
- 無症状
- 腎部疼痛

Point
- 水腎症の原因を明らかにし，その原因疾患に対する適切な治療を行わなければならない。
- 臨床症状を踏まえ，画像診断を中心に検査を進めていく。

1 診療の概要

　水腎症は，尿路閉塞，あるいは機能障害により腎盂腎杯の拡張をきたした状態である[1]。超音波検査により水腎症のグレードが分類されている（表1）[2,3]。

　水腎症の原因は，尿路結石などの良性疾患から泌尿器科癌，進行性直腸癌，子宮癌などの悪性疾患など多岐にわたる。また，水腎症による症状も尿路結石に特徴的な側腹部疝痛から悪心・嘔吐などの消化器症状，あるいは無症状なものまで多彩である[4]。画像診断を中心とした検査を進めていき，原因を明確にしたうえで，原因疾患に対する治療を行う。

2 診療方針

　水腎症の原因疾患を表2に示す。良性疾患と悪性疾患の鑑別が重要である。患者の年齢，既往歴，現病歴，家族歴を聴取し，臨床症状，検尿所見を踏まえて検査を進めていく[4]。

表1　超音波検査による水腎症の分類（SFU分類）

grade 0	腎盂の拡張なし
grade 1	腎盂の拡張のみ，腎杯の拡張なし
grade 2	腎盂の拡張とともに，一部の腎杯の拡張あり
grade 3	すべての腎杯の拡張を認めるが，腎実質の菲薄化は認めない
grade 4	すべての腎杯の拡張とともに，腎実質の菲薄化を認める

〔久松栄治：泌尿器外科27：169-170，2014 および中井秀郎：泌尿器外科26：272-286，2013より作成〕

3 対処の実際

　水腎症原因検索の進め方の例を図1に示す。通常，健康診断では超音波検査で水腎症が指摘される。膀胱充満状態の正常腎や遊走腎では，軽度の水腎症所見を呈することがあるので注意を要する[1]。

　本症例は，健康診断で水腎症を指摘されて受診した患者であるので，臨床症状に乏しい可能性が高い。しかし，原因疾患を見極めていくうえで，症状は重要であるので診察をしっかり行う。水腎症による臨床症状を表3に示す。

　腎部疼痛は腎線維被膜の過伸展によって発生す

表2 水腎症の原因となる疾患

A．良性疾患		
1	尿路結石	尿管結石，腎結石
2	先天性疾患	腎盂尿管移行部狭窄症，膀胱尿管移行部狭窄症，下大静脈後尿管，尿管異所開口，尿管瘤，膀胱尿管逆流症など
3	感染症	腎・尿管結核，黄色肉芽腫性腎盂腎炎など
4	外傷	腎外傷後後遺症，医原性尿管損傷
5	下部尿路疾患	前立腺肥大症，神経因性膀胱，尿道狭窄，後部尿道弁など
6	その他	傍腎盂嚢胞，後腹膜線維症，腹部大動脈瘤，妊娠，尿崩症など
B．悪性疾患		
		腎癌，腎盂癌，尿管癌，膀胱癌，前立腺癌，後腹膜リンパ節転移を伴う精巣腫瘍 他臓器癌（子宮癌，直腸癌，胃癌など）の直接浸潤，あるいは転移・再発

〔津川昌也，他：水腎症（成人）．馬場志郎，他（編）：泌尿器科診療のための画像診断．p233，メジカルビュー社，東京，2003より引用改変〕

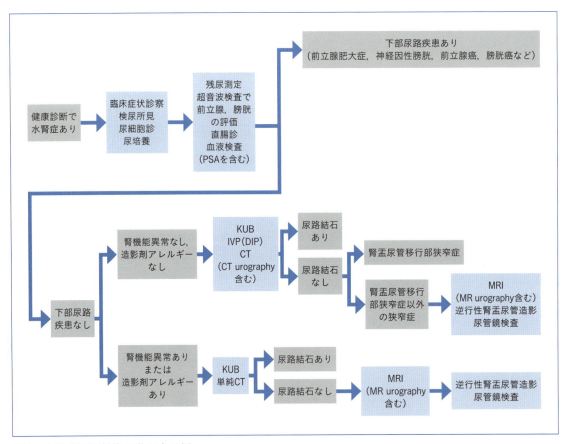

図1 水腎症原因検索の進め方の例
〔津川昌也，他：水腎症（成人）．馬場志郎，他（編）：泌尿器科診療のための画像診断．p235，メジカルビュー社，東京，2003より引用改変〕

るが，その程度は伸展の起こる速度に比例するといわれている．すなわち，慢性尿路疾患の結果生じる場合は，疼痛は軽度で鈍痛，あるいは無症状である．一方，尿路結石など急激な尿路閉塞が生じる場合は疝痛をきたす．さらに水腎症発症時には，腹膜の刺激も加わり，疝痛発作時には，悪心，嘔吐などの消化器症状を伴うことも多い．また，感染症が合併している場合には圧痛を認めること

表3 水腎症の臨床症状

A. 腎部疼痛
   疝痛, 鈍痛, 圧痛, 叩打痛など
B. 消化器症状
   悪心, 嘔吐, 腹部膨満感など
C. 腫瘤触知
D. 発熱（尿路感染症合併の場合）
E. 無症状

〔津川昌也, 他：水腎症（成人）. 馬場志郎, 他（編）：泌尿器科診療のための画像診断. p232, メジカルビュー社, 東京, 2003 より引用改変〕

もある。慢性閉塞による巨大水腎症では疼痛を認めないが，腫瘤として触知する場合がある。

また，水腎症に尿路感染症は合併しやすく，発熱をきたすことがある。反復する腎盂腎炎の既往のある症例は，膀胱尿管移行部逆流症の可能性を考慮する[4]。

検尿所見は短時間で可能な検査で，顕微鏡的血尿の有無や尿路感染症の有無を調べ，必要に応じて尿細胞診，尿培養の検査を行う。

続いて，下部尿路疾患を除外するために残尿測定を行い，超音波検査にて前立腺，膀胱を評価する。同時に腎機能を含め血液検査を施行し，50歳以上の男性であればPSA検査も考慮する。

水腎症の原因となるような下部尿路疾患を認めなかった場合は，腎機能異常の有無，造影剤アレルギーの有無によって次の検査を検討する。

造影剤を使用するIVP，CT（CT urographyを含む）は，かなり多くの情報を得ることができる。尿路結石や腎盂尿管移行部狭窄症以外の原因が考えられる場合は，さらにMRI（MR urographyを含む），逆行性腎盂尿管造影検査，尿管鏡検査を行う。

造影剤が使用できない場合は，KUB，単純CTにて尿路結石の有無を確認し，尿路結石を認めない場合は，MR urographyが有用となる。その後，逆行性腎盂尿管造影検査，尿管鏡検査を考慮する。

膀胱尿管移行部逆流症を疑う場合は，膀胱造影，排尿時膀胱造影を施行する。腎盂尿管移行部狭窄症では，レノグラム（利尿レノグラムを含む）が手術適応の決定に有用である[3,4]。

4 治療の実際

原因疾患に対する治療をそれぞれ施行していくことになる。原因疾患は多岐にわたるため他稿に譲る。

◆ 文献 ◆

1) 棚橋善克, 千葉 裕（編）：泌尿器科超音波を使いこなす. pp16-17, メジカルビュー社, 東京, 2014
2) 久松栄治：先天性水腎症（腎盂尿管移行部狭窄症）. 泌尿器外科 27：169-170, 2014
3) 中井秀郎：上部尿路閉塞（腎盂尿管移行部狭窄症, 水腎症）. 泌尿器外科 26：272-286, 2013
4) 津川昌也, 永井 敦：水腎症（成人）. 馬場志郎, 池田俊昭, 谷本伸弘（編）：泌尿器科診療のための画像診断. pp232-239, メジカルビュー社, 東京, 2003

〔森田　伸也, 大家　基嗣〕

後腹膜線維症（IgG4 関連疾患を含む）

水腎症を指摘されて受診した患者です。

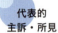

重要度ランク ★★ ｜ 尿管狭窄そのものは比較的よく遭遇する病態であるが，後腹膜線維症は悪性腫瘍などのほかの疾患を除外したうえでの診断になるため注意が必要である

代表的主訴・所見
- 腹痛，腰痛
- 水腎症

Point
- 通常大動脈や総腸骨動脈周囲の炎症性線維組織が尿管を巻き込むことで絞扼が起こり，尿の通過障害を起こす。
- 尿路閉塞の原因として結石，悪性腫瘍を除外した後の診断となる。
- 腎機能障害があれば，応急的に尿管ステント留置か腎瘻の造設が必要である。
- 確定診断には生検が必要であり，診断されればステロイドを中心とする薬物療法を行う。
- 薬物に反応しなければ手術の適応となり，尿管剥離術（ureterolysis）と尿管の腹腔内化や大網や癒着防止フィルムによるラッピングを行う。
- 自己免疫疾患や IgG4 関連疾患との関係が報告されており，全身の検索も必要である。

1 診察の概要

後腹膜線維症は，1948 年に Ormond が 2 例の患者を報告したことから Ormond 病とも呼ばれる比較的稀な疾患で，通常大動脈や総腸骨動脈周囲に炎症性線維組織が生じ，周囲臓器を巻き込むことで多様な症状を起こす。特発性と二次性があり，二次性のものの原因としては薬剤性（エルゴット誘導体，メチセルジドなど），悪性腫瘍（カルチノイド，悪性リンパ腫，肉腫，大腸癌，乳癌，膀胱癌など），後腹膜への放射線治療後，後腹膜出血などがある（表1）。特発性は 40～60 歳の男性に多い。症状としては水腎症，腎機能低下，腰痛，睾丸痛，下肢の浮腫などのほか，倦怠感，微熱，食欲不振，体重減少など多様である。また，自己免疫疾患や IgG4 関連疾患の部分症状として起こ

表1 二次性後腹膜線維症の原因

薬剤	メチセルジド，ペルゴリド，ブロモクリプチン，エルゴタミン，メチルドパ，ヒドララジン，鎮痛薬，βブロッカー
悪性腫瘍	カルチノイド，Hodgkin および非 Hodgkin リンパ腫，肉腫，大腸癌，前立腺癌，乳癌，胃癌
感染	結核，ヒストプラスマ症，放線菌症
放射線	精巣腫瘍，大腸癌，膵癌放射線治療後
手術	リンパ節郭清，結腸切除，子宮摘出，大動脈瘤切除
その他	ヒスチオサイトーシス，Erdheim-Chester 病，アミロイドーシス，外傷，バリウム注腸

〔Vaglio A, et al : Lancet 367 : 241-251, 2006〕

り，自己免疫性膵炎，唾液腺炎（ミクリッツ病：Mikulicz's disease），硬化性胆管炎，甲状腺炎（橋本病，リーデル甲状腺炎：Riedel's thyroiditis）を併発することがある。

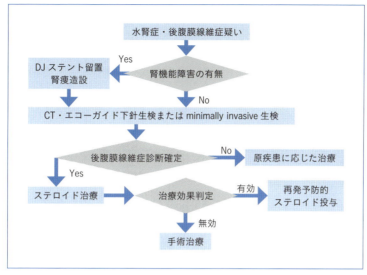

図1 診療のフローチャート

2 診療方針

　水腎症の程度，狭窄部の腫瘤を腹部超音波検査，CT，MRI で評価する（**図1**）。腎機能障害があれば尿管ステントの留置を試みる。このとき狭窄の位置と長さをチェックする。鑑別診断として分腎尿細胞診も検査する。両腎とも水腎がある場合，発症の契機はすでに一側の腎が無機能に近い状態となり，もう一方が障害されることで無尿となっていることにあるので，皮質の厚いほうの腎臓に対して優先的にステントを留置する。逆行性操作による尿管ステント留置が不可能な場合や，狭窄部が長く DJ ステントでは腎機能が改善しない場合は腎瘻を造設する。

　腎機能が落ち着いたところで狭窄部周囲の組織を生検し，確定診断を行う。CT ガイド下の針生検が有効という報告があるが，線維組織が腫瘤を形成しない場合は部位的に大血管が近く困難なことも多い。針生検では確実に組織を採取できないことがあり，開腹生検の侵襲性と 7 割は特発性であることから診断的治療としてステロイド療法から開始することもあるが，この場合は十分なインフォームド・コンセントを行う必要がある。

　血液生化学検査では，後腹膜線維症特異的なものはないが，白血球増多，貧血，血沈亢進，クレアチニン上昇，CRP 上昇を示すことが多い。血沈，CRP は炎症の程度の指標となる。これらは薬物治療の開始の判断（すでに炎症が治まった状態では薬物に対する反応が悪い），治療の効果判定（治療により炎症指標が改善しているかどうか），治療中止の検討，治療終了後のフォロー（再燃のチェック）にあたり有用である。また，貧血は腎機能低下や慢性炎症により起こると考えられる。

　自己免疫疾患の併発の有無のチェックのため抗核抗体，IgG4 関連疾患の診断のため，血中の IgG4，組織標本中の IgG4 を調べる。特発性後腹膜線維症の組織標本の 4 割で IgG4 陽性であったという報告がある[1]。後腹膜線維症の 7 割で Ga シンチグラムの異常集積を示すが，集積の度合いは炎症反応の強さより mass の大きさに相関する。PET スキャン検査は非特異的であり，後腹膜線維症に付随するほかの部位の炎症性疾患の検索もできるが，PET で描出されない場合は線維化が完成しており，薬が効きにくいという報告がある[2]。またほかの画像診断ではっきりしないような再燃の初期段階でも PET 検査で発見できるという報

告がある[3]。

特発性後腹膜線維症と診断されればステロイドを中心とする薬物療法を行う。薬物治療は炎症のある急性期に有効で，すでに線維化が固定化した場合，効果は得られにくい。薬物に反応しない場合は手術療法を検討する。

3 対処の実際

薬物療法

生検で確定できれば，薬物療法を行う。まずはステロイドを使用する。決まったプロトコールはないが通常プレドニゾロンを30〜60 mg（0.5〜1 mg/kg）から開始し，6週から2か月かけて減量する。反応がよければ再発の予防として5〜10 mgを6か月〜3年間投与する。維持期にタモキシフェンを用いたRCTでは，再発率はタモキシフェンのほうで高く有効性は示されなかった。内因性の副腎皮質ホルモン分泌を刺激し，細胞増殖を抑制する作用から柴苓湯を単独，またはステロイドとの併用で用いることがある。高齢者や糖尿病合併症例など，ステロイドが使いにくい場合のステロイド減量やステロイドの代用となる。リンパ球の増殖を抑えるためミコフェノール酸モフェチル（セルセプト®）2 g/bodyをプレドニゾロン1 mg/kgに併用し，7割に尿管ステント抜去が可能であったという報告がある[4]。

手術療法

薬物療法に反応しない場合は手術療法の適応となる。周囲の線維組織から尿管を剝離するが，剝離のみでは不十分で，剝離した尿管を隔離する必要がある。剝離した尿管の腹腔内化は簡単な操作ではあるが，狭窄部の位置と長さによっては不可能な場合があり，剝離した尿管を大網で包むのが標準的である。尿管の隔離に人工血管を用いたり，癒着防止用のフィルム材を用いたという報告もある。近年は腹腔鏡やロボットを用いた報告が目立つが，硬い組織から柔らかな尿管を損傷なく剝離し，尿管が十分拡張したことを確認する必要があり，細心の注意が必要である。狭窄部尿管が長い場合や複数箇所狭窄を起こしている場合など尿管の代替として腸管を用いたり，自家腎移植をすることがある。術後の再発予防にステロイドを用いるか否かは結論が出ていない。薬物治療や手術療法により狭窄が解除された後も，炎症の再燃や対側尿管への再発が起こる可能性があるので，定期的な経過観察が必要である。

4 処方の実際

処方例①

プレドニゾロン1 mg/kg/日で4週間投与。効果があればその後2〜3か月かけて5〜10 mg/日に減量し，再発予防のため6か月〜3年間続行する[5]。

処方例②

ツムラ柴苓湯エキス顆粒（3 g），またはクラシエ柴苓湯エキス細粒（2.7 g）1回1包　1日3回　食前
プレドニゾロンとの併用または単独で使用

◆ 文献 ◆

1) Scheel PJ Jr, Sozio SM and Feeley N : Medical management of retroperitoneal fibrosis. Trans Am Clin Climatol Assoc 123 : 283-290 ; discussion 290-291, 2012
2) Vaglio A, Greco P, Versari A, et al : Post-treatment residual tissue in idiopathic retroperitoneal fibrosis : active residual disease or silent "scar"? A study using 18 F -fluorodeoxyglucose positron emission tomography. Clin Exp Rheumatol 23 : 231-234, 2005
3) Vaglio A, Versari A, Fraternali A, et al : (18) F-fluorodeoxyglucose positron emission tomography in the diagnosis and followup of idiopathic retroperitoneal fibrosis. Arthritis Rheum 53 : 122, 2005
4) Adler S, Lodermeyer S, Gaa J, et al : Successful mycophenolate mofetil therapy in nine patients with idiopathic retroperitoneal fibrosis. Rheumatology (Oxford) 47 : 1535-1538, 2008
5) Vaglio A and Palmisano A : Treatment of retroperitoneal fibrosis. UpToDate, 2014

〔上平　修〕

血尿

運動後にだけ血尿が出ると訴えている患者です。

重要度ランク ★★★ | 外来診療で頻繁に遭遇する。対処法は確実に押さえておくべき症候

- 尿路感染症，尿路結石，尿路腫瘍
- 変形赤血球，尿細胞診陽性

- 運動性血尿の出現率はコンタクトスポーツでも非コンタクトスポーツでも同等である。
- 血尿か，ヘモグロビン尿か，ミオグロビン尿なのかの正確な診断は必須である。
- 運動後の血尿であっても通常の血尿に対するマネジメントは必須である。

1 診療の概要

運動後に血尿が出現する場合がある。肉眼的および顕微鏡的血尿いずれもあり，運動性血尿と呼ばれている。その頻度は報告により約15〜80%とばらつきがある[1]が，いずれも低くない。長距離走でも5 km後に36%が顕微鏡的血尿を認めたと報告されている[2]。

運動の種類はさまざまで，体を相手に接触させるコンタクトスポーツでも非コンタクトスポーツでも血尿の出現率は同様とされている[1]。コンタクトスポーツでは，コンタクトの有無による有意差はないとされている。また，非コンタクトスポーツでは，運動の持続時間と強度が影響するとされている[1]。

その機序には，外傷性と非外傷性それぞれにさまざまな説が提唱されている。外傷性は物理的外傷による血尿で，腎，膀胱，前立腺，尿道，すなわち尿路であればどこからでも出血しうる。興味深い報告として，運動後にPSA上昇を認めることがあった[3]。また，非外傷性機序として腎虚血，糸球体輸出細動脈収縮などが提唱されている。

また，血尿ではなくヘモグロビン尿あるいはミオグロビン尿が出現することもある。運動に伴う血尿は行軍性血尿と呼ぶ。血尿は『血尿診断ガイドライン2013』[4]において，「尿中赤血球数20個/μL以上，尿沈渣5個/HPF以上を血尿の定義とする」と規定した。行軍性血尿は赤血球中の血色素（ヘモグロビン）が尿中に出たもので，上記の血尿の定義に該当しない。

「行軍性血尿」という言葉は，もともと軍靴を履いて膝関節を伸ばしきった独特な歩行で長距離の無理な行軍を行った兵に血尿を認めたことに由来している。行軍性血尿では赤血球が血管内で破壊されることで赤血球中のヘモグロビンが大量に血液中に放出され，このヘモグロビンが腎臓から排泄されて尿に出るので，尿が赤く見える。すなわち，行軍性血尿は血尿ではなく血色素尿である。

ミオグロビン尿は運動1〜2日後に筋線維が破壊され，血中に放出されたミオグロビンが尿中に排出され赤色を呈する。もちろんAKI（acute kidney injury）への十分な対応が必要である。

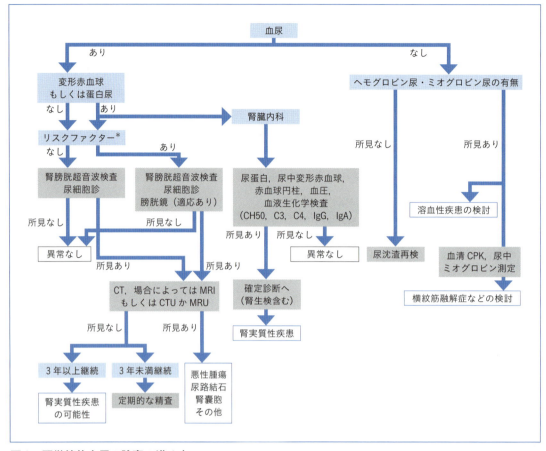

図1 顕微鏡的血尿の診察の進め方
*高リスクを示すリスクファクター：40歳以上の男性/喫煙歴/化学薬品曝露/肉眼的血尿/泌尿器科系疾患/排尿刺激症状/尿路感染の既往/鎮痛剤（フェナセチン）多用/骨盤放射線照射既歴/シクロホスファミド治療歴
〔血尿診断ガイドライン編集委員会（編）：血尿診断ガイドライン2013．p21，ライフサイエンス出版，東京，2013〕

2 診療方針

まず，血尿か，ヘモグロビン尿か，ミオグロビン尿なのかの正確な診断は必須である．『血尿診断ガイドライン2013』[4]では，「CQ2 血尿の有無を判定する際にどのような尿採取法を推奨しますか？」に対する回答として，「採尿前は激しい運動を避け，採尿には清潔な容器の使用を推奨する．中間尿，早朝第一尿，随時尿など採尿時間の明記を推奨する（推奨グレードA）」としている．特に小児の場合には，腎機能についても確認すべきである．さらに外傷の存在を見落としてはならない．
運動後の血尿は一過性良性であるという考えはきわめて危険である．通常の血尿に対するマネジメントは必須である．特に貧血にいたるような症例では早急な対応が必須である．また，ヘモグロビン尿，ミオグロビン尿などはAKIの原因となる可能性がある．脱水，アシドーシスなどがある場合は腎機能低下のリスクであり，的確な診断，十分な水分補給，尿量・体重の保持が求められる．

3 対処の実際

血尿であることが確認できた場合には，顕微鏡的血尿，肉眼的血尿いずれの場合もそれぞれに対する管理が必要である．図1に『血尿診断ガイド

表1　腎疾患と管理区分

管理区分	無症候性血尿または蛋白尿	慢性腎炎症候群	急性腎炎症候群	ネフローゼ症候群	慢性腎不全（腎機能が正常の半分以下あるいは透析中）
A. 在宅		在宅医療または入院治療が必要なもの	在宅医療または入院治療が必要なもの	在宅医療または入院治療が必要なもの	在宅医療または入院治療が必要なもの
B. 教室内学習のみ	症状が安定しないもの	症状が安定していないもの[1]	症状が安定していないもの	症状が安定していないもの	症状が安定していないもの
C. 軽い運動のみ			発症後3か月以内で蛋白尿（++）程度		
D. 軽い運動および中程度の運動のみ（激しい運動は見学）[2]	蛋白尿が（++）以上のもの	蛋白尿が（++）以上[3]のもの	発症3か月以上で蛋白尿が（++）以上のもの[4]	蛋白尿が（++）以上のもの	症状が安定していて，腎機能が2分の1以下[5]か透析中のもの
E. 普通生活	蛋白尿（+）程度以下あるいは血尿のみのもの	蛋白尿（+）程度以下[6]あるいは血尿のみのもの	蛋白尿が（+）程度以下あるいは血尿が残るもの。または尿所見が消失したもの	ステロイドの投与による骨折などの心配ないもの[7]。症状がないもの	症状が安定していて，腎機能が2分の1以上のもの

上記はあくまでも目安であり，患児，家族の意向を尊重した主治医の意見が優先される
1）「症状が安定しない」とは，浮腫や高血圧などの症状を伴う場合を指す
2）安静度Dでもマラソン，競泳，選手を目指す運動部活動のみを禁じ，その他は可とする指示を出す医師も多い
3）蛋白（++）以上あるいは尿蛋白・クレアチニン比で0.5 g/g以上を指す
4）腎生検の結果で慢性腎炎症候群に準じる
5）腎機能が2分の1以下とは各年齢における正常血清クレアチニン2倍以上を指す
6）蛋白（+）以下あるいは尿蛋白・クレアチニン比0.5 g/g未満を指す
7）ステロイドの通常投与では骨折しやすい状態にはならないが，長期間あるいは頻回に服用した場合は起きうる。骨密度などで判断する
抗凝固薬（ワルファリンなど）を投与中のときは主治医の判断で頭部を強くぶつける運動や強い接触を伴う運動は禁止される

〔血尿診断ガイドライン編集委員会（編）：血尿診断ガイドライン2013．p41，ライフサイエンス出版，東京，2013〕

ライン2013』[4]による顕微鏡的血尿の診察の進め方についてのアルゴリズムを示す．

行軍性血尿だが，現在硬い靴を履いて長距離の歩行をすることは昔より少ないと考えられ，靴底のクッション良好なスニーカーを用いてのジョギングであれば通常行軍性血尿にはならないと思われる．ただし，剣道などで強く足の裏を踏み込むことを繰り返す運動の場合には，十分に考慮が必要であろう．

成人であれば顕微鏡的血尿，肉眼的血尿，ヘモグロビン尿，ミオグロビン尿に対して，運動後であってもなくても適切な対応をとる．問題は小児であろう．『血尿診断ガイドライン2013』[4]では，高血圧，強い浮腫，運動負荷で明らかに尿所見や腎機能が悪化する場合などを除き，小児無症候性顕微鏡的血尿があったとしても，運動や食事の制限を推奨しない（推奨グレードC2）．

長きにわたり，腎疾患の患児に対して過剰な安静や運動制限が行われてきたことは事実である．しかし，現在では患児のQOL向上をめざし，エビデンスは明らかでないものの，運動制限は不可欠な時のみにとどめるべきとされている（表1）．実際，成人の慢性腎臓病（CKD）においても，過度でない程度の運動が積極的に推奨されている．小児腎疾患における運動制限は，高血圧などの心循環器合併症がある場合，抗凝固療法中，強い浮腫がある場合，運動負荷により明らかに尿所見や腎機能の悪化がみられる場合など，運動負荷が患児に不利益をもたらす場合に限定されるべきである．小児は身体的にも精神的にも健全に発達すべ

きであり，科学的証拠のない制限は課せられるべきではない．顕微鏡的な無症候性血尿のみであれば，運動の制限はない．

一方，肉眼的血尿には専門医に紹介し，個別に判断を仰ぐべきである．また，無症候性血尿・蛋白尿に関しては，冒頭の問題がない限り激しい運動以外は許可される．現在，学校保健の場で使用されている『学校検尿のすべて　平成23年度改訂』（日本学校保健会）も，**表 I** のように運動制限を大幅に緩和する方向で改訂された．

◆ 文献 ◆

1) 辻岡三南子：血尿─血尿の診断，意義，健康診断における血尿，運動後の血尿．慶應保険研究 26：77-82, 2008
2) 太田匡彦，大園誠一郎，池田朋博，他：夏季におけるランニング後の運動性血尿の検討．日泌尿会誌 95：705-710, 2004
3) Leibovitch I and Mor Y : The vicious cycling : bicycling related urogenital disorders. Eur Urol 47 : 277-286, 2005
4) 血尿診断ガイドライン編集委員会（編）：血尿診断ガイドライン 2013．ライフサイエンス出版，東京，2013

〔武藤　智〕

乳び尿

尿が白濁していると訴えている患者です。

重要度ランク ★ | 最近では珍しく,数年に一度しか経験しないかもしれないが,念頭に置くべき症候

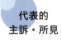
代表的主訴・所見
- ウルツマン法
- 尿の白濁

Point
- 乳び尿はリンパ管と尿路が交通した状態で発生し,熱帯性,非熱帯性がある。
- 乳び尿の診断にはウルツマン法による尿混濁の鑑別法を行う。
- 自然寛解することも少なくない[1]。

1 診療の概要

　乳び尿はなんらかの原因で,リンパ管と尿の通り道がつながったことによって生じる,牛乳のように濁った尿のことである(図1)。特に高脂肪の食事をすると,白濁は強くなる。フィラリア感染症や腹部の手術が原因でリンパ液が尿路へ流れることもある。しかし,原因がわからないこともあり,これを特発性乳び尿と呼ぶ。リンパ管と尿路がつながっているかどうかの診断は,リンパ管シンチグラフィを行う。治療としては,尿路造影検査を行い,造影剤や薬剤などの注入でリンパ管と尿路のつながっている部分が閉じ,改善する場合がある。尿管内視鏡でつながっている部分をレーザーなどで焼灼する方法や,手術で腎臓周囲のリンパ管を遮断する方法もある。高脂肪の食事は濁りが強くなり,尿が出にくくなることがあるので制限が必要である。蛋白質が尿中に多く出て,低蛋白血症になると浮腫や低栄養の原因になる。実際は一度の治療ではよくならないことも少なくなく,粘り強い治療が必要である。

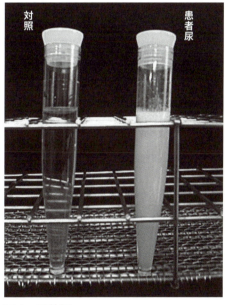

図1　尿外観
〔一般社団法人千葉県臨床検査技師会一般検査研究班:
http://www.chiringi.or.jp/k_library/survey/h14survey_ippan/h14005-2.htm〕

2 診療方針

　乳びリンパは腸管で消化吸収されたリンパ液であり,乳化された脂肪が多量に含まれているた

め，肉眼的に白濁して見え，その主成分は蛋白と脂肪，特にカイロミクロンである。乳び尿とは，乳びリンパが腸の毛細リンパ管から腸リンパ本幹を経て胸管に注ぐという本来の通路とは異なった通路を経て尿路に注ぎ込み，尿中に混ざり牛乳状に白濁した尿を指す。

乳び尿の原因は，寄生虫性あるいは熱帯性と非寄生虫性あるいは非熱帯性に分けられる[2]。熱帯性の原因としては，バンクロフト（Bancroft）糸状虫感染によるものが確実視されており，フィラリア性乳び尿症として知られている。このフィラリア性乳び尿症は感染蚊によるフィラリア感染症に続発し，その分布に地域偏在性がよく知られていて，本邦においては九州・沖縄地方に多い。フィラリア性乳び尿症はミクロフィラリア感染後にもたらされたリンパ系の病変で，リンパ管の拡張・肥厚・増殖，リンパ節の腫脹および炎症性の変化，腎盂・腎杯粘膜下のリンパ管拡張，尿路とリンパ管の異常交通形成である。この異常交通路を通して乳びリンパが尿中へ漏出して乳び尿となり，リンパ球，血漿蛋白の減少が認められる。非熱帯性の原因としては，胸管の通過障害による閉塞性乳び尿で，胸管自体および周囲の病変（腫瘍，動脈瘤，外傷，炎症，術後など）による[3]。

病変部位の診断には従来はリンパ管造影が行われていたが，患者の負担も大きく，近年では負担が少ない ^{99m}Tc-HSA-DTPA によるリンパ管シンチグラフィが行われている。これは足背部に RI を皮下注し，lymphography を行うものである[1,4,5]。

3 対処の実際

まずは乳び尿の証明が重要である。乳び尿の診断はウルツマン法による尿混濁の鑑別法が有用とされ，これはエタノールを加えると白濁が緩和するものである[1]。さらに，白血球の染色として，通常の Giemsa 染色以外に Sternheimer 染色や Prescott-Brodie 染色を行うことがリンパ球と好中球の鑑別に有用だったとの報告がされている[1]。乳び尿であることを確認後，上記のリンパ管シンチグラフィを行い，病変を確認する。

4 治療の実際

治療に関しては，症例ごとに異なる。安静，脂肪制限食，腎盂内硝酸銀注入療法，腎周囲リンパ管遮断術，経尿道的凝固術などが行われてきた。しかし，硝酸銀注入療法は過去に死亡例も知られ，現在ではほとんど行われていない。以前はリンパ管造影を行うことで治癒にいたることも少なくなかった。おそらく，造影剤による閉塞であろうと推測されている。さらに乳び尿が自然寛解することも多く，侵襲的な治療には十分な risk-benefit balance の評価が必要である。もちろん，続発性であれば，原因となっている基礎疾患の治療が優先されることはいうまでもない。

バンクロフト糸状虫感染によるものであれば，ジエチルカルバマジン（DEC）はマイクロフィラリアおよび成虫を死滅させるが，成虫に対する効果は一定していない。

処方例①
スパトニン®錠（50 mg）の推奨用量
1日目：1回 50 mg　1日1回，2日目：1回 50 mg　1日3回，3日目：1回 100 mg　1日3回，4〜14日目：1回 2 mg/kg　1日3回

アルベンダゾール（400 mg，経口）をイベルメクチン（200 μg/kg，経口）または DEC（6 mg/kg）と同時に単回投与すると，ミクロフィラリア密度が急激に低下するが，イベルメクチンの単独投与では殺成虫効果はないとされている。流行地域における蚊の刺咬の回避が最良の防護である。DEC による予防的化学療法または抗フィラリア薬の併用（イベルメクチン/アルベンダゾールまたはイベルメクチン/DEC）で，ミクロフィラリア血症を抑制できる。一部の流行地域では，食卓塩の添加物として DEC を使用している。

◆ 文献 ◆

1) 森 哲夫, 西村貴文, 島崎 英, 他：自然寛解した特発性乳び尿の1女児例. 日児腎誌 20：60-66, 2007
2) 権 永鉄, 佐橋正文, 伊藤正也：乳び尿5例の経験. 静岡済生会総合病院医学雑誌 121：47-53, 1995
3) Kano K and Arisaka O : Chyluria due to retroperitoneal lymphangioma producing nephritic syndrome. J Periatr 143：685, 2003
4) 宇都宮靖, 中川ふみ, 花田卓也, 他：学校検尿で発見された特発性乳び尿の1例. 小児科 44：1845-1848, 2003
5) 鈴木隆慈, 森田博之, 菅谷陽一, 他：バンクロフト糸状虫症によると考えられる慢性乳び尿に低蛋白血症を合併した1例. 日腎会誌 43：63-68, 2001

〔武藤 智〕

膀胱異物

経尿道的に挿入された膀胱異物が疑われる患者です。

重要度ランク ★ 　外来診療で遭遇する可能性がある。鑑別診断として考慮し，対処法を押さえておくべき疾患

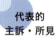
代表的主訴・所見
- 排尿痛，排尿困難感，頻尿，血尿，尿閉など
- 無症状な場合も少なくない

Point
- 膀胱異物は稀な疾患ではなく，慢性的な下部尿路症状を呈する患者の鑑別診断として考慮すべき疾患である。
- 治療へのアプローチは異物の性状，患者の年齢や性別，またその時々の状況や医療設備によっても異なってくる。
- 侵襲の少ない経尿道的異物摘除術で摘出可能である場合が多い。

1　診療の概要

　膀胱異物は，これまで国内外含め多数報告されており，本邦では過去90年間に約1,500例の報告がある。膀胱異物の男女比は1.7：1と男性に多く，10～30歳代の若年層に好発する。異物の侵入経路は，経尿道的が60％，手術・外傷によるものが27％であった。経尿道的に挿入された異物のうちでは，自慰目的が62％，性戯など性的行為によるものが18％であった。異物の種類は，ガーゼ・縫合糸20％，体温計・鉛筆15％，針・ヘアピン10％であり，以下ゴム製品，ロウ製品，ビニール製品，植物，金属製品とさまざまな報告がある。また異物摘除の方法は，非観血的46％，観血的37％であった[1]。

　現代社会における性意識の多様化，インターネットの普及や，医療器具およびエンドウロロジーの進歩，メッシュを用いた手術の浸透という特徴を反映し，膀胱異物の診療形態も時代とともに変化していくことが予想される。

　最近では鼠径ヘルニアに対するメッシュプラグ法や，骨盤臓器脱に対するtension-free vaginal mesh（TVM）法，腹圧性尿失禁に対するtension-free vaginal tape（TVT）法やtransobturator tape（TOT）法など，メッシュを用いた手術が広まってきており，それらに伴う合併症としての膀胱内へのメッシュ露出の報告も，頻度は高くないものの認められるようになってきた[2～4]。

　膀胱異物の症状としては，排尿痛，排尿困難感，頻尿などの下部尿路症状，血尿などが挙げられる。外陰部の腫脹，尿勢低下や，尿閉を伴う場合もある。さらにほぼ無症状な場合も少なくない。

2　診療方針

　診断に関しては，端緒がはっきりする場合は容易であり画像診断にて確かめるだけでよいが，羞恥心のため隠していたりする状況では診断に苦慮することが多い。その際には，性行為に関する病歴聴取を過度に嫌がったり，生殖器の診察や直腸診を拒否するような特徴的な態度がヒントとなる場合がある。また，すぐには来院せずに時間が経

表 1 膀胱内異物の摘出関する諸家の報告のまとめ

author	foreign body	technique for removal
Olaore, et al[26]	IUD	cystoscopy
Hoscan, et al[17]	IUD	cystoscopy and suprapubic cystostomy
Caspi, et al[9]	IUD	cystoscopy and transcervical removal
Lu, et al[20]	calculus on IUD	cystoscopy/cystolithotripsy
Mukherjee, et al[22] Maskey, et al[21] Dietrick, et al[13]	calculus on IUD	suprapubic cystostomy
Demirci, et al[12]	calculus on IUD	laparotomy
Wegner, et al[32]	pencil	percutaneous nephrolithotomy Sheath and forceps
Sharma, et al[31]	calculus on pencil cover	cystoscopy
Eckford, et al[14]	wax candle	cystoscopy, air insufflation, and endoscopic removal
Davidov, et al[10]	calculus on copper wire	cystostomy
Bird, et al[8]	calculus on metal wire	open cystostomy
Wyatt, et al[34]	weed trimmer line	holmium : YAG laser
Athanasopoulos, et al[5]	stamey sutures	cystoscopy
Nabi, et al[23]	suture and pledget of bladder neck suspension	cystoscopy
Rosenblatt, et al[29]	tension-free vaginal tape	suprapubically assisted operative cystoscopy
Giri, et al[2] Hodroff, et al[3]	polypropylene suture after anti-incontinence surgery	cystoscopy/holmium laser excision
Scriven, et al[30]	thermometer	flexible cystoscopy
Nishiyama, et al[24]	thermometer	percutaneous removal with rigid nephroscope and forceps
Bakshi, et al[6]	aluminum rod	open cystostomy
Wise, et al[33]	metallic hair pin	magnetic extraction with magnetriever
Bartoletti, et al[7]	migrated AMS 800 urinary sphincter	transvaginal removal
Gogus, et al[15]	battery	suprapubic cystostomy
Habermacher, et al[16]	detached tip of resectoscope sheath	holmium laser fragmentation and cystoscopic removal
Ohashi, et al[25]	calculus on a piece of Foley balloon catheter	transurethral cystolitholapaxy cystoscopy
Juan, et al[19]	calculus on ruptured Foley balloon fragment	cystoscopy
Reddy, et al[28]	blue tack	carbon dioxide insufflation cystoscopy for visualization and laparoscopic removal
Hutton, et al[18]	retained silastic catheter	cystoscopy for optical visualization and percutaneous removal with laparoscopic equipment
DeLair, et al[11]	toy frog	cystoscopic visualization and small open cystectomy
Macebo, et al[4]	vaginal mesh	robotic transvesical removal of vaginal mesh
Kai, et al[1]	self-produced utensil for masturbation	cystoscopy

*IUD : indicates intraurine device, YAG : yttrium-alminum-garnet, AMS : American medical systems.

〔Rafique M, et al : Urol J 5 : 228, 2008 より引用改変〕

過して受診する場合もあり，一般的な治療に奏効しない尿路感染症や下部尿路症状では膀胱異物も鑑別診断として考慮する必要がある。過去に膀胱の手術や隣接臓器の手術の既往のある場合にも膀胱異物の可能性を念頭に置いて診療を進める必要がある。

X線不透過性の異物に関しては，単純X線撮影で検出可能である。尿路造影を追加することによってX線透過性の異物も描出可能である。またCTであればいずれにおいても検出可能である。超音波検査は，簡易で低侵襲であり，X線透過性の異物も描出可能なこと，またエコー輝度によってある程度の異物の性状が推察できるという点において有用である。最終的には膀胱鏡を用いて膀胱異物を確認する必要がある。その際に性状と形状，大きさ，数を観察し，最適な治療方法を検討する。

膀胱異物の合併症としては，慢性・再発性尿路感染症，敗血症，尿閉，石灰化，閉塞性尿路疾患，壊疽，膀胱腟瘻，慢性的な刺激による発癌（扁平上皮癌）などが挙げられる。

治療法としては，一般にまず経尿道的異物摘除術が試みられ，摘出不能の場合は観血的治療が検討される。巨大膀胱異物や尿道，膀胱を穿孔した症例については経尿道的に摘出困難な場合が多い。今まで経尿道的手術，膀胱瘻などの経皮的アプローチ，高位膀胱切開などの観血的手術，また腹腔鏡下手術や，ロボット手術などによる治療，またはそれらのいずれかを組み合わせた治療の報告がなされている（表I）[1〜34]。

3 対処の実際

初期診療としては，膀胱異物に伴う痛みや膀胱刺激症状に対して，鎮痛薬や抗コリン薬の投与を検討する。また，異物の汚染度が高い場合や，尿路感染症を併発している際には抗菌薬の投与も必要になる。

根治的治療としては，膀胱損傷，尿道損傷，腹膜炎，尿路感染症や血尿などの合併症を最小限に抑え，膀胱異物の完全なる除去をめざす。稀に排尿時に自然に排出される場合もあるが，ほとんどの場合は除去が必要になり，経尿道的アプローチの可否を検討する。異物をそのままの状態で除去できない場合には，膀胱内で断片化した後の除去が必要になる。最適な治療法は，患者の状態，尿路の損傷程度，異物の大きさ，形状と性状によって異なってくる。

経尿道的アプローチの際の手術器具としては，把持鉗子やバスケット鉗子が用いられることが多い。アリゲーター鉗子や結石鉗子を用いることで有効径が大きくなってしまい，摘出が困難になってしまう場合もある。経尿道的アプローチ単独で摘出困難な場合にも，膀胱瘻などの経皮的アプローチや，腹腔鏡下のアプローチを組み合わせることによって最小限の侵襲で摘出されたという報告も認める（表I）[1〜34]。

メッシュの手術の合併症としての，膀胱内メッシュ露出に対する治療のコンセンサスは得られていないが，低侵襲である経尿道的アプローチをまずは検討すべきであると考えられる。メッシュの切除にはホルミウムレーザーまたはTURis（TUR in saline）システムを用いた報告が散見される。TURisを用いたバイポーラ電極は組織を伴わずに異物だけの切除も可能であり，内診併用で腟壁との距離をみながら使用すると，膀胱メッシュ露出の対処に有用であったとの報告も認める。

経尿道的アプローチの適応のない患者や治療抵抗例に対しては，観血的手術を検討する必要がある。有効性，安全性と侵襲性のバランスが重要であるが，最近では腹腔鏡下手術やロボット手術などの低侵襲手術によるメッシュ除去の報告が散見される[4,27]。

◆ 文献 ◆

1) 甲斐　文，海野　智，高山　達，他：自作した自慰用品による膀胱異物．臨泌 63：551-553，2009
2) Giri SK, Drumm J and Flood HD：Endoscopic holmium

laser excision of intravesical tension-free vaginal tape and polypropylene suture after anti-incontinence procedures. J Urol 174 : 1306-1307, 2005
3) Hodroff M, Portis A and Siegel SW : Endoscopic removal of intravesical polypropylene sling with the holmium laser. J Urol 172 : 1361-1362, 2004
4) Macedo FI, O'Connor J, Mittal VK, et al : Robotic removal of eroded vaginal mesh into the bladder. Int J Urol 20 : 1144-1146, 2013
5) Athanasopoulos A, Liatsikos EN, Perimenis P, et al : Delayed suture intravesical migration as a complication of a Stamey endoscopic bladder neck suspension. Int Urol Nephrol 34 : 5-7, 2002
6) Bakshi GK, Agarwal S and Shetty SV : An unusual foreign body in the bladder. J Postgrad Med 46 : 41-42, 2000
7) Bartoletti R, Gacci M, Travaglini F, et al : Intravesical migration of AMS 800 artificial urinary sphincter and stone formation in a patient who underwent radical prostatectomy. Urol Int 64 : 167-168, 2000
8) Bird VG and Winfield HN : Removal of bladder stone with metal wire infrastructure. Can J Urol 9 : 1500-1502, 2002
9) Caspi B, Rabinerson D, Appelman Z, et al : Penetration of the bladder by a perforating intrauterine contraceptive device : a sonographic diagnosis. Ultrasound in Obstetrics & Gynecology 7 : 458-460, 1996
10) Davidov MI : A case of the multiyear presence of a foreign body in the bladder. Urol Nefrolo 4 : 40-41, 1997
11) DeLair SM, Bernal RM, Keegan KA, et al : Ship in a bottle : rapid extraction of large intravesical foreign bodies. Urology 67 : 612-613, 2006
12) Demirci D, Ekmekcioglu O, Demirtas A, et al : Big bladder stones around an intravesical migrated intrauterine device. Int Urol Nephrol 35 : 495-496, 2003
13) Dietrick DD, Issa MM, Kabalin JN, et al : Intravesical migration of intrauterine device. J Urol 147 : 132-134, 1992
14) Eckford SD, Persad RA, Brewster SF, et al : Intravesical foreign bodies : five-year review. Br J Urol 69 : 41-45, 1992
15) Gogus C, Kilic O, Haliloglu A, et al : A very unusual intravesical foreign body in a male. Int Urol Nephrol 34 : 203-204, 2002
16) Habermacher G and Nadler RB : Intravesical holmium laser fragmentation and removal of detached resectoscope sheath tip. J Urol 174 : 1296-1297, 2005
17) Hoscan MB, Kosar A, Gumustas U, et al : Intravesical migration of intrauterine device resulting in pregnancy. Int J Urol 13 : 301-302, 2006
18) Hutton KA and Huddart SN : Percutaneous retrieval of an intravesical foreign body using direct transurethral visualization : a technique applicable to small children. BJU Int 83 : 337-338, 1999
19) Juan YS, Chen CK, Jang MY, et al : Foreign body stone in the urinary bladder : a case report. Kaohsiung J Med Sci 20 : 90-92, 2004
20) Lu HF, Chen JH, Chen WC, et al : Vesicle calculus caused by migrant intrauterine device. AJR Am J Roentgenol 173 : 504-505, 1999
21) Maskey CP, Rahman M, Sigdar TK, et al : Vesical calculus around an intra-uterine contraceptive device. Br J Urol 79 : 654-655, 1997
22) Mukherjee G : Unusual foreign body causing haemoturia. J Indian Med Assoc 63 : 284-285, 1974
23) Nabi G, Hemal AK and Khaitan A : Endoscopic management of an unusual foreign body in the urinary bladder leading to intractable symptoms. Int Urol Nephrol 33 : 351-352, 2001
24) Nishiyama K, Shimada T, Yagi S, et al : Endoscopic removal of intravesical thermometer using a rigid nephroscope and forceps. Int J Urol 9 : 717-718, 2002
25) Ohashi H : A case of bladder calculus due to a ruptured balloon fragment of a Foley catheter. Hinyokika Kiyo 43 : 227-228, 1997
26) Olaore JA, Shittu OB and Adewole IF : Intravesical Lippes loop following insertion for the treatment of Asherman's syndrome : a case report. Afr J Med Med Sci 28 : 207-208, 1999
27) Rafique M : Intravesical foreign bodies : review and current management strategies. Urol J 5 : 223-231, 2008
28) Reddy BS and Daniel RD : A novel laparoscopic technique for removal of foreign bodies from the urinary bladder using carbon dioxide insufflation. Surg Laparosc Endosc Percutan Tech 14 : 238-239, 2004
29) Rosenblatt P, Pulliam S, Edwards R, et al : Suprapubically assisted operative cystoscopy in the management of intravesical TVT synthetic mesh segments. Int Urogynecol J Pelvic Floor Dysfunct 16 : 509-511, 2005
30) Scriven JM and Patterson JE : Extraction of an intravesical thermometer using a flexible cystoscope. Br J Urol 76 : 815, 1995
31) Sharma UK, Rauniyar D and Shah WF : Intravesical foreign body : case report. Kathmandu Univ Med J 4 : 342-344, 2006
32) Wegner HE, Franke M and Schick V : Endoscopic removal of intravesical pencils using percutaneous nephrolithotomy sheath and forceps. J Uol 157 : 1842, 1997
33) Wise KL and King LR : Magnetic extraction of intravesical foreign body. Urology 33 : 62-63, 1989
34) Wyatt J and Hammontree LN : Use of Holmium : YAG laser to facilitate removal of intravesical foreign bodies. J Endourol 20 : 672-674, 2006

〔矢澤　聰，大家　基嗣〕

◆ 索引 ◆

主要な説明のある頁は**太字**で示した．

欧文・数字

数字

5-FC　47
5α還元酵素阻害薬　104, 111
21-hydroxylase 欠損症　375

A

$α_1$ 遮断薬　104, 108, 111, 115, 126
abdominoscrotal hydrocele　400
aging males' symptoms（AMS）スコア　253
AIMAH　248
AKI　290, 292
AMPH-B　47
ARPKD　338
ASH　400
AVF　330
AVM　330

B

$β_2$ 作動薬　141
$β_3$ 作動薬　108, 126, 135
balanitis xerotica obliterans（BXO）　59, **61**, 368
Bancroft 糸状虫　424
BEP 療法　217
Bertin 柱　189
bleomycin induced pneumonitis（BIP）　216
BMA　200

C

castration resistant prostate cancer（CRPC）　210
CBP　48
CF 療法　221
chronic kidney disease（CKD）　298
CLSS　144
complete androgen insensitivity syndrome（CAIS）　370
congenital adrenal hyperplasia（CAH）　375
core lower urinary tract symptom score　144
CPPS　36, 37, 48
CS　42
Cushing 症候群　248

D

D'Amico リスク分類　185
detrusor hyperactivity with impaired contractility（DHIC）　106
detrusor sphincter dyssynergia　106
disorders of sex development（DSD）　359, 370, 375
drug-induced kidney injury（DKI）　290
Dupuytren's contracture　279

E

EB　42
ectopic kidney　410
EDP-M 療法　195
Elsberg syndrome　85
endoscopic combined intrarenal surgery（ECIRS）　166
EP 療法　217
erectile dysfunction（ED）　234, 272
EVM　42
extended spectrum β-lactamase（ESBL）産生菌　23, 24
extracorporeal shock wave lithotripsy（ESWL）　164

F

F-FLCZ　47
febrile neutropenia（FN）　213
filariasis　92
FLCZ　47
floating kidney　410
Fordyce　89
Fournier 壊疽　66
fungus ball　44

G

GC 療法　204, 208
GCarbo 療法　204, 208
Gleason score　184

H

hCG リバウンド療法　257
Heng のリスク分類　197
Hinman 症候群　125
Hunner 病変　120

I

IgG4 関連疾患　416
IMDC 分類　197
IMDC 予後モデル　197
immune-related adverse events（irAE）　198
INH　42
International Index of Erectile Function 5（IIEF-5）　234
IPSS　113

K・L

Klinefelter 症候群　267

KM 42
L-AMB 47
lichen sclerosus（LS） 61
LOH 症候群 252
LVFX 42

M

MBL 産生菌 27
MCFG 47
medical expulsive therapy（MET） 167, 173
metallo β-lactamase 産生菌 27
micro-TESE 268
microdissection testicular sperm extraction 268
MSKCC score 197
multicystic dysplastic kidney（MCDK） 338
mumps 56
MVAC 療法 204, 208

N

NCCN リスク分類 185
nephroptosis 410
non-operative management（NOM） 304
nutcracker phenomenon（NCP） 333
nutcracker syndrome（NCS） 333

O

OAB wet 143
oligo-astheno-teratozoospermia（OAT） 255
Ormond 病 416
overactive bladder（OAB） 106, 116
overactive bladder symptom score（OABSS） 117

P

PAS 42
PDE5 阻害薬 104, 108, 111, 234, 273
pearly penile papules 89
pelvic organ prolapse quantification 149
percutaneous nephro lithotripsy（PNL） 164
Peyronie's disease 279
POP-Q システム 149, 151
PPNAD 249
prostate specific antigen（PSA） 184
PSA 関連マーカー 186
PSA 高値 184
PZA 42

R

RBT 42
renal arteriovenous fistula 330
renal arteriovenous malformation 330
renal ptosis 410
RFP 42

S

sacral neuromodulation（SNM） 118
SCS 248
Sexual Health Inventory for Men（SHIM） 234, 235
sexual transmitted infections（STI） 88
SM 42
Solution G 170
stress urinary incontinence（SUI） 138

T

testicular dysgenesis syndrome（TDS） 383
testicular sperm extraction（TESE） 264, 266
TH 42
time voiding 118
TIP 療法 221
TPF 療法 221

U

UPJO 342
UPOINT 49, 50
urosepsis 14, 16
urotherapy 395

V・W

VCUG 347
VIP 療法 217
VRCZ 47
VUR 347
Wuchereria bancrofti 92

和文

あ

アキシチニブ 198
アジスロマイシン 80
アジルバ® 246
アスタット® 60
アダラート® CR 246
アタラックス®-P 123
アドナ® 35, 232, 288
アドリアマイシン 195
アビラテロン 211
アフィニトール® 200
アボルブ® 38, 104, 111
アミカシン硫酸塩 5, 16
アミトリプチリン 123
アムビゾーム® 47
アムロジピン 199, 246
アモキサン® 284
アルダクトン® A 246
アルドステロン症, 原発性 242
アンコチル® 47
アンテベート® 64
アンドロゲン不応症候群 370

い

イソニアジド 42
イピリムマブ 198
イミキモド 90
インターフェロン 200
インライタ® 200
異所性腎 410
　——, 多嚢胞性 338
異所性尿管 355
移動性精巣 380, 388
意欲低下 252
溢流性尿失禁 132, 143

陰核肥大 375
陰茎
　——の疼痛 71
　——の変形 71
　——のリハビリテーション 235
陰茎癌 219
陰茎硬結 71
陰茎腫脹 315
陰茎腫瘤 88
陰茎折症 315
陰茎痛 315
陰茎彎曲症，先天性 279
陰唇癒合 375
陰囊
　——の疼痛 52
　——の発赤 67
陰嚢腫大 52, 67, 400
陰嚢水腫 92, 400
陰嚢水瘤 400
陰嚢痛，慢性 261
陰嚢浮腫 94
陰嚢部痛 404
陰部下垂感 148
陰部痛 48

う

ウブレチド® 104, 111
ウラジロガシエキス 167
ウラリット® 167
ウリトス® 38, 108, 115, 119, 134, 142
ウロカルン® 167, 175
ウロキナーゼ 326
ウロセプシス 14, 16
ヴォトリエント® 199
運動性血尿 419

え

エキノコックス症 96
エストラーナ® 373
エストリール 152
エタンブトール 42
エチオナミド 42
エトポシド 195
エナルモンデポー 254
エビプロスタット® 105

エブランチル® 126, 130
エベロリムス 198
エンザルタミド 211
エンドメトリオーシス，膀胱 157
エンビオマイシン 42
会陰部血腫 307
壊死性筋膜炎 66
永久挿入密封小線源療法 235

お

オーグメンチン® 25, 30
オキシブチニン 399
オゼックス® 25, 30, 50, 51, 54, 80
オピオイド 237
オプジーボ® 200
オペプリム 195
オルガズム障害 282
オルメテック® 246, 302
おたふくかぜ 56
悪寒 14
悪心 14, 324, 404, 410
嘔吐 14, 324, 342, 375, 404, 410

か

カテーテル留置，尿道 127
カナマイシン 42
カバジタキセル 212
カリクレイン 257
カルブロック® 302
カルンクル，尿道 160
カンデサルタン 200
ガラナポーン® 285
かゆみ，性器の 84
下肢浮腫 227
下腹部痛 21, 109, 157
下部尿路機能障害 131
加齢男性性腺機能低下症候群 252
仮性包茎 59
過活動膀胱 106, 116
　——，神経因性 116
　——，非神経因性 116
過活動膀胱症状スコア 117
潰瘍性病変 86
外傷性尿道狭窄症 307

間欠的導尿 129
間質性膀胱炎 120
間質性膀胱炎症状スコア 121
間質性膀胱炎問題スコア 121
感染結石 168
簡易膀胱内圧検査 140
癌性疼痛 237

き

キイトルーダ® 194
キシロカイン® 181
基質特異性拡張型 β-ラクタマーゼ産生菌 27
亀頭包皮炎 59
機能性尿失禁 132, 143
逆流性腎症 347
急性陰囊症 52, 404
急性細菌性前立腺炎 2, 48
急性腎盂腎炎 7
急性腎障害 290, 292
急性腎不全 294
急性精巣上体炎 52
急性単純性腎盂腎炎 2
急性単純性膀胱炎 21
急性尿閉 109
去勢抵抗性前立腺癌 210

く

クエン酸カリウム・クエン酸ナトリウム水和物 167
クッシング症候群 248
クッシング徴候 248
クラインフェルター症候群 267
クラビット® 5, 25, 30, 39, 50, 51, 54, 80, 288
クラフォラン® 354
クラミジア性尿道炎 78
クラリシッド® 80
クラリス® 80
クラリスロマイシン 80
クレアチニン値，血清 290
クロミッド® 257
クロミフェン 257
グリーソンスコア 184
グレースビット® 5, 30, 54, 80, 83

け

ケフラール® 25, 354
血精液症 286
血清クレアチニン値 290, 294
血尿 44, 157, 172, 176, 179, 327, 342, 410, 419, 426
 ——, 運動性 419
 ——, 行軍性 419
 ——, 術後 230
 ——, 肉眼的 32, 36, 206, 230, 304, 311, 330, 333
結核, 尿路性器 40
結石
 ——, 腎 164, 168
 ——, 尿管 172
 ——, 尿道 179
 ——, 膀胱 176
月経異常 192
顕微鏡下精巣精子採取術 268
原発性アルドステロン症 242
原発性副腎皮質小結節性異形成 249

こ

コートリル® 195, 251
コスパノン® 167
コリンエステラーゼ阻害薬 104, 111
コリン類似薬 104, 111
コルヒチン 281
ゴセレリン 159
ゴナトロピン® 254
牛車腎気丸 105, 225
五苓散 229
口唇ヘルペス 84
好中球減少症, 発熱性 213
行軍性血尿 419
行動療法 114, 118
抗アンドロゲン薬 104, 111
抗菌薬の選択 3
抗菌薬不応性の発熱 44
抗コリン薬 108, 115, 126, 134
後腹膜線維症 416
高血圧 192, 242, 248, 327
高血圧症, 腎血管性 320
高度乏精子症 255

硬化性苔癬 61
酵母様真菌 44
国際前立腺症状スコア 113
骨折 248
骨粗鬆症 248
骨痛 210
骨転移 210
骨盤臓器脱 148
骨盤底筋訓練 118, 141, 146, 222
混合性尿失禁 132, 143
混濁尿 164, 397

さ

サイクロセリン 42
サブクリニカルクッシング症候群 248
サワシリン® 60
サンゴ状結石 164
ザルティア® 104, 108, 111
柴苓湯 229, 418
酸性無菌性膿尿 40
残尿感 2, 21, 27, 48, 157
残尿測定 128, 133

し

シアリス® 236, 275
シスプラチン 195
シタフロキサシン 80
シプロキサン® 25, 30, 51
シプロフロキサシン 16
シメチジン 200
ショック 7
シルデナフィル 274
ジエチルカルバマジン 93
ジエノゲスト 159
ジスロマック® 80, 83
ジフラール® 64
ジフルカン® 47
しびれ感 237
子宮脱 148
子宮内膜症 157
脂漏性角化症 89
耳下腺腫脹 56
持続勃起症 276
磁気刺激治療法 118, 146
射精障害 282
射精痛 48

主要下部尿路症状スコア 144
出血性膀胱炎 32
術後血尿 230
術後排尿障害 222
術後勃起障害 234
小腸瘤 148
常染色体劣性多発性嚢胞腎 338
心因性尿閉 125
心因性排尿障害 124
心因性頻尿 124
心血管系合併症 248
神経因性過活動膀胱 116
神経因性膀胱 127, 131, 397
神経障害性疼痛 237
真菌球 44
真珠様陰茎小丘疹 89
腎異形成 338
腎盂癌 202
腎盂腎炎
 ——, 急性 7
 ——, 急性単純性 2
 ——, 複雑性 7
 ——, 閉塞性 7
腎盂尿管移行部通過障害 342
腎盂尿管癌 202
腎下垂 410
腎血管性高血圧症 320
腎結石 164, 168
腎梗塞 324
腎細胞癌 188, 196
腎腫瘍 188
腎周囲膿瘍 11
腎障害
 ——, 急性 290
 ——, 薬剤性 290
腎損傷 304
腎動静脈奇形 330
腎動静脈瘻 330
腎動脈狭窄 320
腎動脈瘤 327
腎膿瘍 17
腎不全
 ——, 急性 294
 ——, 慢性 298
腎部疼痛 413

す

スーテント® 200
ステーブラ®
　　　　　38, 108, 115, 134, 142
ストーマ周囲炎 71
ストレステスト 140, 144
ストレプトマイシン 42
スニチニブ 198
スパトニン® 94, 424
スピロペント® 142
スプレキュア® 159
スプレキュア® MP 159
スペクチノマイシン 75
スミフェロン® 200
水腎症 294, 413, 416
──, 先天性 342
水腎水尿管症 351, 356
水溶性ハイドロコートン® 251
睡眠時無呼吸症候群 112
──, 閉塞性 113
睡眠障害 112
髄膜炎 56

せ

セフゾン® 25, 30
セフトリアキソン 75
セララ® 246
セルニチンポーレンエキス 39
セルニルトン® 39, 51, 105, 288
セレコックス® 51
生活指導 114
性感染症 88
性器脱 148
性器のかゆみ 84
性器ヘルペス 84
性交困難 148
性分化異常症 359
性分化疾患 359, 370, 375
精管造影 263
精索静脈結紮術 260
精索静脈瘤 259
精索水腫 400
精索水瘤 400
精索捻転症 53
精巣萎縮 267
精巣炎 56

──, ムンプス性 56
精巣腫瘍 215
精巣上体炎 52
精巣上体精子回収術 266
精巣水瘤 400
精巣精子採取術 264, 266
精巣捻転症 404
精巣胚細胞腫瘍 215
精巣付属器捻転症 53, 405
精路再建術 265
精路閉塞 263
脊髄髄膜瘤 397
切迫性尿失禁 116, 132, 143
仙骨神経刺激療法 118
仙骨部痛 148
先天性陰茎彎曲症 279
先天性水腎症 342
先天性副腎過形成 375
尖圭コンジローマ 88
戦慄 14
全身倦怠感 84
前立腺炎
──, 急性細菌性 2, 48
──, 慢性 48
──, 慢性細菌性 48
──, 無症候性炎症性 48
前立腺癌 184
──, 去勢抵抗性 210
前立腺肥大症 102, 106, 109

そ

ソセゴン® 175
ソラフェニブ 198
ゾシン® 10, 16, 20, 30, 69
ゾビラックス® 87
ゾメタ® 200
ゾラデックス® 159
鼠径ヘルニア, 両側 370
造影剤腎症 290
側背部痛 17, 342
側腹部痛 11, 14, 172, 324, 327

た

タダラフィル 274
ダイアコート® 64
ダナゾール 159
ダラシン® 60, 69

多嚢胞性異形成腎 338
多毛症 192
体重増加不良 375
大腸菌の薬剤耐性傾向 3
脱水 375
単純性尿路感染症 2
蛋白尿 298

ち

チエナム® 10, 30, 69
チオプロニン 167
チオラ® 167
チラーヂン® S 199
治療抵抗性高血圧 242
恥毛欠如 370
蓄尿障害 106, 134
腟断端脱 148
中心性肥満 192
中途覚醒 112
猪苓湯 51, 175
直腸瘤 148
鎮痛補助薬 239

て

テストステロンエナント酸エステル 254
テストステロン低下 252
テストステロンリバウンド療法 257
テムシロリムス 198
ディナゲスト 159
デトルシトール® 108, 134
デノタス® 200
デュプイトラン拘縮 279
デルモベート® 64
低カリウム血症 192, 242
低形成腎 338
停留精巣 380
電気刺激療法 141

と

トーリセル® 200
トコフェロールニコチン酸 281
トスキサシン® 80
トスフロキサシン 80
トビエース®
　　　38, 108, 115, 126, 134, 142, 225

トフラニール® 225, 284, 396
トラニラスト 281
トランサミン® 35, 232, 288
トリプタノール® 123, 225
トロビシン® 75
ドキシサイクリン 80
疼痛 172
　——, 癌性 237
糖尿病 248

な・に

ナットクラッカー現象 333
ナットクラッカー症候群 333
ニボルマブ 198
ニューロタン® 302
二分脊椎 397
肉眼的血尿 32, 36, 206, 230, 304, 311, 330, 333
乳腺炎 56
乳び尿 92, 423
乳び尿症, フィラリア性 424
尿意亢進 120
尿意切迫（感） 32, 102, 106, 116, 120, 143, 148
尿意切迫症候群 125
尿管異所開口 355
尿管癌 202
尿管結石 172
尿管腟瘻 153
尿管瘤 351
尿混濁 21, 27
尿失禁 131, 148, 153, 222, 355, 392, 397
　——, 混合性 143
　——, 切迫性 116
　——, 腹圧性 138
　——の分類 132
尿勢低下 102
尿線途絶 106
尿線の乱れ 61
尿道炎
　——, クラミジア性 78
　——, 非クラミジア性・非淋菌性 81
　——, 非淋菌性 78, 81
　——, 淋菌性 74
尿道カテーテル留置 127

尿道カルンクル 160
尿道下裂 359
尿道狭窄症, 外傷性 307
尿道結石 179
尿道出血 307
尿道損傷 307
尿道不快感 81
尿道分泌物 74, 78
尿の白濁 423
尿排出障害 106
尿閉 179, 307, 426
　——, 急性 109
　——, 心因性 125
尿流検査 141
尿路感染症 351, 355
　——, 単純性 2
　——, 複雑性 8, 27
　——, 有熱性 347
尿路真菌症 44
尿路性器結核 40

ね・の

ネオキシ® 38, 108, 115, 119, 135, 142
ネクサバール® 200
ノルエチステロン・エチニルエストラジオール 159
ノルバスク® 302
脳炎 56
脳梗塞後 131
脳心血管系合併症 242
膿腎症 14
膿尿 44

は

ハルナール® 38, 51, 104, 108, 111, 115, 119, 130, 175
ハンナ病変 120
バイアグラ® 236, 274
バクタ® 60, 354
バップフォー® 38, 108, 115, 134, 142, 146, 399
バナン® 25, 30, 58
バルデナフィル 274
バルトレックス® 87
バンクロフト糸状虫症 92, 424
パーセリン® 104, 111

パシル® 16, 20
パゾパニブ 198
パッドテスト 140, 144, 223
パラアミノサリチル酸 42
パラプロスト 105
パンスポリン® 5
背部痛 14, 164, 168
排石 172
排石促進療法 173
排尿記録 117, 144
排尿筋括約筋協調不全 106
排尿困難 36, 61, 102, 106, 109, 148, 179, 397, 426
排尿時膀胱尿道造影 347
排尿障害 134, 176
　——, 術後 222
排尿痛 2, 21, 27, 32, 36, 74, 78, 81, 157, 168, 176, 179, 426
排尿日誌 125, 127, 133, 139
敗血症性ショック 9
白濁, 尿の 423
拍動性腫瘤 327
八味地黄丸 105
発熱 2, 7, 11, 17, 84, 127, 168
　——, 抗菌薬不応性の 44
発熱性好中球減少症 213

ひ

ヒト絨毛性性腺刺激ホルモン 254
ヒドロキシジン 123
ヒルドイド® 199
ヒンマン症候群 125
ビクシリン® 60
ビダラビン 87
ビブラマイシン® 80
ビベグロン 118, 146
ピラジナミド 42
びらん 86
非依存性大結節性副腎過形成 249
非クラミジア性・非淋菌性尿道炎 81
非触知精巣 384
非神経因性過活動膀胱 116
非閉塞性無精子症 263, 267
非淋菌性尿道炎 78, 81

頻尿 21, 27, 36, 48, 102, 106, 116, 120, 143, 148, 157, 426
―, 心因性 124
―, 夜間 112, 116, 143

ふ

ファーストシン® 30, 54
ファロム® 25, 26
ファンガード® 47
ファンギゾン® 47
フィニバックス® 16, 20, 30, 69
フィラリア症 92
フィラリア性乳び尿症 424
フォアダイス 89
フラボキサート 108
フリバス®
　　38, 51, 104, 108, 111, 115, 130
フルイトラン® 302
フルニエ壊疽 66
フロプロピオン 167
フロモックス® 5, 25, 30, 58
ブイフェンド® 47
ブスコパン® 175
ブセレリン 159
ブラキセラピー 235
ブラダロン® 108, 126
ブロプレス® 199
プレガバリン 240
プレドニゾロン 418
プレマリン® 373
プロジフ® 47
プロスタール® 104, 111
プロピベリン 399
不活発 375
不定愁訴 252
不妊 255, 259, 263, 267
浮腫, 下肢 227
副腎過形成, 先天性 375
副腎皮質癌 192
腹圧下漏出時圧測定 141
腹圧性尿失禁 132, 138, 143
腹痛 342, 351, 355, 416
腹部圧痛 311
腹部雑音 327
腹部腫瘤 342
腹部膨満 342
複雑性腎盂腎炎 7

複雑性尿路感染症 8, 27
複雑性膀胱炎 27
分子標的治療薬 199

へ

ヘパリンナトリウム 326
ヘモグロビン尿 419
ヘモロック® 231
ヘルペス
　―, 口唇 84
　―, 性器 84
ベオーバ®
　　108, 118, 119, 135, 142, 146
ベサコリン® 104, 111
ベシケア® 38, 108, 115, 119, 126, 134, 142, 225, 396
ベセルナ 90
ベタニス®
　　108, 119, 126, 135, 142, 146, 225
ベルタン柱 189
ペムブロリズマブ 194
ペロニー病 71
閉塞性乾燥性亀頭炎 59, 61, 368
閉塞性睡眠時無呼吸症候群 113
閉塞性無精子症 263
便失禁 392
便秘 148
便秘症 392

ほ

ホーリン® 152
ホスホジエステラーゼ5阻害薬
　　104, 108, 111, 234, 273
ホスミシン® 25
ボーエン様丘疹 89
ボツリヌス毒素膀胱壁内注入療法
　　118
ボルタレン® 57, 174
ボンゾール® 159
ポタシウム・パラアミノ安息香酸塩 281
ポラキス® 108, 134, 399
ポララミン® 200
哺乳力低下 375
包茎 365
　―, 仮性 59
放射線性膀胱炎 36

乏精子症, 高度 255
膀胱異物 426
膀胱エンドメトリオーシス 157
膀胱炎
　―, 間質性 120
　―, 急性単純性 21
　―, 出血性 32
　―, 複雑性 27
　―, 放射線性 36
膀胱癌 206
膀胱訓練 118
膀胱結石 176
膀胱損傷 311
膀胱腟瘻 153
膀胱痛 117, 120
膀胱内圧検査, 簡易 140
膀胱内圧測定 141
膀胱尿管逆流 347
膀胱皮膚瘻 129
膀胱不快感 120
膀胱瘤 148
膀胱瘻カテーテル 129
勃起機能問診票 234, 235
勃起障害 252, 272
　―, 術後 234

ま

マイスリー® 126
末期腎不全 298
満月様顔貌 192
慢性陰嚢痛 261
慢性骨盤痛症候群 36, 48
慢性細菌性前立腺炎 48
慢性腎臓病 298
慢性腎不全 298
慢性前立腺炎 48

み

ミオグロビン尿 419
ミカルディス® 246, 302
ミトタン 193, 194
ミトタン単独療法 195
ミニリンメルト® 396
ミノサイクリン 80
ミノマイシン® 54, 80
ミルク摂取不良 342

む

ムンプス 56
ムンプス精巣炎 53, 56
無菌性膿尿，酸性 40
無月経 370
無症候性炎症性前立腺炎 48
無精子症 267
　——，非閉塞性 263, 267
　——，閉塞性 263
無尿 294

め・も

メイアクト MS® 54
メタロ β-ラクタマーゼ産生菌 27
メチコバール® 257
メロキシカム 200
メロペン® 5, 10, 16, 20, 30, 69
メンタックス® 60
免疫関連有害事象 198
免疫チェックポイント阻害薬 194, 197, 200
モダシン® 5, 10, 16, 20

や

ヤーボイ® 200
夜間頻尿 102, 106, 112, 116, 143
夜尿症 392
薬剤感受性，淋菌 75
薬剤性腎障害 290
薬剤耐性傾向，大腸菌の 3

ゆ

ユナシン® 30
ユナシン®-S 54
ユベラ N® 281
ユリーフ 38, 51, 104, 108, 111, 115, 130, 175
有熱性尿路感染症 347
遊走腎 410
遊走精巣 380, 388

よ

ヨヒンビン製剤 285
腰痛 2, 7, 11, 416
腰背部痛 410
抑うつ 252

ら

ラシックス® 302
ラミシール® 60
ランマーク® 200

り

リザベン® 281
リファブチン 42
リファンピシン 42
リュープリン® 159
リュープロレリン 159
リリカ® 240
リンデロン®-VG 161
リンパ節腫脹 206
リンパ浮腫 227
流行性耳下腺炎 56
両側鼠径ヘルニア 370
淋菌性尿道炎 74

る・れ

ルナベル® 159
レビトラ® 236, 274
レボフロキサシン 42, 80

ろ

ロキソニン® 51, 57, 174, 178
ロセフィン® 5, 10, 16, 20, 54, 75, 354
ロゼレム® 126
ロペミン® 199

わ

ワーファリン 326